Anton Piendl

Bier und Gesundheit

Neuere Erkenntnisse über die Vorzüge
eines maßvollen Biergenusses

Shaker Verlag
Aachen 2008

Bibliografische Information der Deutschen Nationalbibliothek
Die Deutsche Nationalbibliothek verzeichnet diese Publikation in der Deutschen Nationalbibliografie; detaillierte bibliografische Daten sind im Internet über http://dnb.d-nb.de abrufbar.

Kontakt:
Professor Dr. Anton Piendl
Meichelbeckstraße 6
D - 85356 Freising
Tel.: 08161-61444
Fax: 08161-63997

Der Autor war bis 2000 dienstlich tätig am:
Institut für Brauereitechnologie und Mikrobiologie
der Technischen Universität München
Alte Akademie 3
D - 85350 Freising-Weihenstephan

Umschlagfoto: Deutscher Brauer-Bund, Bonn

Printed in Germany.

ISBN 978-3-8322-7235-7
ISSN 0945-0734

Shaker Verlag GmbH • Postfach 101818 • 52018 Aachen
Telefon: 02407 / 95 96 - 0 • Telefax: 02407 / 95 96 - 9
Internet: www.shaker.de • E-Mail: info@shaker.de

Anton Piendl

Bier und Gesundheit

Neuere Erkenntnisse über die Vorzüge eines maßvollen Biergenusses

- Inhaltsverzeichnis ... 1
- Vorwort ... 7
- Dank ... 9
- Bier – ein physiologisch ausgewogenes Getränk ... 11
- Durst und Bier ... 14
- Bier als Getränk für ältere Menschen ... 26
- Alkoholfreies Bier ... 35
- Schankbier / Leichtbier ... 53
- Diätbier ... 68
- Malztrunk ... 83
- Biergenuß und Diurese ... 95
  - A) Einfluß des Bieres auf die Ausscheidung von Wasser, Natrium und Kalium durch die Niere (1953) ... 95
  - B) Wirkung ober- und untergäriger Biere auf die Wasser- und Elektrolytausscheidung beim Menschen (1986) ... 103
- Alkoholüberkonsum und Biergenuß und deren Auswirkung auf die Harnsäure .. 109
  - A) Die Verursachung von Fettleber, Hyperlipämie und Hyperurikämie durch einen lang andauernden und überhöhten Alkoholverzehr, trotz angemessener Ernährung (1963) ... 109
  - B) Einfluss des Bierkonsums auf harnsteinrelevante Substanzen in Serum und Urin (1989) ... 115
- Biergenuß und die Bildung von Nierensteinen (1996) ... 121
- Biergenuß und Erkrankung an den ableitenden Harnwegen (1993) ... 127
- Alkoholverzehr und Ulkuserkrankungen (1974) ... 132
- Alkoholverzehr und die Bildung von Gallensteinen (1984) ... 139
- Alkoholverzehr und virenbedingte Erkältungen (1993) ... 145

- Alkoholverzehr und gutartige Prostatavergrößerung (1991) ... 151

- Alkoholische Getränke, Bildung von Magensäure und Freisetzung von Gastrin beim Menschen (1993 und 1999) ... 155

- Alkoholverzehr, Östradiolbildung und Östradiol/Testosteron-Verhältnis von Frauen (1995) ... 166

- Biergenuß und Prolaktinbildung ... 172
  - A) Biergenuß und Prolaktinsekretion von Männern und Frauen (1985) ... 172
  - B) Biergenuß und Prolaktinsekretion von Frauen (1981) ... 176

- Maßvoller Alkoholverzehr und dessen Wirkung auf die Beziehung zwischen Streß und Depression (1994) ... 181

- Alkoholverzehr und Streßabbau (1984) ... 188

- Alkoholverzehr und subjektive Gesundheit (1996) ... 196

- Alkoholverzehr und geistige Leistungsfähigkeit (1995) ... 202

- Alkoholverzehr und krankheitsbedingte Abwesenheit vom Arbeitsplatz (Whitehall-II-Studie) (1993) ... 208

- Alkoholverzehr und die Häufigkeit von Krankenhausaufenthalten (1988) ... 215

- Alkoholverzehr und neuromuskuläre und körperliche Funktionen von älteren Frauen (1994) ... 221

- Alkoholverzehr und Diabetes mellitus Typ II ... 226
  - A) Alkoholverzehr und Diabetesrisiko von Männern (1995) ... 226
  - B) Alkoholverzehr und Diabetesrisiko von Frauen (1988) ... 233

- Alkoholverzehr und Verschlußgrad der Netzhautvene des Auges ... 239
  - A) Alkoholverzehr und Verschlußgrad der verzweigten Netzhautvene (1993) ... 239
  - B) Alkoholverzehr und Verschlußgrad der zentralen Netzhautvene (1996) ... 244

- Alkoholverzehr und grauer Star (1996) ... 249

- Alkoholverzehr und Mineraliendichte der Knochen ... 255
  - A) Alkoholverzehr und Mineraliendichte der Knochen von Männern und Frauen (1993) ... 255
  - B) Alkoholverzehr und Mineraliendichte der Knochen von älteren Männern (1995) ... 263

- Alkoholverzehr und Gelenkentzündung (1994) ... 268

- Alkoholverzehr und Wirbelverkrümmung (1997) ... 274

- Alkoholverzehr und Hüftfrakturen von europäischen Frauen: Die MEDOS-Studie (1995) 282
- Alkoholische Getränke, Blutalkohol und Leistungsverhalten (1911–2004) 288
- Bier als Bereicherung natriumarmer Diäten (1981) (Zusammenfassung) 385
- Bier ein niacinreiches Lebensmittel (1981) (Zusammenfassung) 386
- Bier als Bereicherung von Diäten bei Bluthochdruck (1986) (Zusammenfassung) 387
- Bier als Bereicherung von Kostformen bei Wassersucht? (1986) (Zusammenfassung) 388
- Wassergehalt des Menschen und Hypoosmolarität bei Bierüberkonsum (1985) (Zusammenfassung) 389
- Über die technologische und physiologische Bedeutung der Kohlensäure (CO2) von Getränken (1990) (Zusammenfassung) 391
- Über den osmotischen Druck von Getränken (1989) (Zusammenfassung) 392
- Über den osmotischen Druck der Körperflüssigkeiten (1990) (Zusammenfassung) 393
- Durststillung durch Biergenuß (1985) (Zusammenfassung) 394
- Biergenuß und Diurese (1985) (Zusammenfassung) 396
- Über die Wirkungslosigkeit sogenannter Promillesenker und Ernüchterungsmittel (1982) (Zusammenfassung) 397
- Über die alkohol-kobalt-bedingte Herzmuskelerkrankung von Biertrinkern („Quebec'sche Biertrinker-Myokardiopathie“) – Ein Rückblick (1986) (Zusammenfassung) 398
- Nitrosamine im Bier. Korrektur eines „Schönheitsfehlers“ (1979) (Zusammenfassung) 399
- Getränkeverzehr und sportliche Leistung. 1: Umfrage unter deutschen Hochleistungssportlern der Ausdauersportarten und der Ausdauersportarten mit erheblichem Krafteinsatz (1988) (Zusammenfassung) 401
- Getränkeverzehr und sportliche Leistung. 2: Umfrage unter deutschen Hochleistungssportlern der Schnellkraftsportarten und der nichtklassifizierbaren Sportarten (1988) (Zusammenfassung) 402

- Getränkeverzehr und sportliche Leistung. 3: Umfrage unter deutschen Hochleistungssportlern der Kampfsport- und Kraftsportarten und der Spielsportarten (1988) (Zusammenfassung) 403
- Physiologische Eigenschaften der organischen Säuren des Bieres. 1: Acetat (1983) (Zusammenfassung) 404
- Physiologische Eigenschaften der organischen Säuren des Bieres. 2: Pyruvat (1983) (Zusammenfassung) 405
- Physiologische Eigenschaften der organischen Säuren des Bieres. 3: L(+)-Lactat und D(-)-Lactat (1983) (Zusammenfassung) 406
- Physiologische Eigenschaften der organischen Säuren des Bieres. 4: L-Malat (1984) (Zusammenfassung) 407
- Physiologische Eigenschaften der organischen Säuren des Bieres. 5: Citrat (1984) (Zusammenfassung) 408
- Physiologische Eigenschaften der organischen Säuren des Bieres. 6: Gluconat (1984) (Zusammenfassung) 409
- Physiologische Eigenschaften der organischen Säuren des Bieres. 7: Oxalat (1984) (Zusammenfassung) 410
- Alkoholische Getränke und ältere Menschen. Teil 1: Untersuchungen am Cushing Hospital, Norristown State Hospital und Boston State Hospital (1982) (Zusammenfassung) 412
- Alkoholische Getränke und ältere Menschen. Teil 2: Weitere amerikanische Studien (1982) (Zusammenfassung) 413
- Alkoholische Getränke und ältere Menschen. Teil 3: Umfragen unter deutschen praktischen Ärzten (1982) (Zusammenfassung) 414
- Alkoholische Getränke und ältere Menschen. Teil 4: Umfrage unter Ärzten von deutschen gerontopsychiatrischen Krankenhausabteilungen (1982) (Zusammenfassung) 415
- Alkoholische Getränke und ältere Menschen. Teil 5: Der physiologische Stellenwert von Wein und Bier in der Geriatrie (1983) (Zusammenfassung) 416
- Alkoholische Getränke und ältere Menschen. Teil 6: Alkoholverzehr von deutschen Männern und Frauen verschiedener Altersstufen – Bedingungsgeflecht der Langlebigkeit (1983) (Zusammenfassung) 417
- Über den Alkoholgehalt von Lebensmitteln, alkoholfreien Getränken, Körperflüssigkeiten und Körperorganen (1986) (Zusammenfassung) 418

- Ernährungsphysiologische Vergleichsuntersuchungen von Vollmalzbieren und Rohfruchtbieren (1989/1990) (Zusammenfassung) 419
- World Health Organization: Responsible drinking guidelines, 1999 431
- International Center for Alcohol Policies: International Drinking Guidelines, 2004 432
- U.S Department of Agriculture and U.S Department of Health and Human Services: If you drink alcohol beverages, do so in moderation, 1995 437
- Anheuser–Busch Companies, Inc.: Responsible Consumption of Beer, 2004 ... 439
- Carlsberg A/S: Responsible Consumption of Beer, 2003 441
- Heineken N.V.: Enjoy Heineken responsibly, 2004 442
- InBev NV: Responsible Consumption of Beer, 2005 443
- SABMiller plc: Responsible Consumption of Beer, 2004 444
- Scottish & Newcastle plc: Let us drink beer in moderation, 2003 445
- Die deutschen Brauer: Brauer-Kodex: Bier bewußt genießen, 2007 446
- Die deutschen Brauer: „Bier, Gesundheit, Lebensfreude", 2005 448
- Die deutschen Brauer: Unser Bier mit Verstand genießen, von 1991 bis 1993. . 450
- Die deutschen Brauer: Alles zu seiner Zeit. Und alles in Maßen, seit 1983. 451
- Die deutschen Brauer: Wir halten Maß, von 1980 bis 1981 452
- Die deutschen Brauer: Für das maßvolle Trinken, seit Ende der 1970er Jahre . 453
- Bundesministerium für Jugend, Familie, Frauen und Gesundheit; Deutscher Hotel- und Gaststättenverband; Zentralausschuß des Lebensmitteleinzelhandels und Die deutschen Brauer: Jugendschutzgebiet, seit 1978 454
- Biere mit Zukunft – hopfen- und polyphenolreich, hefehaltig und naturbelassen? 455
- Der „Bierdoktor“ rät: „2x täglich“ Bier in Maßen, 2002 566

Vorwort

In den Jahren zwischen 1995 und 2003 brachten die deutschen Brauereiverbände mehrere Broschüren zum Thema „Bier und Gesundheit" heraus. Für den „eiligen" Leser stehen damit wertvolle Informationen in leicht verständlicher Form zur Verfügung.
Vorliegende Arbeit möchte diesen Themenkreis fortsetzen und vertiefen. Sie beinhaltet unter anderem folgende Schwerpunkte:
Zum einen sollen bisher weniger bekannte ältere und auch neue Studien zum Thema „Bier, Alkohol und Gesundheit" vorgestellt werden. Was war die ursprüngliche Zielsetzung dieser Arbeiten? Welche Autoren an welchen Instituten führten sie durch? Wieviele Personen wurden in welchem Zeitraum untersucht? Lassen sich die Ergebnisse zur besseren Überschaubarkeit zeichnerisch darstellen? Und physiologisch sinnvoll deuten? Welche Schlussfolgerungen ergeben sich für den Bierliebhaber? Und steht für den sehr kritischen Leser weiterführende Literatur zur Verfügung?
Der zweite Schwerpunkt befasst sich in einem Rückblick mit den Wirkungen des Verzehrs von Bier, Wein und Spirituosen auf den Blutalkoholgehalt und das Leistungsverhalten des Menschen.
Im dritten Abschnitt werden die Zusammenfassungen von mehreren Veröffentlichungen wiedergegeben, die von 1980 bis 1990 in der „Brauindustrie" zum Thema „Bier und Gesundheit" erschienen sind.
Und im letzten Schwerpunkt soll – gewissermaßen in einem Ausblick – die Frage nach dem „Bier mit Zukunft" gestellt werden, wenn man die bahnbrechenden medizinischen Erkenntnisse der jüngsten Zeit über die Eigenschaften der phenolischen Substanzen und der Hopfeninhaltsstoffe in die Brauereipraxis umsetzen wollte. Dazu wurde eine umfassende Literatursichtung vorgenommen.

Diese Broschüre versteht sich als Ergänzung der beiden Monographien „Die physiologische Bedeutung der Eigenschaften bzw. Inhaltsstoffe des Bieres" (2000) und „Langzeitstudien Alkohol und Gesundheit" (2001).

Freising – Weihenstaphan, im Sommersemester 2007

Literatur:

Dederichs, E., Herrmann, E., und Ubrich, F.:
„Bier und Gesundheit".
Gesellschaft für Öffentlichkeitsarbeit der Deutschen Brauwirtschaft, Bonn, (1999), 48 Seiten

N. N.:
„Auf Ihr Wohl! Maßvoller Biergenuss: köstlich und gesund".
Gesellschaft für Öffentlichkeitsarbeit der Deutschen Brauwirtschaft, Bonn, ohne Jahresangabe, 16 Seiten

N. N.:
„Bier, ein Genuß für Körper und Seele. 20 Gründe für den Biergenuss".
Private Brauereien, München, (2003), 16 Seiten

Piendl, A., Heyse, K.-U., Kracun, H., und Unkel, M.:
„Unser Bier – ein Lebenselixier".
Verband mittelständischer Privatbrauereien in Bayern, München, (1998), 50 Seiten

Piendl, A., Heyse, K.-U., Kracun, H., Unkel, M., und Hanitzsch, D.:
„BierErleben".
Verband mittelständischer Privatbrauereien in Bayern, München, (2001), 63 Seiten

Dank

Viele Studierende unserer Fakultät befassten sich in ihren Studien-, Diplom- und Doktorarbeiten mit dem Thema „Bier und seine physiologischen Eigenschaften“, sei es mit der analytischen Erfassung der Inhaltsstoffe des Bieres oder mit der kritischen Bewertung der Ergebnisse aufgrund der vorliegenden Literatur.

Um nur einige zu nennen: Joachim Aumann, Stefan Gigler, Udo Heintz, Mathias Hutzler, Frau Angelika Jawansky, Tobias Kerz, Franz Kiel, Ulrich Kugel, Oliver J. Kurth, Peter Kurz, Thomas Ludwig, Matthias Lustnauer, Oliver Matheis, Frau Ingrid Meierhöfer, Klaus Müller, Joachim Rösch, Ralph Schneller, Frau Claudia Schuster, Berend Vasel, Oliver Vega, Frau Ingrid Wagner, Sascha Wesely und Patrick Westermayr.

Über drei Jahrzehnte – bis zum heutigen Tag – wendeten die Mitarbeiter unserer TU Bibliothek alle nur erdenklichen Mühen auf, die Fachbücher und Fachzeitschriften, die oft nur in Form von „Fernleihen“ zu beschaffen waren, zu besorgen, selbst wenn es manchmal längerer Umwege über Kanada und Australien bedurfte. Kein Wunsch blieb offen. Dank an Frau Stefanie Blum, Bernd Bohm, Frau Beate Cochlorius, Frau Franziska Elchlepp, Frau Ilona Fiedler, Frau Melanie Hanisch, Frau Irmgard Heger, Frau Christine Heilmann, Frau Waltraud Jäger, Frau Adelheid Kemmler, Frau Martina Klein, Bernhard Krüder, Frau Antonie Lachner, Frau Theresia Maier-Gilch, Leo Matschkal, Leonhard Nertinger, Frau Luise Nüse, Frau Dr. Birgid Schlindwein, Frau Sigrid Solbach, Helmut Wober und Frau Ilse Wolf.

Ein ganz besonderer Dank gebührt meinem Semesterkollegen, dem langjährigen Direktor der Doemens Akademie in Gräfelfing, Herrn Georg Zentgraf. In schwierigen Zeiten – und das waren viele Jahre – standen seine Türen in Gräfelfing immer weit offen. Dank auch für die vielen Ermutigungen, die Themen „Bier und Gesundheit“, „Kulturgeschichte des Bieres“ und „Kunst und Bier“ energisch voranzubringen. Wie heißt doch sein Leitspruch, bis zum heutigen Tag? „Ich tu’s, weil’s Freude macht“.

Mein Dank an Ulrich Buchhauser und Frau Stephanie Pfleger, die das Manuskript in die gewünschte Form des Verlages brachten.

Bier – ein physiologisch ausgewogenes Getränk

Wenn auch noch so oft behauptet wird, daß Bier ein leeres alkoholisches Getränk sei oder nur leere Alkoholkalorien enthalte, trifft dies in Wirklichkeit nicht zu. Bier enthält neben Ethanol und den alkoholischen Begleitstoffen (= Gärungsnebenprodukten) eine Vielzahl nicht-alkoholischer Verbindungen, so Kohlenhydrate, Rohprotein, Mineralstoffe, Vitamine, organische Säuren, Gesamt-Polyphenole, Bitterstoffe, Ballaststoffe, Purine, biogene Amine und Kohlendioxid.

Das Verhältnis von wirklichem Extrakt (als der Summe aller nicht-alkoholhaltigen Substanzen) zum Ethanol ist mit 1 : 1 sehr gut ausgeglichen. Dieses Verhältnis bleibt auch erhalten, wenn man die Summe von Ethanol + Gärungsnebenprodukten zur Summe wirklicher Extrakt + Kohlendioxid ermittelt.

Die an und für sich schon niedrige Alkoholmenge des Bieres ist in eine Vielzahl physiologisch wertvoller Verbindungen „eingebettet", die den Alkoholerscheinungen entgegenwirken. Auch bei den übrigen Biersorten ist - mit Ausnahme des Diät-Vollbieres - das Verhältnis von Extrakt zu Alkohol ausgeglichen. Bei einigen Sorten überwiegt sogar deutlich der Extraktanteil.

Weiterführende Literatur:

Piendl, A.: „Physiologische Bedeutung der Eigenschaften des Bieres".
Carl, Nürnberg, 2000, 300 Seiten

Tabelle:

Gegenüberstellung der alkoholischen und nicht-alkoholischen Verbindungen im (deutschen) Pilsener Lagerbier

Stammwürze (g/100 g)	11,8
Ethanol (g/kg)	40,0
Gärungsnebenprodukte (Glycerin + n-Propanol + Isobutanol + Amylalkohole + 2-Phenylethanol + Ethylacetat + Isoamylacetat + Acetaldehyd + Schwefeldioxid) (g/l)	1,571
Extrakt, wirklich (g/kg)	40,4
- Kohlenhydrate (g/l)	28,0
- Rohprotein (g/l)	5,0
- Mineralstoffe (Kalium + Natrium + Calcium + Magnesium + Phosphor + Sulfat + Chlorid + Silikat + Nitrat) (g/l)	1,517
- Vitamine (Thiamin + Riboflavin + Pyridoxin + Pantothensäure + Niacin + Biotin) (g/l)	0,010
- Organische Säuren (Pyruvat + Citrat + Malat + L-Lactat + D-Lactat + Acetat + Gluconat) (g/l)	0,593
- Gesamt-Polyphenole (g/l)	0,153
- Bitterstoffe (g/l)	0,034
- Ballaststoffe (g/l)	1,529
- Purine (Adenin + Guanin + Hypoxanthin + Xanthin + Adenosin +Guanosin + Inosin) (g/l)	0,135
- Biogene Amine (Agmatin + Putrescin + Tyramin + Cadaverin + Histamin) (g/l)	0,027
Kohlendioxid (g/kg)	5,1
Verhältnis von Extrakt, wirklich zu Ethanol	1,01 : 1

Tabelle:

Verhältnis von Extrakt zu Alkohol in (deutschen) Biersorten

	Stamm-würze (g/100g)	Extrakt, wirklich (g/kg)	Alkohol (g/kg)	Verhältnis von Extrakt, wirklich (g) zu Alkohol (g)
Alkoholfreies Bier (Schankbier, untergärig)	7,4	66,6	3,4	19,6 : 1
Schankbier (untergärig)	7,6	30,0	23,1	1,3 : 1
Lager Hell	11,6	40,4	39,1	1,0 : 1
Pilsener Lager	11,8	40,4	40,0	1,0 : 1
Export Hell	12,7	43,3	43,3	1,0 : 1
Export Dunkel	13,0	53,9	39,5	1,4 : 1
Märzen	13,4	48,8	44,2	1,1 : 1
Bock Hell (untergärig)	16,6	60,1	56,2	1,1 : 1
Doppelbock Dunkel (untergärig)	18,9	79,0	59,1	1,3 : 1
Diät-Vollbier	9,2	18,4	37,5	0,5 : 1
Rauchbier	12,8	55,5	37,4	1,5 : 1
Malztrunk	11,5	113,9	0,6	189,8 : 1
Alt	11,9	41,7	38,8	1,1 : 1
Kölsch	11,3	37,2	38,6	1,0 : 1
Weizenvollbier, hefehaltig, hell	12,5	41,8	41,9	1,0 : 1
Weizenvollbier, hefehaltig, dunkel	12,7	44,4	42,3	1,1 : 1
Weizenvollbier, hefefrei	12,5	43,2	41,5	1,0 : 1
Weizenbock, dunkel	16,9	61,2	56,0	1,1 : 1
Weizendoppelbock, dunkel	18,6	76,3	57,7	1,3 : 1
Weizenschankbier, hefehaltig, hell	7,6	8,4	24,7	1,2 : 1

Durst und Bier

Verliert ein Organismus mehr als 0,5 Prozent seines Gewichtes an Wasser, entsteht Durst. Bei einem Körpergewicht des Menschen von 70 kg macht sich Durst danach ab 0,35 kg (= 350 ml) Wasserverlust bemerkbar. Als bedrohlich für den Menschen wird ein Wasserverlust von 10 Prozent angesehen, während ein Verlust von 20 Prozent als tödlich gilt.

Da Durst weder einem bestimmten Sinnesorgan noch einer bestimmten Körperstruktur zuzuordnen ist, wird auch von allgemeinen Durstgefühlen gesprochen. Durst wird genauso wie Hunger stark von seelischen Faktoren und Sinnesempfindungen beeinflußt. Durstgefühle können durch gespannte Aufmerksamkeit oder intensive Konzentration, starken Affekt (Angst, Traurigkeit, Wut und Freude) und starken Trieb (Selbsterhaltungstrieb, Schlaftrieb und Sexualtrieb) zurückgedrängt oder verstärkt werden.

Vor allen Durstformen macht sich der Durst nach Nahrungsaufnahme am häufigsten bemerkbar. Etwa 70 Prozent der gesamten Wasserzufuhr des Menschen geschieht während oder nach der Nahrungsaufnahme. Nahrungsbestandteile, wie zum Beispiel Zuckerverbindungen oder Salze, erzeugen eine hypertone Verdauungsflüssigkeit im Magen-Darm-Bereich. Um Isotonie der Körperflüssigkeiten herzustellen, ist Wasser notwendig, das entweder von außen (durch Trinken) zugeführt wird oder aus dem Blutplasma in den Verdauungsbereich gelangt.

Durstauslösend wirken auch Empfindungen der Mundschleimhaut nach Genuß von Salz, Pfeffer oder Paprika. Auch Alkoholverzehr löst Durst aus.

Die beim Durst auftretenden physiologischen Veränderungen werden über neurale Strukturen, nämlich über Rezeptoren, zum Durstzentrum im Hypothalamus geleitet und lösen ein allgemeines Durstgefühl aus. Als unmittelbare Ursache des Durstes ist eine Trockenheit des Mundes und der Kehle zu bezeichnen, die von einer verminderten Speichelabsonderung herrührt. (Hypothalamus: unterhalb des Thalamus gelegene zentralnervöse Gegend des Zwischenhirns; Thalamus: Hauptteil des Zwischenhirns.)
An der Übermittlung der Informationen an das Durstzentrum sind folgende Rezeptoren beteiligt:

- **Osmorezeptoren:** Sie reagieren auf eine Abnahme des intrazellulären Flüssigkeitsvolumens. Eine 1- bis 3 %ige Abnahme des Zellwassers wird als Durstschwelle angesehen. Die Osmorezeptoren sprechen auch auf Veränderungen der extrazellulären Natriumkonzentration und der sich daraus ergebenden Flüssigkeitsverschiebungen vom intrazellulären zum extrazellulären Raum an.

- **Volumenrezeptoren**: Sie reagieren auf eine Abnahme des extrazellulären Flüssigkeitsvolumens.

- **Mund- und Rachenrezeptoren**, die in der Mund- und Rachenschleimhaut lokalisiert sind: Sie reagieren auf einen Wassermangel durch einen verringerten Speichelfluß.

Mit der Entstehung des Durstgefühls ist der Ausgleich des Wassermangels über die Niere parallel geschaltet. Die Wasserausscheidung wird durch das Antidiuretische Hormon gesteuert. An dem physiologischen Komplex der Durstentstehung ist auch das Renin - Angiotensin - System beteiligt. So erzeugt zum Beispiel ein erhöhter Angiotensingehalt im Blut Durst.

Zur Definition der Durststillung:

Durststillung bedeutet eine Flüssigkeitsaufnahme, um den Wassermangel des Organismus zu beseitigen. Es wird zwischen einer präresorptiven und einer resorptiven Durststillung unterschieden. Die präresorptive Durststillung reicht vom Beginn des Trinkens bis zum Erlöschen des Durstgefühls. Die resorptive Durststillung bezeichnet die eigentliche Phase der Wasserresorption und den tatsächlichen Flüssigkeits- und Wasserausgleich.
Für die Flüssigkeitsaufnahme sind aber nicht nur der Durst, sondern auch die Trinkgewohnheiten eines Menschen entscheidend. Meist regt ein Lieblingsgetränk - wie zum Beispiel Bier - zum Trinken an. Es wird daher vom primären und sekundären Trinken gesprochen. Ersteres dient dazu, einen physiologischen Wassermangel zu beseitigen. Beim sekundären Trinken dagegen wird ohne einen physiologischen Wassermangel, also ohne echtes Durstgefühl, mehr aus Gewohnheit getrunken.

„Durst wird durch Bier erst schön"

- Wasser

Bier enthält mit 880 bis 960 Gramm/kg reichlich Wasser. Bei einem Wasserbedarf des Menschen von maximal 2.750 Milliliter pro Tag und einem Verzehr von 1 Liter Bier pro Tag entfallen zum Beispiel auf das Pilsener Lager 920 Gramm Wasser.
1 Liter Bier würde in diesem Fall 33 Prozent des täglichen Wasserbedarfes decken.

- Verhältnis von Wasser zu Kalorien

„Ideale" Lebensmittel als Wasserlieferanten sind kalorienarme, nährstoffreiche und wasserreiche Getränke. Das Verhältnis von Wasser zu Kalorien ist dafür ein zahlenmäßiger Ausdruck.

Alkoholfreies Bier ist mit einem Verhältnis von 3,3 zu 1,0 ein günstigerer Wasserlieferant als das Pilsener Lagerbier (mit 2,1 zu 1,0) oder das Starkbier mit 1,3 Gramm Wasser zu 1 Kalorie.

- Mineralstoffe

Als günstig für die Durststillung sind auch die im Bier vorhandenen Mineralstoffe anzusehen. In einem Liter sind 1.100 bis 2.100 mg Mineralstoffe als Anionen und Kationen gelöst. Die wichtigen im menschlichen Organismus vorkommenden Mineralstoffe sind auch im Bier gelöst. Bier enthält zwischen 700 und 1.500 mg Kationen, während die Anionenmenge zwischen 400 und 600 mg pro Liter schwankt. Die Gesamtmenge an Kationen und Anionen liegt annähernd in einem Verhältnis von 2 zu 1 vor.
Da die Entstehung des Durstes mit Elektrolytverlusten einhergeht, helfen die im Bier vorhandenen Mineralstoffe - neben dem Wassermangel - einen vorhandenen Mineralstoffmangel zu beheben. So kann bei Schweißabsonderungen (bis zu einem Liter) ausgeschiedenes Kalium und Magnesium, zum Beispiel mit einem Liter Pilsener Lager, vollständig ausgeglichen werden. Bei Chloridverlusten ist ein Ausgleich bis zu 10 Prozent möglich. Für das Natrium trifft dies weniger zu. (Mit der übrigen - oft sehr kochsalzreichen - Kost wird aber einem Natriummangel vorgebeugt.)

Mineralarme Flüssigkeiten mit nur 500 mg gelösten Mineralstoffen pro kg Wasser gelten als ungeeignet, da der notwendige Mineralstoffersatz nicht gewährleistet ist. Als zu hoch für eine Durststillung wird ein Mineralstoffgehalt von 6.000 mg pro kg Wasser angesehen.

- Alkohol

Alkoholverzehr wirkt diuretisch. Alkohol hemmt während des Anstiegs des Blutalkoholspiegels die Absonderung des antidiuretischen Hormons, so daß vemehrt Wasser ausgeschieden wird. So kommt es zum Beispiel beim Menschen nach Zufuhr von 50 g Alkohol in 250 ml Wasser (= 20 %ige Alkohollösung) innerhalb von 2 bis 3 Stunden zu einer Diurese von 600 bis 1.000 ml Wasser über die Niere. (Johannes Schulters beschreibt es in seinem Buch „Voll verzapft" so: „Zwei getrunken - drei gelassen".) Der Durst nach Alkoholverzehr ist ein „Luxusdurst".

Der wachsende Durst eines Biertrinkers nach dem Konsum von 1 bis 2 Litern Bier oder Bier zusammen mit Schnaps, zum Beispiel nach einem ausgedehnten Kneipenbesuch, geht auf eine Wasser- plus Salzverarmung des Organismus zurück, da die Ausscheidung einer sehr großen Wassermenge mit einer verstärkten Ausscheidung an Natrium einhergeht. Ein Verzehr von Salzbrezeln, Salzstangen und gesalzenen Rettichen usw., zusammen mit Bier, ist zur Gewohnheit geworden, um der geringen Natriummenge des Bieres entgegen zu wirken.

- Osmolalität

Isotonische und leicht hypotonische Getränke verweilen kürzere Zeit im Magen-Darm-Bereich. Sie müssen weder (mit Wasser) verdünnt werden, wie es für stark hypertonische Getränke zutrifft, noch (mit Mineralstoffen und Kohlenhydraten) aufkonzentriert werden, wie es für stark hypotonische Getränke der Fall ist, sondern die Inhaltsstoffe dieser Getränke können schnell in das Blut übergehen und mit diesem in die verschiedenen Gewebe und Organe des Körpers transportiert werden. Verloren gegangene Flüssigkeiten werden in kurzer Zeit ersetzt.

Alkoholfreie Biere sind isotonisch bzw. hypotonisch, alkoholhaltige Biere - je nach Alkoholgehalt - stark hypertonisch.

- Trinktemperatur

Für die Stillung des Durstes spielt auch die Temperatur des Getränks eine Rolle. So wirkt die Zufuhr eines kalten Getränks schneller durststillend als die eines warmen Getränks. Eine Flüssigkeit mit einer deutlich niedrigeren Temperatur als 36 °C (Körpertemperatur) kühlt die Zunge und wirkt durststillend. Die Temperatur des Getränks beeinflußt auch die Trinkmenge. Vom Gesichtspunkt der Temperatur aus gesehen, muß die kühle Trinktemperatur des Bieres als ausgesprochen durststillend empfunden werden.

Fasst man die verschiedenen Gesichtspunkte zusammen, ist alkoholfreies Bier der günstigste Durststiller. Pilsener Lagerbier nimmt eine mittlere Stellung ein, während Starkbier den Durst am wenigsten stillt.

Weiterführende Literatur:

Askew, E. W.:
„Water“, in „Present Knowledge in Nutrition“
(Ziegler, E.E., und Filer, L.J.: Herausgeber).
ILSI Press, Washington, D.C., 1996, Seite 98 bis108

Baisset, A., und Montastruc, P.:
„Effet altérant de diverses boissons alcoolisées“.
Comptes Rendus Hebdomadaires des Séances de l'Académie des Sciences
256: 2704 bis 2705, 1965

Baisset, A., und Montastruc, P.:
„L'influence de l'alcool sur la soif“.
Nouvelle Presse Médicale (Paris) 5: 2171 bis 2173, 1976

Baur, H.:
„Der Wasser- und Elektrolythaushalt des Kranken“.
Springer, Berlin, 1972, 221 Seiten

Booth, D. A.:
„Psychology of Nutrition“.
Taylor and Francis, London, 1994, 228 Seiten

Eisenhofer, G., und Johnson, R. H.:
„Effect of ethanol ingestion on plasma vasopressin and water balance in humans“.
American Journal Physiology 242: R522 bis R527, 1982

Eisenhofer, G., und Johnson, R. H.:
„Effects of ethanol ingestion on thirst and fluid consumption in humans“.
American Journal Physiology 244: R568 bis R572, 1983

Fitzsimons, J. T.:

„Physiology and pathophysiology of thirst and sodium appetite", in „The Kidney: Physiology and Pathophysiology" (Seldin, D.W., und Giebisch, E.: Herausgeber).
Raven Press Ltd., New York, 1992, Seite 1615 bis 1648

Fitzsimons, J. T.:
„The physiological basis of thirst".
Kidney International 10: 3 bis 11, 1976

Fitzsimons, J. T.:
„Thirst".
Physiological Reviews 52: 468 bis 561, 1972

Glatzel, H.:
„Vom Vieltrinken, seinen Ursachen und Folgen".
Ernährungs-Umschau 20: 173 bis 176, 1973

Greven, K.:
„Durstgefühl und Wasserhaushalt".
Zeitschrift Allgemeinmedizin 56: 909 bis 910, 1980

Logue, A. W.:
„Durst", in „Die Psychologie des Essens und Trinkens".
Spektrum Akademischer Verlag, Berlin, 1995, Seite 82 bis 95

Mielke, U.:
„Über den Wert des Trinkens von Mineralwässern für die Ernährung des Menschen und seine Gesunderhaltung".
Mineralbrunnen 26: 260, 262, 264, 266 bis 268, 270 bis 272, 274, 276, 278 bis 280, 282, 1976

N. N.: (Deutsche Gesellschaft für Ernährung)
„Was wir so alles trinken – Getränke in der Ernährung".
Druckerei Henrich GmbH, Frankfurt am Main, 1996, 107 Seiten

Piendl, A.:
„Über die Osmolalität von Getränken".
Brauwelt 137: 1201, 1997

Piendl, A., und Wagner, I.:
„Durststillung und Biergenuß".
Brauindustrie 70: 1234 bis 1236, 1238, 1390 bis 1396, 1985

Plattig, K. - H.:
„Hunger und Durst", in „Spürnasen und Feinschmecker. Die chemischen Sinne des Menschen".
Springer, Berlin, 1995, Seit 98 bis 108

Rolls, B. J., und Rolls, E. T.:
„Thirst".
Cambridge University Press, Cambridge, 1982, 194 Seiten

Schmidt, R. F., und Thews, G. (Herausgeber):
„Physiologie des Menschen".
Springer, Berlin, 1997, 889 Seiten

Schneider, A. R.:
„Auf die elegante Weise. ‚In: Aktiv den Körper positiv beeinflussen – Out: dies auf anstrengende Weise tun'".
AFG – Wirtschaft 57 (Nr. 9): 8 bis 10, 12 bis 13, 2004

Smolin, L. A., und Grosvenor, M. B.:
„Water and the electrolytes", in „Nutrition: Science and Applications".
Wiley & Sons, Inc., Hoboken, NJ, 2008, Seite 402 bis 429

Thomas, K., und Millstone, E.:
„Beers and their effects on thirst".
British Food Journal 95 (No. 1): 11 bis 15, 1993

Tabelle:

Durststillungseigenschaften einiger Biersorten

	Untergäriges alkoholfreies Schankbier	Untergäriges Leichtbier (Schankbier)	Pilsener Lagerbier	Untergäriger heller Doppelbock
Wasser (g/kg)	930,0	946,9	919,6	869,4
Extrakt, wirklich (g/kg)	66,6	30,0	40,4	70,9
Kalorien (kcal/kg)	286	275	434	692
Verhältnis von Wasser : Kalorien (g : kcal)	3,25 : 1,0	3,44 : 1,0	2,12 : 1,0	1,26 : 1,0
Mineralstoffe, gesamt (mg/l)	1.142	1.115	1.517	2.090
- Kationen (K, Na, Ca, Mg, P) (mg/l)	743	795	1.048	1.471
- Anionen (Sulfat, Chlorid, Silikat, Nitrat) (mg/l)	399	320	469	619
- Verhältnis von Kationen : Anionen	1,86 : 1,0	2,48 : 1,0	2,23 : 1,0	2,38 : 1,0
Alkohol (ml/l)	4,4	29,4	50,2	76,8
Osmolalität (mmol/kg)	286	614	1.127	1.650
Trinktemperatur (°C)	6 bis 7	7	8	über 8

Figure: Symptoms of Water Deficiency (after Smolin and Grosvenor, 2008)

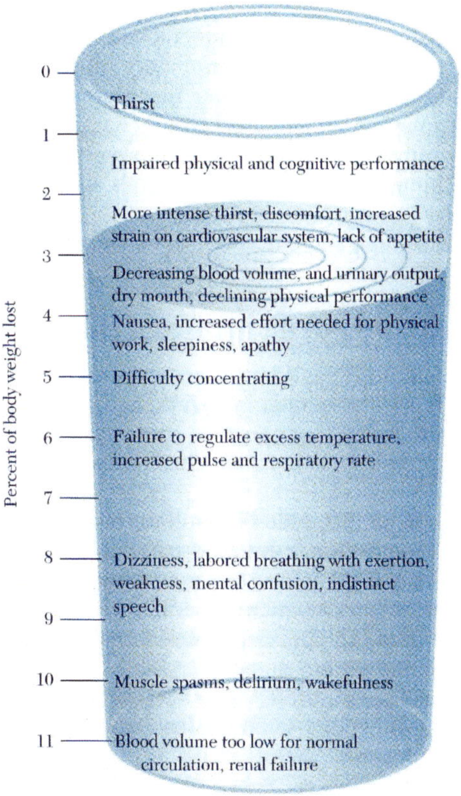

„As water loss increases, the adverse effects of dehydration increase in severity. This can occur rapidly if water losses are excessive, as may occur with profuse sweating, vomiting, or diarrhea … Without food, an average individual can live for about 8 weeks, but a lack of water reduces survival to only a few days. A deficiency of water causes symptoms more rapidly than any other nutrient deficiency. Likewise, health can be restored in a matter of minutes or hours when fluid is replaced".

Abbildung:

Schematische Darstellung der Auswirkungen eines Wassermangels (nach Schneider, 2004)

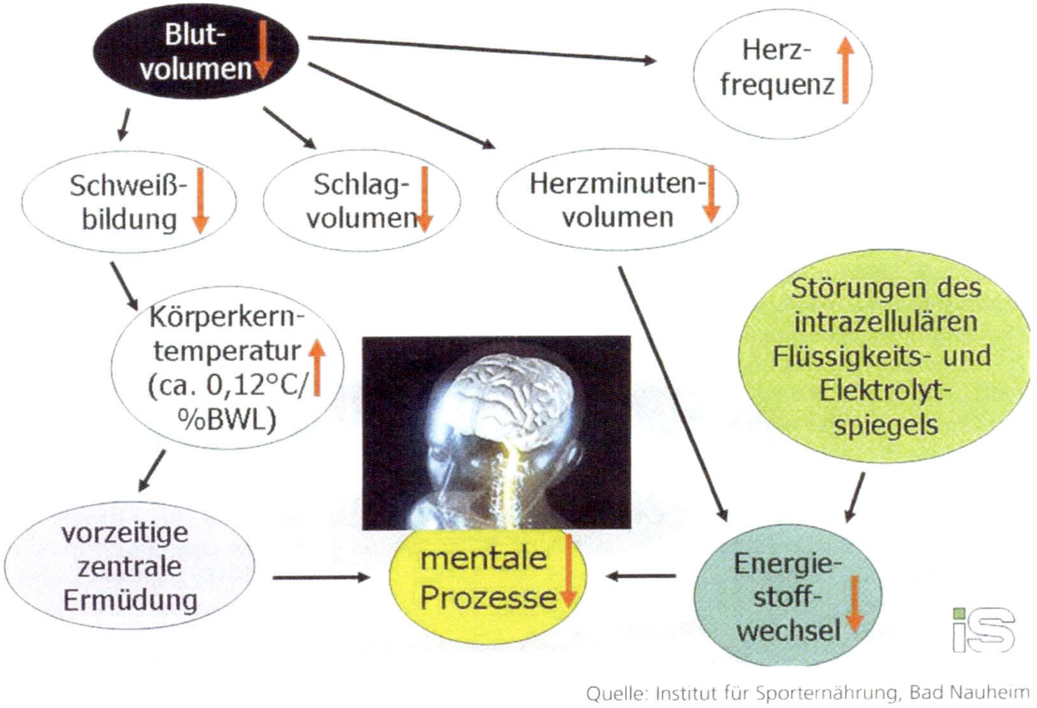

Anonymus

Durst wird durch Bier erst schön

oder

Wanderer in der Wüste

Poster, 50er Jahre

(Gemeinschaftswerbung der Deutschen Brauwirtschaft, Bonn)

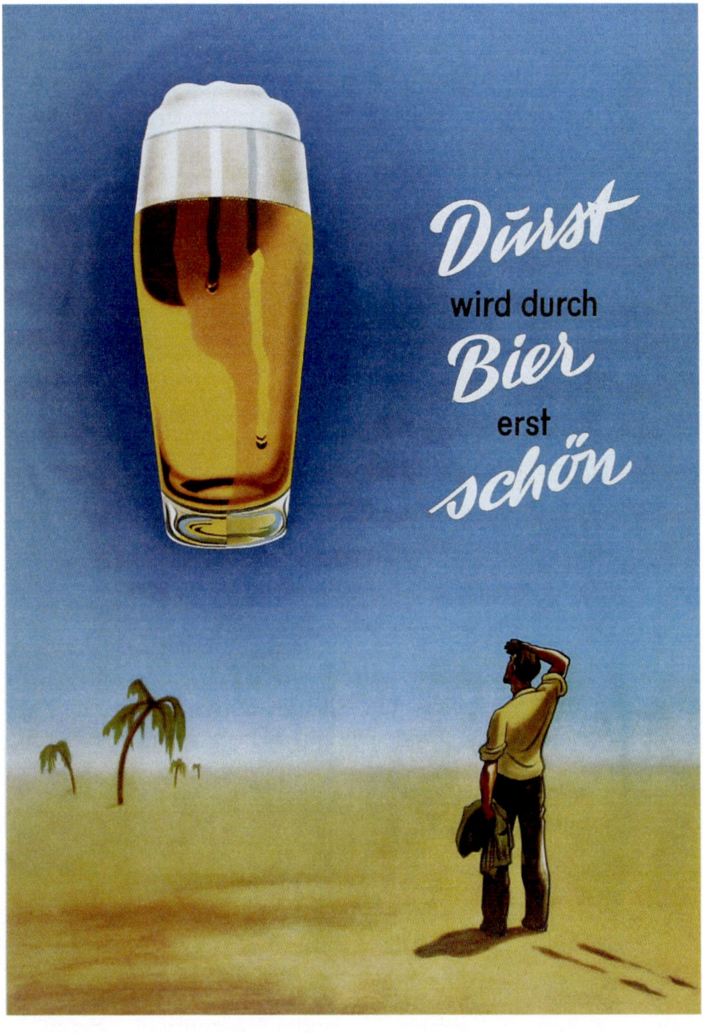

Bier als Getränk für ältere Menschen

In den westlichen Ländern nimmt der Anteil der älteren Menschen an der Gesamtbevölkerung stetig zu. Eine von vielen Fragen, die sich in diesem Zusammenhang stellt, lautet: Was sollen und dürfen ältere Menschen trinken? Und wie verhält es sich diesbezüglich mit Bier?

In mehreren Krankenhäusern, Altersheimen und Pflegestätten der U.S.-amerikanischen Bundesstaaten Kalifornien, Illinois, Massachusetts, Washington, Iowa und Michigan wurde schon in den sechziger und siebziger Jahren der Stellenwert von Bier und Wein untersucht. Ohne Ausnahme wirkte sich ein maßvoller Verzehr der beiden Getränke vorteilhaft aus. Die günstigen Wirkungen für die Patienten waren wie folgt:

- größerer Appetit,
- besserer Schlaf,
- Absenkung des Blutdrucks,
- verbessertes Allgemeinbefinden,
- größere Zufriedenheit,
- Rückgang des Verbrauchs von Beruhigungs- und Schlafmitteln,
- erhöhte Gesprächsbereitschaft mit anderen Patienten und dem Personal,
- größere Aktivität in der Gruppe,
- Entwicklung von mehr Eigeninitiative,
- gesteigerte Geselligkeit und
- höherer Sozialisationsgrad.

In keiner Untersuchung traten unerwünschte Nebenwirkungen des Alkoholverzehrs auf, deshalb nahm in den USA (und später auch in Kanada) die Zahl der Krankenhäuser und Altersheime zu, die Bier und Wein anboten oder sogar „Beer-Pub Hours" einführten.

Eine Umfrage unter deutschen Ärzten anfangs der achtziger Jahre ergab, daß ein maßvoller Verzehr von Bier und Wein älteren Menschen vor allem aus psychologischen Gründen empfohlen werden kann.

Von den physiologischen Wirkungen kommt den

- beruhigenden,
- appetitanregenden,
- schlaffördernden,
- gefäßerweiternden,
- verdauungsfördernden und
- harntreibenden Eigenschaften die größte Bedeutung zu. Auch
- ein Flüssigkeitsmangel läßt sich eventuell ausgleichen.

Der Verzehr von Bier (und Wein) kann aber auch

- zur Verbesserung der seelischen Ausgeglichenheit,
- zur Förderung der zwischenmenschlichen Beziehungen,
- zur größeren Zufriedenheit mit dem Alltag und
- zur Verschönerung des Lebensabends der älteren Menschen beitragen.

Für ehemalige alkoholabhängige Menschen könnte alkoholfreies Bier das Getränk der Wahl sein.

Food and Nutrition Guidelines (of the Ministry of Health, Wellington/ New Zealand) for Healthy Older People (Horwath, 1996):

- Eat a variety of foods.
- Keep active and maintain a healthy weight.
- Choose foods low in fat, sugar and salt.
- Have plenty to drink.
- Make mealtime a social time – where possible.
- Go easy on alcohol.
    - Alcoholic drinks are high in energy (calories).
    - If you drink alcohol keep to one or two drinks a day (more than this can be harmful).
    - Choose low alcohol drinks.
    - Dilute alcohol with lots of mixers such as soda water or mineral water. Add ice.
    - Check with your doctor or pharmacist before having an alcoholic drink if you are taking medicine.

Weiterführende Literatur:

Arens-Azevedo, U., und Behr-Völtzer, C.:
„Ernährung im Alter".
Vincentz Verlag, Hannover, 2002, 302 Seiten

Baum-Baicker, C.:
„The health benefits of moderate alcohol consumption: A review of the literature".
Drug Alcohol Dependence 15: 207 bis 227, 1985

Baum – Baicker, C.:
„The psychological benefits of moderate alcohol consumption. A review of the literature".
Drug Alcohol Dependence 15: 305 bis 322, 1985

Brown, J. E.: (Herausgeberin)
„Nutrition through the Life Cycle".
Wadsworth/ Thomson Learning, Belmont/ CA, 2002, 512 Seiten

Brownell, G., und Power, C.:
„The golden age".
Newsweek, December 6, 2004, Seite 40 bis 51

Busby, W. J., Campbell, A. J., Borsie, M. J., und Spears, G. F. S.:
„Alcohol use in a community-based sample of subjects aged 70 years and older".
Journal American Geriatric Society 36: 301 bis 305, 1988

Chernoff, R.: (Editor)
„Geriatric Nutrition. The Health Professional's Handbook".
Aspen Publishers, Inc., Gaithersburg/ MD, 1999, 518 Seiten

Chien, C. - P.:
„Psychiatric treatment for geriatric patients: „Pub“ or drug?“
American Journal Psychiatry 127: 1070 bis 1075, 1971

Corliss, R., und Lemonick, M. D.:
„How to live to be 100“.
Time 164 (No. 18): 46 bis 54, November 8, 2004

Dufour, M. C., Archer, L., und Gordis, E.:
„Alcohol and the elderly“.
Clinics in Geriatric Medicine 8: 127 bis 141, 1992

Fiatarone Singh, M. A.: (Herausgeberin)
„Exercise, Nutrition, and the Older Woman. Wellness for Women over Fifty“.
CRC Press, Boca Raton/ FL, 2000, 601 Seiten

Haimann, R.:
„Alt! Wie die wichtigste Konsumentengruppe der Zukunft die Wirtschaft verändert“.
Redline Wirtschaft, Frankfurt/M, 2005, 231 Seiten

Horwath, C.:
“Food and Nutrition Guidelines for Healthy Older People. A Background Paper”.
Ministry of Health, Manatu Hauora, Wellington, New Zealand, 1996, 40 Seiten

Kastenbaum, R.: (Herausgeber)
„New Thoughts on Old Age“.
Springer Publishing Co., New York, 1969, 333 Seiten

Koepp, M.:
„’Verpackte’ Demografie. Altersorientierte Kundenansprache wird wichtiger“.
Getränkefachgroßhandel Nr. 4: 40, 42, 44, 2007

Leake, C. D., und Silverman, M.:

„Alcoholic Beverages in Clinical Medicine".
Year Book Medical Publishers, Chicago, 1966, 160 Seiten

MacDonald, M. J.:
„Pub Sociotherapy".
The Canadian Nurse, May 1972, Seite 30 bis 32

Magdanz, J.:
"Generation 50plus als Zielgruppe. Die Braubranche muß umdenken".
Getränkefachgroßhandel Nr. 3: 32 bis 34, 2007

Mishara, B. L., und Kastenbaum, R.:
„Alcohol and Old Age".
Grune & Stratton, New York, 1980, 220 Seiten

N. N.:
„Patients drink beer in hospital pub".
Journal American Medical Association 212: 1801, 1804, 1970

N. N.:
„Senioren und Bier: Gute alte Gewohnheiten und offen für neue Entdeckungen".
CMA (Centrale Marketing-Gesellschaft der Deutschen Agrarwirtschaft), Bonn, 1993, 4 Seiten; referiert: Brauwelt 133: 2525, 1993

N. N.:
„Verbraucherumfrage zum Biergenuß im Alter".
Brauindustrie 79 (Nr. 2): 135, Februar 1994

Piendl, A., und Kugel, U.:
„Alkoholische Getränke und ältere Menschen.
1. Untersuchungen am Cushing, Norristown State und Boston State Krankenhaus.
2. Weitere amerikanische Studien.
3. Umfrage unter deutschen praktischen Ärzten.

4. Umfrage unter Ärzten von deutschen geronto-psychiatrischen Krankenhaus-Abteilungen.
5. Der physiologische Stellenwert von Bier und Wein in der Geriatrie.
6. Alkoholverzehr von deutschen Männern und Frauen verschiedener Altersstufen. Bedingungsgeflecht der Langlebigkeit".

Brauindustrie 67: 851 bis 852, 854 bis 856, 1982; 67: 964 bis 967, 1982; 67: 1204 bis 1206, 1982; 67: 1267 bis 1268, 1270, 1982; 68: 295 bis 296, 298, 300 bis 301, 1983 und 68: 693 bis 696, 698, 1983

Schuster, P.:
"Junge Alte. Die vernachlässigte Einkaufsmacht".
Brauindustrie 81 (Nr. 10): 767 bis 768, 770, 1996

Turner, T. B.:
„Beer and wine for geriatric patients".
Journal American Medical Association 226: 779 bis 780, 1973

Wang, L., Van Belle, G., Kukull, W. B., und Larson, E. B.:
"Predictors of functional change: A longitudinal study of nondemented people aged 65 and older".
Journal American Geriatrics Society 50: 1525 bis 1534, 2002

Wardlaw, G. M., und Kessel, M. W.:
„Perspectives in Nutrition".
The McGraw – Hill Companies, Inc., New York / NY, 2002, 823 Seiten
(Seite 717)

Watkin, D. W.:
„Role of alcoholic beverages in gerontology", in „Fermented Food Beverages in Nutrition" (Gastineau, C.F., Darby, W.J., und Turner, T.B.: Herausgeber).
Academic Press, New York, 1979, Seite 225 bis 243

Figure:

Percentage of Population Worldwide Older than 60 in 1999 and 2050 (after Brownell and Power, 2004)

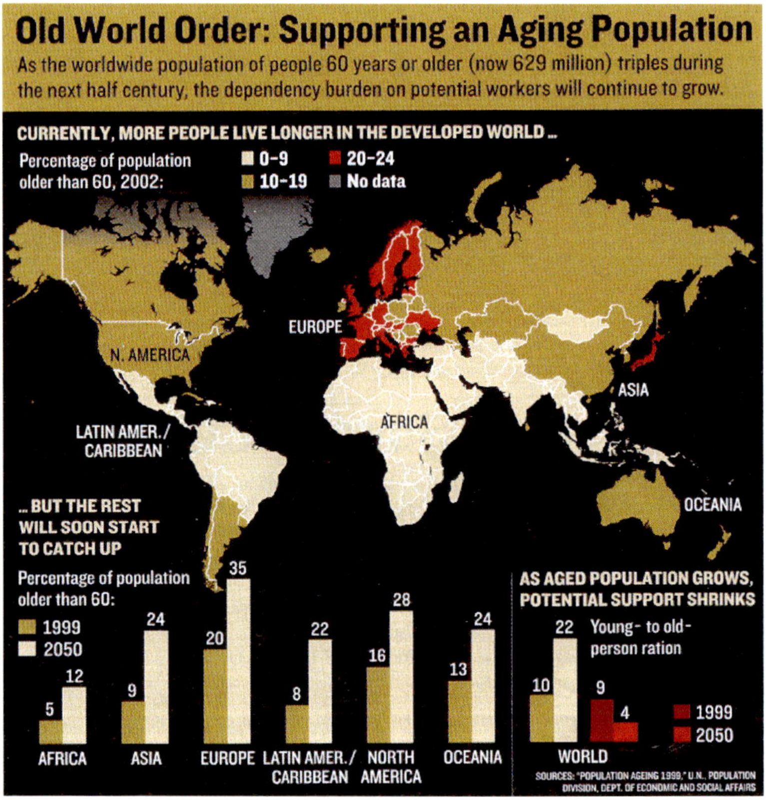

Abbildung:

Altersaufbau der deutschen Bevölkerung 1910, 1997 und 2040 (Quelle: Statistisches Bundesamt, Wiesbaden).

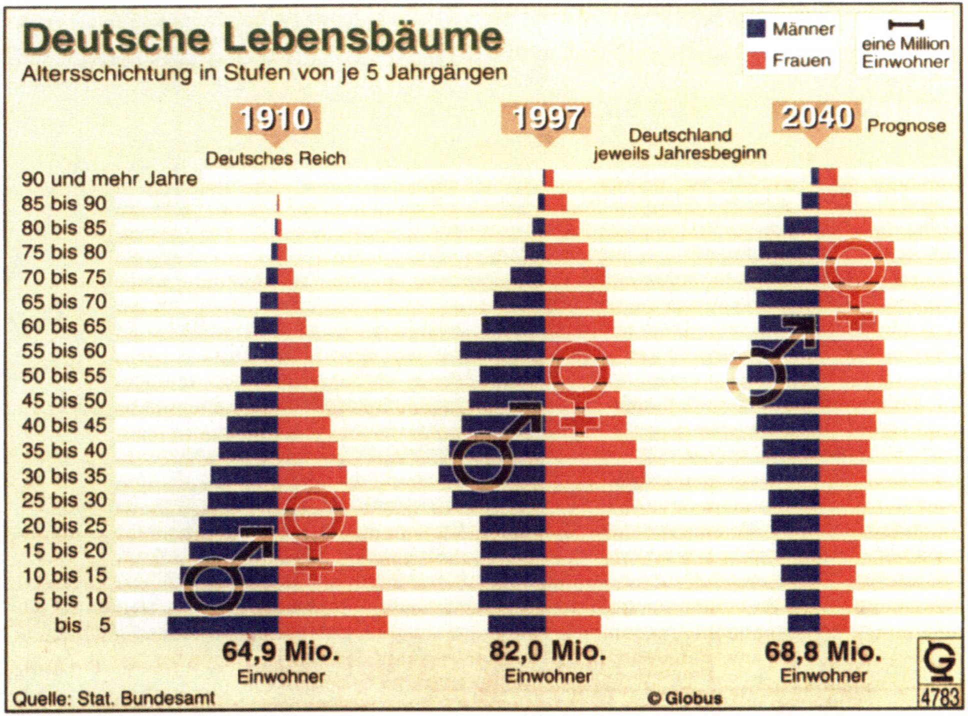

Figure:

The Declines in Physiological Function Seen with Aging. The decline in many body functions is seen primarily in sedentary people (after Wardlaw and Kessel, 2002)

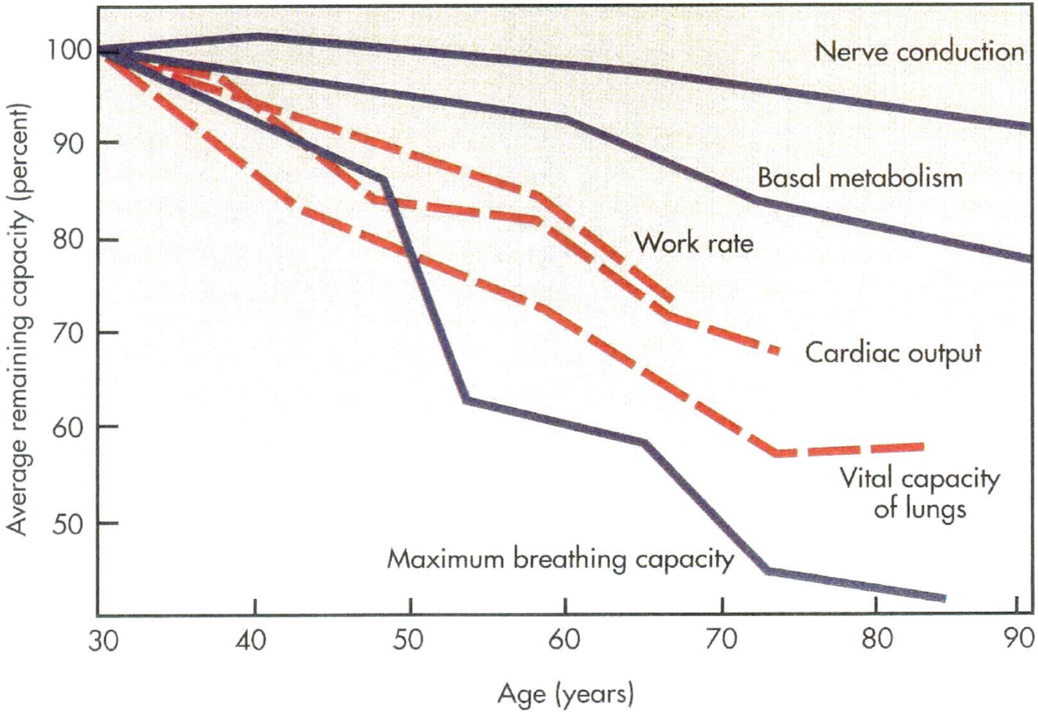

Alkoholfreies Bier

Gesundheit - und das ist nicht nur das leibliche Wohlergehen, sondern auch das Wohlbefinden im weitesten Sinne - prägt und beeinflusst die Menschen in zunehmendem Maße. Es äußert sich unter anderem in einem veränderten Konsumverhalten und in einer veränderten Einstellung zu den Lebensmitteln. Dass die Gesundheit - bei Umfragen - den höchsten Stellenwert erreicht, ist nicht verwunderlich, da sie die Voraussetzung für die Erfüllung beinahe aller anderen Wünsche in der heutigen Zeit ist.

Die Lebensmittel des Jahres "2000" sollen - den Verbraucherwünschen nach - Genuss plus Gesundheit plus Umweltfreundlichkeit plus Fitness plus Zeitgeist in sich vereinen (Boßle, 1985 und Boos, 1986). Alkoholfreies Bier kann diese Vorstellungen in vorzüglicher Weise erfüllen.

Die physiologischen Eigenschaften des alkoholfreien Bieres lassen sich wie folgt darstellen:

- der sehr niedrige Alkoholwert ist ohne jede pharmakologische Wirkung, selbst für kranke Menschen (und Kinder);
- alkoholfreies Bier enthält sehr reichlich Wasser und
- ist isotonisch bis leicht hypotonisch;
- der Anteil der Kohlenhydratkalorien am Gesamtkaloriengehalt ist sehr hoch;
- es weist leicht verfügbare Zucker und langsamer resorbierbare Dextrine auf.
- Das Verhältnis von Wasser zu Kalorien zeigt an, dass es sich um wasserreiche Kalorien handelt;
- es ist wesentlich kalorienärmer als das Vollbier;
- es beinhaltet geringe Mengen an Rohprotein, aber alle wichtigen Aminosäuren;
- es ist einerseits fett- und cholesterinfrei;
- enthält andererseits aber reichlich Kalium, Magnesium, Phosphor und viele Spurenelemente, so dass man es auch als Mineral- und Elektrolytgetränk bezeichnen kann;
- alle Vitamine der B-Gruppe sind vorhanden, insbesondere viel Niacin, Folsäure, Pyridoxin (B6) und Riboflavin (B2);
- es ist - wie alle Biere - streng natriumarm;

- die organischen Säuren sind leicht resorbierbar und gut verträglich;
- die Bitterstoffe wirken beruhigend;
- die Polyphenole - als sekundäre Pflanzeninhaltsstoffe - zeigen antioxidative Eigenschaften;
- die Ballaststoffe fördern die Verdauung;
- das Kohlendioxid wirkt belebend;
- es enthält zwar geringe Mengen an Purinen, kann aber wegen der günstigen Wirkung auf die Harnverdünnung bei einem kaum nennenswerten Anstieg der steinbildenden Substanzen im Blut und Urin ohne Einschränkungen Harnsteinpatienten und Menschen, die zu Hyperurikämie (=Harnsäurevermehrung im Blut) neigen, empfohlen werden (Rubel, 1989). Vorsorglich sollte man die hefefreien (alkoholfreien) Biere bevorzugen, da die Hefe selbst sehr purinreich ist. (Es ist aber bis heute offensichtlich nicht klar, ob die Hefe im Magen und Darm „aufgeschlossen" wird oder den Körper unverändert wieder verläßt. Im letzteren Falle wäre das reichliche Purinvorkommen der Hefe unproblematisch.)
- Der vollmundig-würzige bis feinherb-trockene Geschmack des alkoholfreien Bieres lädt zu einer großen Flüssigkeitsaufnahme ein und
- die kühle Trinktemperatur führt zu einer raschen Magenentleerung.
- Alkoholfreies Bier wird aus Naturerzeugnissen hergestellt und ist frei an chemischen Zusatzstoffen.

Aufgrund der Herstellung und Zusammensetzung ist es im besten Sinne des Wortes ein natürliches, reines und ausgewogenes Getränk und Lebensmittel.

Als Zielgruppen für alkoholfreies Bier kommen, wenn man diesen Kreis sehr weit fassen wollte, folgende Personen in Frage:

- Freizeit- und Hochleistungssportler, Hitzearbeiter und Saunabesucher;
- Aktive Verkehrsteilnehmer („If you drive, don't drink");
- Menschen, die am Arbeitsplatz Alkohol meiden müssen („If you work, don't drink");
- Personen, die Arzneimittel einnehmen („If you drug, don't drink");
- Aktive und passive Raucher („If you smoke, don't drink");
- Teilnehmer an Massenveranstaltungen;

- Menschen, die vermehrt bestimmten Schadstoffen durch die Lebensmittel und die Umwelt ausgesetzt sind;
- Menschen mit Unter-, Über- und Fehlernährung;
- Personen während der Zeit der Genesung nach einer Krankheit;
- Frauen während der Schwangerschaft und Stillzeit;
- Ältere Menschen, die sehr oft an einem Flüssigkeitsmangel leiden, aber Alkohol meiden müssen;
- Personen, die kalorienärmere (und alkoholfreie) Kostformen befolgen sollen (so bei Übergewicht, Bluthochdruck und Hyperlipidämie);
- Menschen, die aus religiösen Gründen alkoholabstinent leben wollen und
- Menschen (Asiaten und Orientalen), die nur eines der vier Isoenzyme der Aldehyd-Dehydrogenase aufweisen, so daß sie in der vergleichbaren Zeit nur ein Viertel des Acetaldehyds zu Acetat abbauen können.

Die Inhaltsstoffe des (deutschen) untergärigen hellen alkoholfreien Schankbieres, einschließlich der Ballaststoffe, Purine und Osmolalität, wurden schon früher dargestellt (Piendl, 1989, 1991 und 2000), ebenso eine weltweite Bestandsaufnahme dieser Biersorte ("Non-Alcoholic Malt Beverages") vorgenommen.
In Deutschland werden pro Jahr rund 2,4 Millionen Hektoliter alkoholfreies Bier erzeugt (Kelch, 2000-2006).

Weiterführende Literatur:

Anger, H. - M.:
„Biere", in „Jahrbuch 1995" (Biermann, D.: Redaktion)
Versuchs- und Lehranstalt für Brauerei in Berlin, Berlin, 1995, Seite 388 bis 401

Auf der Maur, J.:
„Die berauschende Erfolgsgeschichte eines alkoholfreien Bieres: ‚Nicht immer, aber immer öfter'".
Die Weltwoche Nr. 52, Seite 37 vom 24. Dezember 1992

Back W., (mit 23 Mitarbeitern):
„Alkoholfreies Bier", in „Ausgewählte Kapitel der Brauereitechnologie".
Carl, Nürnberg, 2005, Seite 255 bis 274

Bamforth, C.:
„Beyond reason: Low alcohol and very high alcohol beers".
Brewers' Guardian 134 (No. 1): 22 bis 24, January 2005

Bartolomé, B., Peña-Neira, A., und Gómez-Cordovés, C.:
„Phenolics and related substances in alcohol-free beers".
European Food Research Technology 210: 419 bis 423, 2000

Boos, R. W.:
„Strukturwandel im Konsum und seine Auswirkungen auf den Getränkemarkt".
Brauwelt 126: 316 bis 318, 1986

Boßle, R.:
„42 Thesen. Mensch und Ernährung 2000".
Nestlé-Gruppe Deutschland, Frankfurt am Main, 1985, 10 Seiten

Breitenbücher, K.:
„Alcohol-free beer from the Bio Reactor".
Brewing Beverage Industry International No. 1: 28, 30 bis 31, 1992

Brosch, B.:
„Ohne Alkohol, aber dennoch mit viel Geschmack“.
Getränkemarkt 19 (Nr. 5): 314 bis 316, 318, Mai 1999

Brouns, F.:
„Aspekte der Dehydratation und Rehydratation im Sport“, in „Die Ernährungsbedürfnisse von Sportlern“.
Springer, Berlin, 1993, Seite 51 bis 59

Brühl, I.:
„Genießen erlaubt. Leichtbiere und alkoholfreie Biere im Fokus“.
Getränkefachgroßhandel Nr. 6: 374 bis 377, 2000

Brühl, I.:
„Null Promille – Null Problem. Die Nische der alkoholfreien Biere“.
Getränkefachgroßhandel Nr. 4: 24 bis 26, 2003

Brühl, I.:
„Von ‚leidvoll‘ über ‚verhalten optimistisch‘ bis ‚euphorisch‘. Stimmungsszenario bei alkoholfreien Bieren und Light-Bieren“.
Getränkefachgroßhandel Nr. 6: 436, 438 bis 440, 1998

Dederichs, E., und Kleppien, B.:
„Alkoholfreies Bier“, in „Deutsche Biere. Einzigartige Sortenvielfalt“.
Gesellschaft für Öffentlichkeitsarbeit der Deutschen Brauwirtschaft, Bonn, (2002), Seite 30 bis 31

Ehrhardt, W.:
„Mit gebremstem Schaum. Alkoholfreie und leichte Biere bleiben ein Randprodukt“.
Biergroßhandel Nr. 6: 50 bis 54, 1999

Fatutto, D., und Müller, M.:

„Entalkoholisierung von Bier und anderen Getränken mittels Umkehrosmose“.
Brauindustrie 87 (Nr. 1): 27 bis 30, 2002

Fichtel, H., Breitenfellner, G., und Hofbauer, A.:
„Arcobräu mit Entalkoholisierungsanlage (für Alkoholfrei Urfass und Alkoholfrei Weissbier Hell)“.
Brauindustrie 92 (Nr. 7): 10 bis 14, Juli 2007

Gerstenberg, H.:
„Alkoholfreie Biere – ein Beitrag zur Rechtssicherheit“.
Braumanager Heft 5: 26 bis 27, 2005

Gilg, T.:
„Rechtsmedizinische Aspekte von Alkohol und Alkoholismus“, in „Alkohol und Alkoholfolgekrankheiten“ (Singer, M. V., und Teyssen, S.: Herausgeber).
Springer Medizin Verlag, Heidelberg, 2005, Seite 551 bis 576

Glover, B.:
„The low-down on NABLABS“.
Brewers’ Guardian 131 (No. 11): 16 bis 19, November 2002

Hasenkamp, D.:
„Am Ende ein kleiner, aber feiner Markt. Zur Entwicklung der leichten und alkoholfreien Biere“.
Biergroßhandel Nr. 10: 400 bis 404, 1997

Hasenkamp, D.:
„Für die Leichten wird es schwer. Was bringt die Zukunft den alkoholfreien und alkoholarmen Bieren?“
Biergroßhandel Nr. 8: 291 bis 294, 1996

Heyse, K. - U.:
„Erdinger Weißbier alkoholfrei auf sportlich getrimmt“.
Getränkemarkt Nr. 4: 42 bis 44, April 2006

Heyse, K. - U.:
„Weißbier: Von strohgelb bis bernsteindunkel, von alkoholfrei bis Vollbierdunkel".
Getränkemarkt Nr. 4: 34 bis 38, April 2006

Hoeren, R. A.:
„Getränk 2000".
Getränkeindustrie 41: 633 bis 634, 636 bis 638, 1987

Hubert, W:, und Arnold, B.:
„Alkoholfreie Biere" und „Wer kauft in erster Linie alkoholfreie Weißbiere?"
Getränkemarkt Nr. 5-6: 50 bis 51 und 53, 2007

Kelch, K.:
„Ausstoß (und Markenentwicklung) von alkoholfreiem Bier in Deutschland von 1998 bis 2006".
Brauwelt 140: 847, 2000; 141: 393, 556, 2001; 142: 534 bis 535, 2002; 143: 416, 2003; 145: 1078 bis 1079, 2005; 146: 735 bis 736, 2006 und 147: 467 bis 468, 2007
(1998: 2.402.294 Hektoliter;
1999: 2.381.058 hl;
2000: 2.395.745 hl;
2001: 2.324.220 hl;
2002: 2.221.710 hl;
2003: 2.273.692 hl;
2004: 2.245.609 hl;
2005: 2.408.798 hl und
2006: 2.483.158 hl.)

Kelch, K.:
„Die Bedeutung des alkoholfreien und Malzbier-Marktes in der BR Deutschland. Übersicht über die jeweils größten Marken für 1995 und 1994".
Brauindustrie 81 (Nr. 5): 344, 1996

Kelch, K.:

„Eine Übersicht über die jeweils größten Marken alkoholfreies Bier und Malztrunk für 1999 und 1998“.
Brauindustrie 85 (Nr. 4): 210 bis 211, 2000

Kölling, I., und Montag, A.:
„Puringehalte in Bieren. Purinbasengehalte alkoholhaltiger und alkoholfreier Biere“.
Aktuelle Ernährungsmedizin 16: 14 bis 17, 1991

Konopka, P.:
„Sporternährung. Leistungsförderung durch vollwertige und bedarfsangepasste Ernährung“.
BLV Buchverlag, München, 2006, 191 Seiten

Lüders, J.:
„Biere mit vermindertem Alkoholgehalt – Gesetzliche Grundlagen und Technologie“.
Brauerei-Forum 8 (Nr. 19): 157 bis 158, 160, 1993

Maas, D.:
„Gesunder Kraftstoff nicht nur für Autofahrer. Markt und Tendenzen alkoholfreier Biere“.
Getränkefachgroßhandel Nr. 6: 8, 10, 12 bis 13, 2004

Missfeld, K.:
„Warsteiner Brauerei mit neuen und zielgruppenorientierten Produkten“.
Getränkefachgroßhandel Nr. 3: 22 bis 23, 2007

Narziß, L., Miedaner, H., Kern, E., und Düll, F.:
„Schankbiere, alkoholarme und alkoholfreie Biere. Technologie und Erscheinungsbild“.
Brauwelt 128: 866 bis 868, 870, 916, 918, 920, 922 bis 926, 1988

Narziß, L., Miedaner, H., Kern, E., und Leibhard, M.:

„Zur Technologie und Zusammensetzung alkoholfreier Biere. Verfahren mit unterbrochener Gärung“.
Brauwelt 131: 784, 786, 788, 790 bis 805, 1991

Narziß, L., Wolfinger, H., Stich, S., und Laible, R.:
„Versuche mit einer neuen Hochleistungsverdampfer-Anlage zur Entalkoholisierung von Bier“.
Brauwelt 132: 2650 bis 2652, 2654 bis 2656, 1992

N. N.:
„Alkoholfreies Bier ist gesund (Neumarkter Lammsbräu)“ und „Genussvoll auf Alkohol verzichten (Warsteiner Brauerei Haus Cramer KG)“.
Getränkemarkt Nr. 1-2: 7, 2007

N. N.:
„Fünfzehn alkoholfreie und fünf Leichtbiere im Test: Eine leichte Alternative. Ein gesundes Getränk – in Maßen“.
Stiftung Warentest, test Nr. 9: 89 bis 94, September 1989

N. N.:
„Licher Alkoholfreies Pilsner: ‚Natürlich, sportlich, isotonisch‘ (Empfehlung durch das Institut für Sporternährung in Bad Nauheim)“.
Getränkemarkt Nr. 7-8: 8, 2007

Obalski, W.:
„Alkoholfrei, Spaß dabei. Alkoholfreies Bier ist eine erfrischende Alternative zum Vollbier“.
Biergroßhandel Nr. 11: 10 bis 12, 2002

Opherk, U.:
„Gesundheit als Lebensstilelement“.
Bier Aktuell (Gesellschaft für Öffentlichkeitsarbeit des Deutschen Brauer-Bundes e.V., Bonn), Nr. 8: 1 bis 12, 1985

Petersen, R.:

„Stabiles Käuferpotential – trotz ungünstiger Rahmenbedingungen für alkoholfreies Bier im Jahre 1998".
Getränkemarkt 19 (Nr. 5): 320 bis 321, Mai 1999

Petersen, R.:
„Stammplatz im Regal. Alkoholfreie Biere".
Getränkefachgroßhandel Nr. 6: 434 bis 435, 1998

Piendl, A.:
„Alkoholfreie Biere weltweit".

1. „Deutsche untergärige Schankbiere".
   Brauwelt 134: 775 bis 778, 791 bis 802, 1994
2. „Deutsche untergärige Schankbiere".
   Brauwelt 134: 1153 bis 1156, 1169 bis 1170, 1994
3. „Deutsche untergärige Schankbiere, untergärige Biere mit niedrigem Stammwürzegehalt und obergärige Schankbiere".
   Brauwelt 134: 1482 bis 1492, 1994
4. „Schweizerische, slowenische und maltesische Biere".
   Brauwelt 134: 1957 bis 1960, 1962 bis 1963, 1994
5. „Österreichische, tschechische und ungarische Biere".
   Brauwelt 134: 2542 bis 2547, 1994
6. „Deutsche untergärige Vollbiere".
   Brauwelt 135: 364 bis 371, 1995
7. „Deutsche untergärige Vollbiere".
   Brauwelt 135: 759 bis 764, 1995
8. „Ägyptische, australische, philippinische und chinesische Biere".
   Brauwelt 135: 1024 bis 1028, 1995
9. „Italiensche, griechische, türkische, portugiesische, tunesische, namibische und südafrikanische Biere".
   Brauwelt 135: 1468 bis 1473, 1995
10. „Deutsche untergärige Vollbiere".
    Brauwelt 135: 1950 bis 1952, 1967 bis 1969, 1995
11. „Französische Biere".
    Brauwelt 136: 157 bis 160, 169 bis 171, 1996

12. „Spanische Biere“.
Brauwelt 136: 334 bis 336, 351 bis 352, 1996
13. „Österreichische, tschechische, luxemburgische, dänische, norwegische, irische, isländische, japanische, koreanische und brasilianische Biere“.
Brauwelt 136: 936, 951 bis 956, 1996
14. „Niederländische Biere“.
Brauwelt 136: 1351 bis 1354, 1369 bis 1371, 1996
15. „Deutsche obergärige Alt-, Kölsch- und Weizenvollbiere“.
Brauwelt 136: 2448 bis 2453, 1996
16. „Belgische, britische, türkische, österreichische und dänische Biere“.
Brauwelt 137: 320 bis 328, 1997

Piendl, A.:
1. „Alkoholfreies Bier für aktive Verkehrsteilnehmer“.
Brauwelt 131: 1686 bis 1691, 1991
2. „Alkoholfreies Bier für Frauen während der Schwangerschaft und Stillzeit?“
Brauwelt 133: 287 bis 295, 1993
3. „Alkoholfreies Bier für Menschen mit veränderten Wertvorstellungen, für besonders Gesundheitsbewusste und für Angehörige bestimmter Religionsgemeinschaften“.
Brauwelt 131: 914 bis 917, 920, 1991
4. „Alkoholfreies Bier für Sportler“.
Brauwelt 133: 2198 bis 2203, 2206, 1993

Piendl, A.:
„Deutsche untergärige helle alkoholfreie Schankbiere“, in „Physiologische Bedeutung der Eigenschaften des Bieres“.
Carl, Nürnberg, 2000, 300 Seiten (Seite 263)

Piendl, A.:
„Über den Stellenwert des Bieres in der heutigen Ernährung“.
Brauwelt 129: 546 bis 550, 552, 1989

Piendl, A.:

„Über die Zusammensetzung des deutschen alkoholfreien untergärigen Schankbieres“.
Brauwelt 131: 544 bis 547, 1991

Piendl, A.:
„U.S.-amerikanische und kanadische Non-Alcoholic Malt Beverages“.
Brauwelt 141: 66 bis 68, 2001

Piendl, A., Birk, M., Kriebler, T., und Hofer, W.:
5. „Alkoholfreies Bier für aktive und passive Raucher (‚If you smoke, don´t drink and if you drink, don´t smoke')“.
Monatsschrift Brauwissenschaft 51: 149 bis 160 und 196 bis 203, 1998

Piendl, A., und Lardschneider, R.:
„Über die Herstellung von alkoholfreiem und alkoholarmem Bier, dargestellt anhand von Patentschriften“.
Monatsschrift Brauwissenschaft 47: 360 bis 367, 1994

Piendl, A., und Vasel, B.:
„Über den Alkoholgehalt von Lebensmitteln, alkoholfreien Getränken, Körperflüssigkeiten und Körperorganen“.
Brauindustrie 71 (Nr. 22): 1616 bis 1618, 1620 bis 1622, 1986

Rubel, S.:
„Einfluß von Bierkonsum auf harnsteinrelevante Substanzen in Serum und Urin“.
Dissertation, Technische Universität München (Fakultät für Medizin), München, 1989, 153 Seiten

Schönberger, Ch., Korn, S., und Marriott, R.:
„Evaluations of pure hop aromas (PHA) in alcohol free beer“.
Brauwelt International 23: 181 bis 184, 2005

Stamm, M., Geiger, E., Heyse, K. - U., und Bühler, T.:

„Wie schmecken (deutsche) alkoholfreie Biere? Zwölf Marken im Vergleich".
Getränkemarkt 19 (Nr. 5): 317, Mai 1999

Teubler, Ch.:
„Obergärig, erfrischend, isotonisch. Alkoholfreie Weißbiere finden viele Freunde".
Getränkefachgroßhandel Nr. 6: 27 bis 28, 30 bis 31, 2007

Voß, H.:
„Alkoholfreie und Leicht-Biere. Randsegmente mit klarer Existenzberechtigung".
Getränkefachgroßhandel Nr. 2: 20 bis 22, 2002

Voß, H.:
„Führerscheinfreundlich. Leicht- und alkoholfreie Biere – nur starke Marken dominieren".
Getränkefachgroßhandel Nr. 5: 12 bis 14, 2001

Zürcher, A., Jakob, M., und Back, W.:
„Improvements in flavour and colloidal stability of alcohol free beers".
European Brewery Convention, Proceedings 2005, paper 28, 9 pages

Tabelle:

Zusammensetzung deutscher alkoholfreier Biersorten (Mittelwerte)

	Alkoholfreies						
	unter-gäriges Bier mit niedriger Stamm-würze	unter-gäriges Schank-bier	Pilsener Bier	Altbier	Kölsch-bier	Weizen-Schank-bier	Weizen-Vollbier
Stammwürze (g/100 g)	4,4	7,4	5,4	4,6	5,3	7,0	4,2
Ethanol (ml/100 ml) (g/100 g)	0,39 0,30	0,44 0,34	0,45 0,35	0,43 0,33	0,45 0,35	0,47 0,37	0,45 0,36
Extrakt, wirklich (g/100 g)	3,79	6,66	4,61	3,98	4,51	6,22	3,43
Wasser (g/kg)	959,1	930,0	950,4	956,9	951,4	934,1	962,1
Kalorien (kcal/kg)	169	286	202	179	201	270	158
Verhältnis von Wasser (g) : Kalorien (kcal)	5,7 : 1	3,3 : 1	4,7 : 1	5,3 : 1	4,7 : 1	3,5 : 1	6,1 : 1
Osmolalität (mmol/kg)	197	286	231	208	230	292	206
Kalium (mg/l)	304	383	583	434	502	383	406
Natrium (mg/l)	72	36	23	67	39	33	14
Calcium (mg/l)	50	46	49	41	66	43	22
Magnesium (mg/l)	53	71	95	88	80	55	67
Gesamt-Phosphor (mg/l)	126	207	274	239	259	193	347
Bitterstoffe (BE)	29,0	29,0	25,0	24,0	21,5	14,5	12,0
Polyphenole (mg/l)	98	65	114	173	157	83	81
Ballaststoffe (mg/l)	822	660	1.378	1.769	1.708	1.798	2.013
Farbe (EBC)	6,6	8,0	7,0	32	8,1	7,7	10,8

Abbildung:

Hypotonie, Isotonie und Hypertonie (nach Brouns, 1993)

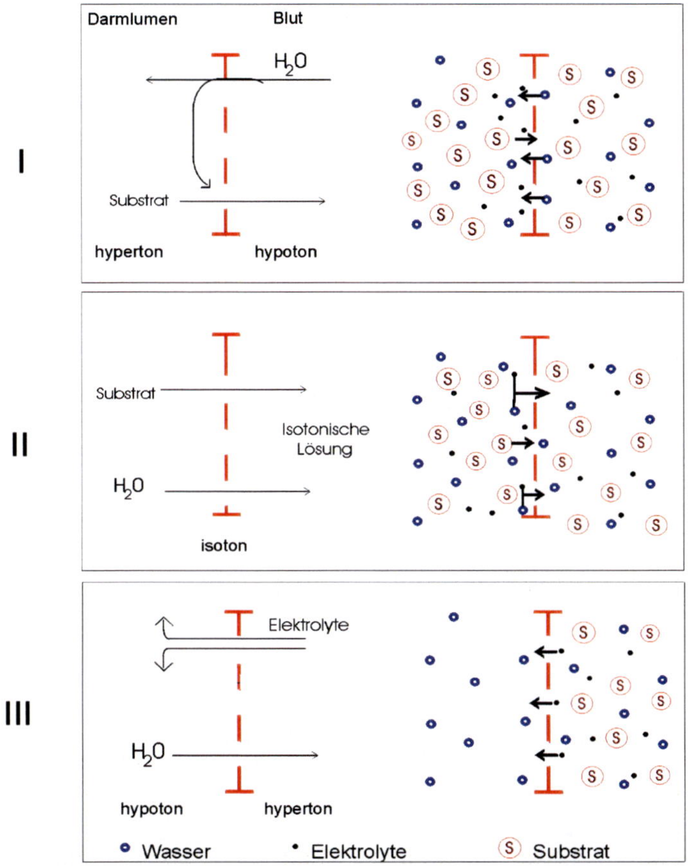

Schematische Darstellung der osmotischen Wirkungen im Bereich Darm/Blut

I: Darminhalt ist hyperton und Blutflüssigkeit hypoton: Der Darm gibt Substrate (=Kohlenhydrate) plus Elektrolyte, gelöst in Wasser, an das Blut ab; vom Blut fließen Wassermoleküle in den Darm ein.

II: Darminhalt und Blutflüssigkeit sind beide isotonisch: Substrate (=Kohlenhydrate) plus Elektrolyte plus Wassermoleküle strömen als isotonische Lösung aus dem Darm in das Blut.

III: Darminhalt ist hypoton und Blutflüssigkeit hyperton: Der Darm gibt Wassermoleküle (plus eine geringe Menge an Elektrolyten) an das Blut ab; vor allem aber strömt eine Menge an Elektrolyten aus dem Blut in den Darm.

Ein Bier geht auf die Reise…

Reprint einer Plakatserie von Herbert Leupin, 1966/67

(Gesellschaft für Öffentlichkeitsarbeit der Deutschen Brauwirtschaft, Bonn - Bad Godesberg)

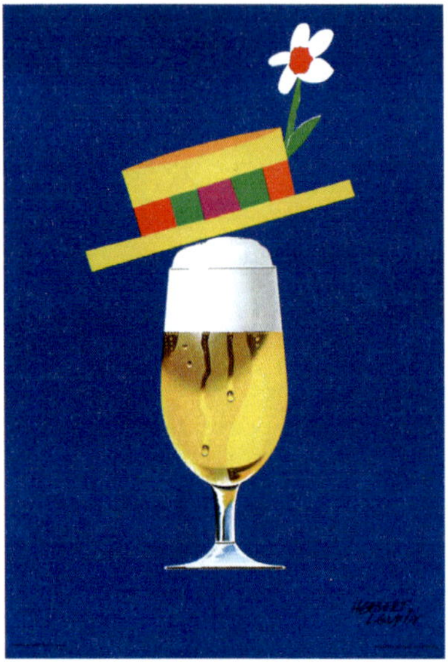

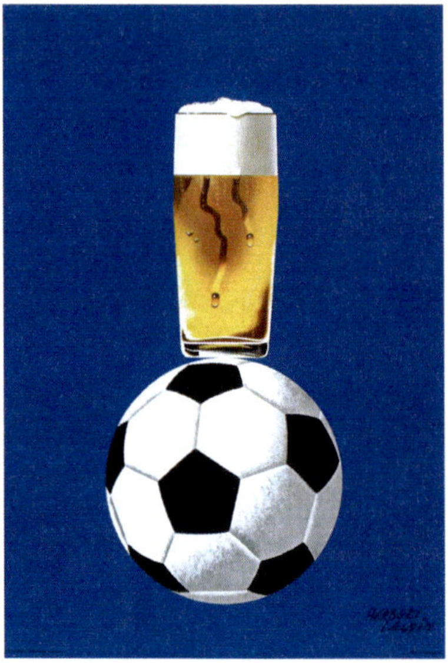

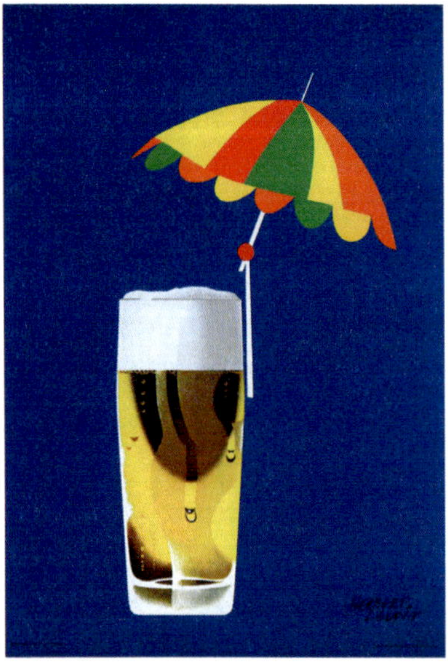

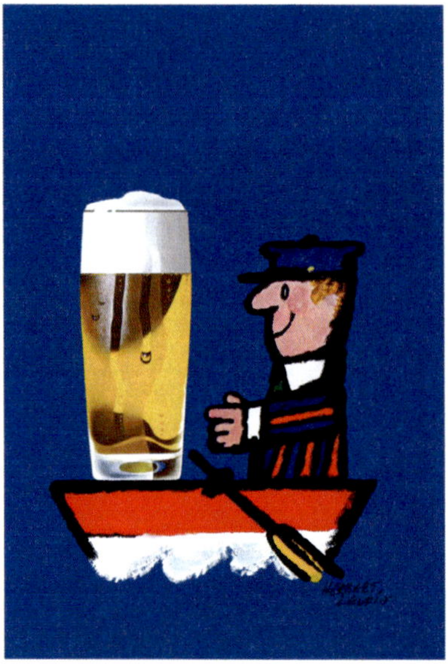

Deutsche alkoholfreie Biere 2006
eine Auswahl

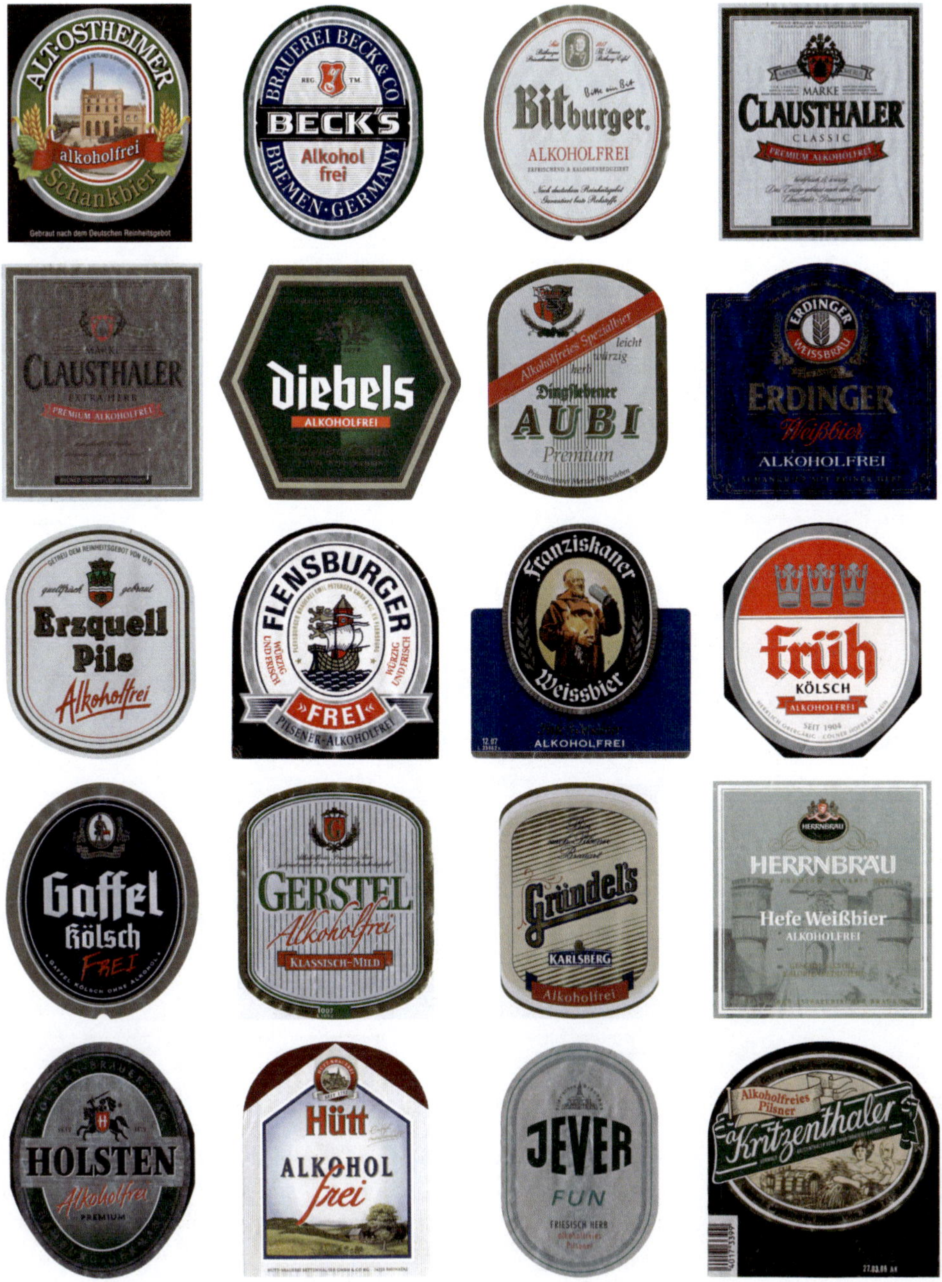

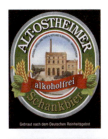

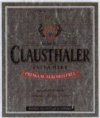

Deutsche alkoholfreie Biere 2006
eine Auswahl

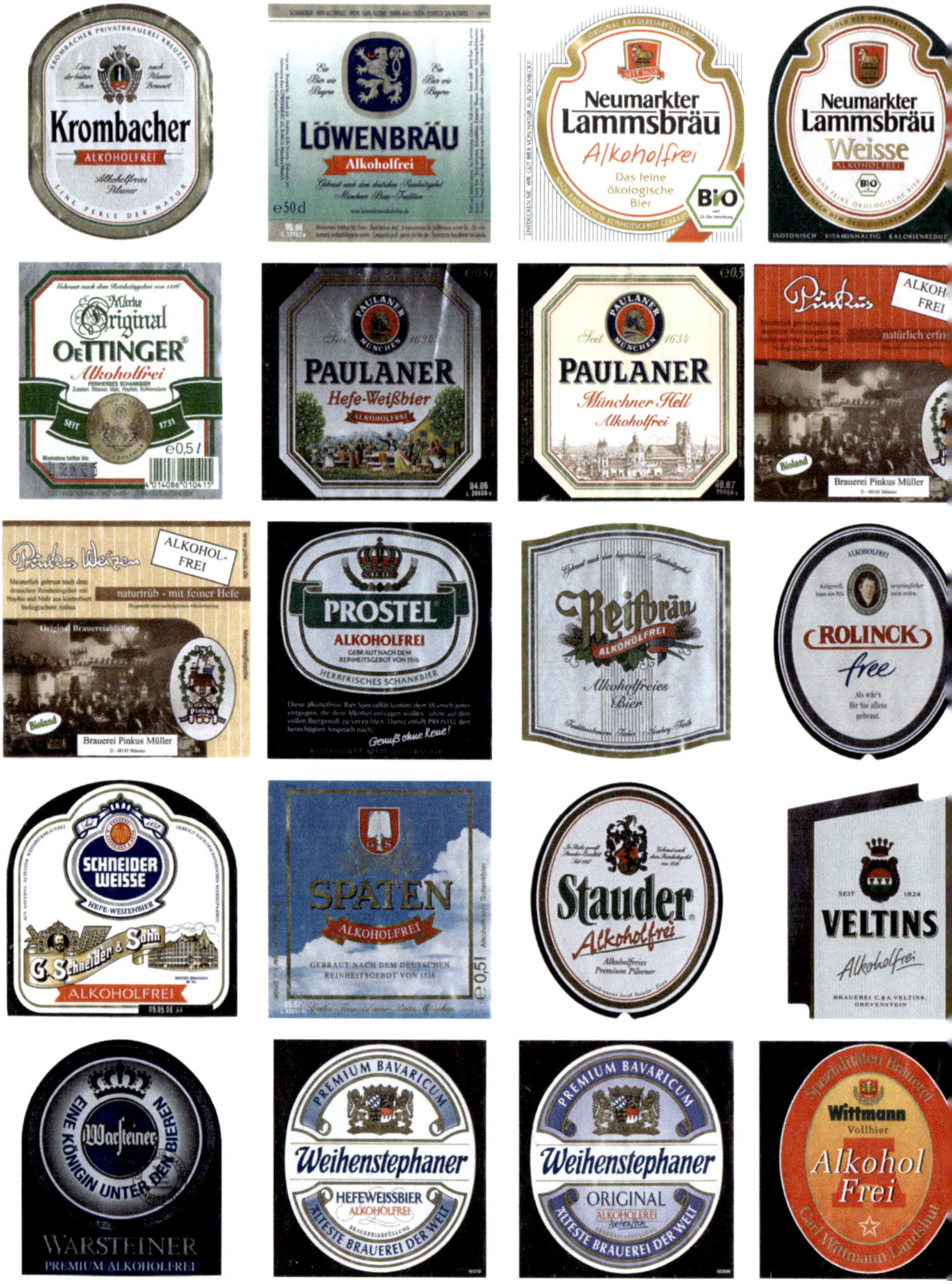

Schankbier / Leichtbier

Obergäriges und untergäriges (deutsches) Schankbier enthielt bislang im Durchschnitt 40 Prozent weniger Alkohol und 40 Prozent weniger Kalorien als das vergleichbare Vollbier. In diese Gruppe fielen auch die Leichtbiere (wie z.B. das leichte Pils, Alt, Kölsch und Weizen), die als Vollbiere eingebraut werden und denen am Ende der Ausreifung ein größerer Teil des Alkohols entzogen wird. Die Frage, die hier gestellt ist, lautet: Wirkt sich der um 40 Prozent niedrigere Alkoholgehalt des Schank- und Leichtbieres entsprechend im Blutalkoholgehalt des Menschen aus?

Beim Verzehr gleich großer Biermengen (so von 2,5 Liter in 2 Stunden) in Form von Weizen-Schankbier und Weizen-Vollbier verläuft - nach dem Genuß des Schankbieres - die Alkoholaufnahme langsamer und der Alkoholgipfel fällt deutlich niedriger aus. Der Unterschied im Alkoholgehalt der beiden Biergattungen beträgt 43,7 Prozent (4,80 zu 2,70 Alkoholvolumenprozent), der Unterschied im Blutalkoholmaximum 49,3 Prozent (Graw und Mitarbeiter, 1990).

Beim Verzehr gleich großer Biermengen (so von 8 mal 0,5 Liter in 4 Stunden) in Form von Pilsener Vollbier und untergärigem Schank- bzw. Leichtbier nehmen nach dem Konsum des Schankbieres die Blutalkoholwerte deutlich langsamer zu und die Höchstwerte sind wesentlich niedriger. Während der Unterschied im Alkoholgehalt der beiden Biergattungen 52,0 Prozent beträgt (5,00 zu 2,40 Alkoholvolumenprozent), sind die Unterschiede im Blutalkoholgehalt stets größer. Sie machen

- 30 Minuten nach Trinkbeginn 65,4 % aus,
- nach 60 Minuten 66,0 %,
- nach 90 Minuten 67,1 %,
- nach 120 Minuten 66,7 %,
- nach 150 Minuten 66,7 %,
- nach 180 Minuten 66,4 %,
- nach 210 Minuten 67,0 % und
- nach 240 Minuten 66,8 % (N.N., 1989).

Der halbierte Alkoholgehalt des Schankbieres - verglichen mit dem des Vollbieres - führte bei gleichen Trinkmengen nicht zum halben Blutalkoholspiegel, sondern zu einem deutlich niedrigeren Alkoholwert, zum Teil sogar nur zu einem Drittel des Wertes.
Für den unterschiedlichen Verlauf der Blutalkoholkurven sind - wenn man von der Trinkgeschwindigkeit und Trinkmenge, vom Körpergewicht und Geschlecht und von der individuellen Veranlagung usw. des Menschen einmal absieht -, folgende Eigenschaften des Bieres verantwortlich, die gerade hier ins Blickfeld rücken:

- das Verhältnis von Wasser zu Alkohol. Beim Weizen-Vollbier kommen 21,9 Gramm Wasser auf 1 Gramm Alkohol, beim Weizen-Schankbier 38,3 Gramm Wasser auf 1 Gramm Alkohol, ein Plus von 74,9 Prozent zu Gunsten des Schankbieres. Die Verhältnisse beim Pilsener Vollbier sind 23 Gramm Wasser auf 1 Gramm Alkohol und beim untergärigen Schankbier 41 Gramm Wasser auf 1 Gramm Alkohol, ein Unterschied von 78,3 Prozent und
- der Gehalt an (nicht-alkoholischen) Extraktstoffen. Ein summarischer Ausdruck hierfür ist das Verhältnis von wirklichem Extrakt zu Alkohol. Beim hefehaltigen Weizen-Vollbier und beim Pilsener Vollbier ist dieses Verhältnis jeweils mit 1:1 ausgeglichen, beim Weizen-Schankbier beträgt es 1,2 Gramm Extrakt zu 1 Gramm Alkohol (+ 20 Prozent) und beim untergärigen Schankbier sogar 1,3 Gramm Extrakt zu 1 Gramm Alkohol (+ 28,7 Prozent).

Je größer die Wasser- und Extraktmenge ist, in die eine gegebene Alkoholmenge „eingebettet“ ist, desto verhaltener geht der Alkohol ins Blut über und um so niedriger fällt das Blutalkoholmaximum aus. Ein um 40 Prozent niedrigerer Alkoholgehalt des Schankbieres - im Vergleich zum Vollbier - führt deshalb zu einem niedrigeren Blutalkoholspiegel als es den fehlenden 40 Prozent Alkohol entspricht.

Ein weiterer Gesichtspunkt soll noch angeführt werden. Errechnet man zum Beispiel die Nährstoffmengen, die mit 1 Liter Vollbier zugeführt werden und jene, die mit 1,5 Liter Schankbier aufgenommen werden, spricht dies eindeutig für das Schankbier. Die Alkohol- und Kalorienmenge ist nicht größer (sogar etwas geringer), die Nährstoffmenge (Mineralstoffe, Bitterstoffe und Polyphenole) dagegen höher, vor allem aber die Wasser- bzw. Flüssigkeitsmenge ist deutlich größer. Da viele Menschen (besonders ältere

Personen) an einem Flüssigkeitsmangel von bis zu 0,5 Liter pro Tag leiden, könnte man mit einem vermehrten Verzehr von Schankbier - anstelle des Vollbieres - wenigstens etwas Abhilfe schaffen. Auf einen einfachen Nenner gebracht: Der Konsum von 3 mal 0,5 Liter Schankbier (mit 2,9 bis 3,1 Volumenprozent Alkohol) ist physiologisch günstiger als der Verzehr von 2 mal 0,5 Liter Vollbier (mit 5,0 bis 5,3 Volumenprozent Alkohol).
Das größere Flüssigkeitsvolumen, die höhere Nährstoffdichte und die niedrigeren Blutalkoholwerte bei etwa gleich großen Alkohol- und Kalorienmengen sprechen für den 1,5-Liter-Schankbiergenuß.

Die Inhaltsstoffe des Schank- bzw. Leichtbieres, einschließlich der Ballaststoffe, Purine (Kölling, 1991) und Osmolalität, wurden schon früher eingehend dargestellt (Piendl, 1989, 1992 und 2000) wie auch die Zielgruppen kurz angesprochen.
In Deutschland werden pro Jahr rund 300.000 Hektoliter Leicht- bzw. Schankbier erzeugt, wenn man den Anteil dieser Biersorte am Lebensmitteleinzelhandel (LEH) und an den Getränkeabholmärkten (GAM) zugrunde legt (Branz, 2003); hochgerechnet auf die Gesamtbiererzeugung dürften es etwa 750.000 Hektoliter sein.
Nach der Erweiterung des Stammwürzebereiches des Schankbieres von 7 bis auf 11°P (statt wie ursprünglich von 7 bis 8°P) werden (gerade) die (untergärigen) Schankbiere heute öfters stärker eingebraut und auch höher vergoren, sodaß die Alkohol- und Kaloriendifferenz dieser Biere zum Vollbier weniger als 40 Prozent beträgt, wie folgender Überblick zeigt:

	Untergäriges helles Schankbier		Obergäriges Weizenschank-bier
• Untersuchungszeitraum	bis 1985	1997-2003	2003
• Anzahl der untersuchten Biere	39 bzw. 43	4	3
Stammwürze (Scaba) [g/100g]	7,6	8,6	7,7
• Alkohol [ml/100ml]	2,94	3,68	3,38
• Wirklicher Extrakt [g/100g]	3,00	2,86	2,44
• Wasser [g/kg]	946,9	942,5	949,0
• Kalorien [kcal/ kg]	275	310	277
• Bitterstoffe (BU) [EBC]	24,5	20,0	8,5
• Farbe [EBC]	7,3	7,7	8,0
• Scheinbarer Extrakt [g/100g]	1,86	1,53	1,21
• Scheinbarer Vergärungsgrad [GV%]	76,1	82,7	84,8

Als „Leicht- oder Light-Biere“ ausgelobte Produkte müssen einen Alkohol- oder Kaloriengehalt aufweisen, der mindestens 30 Prozent unterhalb dem des Referenzproduktes (Vollbier, Exportbier) liegt (Mitteilung des Bayerischen Brauerbundes Nr. 7, 2005, Seite 10).

Tabelle:

Vergleich der Zusammensetzung des (deutschen) Vollbieres und (deutschen) Schankbieres

	a) Hefehaltiges helles Weizen-Vollbier	b) Hefehaltiges helles Weizen-Schankbier	Prozentuale Veränderung von a zu b
• Stammwürze (g/100g)	12,5	7,6	- 39,2 %
• Alkohol (g/kg) (ml/l)	41,9 53,4	24,7 31,4	- 41,0 % - 41,2 %
• Extrakt wirklich (g/kg)	41,8	28,4	- 32,1 %
• Wasser (g/kg)	916,3	946,9	+ 3,3 %
• Kalorien (kcal/kg)	452	280	- 38,1 %
• Verhältnis von Wasser (g) zu Alkohol (g)	21,9 : 1	38,3 : 1	+ 74,9 %
• Verhältnis von Extrakt (wirklich) (g) zu Alkohol (g)	1,0 : 1	1,2 : 1	+ 20,0 %
	c) Pilsener Lagerbier	d) untergäriges Schankbier	Prozentuale Veränderung von c zu d
• Stammwürze (g/100 g)	11,8	7,6	- 35,6 %
• Alkohol (g/kg) (ml/l)	40,0 50,2	23,1 29,4	- 42,2 % - 41,4 %
• Extrakt wirklich (g/kg)	40,4	30,0	- 25,7 %
• Wasser (g/kg)	919,6	946,9	+ 3,0 %
• Kalorien (kcal/kg)	434	275	- 36,6 %
• Verhältnis von Wasser (g) zu Alkohol (g)	23,0 : 1	41,0 : 1	+ 78,3 %
• Verhältnis von Extrakt wirklich (g) zu Alkohol (g)	1,0 : 1	1,3 : 1	+ 28,7 %

Tabelle:

Vergleich der Nährstoffmengen in 1 Liter (kg) Vollbier und in 1,5 Liter (kg) Schankbier

	e) Hefehaltiges helles Weizen-Vollbier	Hefehaltiges helles Weizen-Schankbier	f) Hefehaltiges helles Weizen-Schankbier	Prozentuale Veränderung von e zu f
• Alkohol	53,4 ml/l	31,4 ml/l	47,1 ml/1,5 l	- 11,8 %
• Extrakt	41,8 g/kg	28,4 g/kg	42,6 g/1,5 kg	+ 1,9 %
• Wasser	916,3 g/kg	946,9 g/kg	1.420,3 g/1,5 kg	+ 55,0 %
• Kalorien	452 kcal/kg	280 kcal/kg	420 kcal/1,5 kg	- 7,1 %
• Kalium	492 mg/l	375 mg/l	562 mg/1,5 l	+ 14,2 %
• Magnesium	83 mg/l	62 mg/l	93 mg/1,5 l	+ 12,0 %
• Bitterstoffe	15,0 BE/l	13,0 BE/l	19,5 BE/1,5 l	+ 30,0 %
• Polyphenole	90 mg/l	65 mg/l	97 mg/1,5 l	+ 7,8 %
	g) Pilsener Lagerbier	untergäriges Schankbier	h) untergäriges Schankbier	Prozentuale Veränderung von g zu h
• Alkohol	50,2 ml/l	29,4 ml/l	44,1 ml/1,5 l	- 12,2 %
• Extrakt	40,4 g/kg	30,0 g/kg	45,0 g/1,5 kg	+ 11,4 %
• Wasser	919,6 g/kg	946,9 g/kg	1.420 g/1,5 kg	+ 54,4 %
• Kalorien	434 kcal/kg	275 kcal/kg	413 kcal/1,5 kg	- 4,8 %
• Kalium	554 mg/l	420 mg/l	630 mg/1,5 l	+ 13,7 %
• Magnesium	96 mg/l	69 mg/l	103 mg/1,5 l	+ 7,3 %
• Bitterstoffe	33,5 BE/l	24,5 BE/l	36,5 mg/1,5 l	+ 9,0 %
• Polyphenole	153 mg/l	109 mg/l	163 mg/1,5 l	+ 6,5 %

Weiterführende Literatur:

Anger, H. - M.:
„Biere", in „Jahrbuch 1995" (Biermann, D., Redaktion).
Versuchs- und Lehranstalt für Brauerei in Berlin, Berlin, 1995, Seite 388 bis 401

Branz, A.: (Redaktion)
„Marktanteil des Leichtbieres am Lebensmitteleinzelhandel (LEH) und an den Getränkeabholmärkten (GAM) von 1992 bis 2001", in „24. Statistischer Bericht 2003".
Deutscher Brauer-Bund, Bonn, 2003, Seite 49

Brosch, B.:
„Renaissance der leichten Weißbiere. Gut zum Führerschein und zur Linie – und stark im Geschmack!"
Getränkemarkt 18 (Nr. 8): 565 bis 567, 569 bis 570, August 1998

Brühl, I.:
„Genießen erlaubt. Leichtbiere und alkoholfreie Biere im Fokus".
Getränkefachgroßhandel Nr. 6: 374 bis 377, 2000

Brühl, I.:
„Von ‚leidvoll' über ‚verhalten optimistisch' bis ‚euphorisch'. Stimmungsszenario bei alkoholfreien Bieren und Light-Bieren".
Getränkefachgroßhandel Nr. 6: 436, 438 bis 440, 1998

Dederichs, E., und Kleppien, B.:
„Leichtbier", in „Deutsche Biere. Einzigartige Sortenvielfalt".
Gesellschaft für Öffentlichkeitsarbeit der Deutschen Brauwirtschaft, Bonn, (2002), Seite 32 bis 33

Ehrhardt, W.:
„Mit gebremstem Schaum. Alkoholfreie und leichte Biere bleiben ein Randprodukt".
Biergroßhandel Nr. 6: 50 bis 54, 1999

Erbrich, P.:

„Das ‚Medium-Pils'. Binding-Brauerei AG bringt Römer Pils Medium“.
Getränkefachgroßhandel Nr. 8: 584, 1998

Goldberg, L.:
„General effects and after-effects of beer and other alcoholic drinks“, in „Swedish Research on Malt Beverages“ (Bonnichsen, R., und Ygge, B.: Herausgeber).
Meddelande Nr. 15 från Institutet för Maltdrycksforskning, Stockholm, 1965, Seite 17 bis 20

Graw, M., Schmidt, V., Freislederer, A., Riedl, F., Schweinsberg, F., und Besserer, K.:
„Vergleichende humanexperimentelle Untersuchung der Ethanolkinetik im Blut nach Konsum von Weizenschankbier und Weizenvollbier“.
Monatsschrift Brauwissenschaft 43: 274 bis 277, 1990

Hasenkamp, D.:
„Am Ende ein kleiner, aber feiner Markt. Zur Entwicklung der leichten und alkoholfreien Biere“.
Biergroßhandel Nr. 10: 400 bis 404, 1997

Hasenkamp, D.:
„Für die Leichten wird es schwer. Was bringt die Zukunft den alkoholfreien und alkoholarmen Bieren?“
Biergroßhandel Nr. 8: 291 bis 294, 1996

Heyse, K. - U., Miedaner, H., und Jacob, F.:
„Wie schmecken (deutsche) ‚leichte Weißbiere'? 11 Marken im Vergleich“.
Getränkemarkt 18 (Nr. 8): 568, August 1998

Klaus, B.:
„Low-Alcohol-Beer: Alkoholentzug mittels Membrananlagen (der Firma Alfa-Laval)“.
Brauindustrie 90 (Nr. 4): 42 bis 43, April 2005

Kölling, I., und Montag, A.:

„Puringehalte in Bieren. Purinbasengehalte alkoholhaltiger und alkoholfreier Biere".
Aktuelle Ernährungsmedizin 16: 14 bis 17, 1991

Liebl, M., (Brauunion Österreich, Linz):
„Blutalkoholkonzentration nach Verzehr von Märzenbier und Zipfer Urtyp Medium".
Persönliche Mitteilung vom 31. August 1999, 3 Seiten

Narziß, L., Miedaner, H., Kern, E., und Düll, F.:
„Schankbiere, alkoholarme und alkoholfreie Biere. Technologie und Erscheinungsbild".
Brauwelt 128: 866 bis 868, 870, 916, 918, 920, 922 bis 926, 1988

N. N.:
„Alkohol und Promille. Ein kleiner Ratgeber der Vernunft".
Reichelbräu AG, Kulmbach, 1989, 4 Seiten

N. N.:
„Fünfzehn alkoholfreie und fünf Leichtbiere im Test: Eine leichte Alternative. Ein gesundes Getränk – in Maßen".
Stiftung Warentest, test Nr. 9: 89 bis 94, September 1989

Piendl, A.:
„Blutalkoholgehalt und Leistungsverhalten nach Bierverzehr".
Brauindustrie 67: 116 bis 118, 120 bis 121, 1982

Piendl, A.:
„Deutsche untergärige helle Schankbiere (Leichtbiere)" und „Deutsche obergärige helle und dunkle Schankbiere", in „Physiologische Bedeutung der Eigenschaften des Bieres".
Carl, Nürnberg, 2000, 300 Seiten (Seite 263 und 275)

Piendl, A.:
„Low-Alcohol-Biere weltweit".
Brauwelt 141: 510 bis 511, 513, 2001

Piendl, A.:
„Über den Stellenwert des Bieres in der heutigen Ernährung".
Brauwelt 129: 546 bis 550, 552, 1989

Piendl, A.:
„Über den Verlauf der Blutalkoholkurve nach Verzehr von Leichtbier".
Brauwelt 132: 652 bis 657, 1992

Piendl, A.:
„Zusammensetzung deutscher untergäriger Leichtbiere (Schankbiere)".
Brauwelt 132: 554 bis 558, 1992

Seidl, C.:
„Ein leichter Schluck. Biertrinken mit Stil".
Getränkefachgroßhandel Nr. 2: 58, 2007

Voß, H.:
„Alkoholfreie und Leicht-Biere. Randsegmente mit klarer Existenzberechtigung".
Getränkefachgroßhandel Nr. 2: 20 bis 22, 2002

Voß, H.:
„Bierige Alternativen. Leichtbier und Malztrunk – Gesunder Genuß mit Akzeptanzproblemen".
Biergroßhandel Nr. 5: 8 bis 14, 2003

Voß, H.:
„Führerscheinfreundlich. Leicht- und alkoholfreie Biere – nur starke Marken dominieren".
Getränkefachgroßhandel Nr. 5: 12 bis 14, 2001

Walzl, M., und Hlatky, M.:
„Biergenuß mit Maß (nicht unbedingt im Maß)", in „Jungbrunnen Bier. Gesunder Genuß".
Verlagshaus der Ärzte, A-1010 Wien, 2004, Seite 114 bis 119

Wuermeling, H. - B., und Machbert, G.:

„Über den Verlauf der Blutalkoholkurven nach dem Genuß von Schankbier im Vergleich zu handelsüblichem Exportbier dunkel".

Institut für Rechtsmedizin der Universität Erlangen-Nürnberg, Erlangen, 1986, 6 Seiten

Abbildung:

Verlauf der durchschnittlichen Blutalkoholkurven bei 10 Personen nach Verzehr von 2,5 Liter Weizen-Schankbier innerhalb von 2 Stunden bzw. von 2,5 Liter Weizen-Vollbier innerhalb von 2 Stunden (nach Graw und Mitarbeitern, 1990).

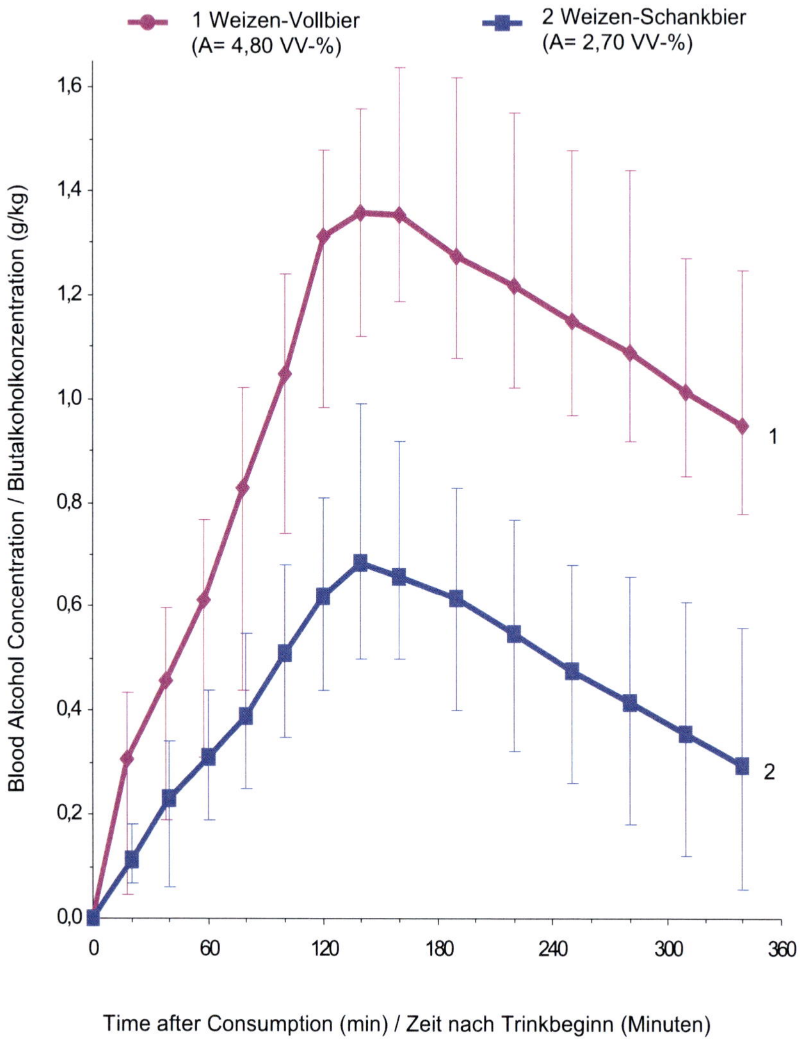

Abbildung:

Anstieg der durchschnittlichen Blutalkoholkonzentrationen bei 10 Personen nach Verzehr von 8 mal 0,5 Liter untergärigem Schank-(= Leicht-)bier (jeweils 0,5 Liter pro 30 Minuten) bzw- von 8 mal 0,5 Liter Pilsener Vollbier (jeweils 0,5 Liter pro 30 Minuten) (nach N.N., 1989).

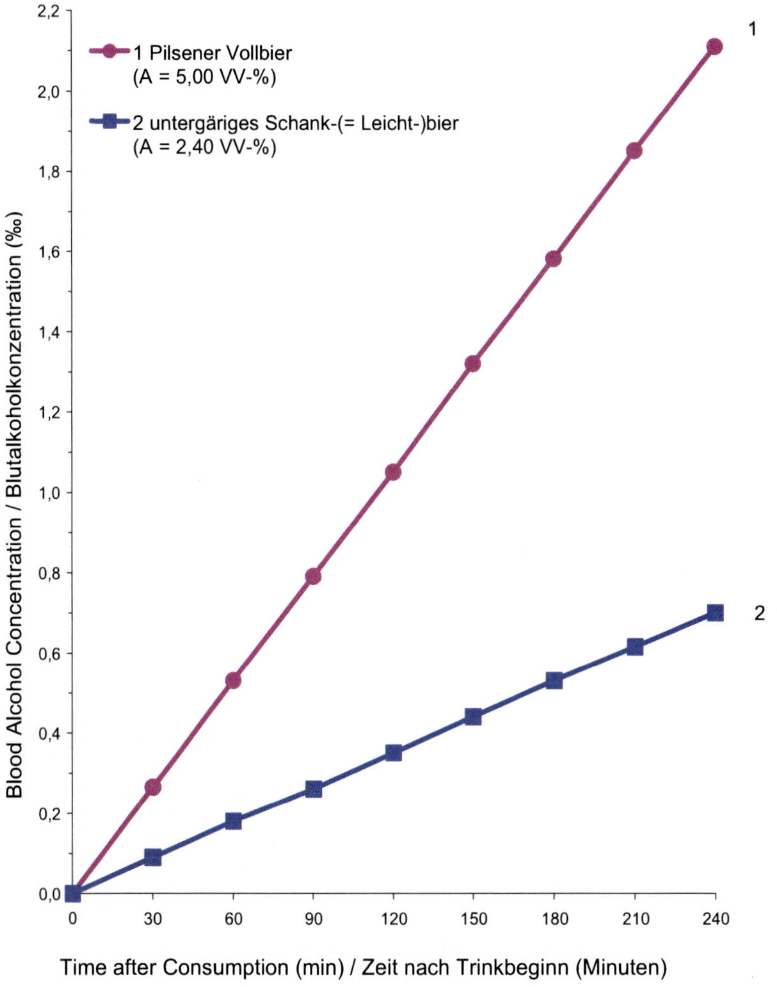

Deutsche Schank- und Leichtbiere 2006
eine Auswahl

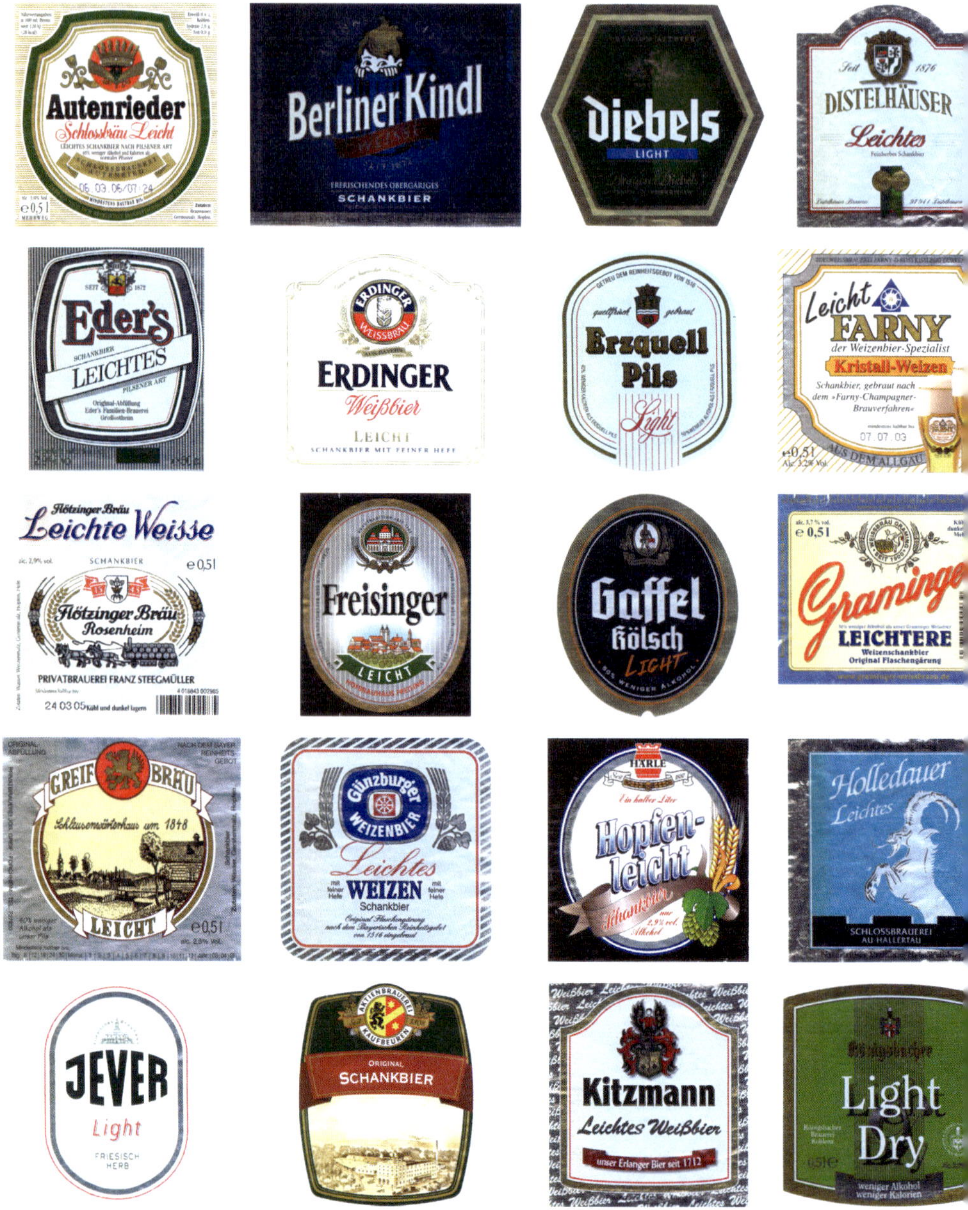

Deutsche Schank- und Leichtbiere 2006
eine Auswahl

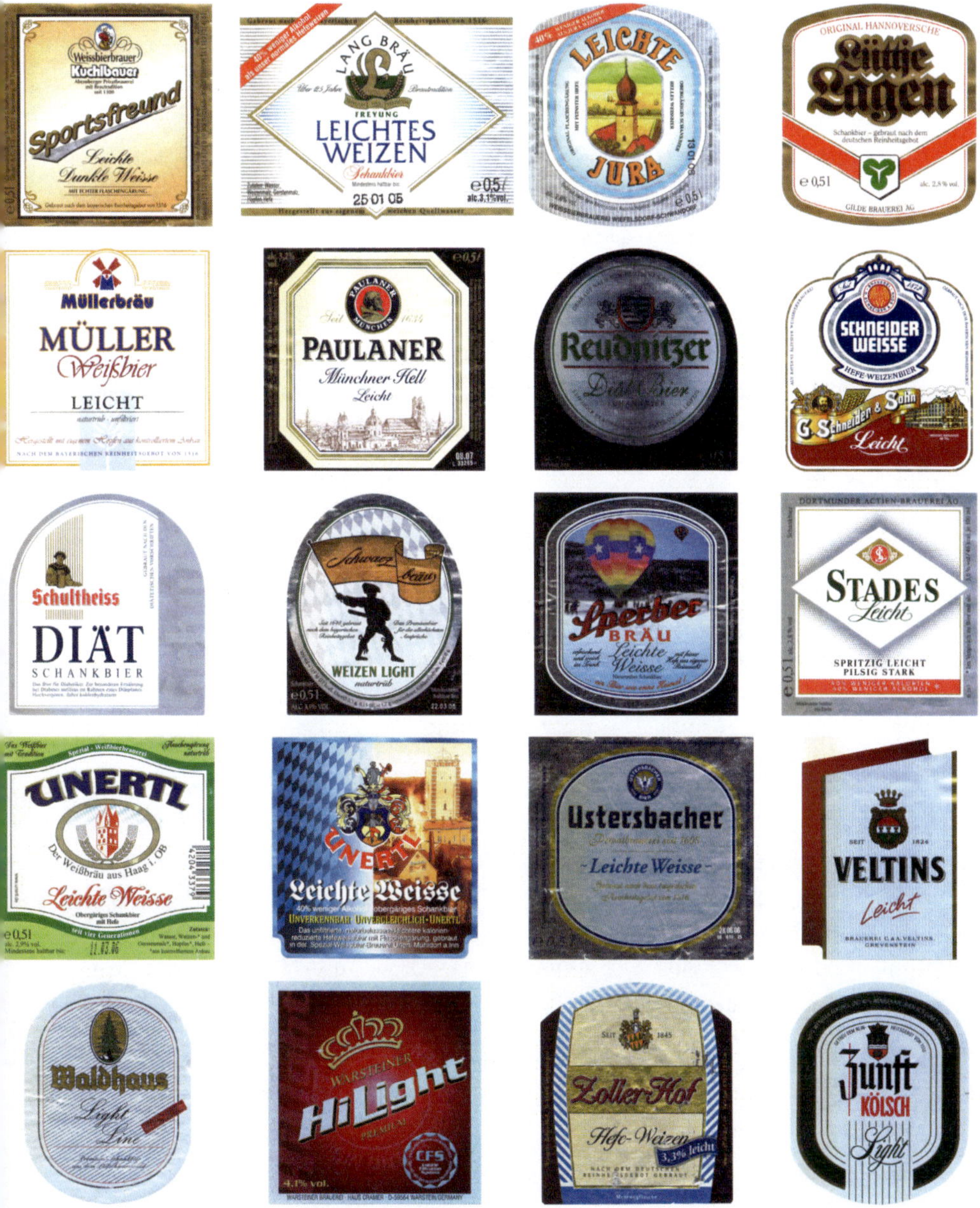

Diätbier

Ein in Deutschland als Diabetiker-Bier (= Diätbier) gewerbemäßig hergestelltes und in den Verkehr gebrachtes Bier unterliegt in der Zusammensetzung den diätetischen Lebensmittelvorschriften. Ein Diätbier darf

- nicht mehr als 0,75 Gramm verwertbare Kohlenhydrate pro 100 Milliliter und
- nicht mehr als 0,50 Gramm verwertbare Eiweißstoffe pro 100 ml enthalten.
- Der Alkoholgehalt darf gegenüber dem des vergleichbaren Bieres (z.B. Pilsener Lagerbier) nicht erhöht sein.

Unter „Verwertbare Kohlenhydrate" versteht man den Gehalt an D-Glucose, Invertzucker, Disacchariden und Maltodextrinen. Zu den verwertbaren Kohlenhydraten zählen auch Pentosen und Pentosane, Fructose und andere Glycoside (wie Xylose, Arabinose, Ribose, Rhamnose und Fucose), die - im ganzen - mit 0,05 Gramm pro 100 ml abgeschätzt werden können (= „Pentosen": 0,05 g/100 ml).

Die Summe der verwertbaren Kohlenhydrate ergibt sich aus der Addition von vergärbaren Zuckern plus Dextrinen plus „Pentosen". Der Gehalt an Dextrinen errechnet sich aus der Menge an Gesamtglucose abzüglich der vergärbaren Zucker, wobei die Differenz mit dem Faktor 0,915 multipliziert wird. Die Gesamtglucose wird experimentell durch Hydrolyse des Bieres und anschließender enzymatischer Bestimmung der Glucose erfaßt.

Zusätzlich kann diejenige Menge des Diätbieres angeführt werden, die einer Broteinheit entspricht. Als Broteinheit gilt eine Menge von insgesamt 12 Gramm Kohlenhydraten (Monosaccharide, verdauliche Oligo- und Polysaccharide sowie Sorbit und Xylit), wobei verdauliche Oligo- und Polysaccharide als Monosaccharide zu berechnen sind.

Die Diät-Vollbiere werden den Anforderungen hinsichtlich der Alkohol- und Eiweißvorgabe voll gerecht. Auch der Grenzwert für die verwertbaren Kohlenhydrate wird nicht überschritten, im Gegenteil, diese Biersorte enthält nur 0,70 Gramm. An Broteinheiten sind 0,06 pro 100 Milliliter enthalten oder anders ausgedrückt:

1 Broteinheit ist erst in 1.714 Milliliter Pilsener Diätbier enthalten, dagegen bereits in 436 Milliliter Pilsener Lagerbier.

Desweiteren weist das Diätbier um 23 Prozent weniger Kalorien, vor allem aber um 48 Prozent weniger Purine auf. Der niedrige Puringehalt kommt insbesonders durch die niedrigen Werte an Xanthin, Adenosin, Guanosin und Adenin zustande. Es ist anzunehmen, daß diese Nucleobasen und Nucleoside während der sehr hohen Vergärung durch die Hefe verstoffwechselt werden. - Der Vollständigkeit halber ist anzuführen, daß auch zwei (?) untergärige Diät-Schankbiere auf dem Markt sind.

Kohlenhydrate (Petzoldt und Mitarbeiter, 1979)

- Normaler Zuckerstoffwechsel: Werden dem Körper mit der Nahrung Kohlenhydrate zugeführt, beginnt über die Verdauungsorgane der Zuckerspiegel im Blut anzusteigen. Dadurch wird die Bauchspeicheldrüse angeregt, Insulin zu bilden. Mit Hilfe dieses Hormons kann der Zucker aus dem Blut in die Leber, die Muskulatur und das Fettgewebe abfließen, wo er zur Energiegewinnung weiterverarbeitet oder gespeichert wird. Bei einem normal funktionierenden Stoffwechsel bleibt der Anstieg des Zuckerspiegels im Blut gering und erreicht nicht die Nierenschwelle.
- Gestörter Zuckerstoffwechsel: Beim Diabetiker fehlt das Insulin-Hormon oder es wird nur in unzureichender Menge von der Bauchspeicheldrüse gebildet. Durch die fehlende oder zu geringe Insulinabgabe wird die „Abflußklappe“ im Steuerungsmechanismus des Zuckerabbaus nicht oder nur unzureichend geöffnet, so daß der Blutzucker nicht in dem erforderlichen Maße in die Organe abfließen kann. Der Zuckerspiegel steigt an. Überschreitet er die Nierenschwelle, wird Zucker über die Nieren mit dem Harn ausgeschieden.

Alkohol

Beim Verzehr von alkoholischen Getränken sollen vom nicht-insulinabhängigen Diabetiker der relativ hohe Energiegehalt des Alkohols und der relativ hohe Kohlenhydratwert der Getränke berücksichtigt werden. Alkohol kann auf verschiedenen Wegen zu einer Hypoglykämie (= Unterzuckerung) des Blutes führen. Man unterscheidet zwischen der alkoholinduzierten reaktiven Hypoglykämie, der Fasten-Hypoglykämie und der insulininduzierten Hypoglykämie. Diese Unterzuckerung muß alsbald behoben werden, am besten soll sie ganz vermieden werden.

Avogaro und Tiengo (1993) stellten für Diabetiker-Patienten folgende Regeln für den Verzehr alkoholischer Getränke auf:

- Alcoholic beverages are allowed only in well-controlled diabetes.
- Alcoholic beverages should be ingested only with meals.
- Alcoholic beverages should not be ingested, even with meals, when heavy exercise is planned.
- Do not ingest more than two "caloric equivalents": 240 ml of dry wine or 720 ml of light beer.
- Choose dry wines rather than sweet or sparkling wines (high in carbohydrates).

  (Wir möchten hier hinzufügen: "Choose also diabetic beers".)
- Check metabolic control when wine (or "beer") is introduced in the diet.
- Check for delayed hypoglycaemic reactions.

Zusammengefaßt läßt sich festhalten, dass die Zielgruppen für Diätbier vor allem Diabetiker sind - nach Befragen des Arztes - und weiterhin Menschen, die den Verzehr an Kohlenhydraten, Purinen und Kalorien begrenzen, aber auf den maßvollen Genuss eines alkoholhaltigen Bieres nicht verzichten möchten.

Die Inhaltsstoffe des (deutschen) Pilsener Diät-Vollbieres, einschließlich der Ballaststoffe, Purine und Osmolalität, wurden schon früher im einzelnen dargestellt (Piendl, 1989 und 2000).

In Deutschland werden pro Jahr rund 225.000 Hektoliter Diätbier erzeugt, wenn man den Anteil dieser Biersorte am Lebensmitteleinzelhandel und an den Getränkeabholmärkten zugrunde legt (Branz, 2003); hochgerechnet auf die Gesamtbiererzeugung dürften es über 500.000 Hektoliter sein.

Weiterführende Literatur:

Anderson, J. W., und Geil, P. B.:
„Nutritional management of diabetes mellitus“, in „Modern Nutrition in Health and Disease“ (Shils, M.E., Olson, J.A., und Shike, M.: Herausgeber).
Lea & Febiger, Malvern/PA, 1994, Seite 1259 bis 1286

Anger, H. - M.:
„Biere“, in „Jahrbuch 1995“ (Biermann, D., Redaktion).
Versuchs- und Lehranstalt für Brauerei in Berlin, Berlin, 1995, Seite 388 bis 401

Avogaro, A., und Tiengo, A.:
„Alcohol, glucose metabolism and diabetes“.
Diabetes / Metabolism Reviews 9: 129 bis 146, 1993

Branz, A.: (Redaktion)
„Marktanteil des Diät- und Leichtbieres am Lebensmitteleinzelhandel (LEH) und an den Getränkeabholmärkten (GAM) von 1992 bis 2001“, in „24. Statistischer Bericht 2003“.
Deutscher Brauer-Bund, Bonn, 2003, Seite 49

(Jahr	Bierabsatz (LEH und GAM), in 1.000 hl	Anteil des Diätbieres, in Prozent	Anteil des Leichtbieres, in Prozent
1992	48.023	0,6	1,7
1993	47.843	0,7	1,6
1994	47.816	0,6	1,4
1995	47.356	0,6	1,2
1996	46.659	0,6	1,1
1997	47.201	0,5	0,9
1998	46.468	0,5	0,9
1999	46.805	0,5	0,8
2000	46.134	0,5	0,8
2001	45.547	0,5	0,7.)

Brown, A.:
„Innovationen. A beer outlook („Low carb- / low cal-Biere“)“.
Getränkemarkt Nr. 5-6: 46 bis 48, 2007

Drawert, F., Hagen, W., und Leupold, G.:
„Kennzeichnung von Diätbieren nach der Diätverordnung".
Brauwelt 115: 1638 bis 1640, 1975

Finoulst, M., und Janssens, J. P.:
"Bière et santé (La bière et les poids corporel)".
Journal Brasseur 106 (No. 3775): 6 bis 16, 18 bis 27, Decembre 1999

Hagen, W.:
„Zur Ernährungsphysiologie des Bieres, speziell des Diätbieres".
Mitteilungen des Deutschen Braumeister- und Malzmeister-Bundes 23: 74 bis 78, 1975

Horton, E. S., und Napoli, R.:
„Diabetes mellitus", in „Present Knowledge in Nutrition" (Ziegler, E. E., und Filer, L. J.: Herausgeber).
ILSI Press, Washington/D.C., 1996, Seite 445 bis 455

Janssens, J. P., Shapira, N., Debeuf, P., Michiels, L., Putman, R., Bruckers, L., Renard, D., und Molenberghs, G.:
„Effects of soft drink and table beer consumption on insulin response in normal teenagers and carbohydrate drink in youngsters".
European Journal Cancer Prevention 8: 289 bis 295, 1999
(„...In contrast to table beer (abv 1.12%), consumption of regular soft drinks induced a fast and dramatic increase in both glucose and insulin concentrations... The finding suggests a vicious circle of high caloric drinks, increase in body mass index and insulin response... With regard to glucose and insulin metabolism and despite some alcohol ingestion, table beer can be considered as a more healthy drink for youngsters".)

Klein, G., Rabe, H. - J., Weiss, H., und Horst, M.:
„Verordnung über diätetische Lebensmittel (Diätverordnung)", in „Textsammlung. Recht der Getränkewirtschaft".
Behr's, Hamburg, März 1994, 36 Seiten

Kölling, I., und Montag, A.:

„Puringehalte in Bieren. Purinbasengehalte alkoholhaltiger und alkoholfreier Biere“.
Aktuelle Ernährungsmedizin 16: 14 bis 17, 1991

Mändl, B., Wullinger, F., Wagner, D., Binder, W., und Piendl, A.:
„Diabetes und Diätbier“.
Brauwissenschaft 25: 346 bis 353, 1972

Neumann, L.:
„Diätbier nach der DiätVO neuer Fassung unter besonderer Berücksichtigung der Alkoholkonzentration und der verwertbaren Kohlenhydrate“.
Tageszeitung Brauerei 79: 361 bis 363, 1982

N. N:
„Diätverordnung (Verordnung über diätetische Lebensmittel). Stand: Oktober 1999“.
Diätverband. Bundesverband der Hersteller von Lebensmitteln für besondere Ernährungszwecke (Sonderdruck der Schriftenreihe), Juni 2000, 76 Seiten

N. N.:
„National Evidence Based Guidelines for the Management of Type 2 Diabetes Mellitus“.
Australian Centre for Diabetic Strategies, Prince of Wales Hospital, Sydney, 2000, 241 Seiten

N. N.:
„Zwanzig Diätbiere vom Typ Pilsner im Test: dreizehnmal gut und siebenmal zufriedenstellend“.
Stiftung Warentest, test Nr. 6: 52 bis 55, Juni 1978

Petzoldt, R.:
„Genußmittel für Diabetiker?“
Diabetes-Journal Nr. 7: 248 bis 250, 1973

Petzoldt, R.:
„Getränkewahl für Diabetiker“.
Aktuelle Ernährunsgmedizin 2 (Nr. 4): 140 bis 143, 1977

Petzoldt, R., Schöffling, K., und Fröhlich-Krause, A.:
„Sprechstunde Diabetes. Rat und Hilfe bei Erwachsenen- und Jugendlichen-Diabetes".
Gräfe und Unzer, München, 1979, 158 Seiten

Piendl, A.:
„Deutsche untergärige Diät-Vollbiere", in „Physiologische Bedeutung der Eigenschaften des Bieres".
Carl, Nürnberg, 2000, 300 Seiten (Seite 269)

Piendl, A.:
„Über den Stellenwert des Bieres in der heutigen Ernährung".
Brauwelt 129: 546 bis 550, 552, 1989

Piendl, A., und Meierhöfer, I.:
„Diabetes und Diabetiker-Getränke. Teil I: Diabetes mellitus. Biochemie, Physiologie, Diätetik. Teil II: Diätbier für Diabetiker".
Getränkefachgroßhandel Nr. 4: 30, 32 bis 34, 36, 38 bis 40, 42, 1987 und Nr. 9: 20, 22, 24 bis 28, 30, 1987

Schöber, J.:
„Untersuchungen zur Produktion eines Malzenzympräparates und dessen Applikation bei der Diätbierherstellung".
GCA-Verlag, Herdecke, 1998, 251 Seiten

Toeller, M.:
„Diabetes mellitus", in „Ernährungsmedizin. Prävention und Therapie" (Schauder, P., und Ollenschläger, G.: Herausgeber).
Urban und Fischer, München, 1999, Seite 148 bis 156

Voß, H.:
"Diätbier feiert Comeback. Ohne bitteren Nachgeschmack".
Getränkefachgroßhandel Nr. 8: 32 bis 36, August 2006

Whitney, E. N. und Rolfes, S. R.:
„Maintainig blood glucose homeostasis", in „Understanding Nutrition".

Wadsworth Thomson Learning, Belmont / CA, 2002, 697 Seiten (Seite 107)

Ziegler, L., und Piendl, A.:
“Nucleobases and nucleosides in beer”.
Technical Quarterly Master Brewers Association of America 13 : 177 bis 181, 1978

Tabelle:

Zusammensetzung des Pilsener Lagerbieres und des Pilsener Diät-Vollbieres

	a) Pilsener Lager-bier	b) Pilsener Diät-Vollbier	Prozentuale Veränderung von a zu b
• Stammwürze (g/100g)	11,7	9,2	- 21,4 %
• Alkohol (ml/100ml)	4,92	4,74	- 3,7 %
• Wirklicher Extrakt (g/100g)	4,16	1,84	- 55,8 %
• Rohprotein (g/100ml)	0,48	0,41	- 14,6 %
• Gesamtglucose (nach § 12 der Diät-Verordnung) (g/100ml)	2,92	0,69	- 76,4 %
• Vergärbare Kohlenhydrate (g/100ml)	0,31	0,19	- 38,7 %
• Dextrine (g/100ml)	2,39	0,46	- 80,7 %
• „Pentosen“ (g/100ml)	0,05	0,05	0 %
• Summe der verwertbaren Kohlenhydrate (g/100ml)	2,75	0,70	- 74,5 %
• Broteinheiten (BE/100ml)	0,23	0,06	- 73,9 %
• 1 Broteinheit (BE) ist enthalten in ml Bier	436	1.714	+ 293,1 %
• Wasser (g/kg)	919,8	944,1	+ 2,6 %
• Kalorien (kcal/kg)	429	328	- 23,5 %
• Purine (mg/l)	134,8	69,2	- 48,7 %
- Adenin (mg/l)	9,2	5,3	- 42,4 %
- Guanin (mg/l)	9,5	9,3	- 2,1 %
- Hypoxanthin (mg/l)	5,7	3,3	- 42,1 %
- Xanthin (mg/l)	8,7	0,1	- 98,8 %
- Adenosin (mg/l)	11,3	4,6	- 59,3 %
- Guanosin (mg/l)	86,4	42,6	- 50,7 %
- Inosin (mg/l)	4,0	4,0	0 %
• Harnsäureäquivalente (mg/l)	95,7	50,4	- 47,3 %

Diabetes-Häufigkeit bis 2025

Quelle: Diabetes Atlas, 2006 (http://www.eatlas.idf.org/webdata/docs/Map%201.2_lg.jpg); FAZ, Nr. 282, Seite 35 vom 4. Dezember 2006

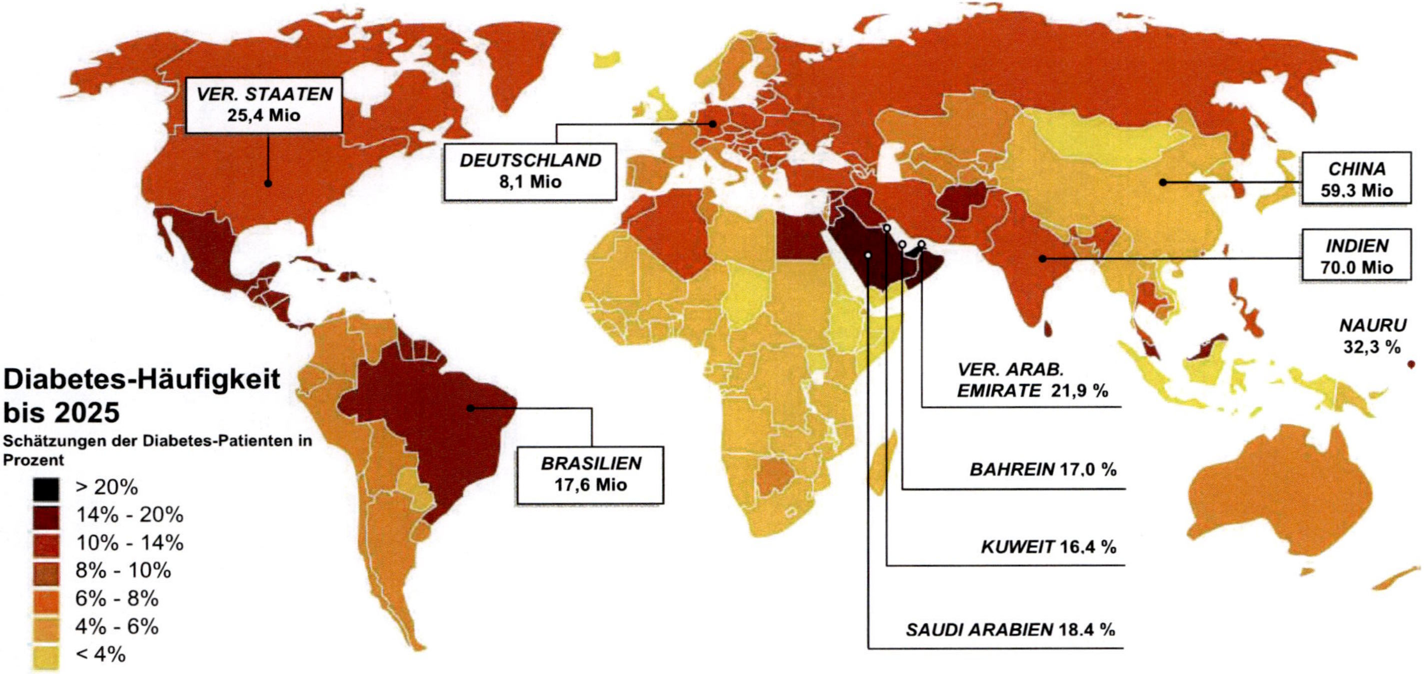

Abbildung:

Schematische Darstellung der Aufnahmegeschwindigkeit von Kohlenhydraten (verschiedener Lebensmittel) und deren Übergang in das Blut des Menschen (nach Petzoldt und Mitarbeitern, 1979)

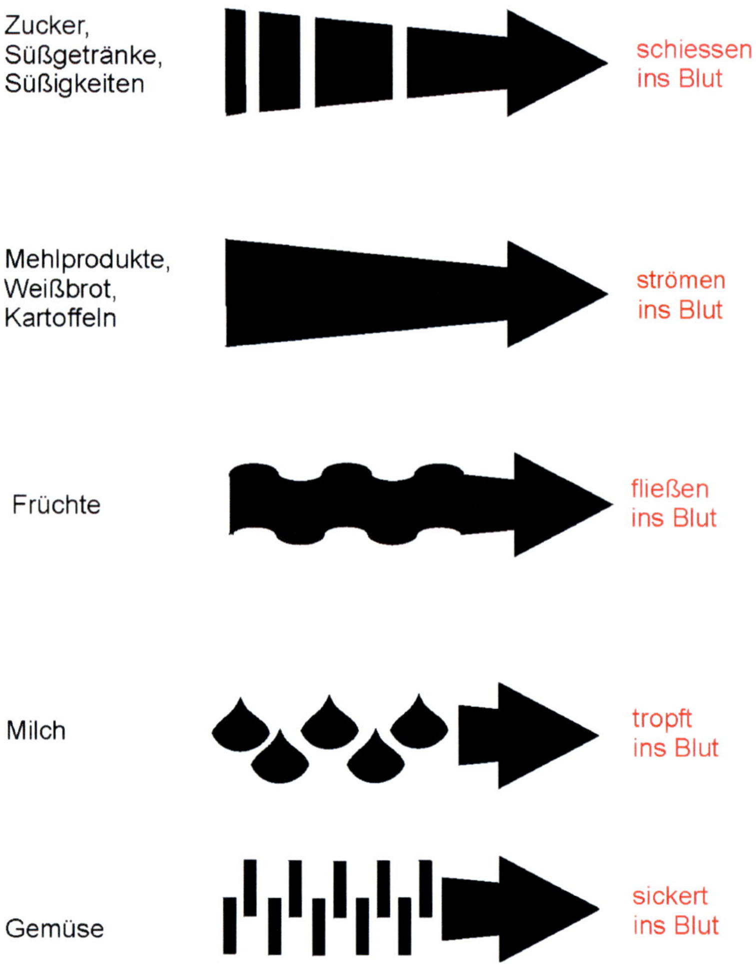

Abbildung:

Schematische Darstellung des Zuckerabbaus beim gesunden Menschen (oben) und beim Diabetiker (unten) (nach Petzoldt und Mitarbeitern, 1979)

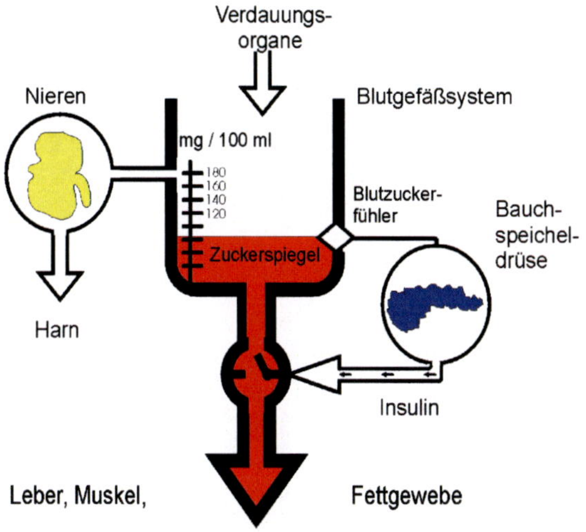

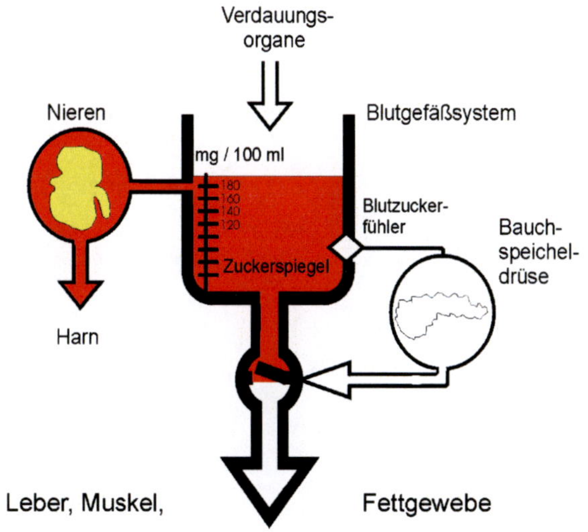

Figure:

Maintaining Blood Glucose Homeostasis (after Whitney and Rolfes, 2002)

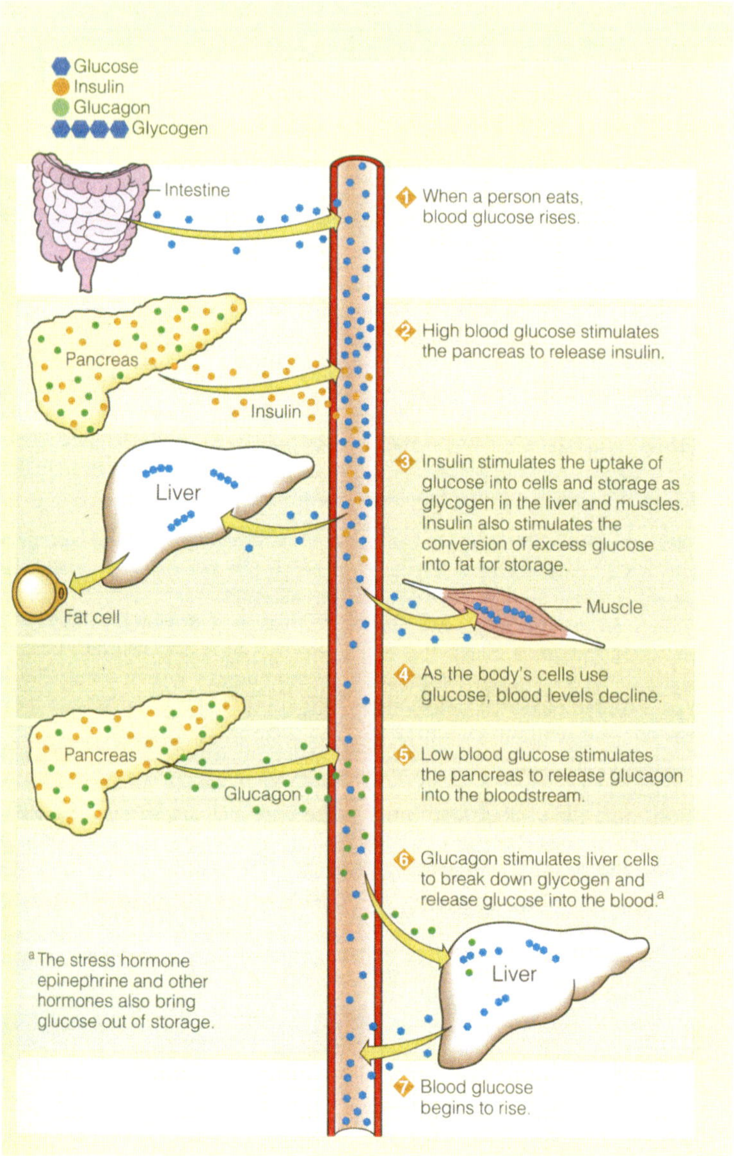

Abbildung:

Zusammenhänge zwischen dem Verzehr von Limonade und von Bier und dem Insulingehalt des Blutserums von belgischen Jugendlichen (nach Finoulst und Janssens, 1999). Verzehr von jeweils 300 ml Getränk innerhalb 10 Minuten. Mittelwerte von 60 Personen

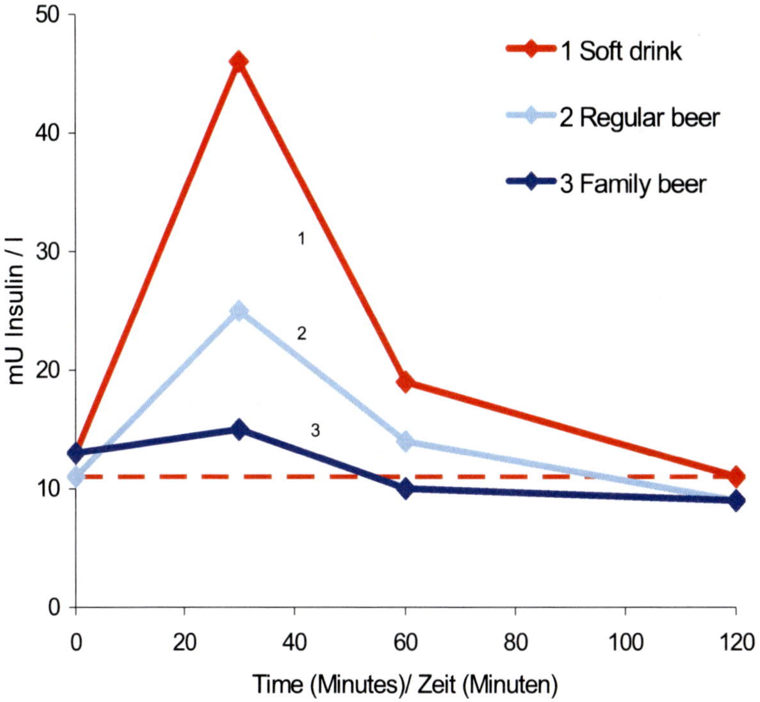

Deutsche Diätbiere 2006
eine Auswahl

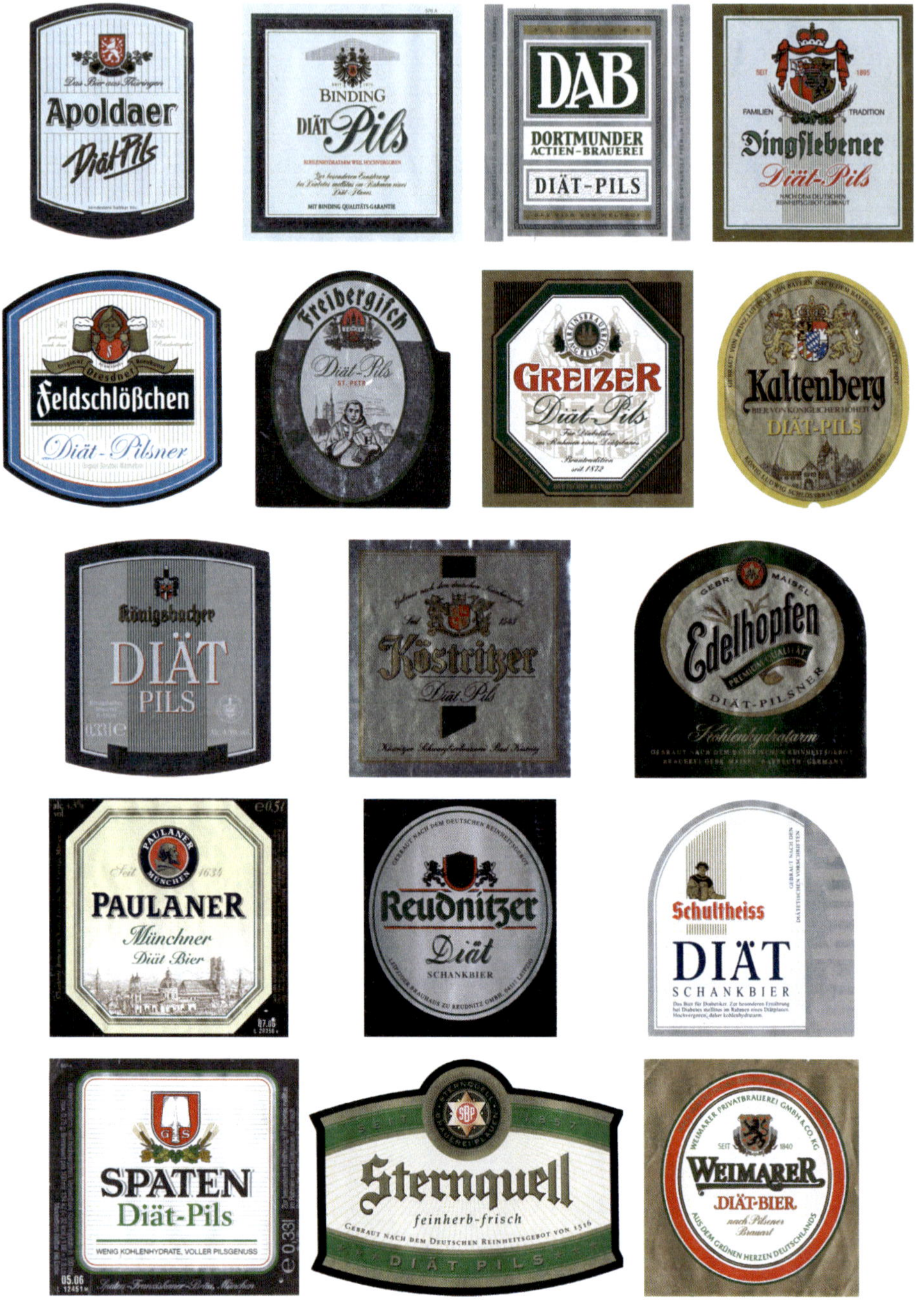

Malztrunk

Über die physiologische Bedeutung von Malztrunk, speziell von Vitamalz, für Kinder und Jugendliche und Breiten- und Spitzensportler liegen von Keul, Vollert und Deuser ausgezeichnete Gutachten vor. Sie sollen hier in sehr verkürzter Form wiedergegeben werden. Die Tabelle gibt Aufschluß über die einzelnen Inhaltsstoffe des Malztrunks.

- **Malztrunk für spielende und lernende Kinder und für Jugendliche**

Mit Malztrunk können Kindern und Jugendlichen Kohlenhydrate in einer günstigen Zusammensetzung angeboten werden, da in diesem Alter ein erhöhter Energiebedarf und somit ein hoher Kohlenhydratverbrauch besteht. Da im Malztrunk auch die für den Kohlenhydratstoffwechsel wichtigsten Vitamine des B-Komplexes, ferner Biotin sowie lebenswichtige Mineralstoffe wie Magnesium, Calcium, Phosphor und Kalium und wertvolle Eiweißbestandteile vorhanden sind, eignet sich dieses Getränke im besonderen für den wachsenden Organismus, der zusätzlich durch Lernen, Spielen und der Ausbildung des Gesamtverhaltensmusters gekennzeichnet ist. Die ausgewogene Zusammensetzung gewährt eine ausgeglichene Resorption der einzelnen Bestandteile und eine vorzügliche Verträglichkeit. Die Bitterstoffe wirken sich günstig auf die Verdauung, die Darmflora und den Appetit aus (J. Keul).

- **Malztrunk für Breiten- und Spitzensportler**

Malztrunk enthält auf der einen Seite Traubenzucker bzw. Fruchtzucker, die schnell resorbiert und teils über die Leber dem Muskel und Gehirn unmittelbar zugeführt werden können; ferner Zweifach- und Dreifachzucker, die erst nach der Spaltung im Magen-Darm-Bereich langsamer aufgenommen werden und somit über eine längere Zeit eine Zuckeraufnahme ins Blut ermöglichen. Zugleich finden sich im Malztrunk die Wirkstoffe des Vitamin-B-Komplexes sowie die Elektrolyte Magnesium, Kalium, Calcium und Zink und andere. Zusätzlich ist im Vitamalz Eiweiß. Dabei handelt es sich z.T. um hochwertige Aminosäuren, die der Organismus selbst nicht herstellen kann und die als Baustoffe und Grundsubstanzen für bestimmte Wirkstoffe, z.B. für Hormone, unbedingt notwendig sind.

Von den Energieträgern besitzen die Kohlenhydrate eine entscheidende Bedeutung, da manche Organe den Energiebedarf fast ausschließlich über Kohlenhydrate, wie z.B. das Gehirn und die Nerven, decken. Bei einem Mangel an Kohlenhydraten werden die Leistungen des Gehirns frühzeitig verringert, wodurch das Reaktionsvermögen, die Merkfähigkeit und auch die Steuerung der Motorik betroffen sind. Die Muskelzelle selbst braucht für alle motorischen Funktionen Kohlenhydrate. Bei langdauernden Belastungen wie einem Marathonlauf oder Radrennen wird ein hoher Anteil des Energiebedarfs über Fette bestritten, jedoch müssen mit den Fetten auch Kohlenhydrate verbrannt werden, da ohne Kohlenhydrate die Fette nicht ausreichend verwertet werden können und die Muskelarbeit vermindert wird. Für den Kohlenhydratabbau kommt dem Vitamin-B-Komplex überragende Bedeutung zu, da bestimmte Stoffwechselschritte ohne die Gegenwart dieser Vitamine nicht vollzogen werden können. Dies trifft auch für Elektrolyte und Spurenelemente zu.

Die Muskelkontraktion und somit die sportliche Leistung ist nur möglich, wenn ein ausreichender Gehalt an Magnesium, Calcium, Natrium und Kalium und anderen vorliegt. Besondere Bedeutung muss dem Magnesium und auch dem Kalium beigemessen werden, da sie mit dem Schweiß in deutlich stärkerem Maße als die übrigen Elektrolyte verloren gehen (J. Keul).

„Es gibt immer wieder Marathonläufer, die nach dem Zieleinlauf blass und kollaptisch werden, besonders nach Hitzeläufen. Bei ihnen handelt es sich wohl ausschließlich um eine Unterzuckerung, in keinem von uns beobachteten Falle aber um einen Salzmangel. Diese Unterzuckerung ist innerhalb von wenigen Minuten behoben, wenn die betreffende Person 0,33 Liter Malztrunk konsumiert“ (H. Vollert).

„Wesentlich ist, dass Malztrunk in Wettkampfpausen, z.B. in der Halbzeit und nach Wettkämpfen, den abgesunkenen Blutzuckerspiegel, der mit vorzeitiger Ermüdung und Konzentrationsschwäche einhergeht, schnell reguliert. Der Hopfen ist ein beruhigendes Element gegen überhöhten Stress. Am Abend getrunken, wirkt Malztrunk schlaffördernd, im Gegensatz zu koffeinhaltigen Kola-Getränken und stark mit Kohlensäure versetzten Getränken.

Es sollte aber nicht nur ein Getränk an Wettkampftagen sein, sondern auch an Trainingstagen getrunken werden, da diese dem Sportler viel mehr an Kalorien, Vitaminen und Elektrolyten abverlangen als die relativ wenigen Wettkampftage. Das gilt ebenso für den Leistungssport wie für den Amateur-, Freizeit- und Trimmsport“ (E. Deuser).

Aber nicht nur vor und während sportlicher Belastungen sind vom Malztrunk günstige Auswirkungen zu erwarten, sondern auch nach anstrengenden Belastungen. Unmittelbar nach einer sportlichen Leistung beginnen die Regenerationsvorgänge, die Zuckerspeicher werden aufgefüllt, die verlorengegangenen Elektrolyte ausgeglichen und die Ermüdungsrückstände abgebaut. Somit bewährt sich auch in der Regenerationsphase ein solches Getränk (J. Keul).

E. Deuser: „Meine langjährigen Erfahrungen in der Betreuung von Sportlern in fast allen gängigen Sportarten lassen mich glauben, dass Malztrunk mit bestem Gewissen allen Sportlern, auch aus dem Frauen- und Jugendbereich, zu empfehlen ist: als wirksames, natürliches und gesundes Getränk zur Verbesserung der Leistungsfähigkeit“.

Die Inhaltsstoffe des (deutschen) obergärigen Malztrunks, einschließlich der Ballaststoffe, Purine und Osmolaltiät, wurden schon früher im einzelnen dargestellt, ebenso die Zielgruppen im weitesten Sinne (Piendl, 1989 und 2000). Der Alkoholgehalt dieses Getränks wurde mittlerweile von 0,5 auf jetzt unter 0,1 Volumenprozent abgesenkt (siehe Tabelle).
In Deutschland werden pro Jahr über 1 Million Hektoliter Malztrunk erzeugt (Kelch, 2000-2006).

Weiterführende Literatur:

Anger, H. - M.:
„Biere", in „Jahrbuch 1995" (Biermann, D., Redaktion).
Versuchs- und Lehranstalt für Brauerei in Berlin, Berlin, 1995, Seite 388 bis 401

Collins, T.:
„Auf der Pirsch. Malzbiere – viele Kleine jagen die Marktführer".
Getränkefachgroßhandel Nr. 8: 510 bis 511, 2000

Dederichs, E., und Kleppien, B.:
„Malztrunk", in „Deutsche Biere. Einzigartige Sortenvielfalt".
Gesellschaft für Öffentlichkeitsarbeit der Deutschen Brauwirtschaft, Bonn, (2002), Seite 34 bis 35

Deuser, E.:
„Vitamalz, ein bemerkenswertes Sportlergetränk".
Gutachten, April 1985, 3 Seiten

Flohrs, G.:
„Sport-, Iso- und Malz-Getränke – Die nie endende Wellness-Welle und ihre Kinder".
Biergroßhandel Nr. 3: 22 bis 25, 2001

Geiß, K. - M.:
„Sport-Malz von Eder's Familien-Brauerei" (Gutachten des Instituts für Sport, Medizin und Ernährung (ISME) in Mörfelden).
Brauwelt 133: 2221 bis 2222, 1993

Hasenkamp, D.:
„Malztrunk: Ein Markt ohne Höhen und Tiefen".
Biergroßhandel Nr. 15/16: 634 bis 637, 1997

Hauck, M., und Sturz, U.:
„Malz macht müde Männer munter".
Getränkefachgroßhandel Nr. 4: 30 bis 31, 2003

Hess, M.:
„Der Nährwert malzreicher Biere".
Pharmakologische Beiträge zur Alkoholfrage (Jena), Heft 7: 7 bis 32, 1935

Kelch, K.:
„Ausstoß (und Markenentwicklung) von Malztrunk in Deutschland von 1998 bis 2005".
Brauwelt 140: 847, 2000; 141: 393, 556, 2001; 142: 534 bis 535, 2002; 143: 416, 2003; 145: 1078 bis 1079, 2005; 146: 735 bis 736, 2006 und 147: 467 bis 468, 2007

(1998: 1.663.274 Hektoliter;
1999: 1.651.316 hl;
2000: 1.465.783 hl;
2001: 1.322.440 hl;
2002: 1.218.920 hl;
2003: 886.249 hl;
2004: 1.039.514 hl;
2005: 1.155.411 hl und
2006: 1.100.110 hl.)

Kelch, K.:
„Die Bedeutung des alkoholfreien und Malzbier-Marktes in der BR Deutschland. Übersicht über die jeweils größten Marken für 1995 und 1994".
Brauindustrie 81 (Nr. 5): 344, 1996

Kelch, K.:
„Eine Übersicht über die jeweils größten Marken in den Segmenten Alkoholfreies Bier und Malztrunk für 1999 und 1998".
Brauindustrie 85 (Nr. 4): 210 bis 211, 2000

Keul, J.:
„Der Wert von Vitamalz als Leistungsgetränk für Spitzen- und Breitensportler".
Gutachten, Freiburg i.Br., ohne Jahresangabe, 7 Seiten

Keul, J.:
„Vitamalz. Das Getränk für spielende und lernende Kinder und Jugendliche".
Gutachten, Freiburg i.Br., ohne Jahresangabe, 2 Seiten

Keul, J.:
„Vitamalz, ein Getränk für den Sport zur Förderung der mentalen und körperlichen Leistungsfähigkeit".
Gutachten, Freiburg i.Br., ohne Jahresangabe, 2 Seiten

Konopka, P.:
„Sporternährung: Leistungsförderung durch vollwertige und bedarfsangepasste Ernährung".
BLV Buchverlag, München, 2006, 191 Seiten

Latz-Weber, H.:
„Energy mit und ohne Malz".
Bier und Getränke Nr. 9: 388 bis 390, 1997

Mökesch, H. - G.:
„Eder's Familien-Brauerei geht mit Sport-Malz neue Wege in der Kommunikation".
Brauindustrie 79: 290, 292, 1994

N. N.:
„Brauerei C&A Veltins: ‚Veltins Malz als neues Premium-Erfrischungsgetränk ist eine ernährungsphysiologisch sinnvolle Form der Flüssigkeitssubstitution nach ausdauersportlichen Aktivitäten'".
Brauerei-Forum 21 (Nr. 6): 30, Juni 2006

N. N.:
„Flensburger Malz: ‚Malzbier für Diabetiker'".
Brauwelt 143: 1698, 2003

N. N.:
„ISI MALTA: Alkoholfreie Erfrischung aus dem Hause Isenbeck".
Brauindustrie 92 (Nr. 5): 45, Mai 2007

N. N.:
„Kandi Malz startet national".

Bier und Getränke Nr. 11: 443, 1994

N. N.:
„Malzgetränke – natürliche Energiequelle für Kinder und Jugendliche. Malztrunk verbessert mentale Leistungen und gewährleistet in Streßsituationen den erforderlichen Energieumsatz“.
Biergroßhandel Nr. 15/16: 637 bis 639, 1996

N. N.:
„Malztrunk legt zu“.
Brauindustrie 91 (Nr. 6): 60, Juni 2006

N. N.:
„Paderborner Brauerei führt Malztrunk in Westfalen ein“.
Brauindustrie 91 (Nr. 8): 54, August 2006

N. N.:
“Veltins Malz offizielles Sportgetränk von Schalke 04”.
Brauindustrie 92 (Nr. 9): 61, September 2007
(“Eine wissenschaftliche Untersuchung am Institut für Kreislaufforschung und Sportmedizin der Deutschen Sporthochschule Köln hat gezeigt, dass sich Veltins Malz sowohl zur Flüssigkeitssubstitution als auch als Energiespender nach länger andauernder Ausdauerbelastung besonders eignet”.)

N. N.:
„Veltins Malz. Spezialität für Gastronomie und Handel“:
Brauindustrie 90 (Nr. 11): 54, November 2005

N. N.:
„Vitamalz feiert 75jähriges Jubiläum“ und „Vitamalz. Das Original: Energiequelle, Inhaltsstoffe, Herstellung, Partner, Marke, Markenhistorie und Gerüchteküche“.
Getränkefachgroßhandel Nr. 9: 61, 2006 und www.vitamalz.de (7 Seiten)

Piendl, A.:
„Deutsche obergärige Malzgetränke“, in „Physiologische Bedeutung der Eigenschaften des Bieres“.

Carl, Nürnberg, 2000, 300 Seiten (Seite 270)

Piendl, A.:
„Über den Stellenwert des Bieres in der heutigen Ernährung".
Brauwelt 129: 546 bis 550, 552, 1989

Postel, W., Drawert, F., und Hagen, W.:
„Enzymatische Differenzierung der Zucker in Malz-, Nähr- und Süßbieren. I. Enzymatische Analyse von Glucose, Fructose, Saccharose und Maltose. II. Zusammensetzung und Beurteilung".
Deutsche Lebensmittel-Rundschau 67: 107 bis 110, 195 bis 202, 1971

Quenot, G.:
„Essai sur les procédés de fabrication et sur les applications thérapeutiques de la Bière et des Extraits de Malt".
Thèse pour le Doctorat en Médecine, Paris, 1910, 80 Seiten

Vollert, H.:
„Vitamalz. Eine optimale Energiequelle für alle Langstreckenläufer".
Gutachten, Oktober 1984, 3 Seiten

Voß, H.:
„Bierige Alternativen. Leichtbier und Malztrunk – Gesunder Genuß mit Akzeptanzproblemen".
Biergroßhandel Nr. 5: 8 bis 14, 2003

Voß, H.:
„Dunkle Fitmacher. Malztrunk mit guten (Nähr-) Werten und aufgefrischtem Image".
Biergroßhandel Nr. 5: 36 bis 37, 2000

Voß, H.:
„Kraftspendender Malztrunk. Von wegen Kinderbier – Malzgetränke sind ideal für Sportler".
Biergroßhandel Nr. 12: 800 bis 804, 1998

Voß, H.:
„Malztrunk – alkoholfreier Energiespender“.
Biergroßhandel Nr. 5: 21 bis 23, 2002

Tabelle:

Zusammensetzung des Malztrunks

Stammwürze (g/100 g)	11,5
Alkohol:	
. VV % (ml/100 ml)	0,07
. GG % (g/100 g)	0,06
Wirklicher Extrakt (g/100 g)	11,39
Wasser (g/kg)	885,5
Kalorien:	
. Kilokalorien (kcal/kg)	455
. Kilojoules (kJ/kg)	1.904
Eiweiß:	
. Rohprotein (lösl.N x 6,25) (g/l)	3,9
. Freier Amino-N (mg/l)	112
. Prolin (mg/l)	183
Mineralstoffe:	
. Kalium (mg/l)	313
. Natrium (mg/l)	66
. Calcium (mg/l)	51
. Magnesium (mg/l)	61
. Phosphor (mg/l)	171
. Sulfat (mg/l)	105
. Chlorid (mg/l)	153
. Nitrat (mg/l)	12
. Kupfer (mg/l)	0,08
. Eisen (mg/l)	0,06
. Mangan (mg/l)	0,14
. Zink (mg/l)	0,05
Vitamine:	
. Thiamin (µg/l)	160
. Riboflavin (µg/l)	309
. Pyridoxin (µg/l)	290
. Pantothensäure (µg/l)	850
. Niacin (µg/l)	5.395
. Biotin (µg/l)	7

Organische Säuren:	
. Pyruvat (mg/l)	28
. Citrat (mg/l)	114
. Malat (mg/l)	37
. L-Lactat (mg/l)	35
. D-Lactat (mg/l)	32
. Acetat (mg/l)	154
. Gluconat (mg/l)	39
Gesamtpolyphenole (mg/l)	89
Anthocyanogene (mg/l)	59
Gelöstes Kohlendioxid (g/100 g)	0,41
Bitterstoffe (BE)	7,0
Gärungsnebenprodukte:	
. Glycerin (mg/l)	304
. Amylalkohole (mg/l)	10,3
. 2-Phenylethanol (mg/l)	3,2
. Schwefeldioxid (mg/l)	2
Ballaststoffe (mg/l)	742
Osmolalität (mmol/kg)	628
Kohlenhydrate:	
. Hexosen (g/100 ml)	5,52
. Saccharose (g/100 ml)	0,66
. Maltose (g/100 ml)	0,98
. Maltotriose (g/100 ml)	1,78
. Niedere Dextrine (g/100 ml)	1,10
Aminosäuren (essentiell):	
. Histidin (mg/l)	24
. Isoleucin (mg/l)	25
. Leucin (mg/l)	61
. Lysin (mg/l)	27
. Phenylalanin (mg/l)	62
. Threonin (mg/l)	17
. Valin (mg/l)	56
Purine:	
. gesamt (mg/l)	51

Deutsche Malzgetränke 2006
eine Auswahl

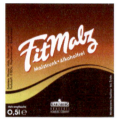

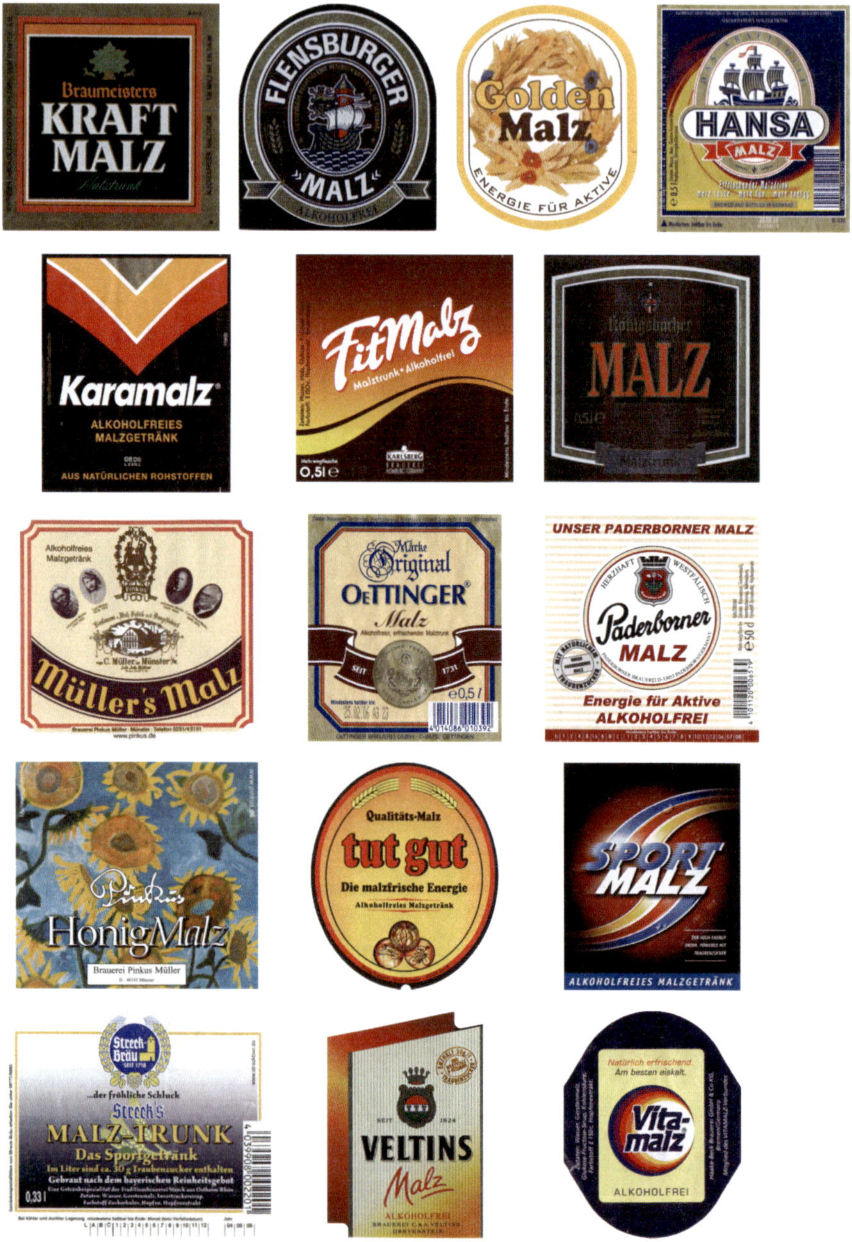

Biergenuß und Diurese

A) Einfluß des Bieres auf die Ausscheidung von Wasser, Natrium und Kalium durch die Niere (1953)

("The influence of beer on the renal excretion of water, sodium and potassium")

Central Clinical Laboratory, St. Erik's Hospital, Stockholm, Sweden

Autoren:	Ek, J., und Josephson, B.,
Ziel der Untersuchung:	Erfassung der Zusammenhänge zwischen dem Biergenuß und der Ausscheidung von Wasser, Natrium und Kalium durch die Niere
Jahr der Veröffentlichung:	1953
Zeitschrift:	Acta Physiologica Scandinavica 28: 355-363, 1953
Anzahl der Personen:	16 Paare für den Vergleich herkömmliches Bier und Wasser; 12 Paare für den Vergleich von Branntwein + Wasser und Wasser; 8 Paare für den Vergleich ungehopftes Bier und unvergorener Malzextrakt + Branntwein + Wasser und 8 Paare für den Vergleich ungehopftes Bier und Wasser.
Altersstruktur:	All the subjects were young healthy men or women: students, or members of the laboratory staff.
Zeitraum der Erfassung:	Im Einzelnen nicht angegeben. Es ist aber anzunehmen, daß die Untersuchungen zwischen 1951 und 1952 durchgeführt wurden.

Zur Definition:

- Unter Diurese versteht man die physiologische Ausscheidung von Harn. Forcierte Diuresemaßnahmen sind therapeutische Verfahren zur beschleunigten renalen Ausscheidung von nierengängigen toxischen Substanzen mittels Gabe stark wirksamer Diuretika. Unter osmotischer Diurese versteht man die Vermehrung des Harnvolumens durch schwer zu resorbierende osmotisch wirksame Substanzen (wie zum Beispiel Mannitol und Sorbit); dabei werden Wasser und relativ wenig Salze ausgeschieden.
- Diuresestörungen sind Störungen der Harnausscheidung , die auf Veränderungen im Bereich der Nieren oder ableitenden Harnwege beruhen können.
- Diuretika sind Arzneimittel, die durch direkte Wirkung an der Niere die Ausscheidung von Natriumchlorid oder Natriumbicarbonat und Wasser steigern sowie gleichzeitig zu einer Abschwächung der pressorischen Wirkung von Noradrenalin und Angiotensin II führen.

Die Verwendung des Harns zur Erkennung von Krankheiten ist uralt. Sumerische, babylonische und griechische Ärzte versuchten aus der Farbe, der Konsistenz und dem Geruch („Diabetes mellitus“) des Harns Aufschlüsse über den Verlauf von Krankheiten zu erhalten (Smith and Howard, 1976). Ägyptische Ärzte zum Beispiel empfahlen (im Altertum) vier Tage lang eine Mischung aus Bier und Pflanzenstoffen einzunehmen, um die Harnausscheidung zu erleichtern (Leake, 1952).

Ergebnisse:

- The comparisons between beer and water show that beer gave rise to a higher diuresis than did the corresponding amount of water (Abbildung unten links). The sodium output too was higher after beer consumption. The potassium excretion on the other hand was significantly lower after beer than after water drinking.

- With beer without hops (= fermented wort) in comparison to water (Abbildung oben rechts) we obtained practically the same results as with the complete beer, that is a significant increase in the output of water and sodium and a decrease of the potassium excretion.

- The same differences as between fermented wort and water were observed in the comparison between fermented wort and the mixture unfermented malt extract-water-brandy (Abbildung oben links).

- When comparing the effect of the brandy-water-mixture with that of plain water we did not find any difference worth mentioning (Abbildung unten rechts).

Beer has a diuretic effect considerably exceeding that of the corresponding amount of water. Beer increases the output of sodium more than water does. This increase seems to be at the expense of the potassium excretion.
The diuretic effect of the beer does not seem to be due to the alcohol, as a brandy-water-mixture with the same alcohol concentration did not give rise to any of the effects observed in the beer experiments.
The hops in the beer do not seem to be responsible for the beer action on the excretion of water, sodium and potassium. An extract of hops with the same concentration as in the beer did not show any effect. On the other hand, the fermented beer without hops had the same effect as the ordinary beer.
The property which influences the water, sodium and potassium excretion seems to appear in the beer during its fermentation. However, it is not the alcohol formed that is responsible. The unfermented malt extract given together with water did not show any effect at all even when it was made more palatable by the addition of brandy. But the beer without hops (the fermented wort) had full activity.
Mit dem Harn werden vorwiegend harnpflichtige Substanzen wie Harnstoff, Kreatinin, Harnsäure, stickstoffhaltige Verbindungen, Natrium, Chlorid und andere ausgeschieden. Eine verstärkte Absonderung dieser Substanzen wirkt sich günstig auf die Ausschwemmung von Ödemen (= größere Ansammlung von Wasser in den Geweben) aus, dient aber auch zur Vorbeugung von Bluthochdruck und Hyperurikämie (Gicht).

Zusammenfassung:
The effect of the drinking of moderate amounts of beer on the renal excretion of water, sodium and potassium was studied on a number of healthy human subjects.

- Beer was found to increase the output of water and sodium and to decrease the potassium excretion. This effect seems to arise in the beer during its fermentation.

- Beer without hops was effective but not unfermented malt extract.

- The alcohol in the beer did not seem to be responsible for the effect, because a mixture of brandy and water or brandy and malt extract with the same alcohol concentration as the beer was without effect.

Weiterführende Literatur:

Ek, J., und Josephson, B.:
"On the influence of beer and a purine derivative on the renal clearance of creatinine, inulin and para-amino-hippuric acid (PAH)".
Acta Physiologica Scandinavica 28: 347 bis 354, 1953

Ek, J., und Josephson, B.:
"The influence of beer on the renal excretion of water, sodium and potassium".
Acta Physiologica Scandinavica 28: 355 bis 363, 1953

Hildebrandt, H.: (Leiter der Redaktion)
„Diurese", in „Pschyrembel Klinisches Wörterbuch".
de Gruyter, Berlin, 1994, Seite 335

Josephson, B.:
"Är öl medicin?"
Svenska Läkartidningen 53: 670 bis 676, 1956

Josephson, B.:
"Om inverkan av öl på njurfunktionen".
Meddelande Nr. 6 från Institutet för Maltdrycksforskning, Stockholm, 1955, 34 Seiten

Josephson, B.:
"The diuretic effect", in "Research in Malt Beverages"
(Bonnichsen, R., und Ygge, B.: Herausgeber).
Svensk Bryggeritidskrift 80 (No. 5/6): 169 bis 175, 1965

König, D., Berg, A., Plarr, K., Grathwohl, D., Halle, M., und Keul, J.:
„Akuteinfluss von Bier in moderater Dosierung auf Blutdruckregulation und Elektrolytstoffwechsel".
Aktuelle Ernährungsmedizin 22: 76 bis 81, 1997

Leake, C. D.:
"The Old Egyptian Medical Papyri".

University of Kansas Press, Lawrence, 1952, 108 Seiten

Linkola, J.:
"Effects of ethanol on urine sodium and potassium concentrations and osmolality in water-loaded rats".
Acta Physiologica Scandinavica 92: 212 bis 216, 1974

Linkola, J.:
"Natriuresis after diluted ethanol solutions".
Lancet 2: 1157, 1975

Piendl, A., und Wagner, I.:
"Bier als Bereicherung von Diäten bei Bluthochdruck".
Brauindustrie 71: 205 bis 206, 208 bis 209, 502 bis 507, 1986

Piendl, A., und Wagner, I.:
"Bier als Bereicherung von Kostformen bei Wassersucht?"
Brauindustrie 71: 118 bis 120, 122 bis 124, 1986

Piendl, A., und Wagner, I.:
„Biergenuß und Diurese".
Brauindustrie 70: 1082 bis 1084, 1086 bis 1087, 1985

Smith, W. O., und Howard, R. P.:
"On wine and urine".
Oklahoma State Medical Association Journal 69: 475 bis 482, 1976

Abbildung :

Durchschnittliche Harnausscheidung (Milliliter pro Minute) nach Verzehr von 666 Milliliter Flüssigkeit in Form

- von ungehopftem Bier und von unvergorenem Malzextrakt + Branntwein + Wasser (oben links; 8 Versuchspaare);
- von ungehopftem Bier und von Wasser (oben rechts; 8 Versuchspaare);
- von herkömmlichem (schwedischem) Bier (2,7ml Alkohol pro 100 ml) und von Wasser (unten links; 16 Versuchspaare) und
- von Branntwein + Wasser und von Wasser (unten rechts; 12 Versuchspaare) (nach Ek und Josephson, 1953)

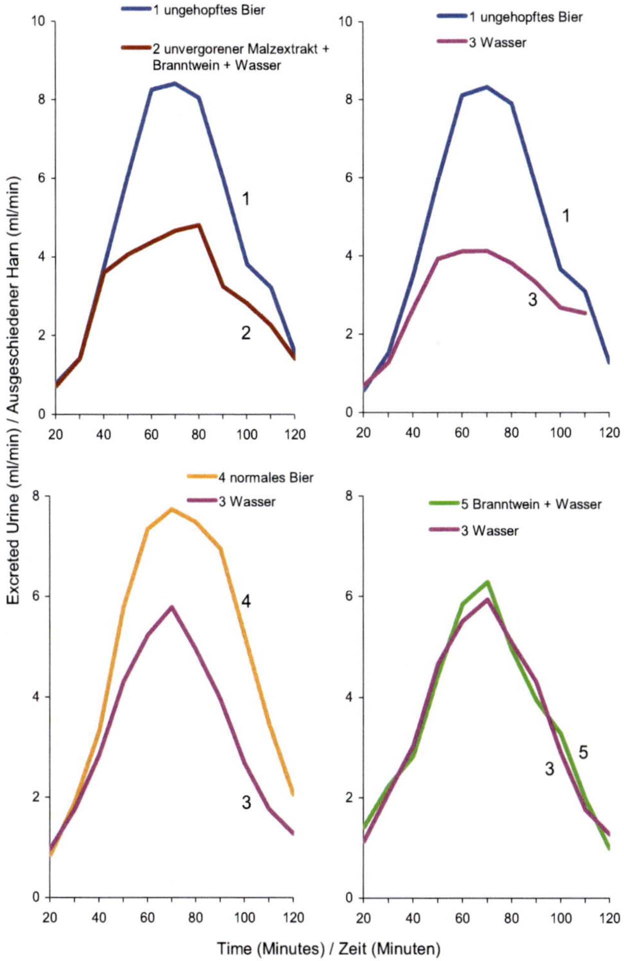

Abbildung:

Oben: Durchschnittliche Harnausscheidung (Milliliter pro Minute) nach Verzehr von 666 ml Flüssigkeit in Form von Bier und von Wasser. Mittelwerte von 16 Personen

Unten: Ausscheidung von Natrium und Kalium mit dem Harn nach Verzehr von Bier und Wasser. Mittelwerte von jeweils 16 Personen (nach Ek und Josephson, 1953 und Josephson, 1965, modifiziert)

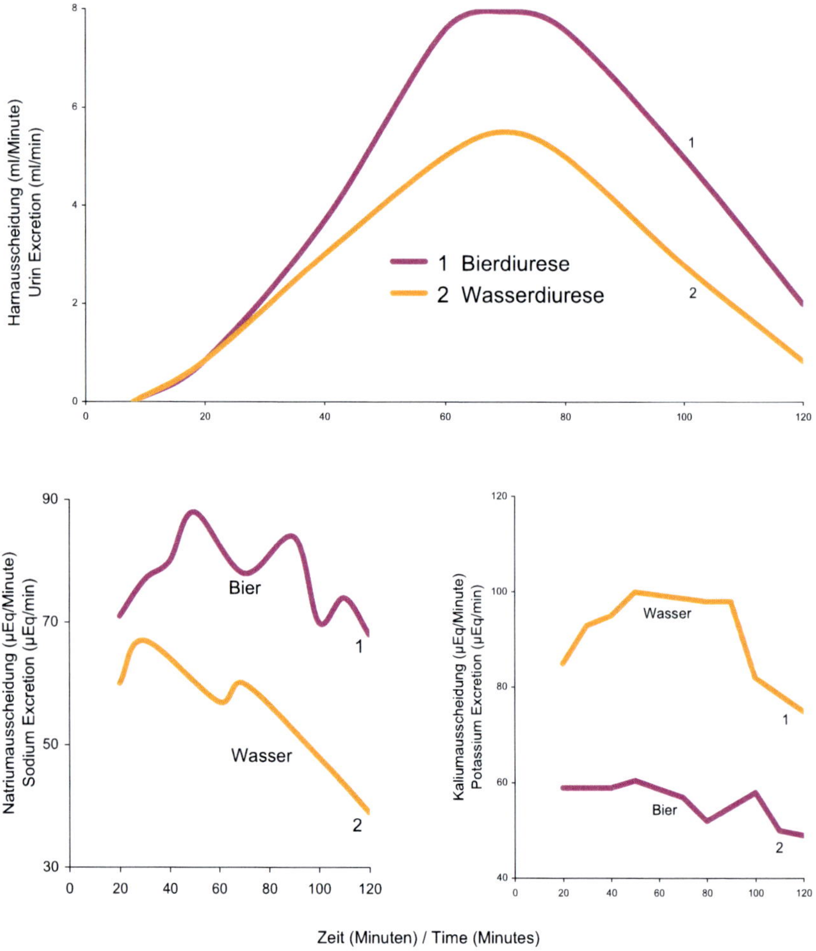

B) *Wirkung ober- und untergäriger Biere auf die Wasser- und Elektrolytausscheidung beim Menschen (1986)*

Institut für Humanernährung und Lebensmittelkunde, Universität Kiel, Kiel, Germany

Autorin:	Manecke, P.,
Ziel der Untersuchung:	Erfassung der Zusammenhänge zwischen dem Verzehr von ober- und untergärigem Bier und der Wasser- und Elektrolytausscheidung
Jahr der Veröffentlichung:	1986
Zeitschrift:	Diplomarbeit (im Fach Ernährungslehre) des Instituts für Humanernährung und Lebensmittelkunde der Universität Kiel in Kiel.
Anzahl der Personen:	20 Studenten, davon 12 weiblich und 8 männlich
Altersstruktur:	22 bis 27 Jahre, im Durchschnitt 24 Jahre alt
Zeitraum der Erfassung:	Jede der 20 Versuchspersonen unterzog sich innerhalb eines Zeitraumes von 3 bis 4 Monaten 12 Einzeluntersuchungen. Es wurden Leitungswasser, vier Biere und eine Wasser-Äthanol-Mischung verabreicht und zwar einmal nach natriumreicher und zum anderen nach natriumarmer Vorversuchskost. Die natriumreiche Kost enthielt 11 Gramm und die natriumarme Kost 3 Gramm Natriumchlorid. Die Vorversuchskost wurde 1 Tag lang eingehalten, am darauf folgenden Tag erfolgte dann der Diureseversuch. Nach dem Verzehr der 666 ml Flüssigkeit, der etwa 10 Minuten in Anspruch nahm, wurde 2 Stunden lang die Harnausscheidung gemessen.

Die Zusammensetzung der Biere und der wässrigen Äthanollösung war wie folgt:

	untergäriges Pilsener Lagerbier	untergäriges Diät-Pils	obergäriges Kölschbier	untergäriges alkoholfreies Vollbier (mit Alkoholentzug durch Dialyse)	wässrige Äthanol-lösung
Alkohol (ml/100 ml)	4,9	4,8	4,9	unter 0,5	4,9
Natrium (mg/l)	26	28	59	20	16
Kalium (mg/l)	519	477	497	91	5
Calcium (mg/l)	28	27	35	n.b.	85
Magnesi-um (mg/l)	95	90	101	n.b.	10

n.b. = nicht bestimmt

Ergebnisse:

- Die alkoholhaltigen Biersorten Pilsener Lager, Diät-Pils und Kölsch sowie die Wasser-Äthanol-Mischung erzeugen eine höhere Diurese als Wasser.
- Die diuretische Wirkung von Pilsener Lager, Diät-Pils und Kölsch ist deutlich höher als die der Wasser-Äthanol-Mischung. Sie geht über die reine Alkoholwirkung hinaus.
- Im Vergleich zu den untergärigen Bieren Pilsener Lager und Diät-Pils, die sich untereinander nur wenig unterscheiden, führt Kölsch zu einer statistisch signifikant höheren Harnausscheidung.
- Bei natriumreicher Vorversuchskost treten die Unterschiede in der Harnausscheidung deutlicher in Erscheinung als nach natriumarmer Kost.
- Die diuretische Wirkung des alkoholfreien Bieres entspricht in etwa der des Wassers. Es weist offensichtlich keine eigene Wirkung auf.
- Nach Verzehr der alkoholhaltigen Biere ist die Ausscheidung von Natrium, Calcium und Magnesium mit dem Harn im Vergleich zum Leitungswasser (aber nicht so sehr im Vergleich zur wässrigen Äthanolmischung) erhöht, die von Kalium dagegen erniedrigt.
- Das alkoholfreie Bier weist eine merkbare natriuretische (= natriumaus-scheidende) Wirkung auf, ohne die Harnausscheidung selbst zu erhöhen.

Ein Teil der diuretischen Wirkung der alkoholhaltigen Biere ist auf deren Alkoholmenge zurückzuführen. Alkohol bewirkt durch Inaktivierung des antidiuretischen Hormons (synonym: Adiuretin und Vasopressin) einen raschen Abfall des Plasmavasopressinspiegels und vermindert dadurch die tubuläre Wasserrückresorption. Der Harnfluß wird merklich gesteigert. Die diuretische Wirkung der alkoholhaltigen Biere ist aber deutlich höher als es dem Alkoholgehalt entspricht. Es ist bisher unbekannt, durch welche Inhaltsstoffe des Bieres diese zusätzliche diuretische Wirkung hervorgerufen wird. Möglicherweise kommen hierfür die phenolischen Verbindungen, Nukleinsäurebausteine, organischen Säuren und Gärungsnebenprodukte in Frage. Da die Biere unterschiedlich zusammengesetzt sind, lassen die einzelnen Biergattungen, Bierarten und Biersorten unterschiedliche Diuresen erwarten.

Zusammenfassung:
Nach definierter Vorversuchskost wurde die Wirkung unter- und obergäriger Biere auf die Ausscheidung von Wasser, Natrium, Kalium, Calcium und Magnesium mit dem Harn bei 20 Personen untersucht. Als Vergleichslösungen dienten Wasser und eine dem Alkoholgehalt von Bier entsprechende Wasser-Alkohol-Mischung.

- Pilsener Lagebier, Diät-Pils und Kölschbier zeigen unabhängig vom Alkoholgehalt eine diuretische Wirkung. Nach natriumreicher Vorversuchskost ist die Wirkung der Biere auf die Harnausscheidung ausgeprägter als nach natriumarmer Vorversuchskost.
- Unter den alkoholhaltigen Vollbieren besitzt das obergärige Kölsch eine deutlich größere diuretische Wirkung als das untergärige Pilsener Lager und das Diät-Pils.
- Die erhöhte Ausscheidung von Natrium, Magnesium und Calcium nach Biergenuß ist im wesentlichen auf den Alkoholanteil der Biere zurückzuführen.
- Alkoholfreies Bier bewirkt nur eine Diurese, die der des Wassers entspricht. Die Natriumausscheidung ist jedoch höher als nach Verabreichung von Wasser.

Weiterführende Literatur:

Buday, A. Z., und Denis, G.:
"The diuretic effects of beer".
Brewers Digest 49 (No. 6): 56 bis 58, 1974

Greger, R. F., Knauf, H., und Mutschler, E.: (Herausgeber)
"Diuretics".
Springer, Berlin, 1995, 517 Seiten

Kleeman, C. R., Rubini, M. E., Lamdin, E., und Epstein, F. H.:
"Studies on alcohol diuresis. II. The evaluation of ethyl alcohol as an inhibitor of the neurohypophysis".
Journal Clinical Investigation 34: 448 bis 455, 1955

König, D., Berg, A., Plarr, D., Grathwohl, D., Halle, M., und Keul, J.:
„Akuteinfluss von Bier in moderater Dosierung auf Blutdruckregulation und Elektrolytstoffwechsel".
Aktuelle Ernährungsmedizin 22: 76 bis 81, 1997

Manecke, P.:
„Wirkung ober- und untergäriger Biere auf die Wasser- und Elektrolytausscheidung beim Menschen".
Diplomarbeit am Institut für Humanernährung und Lebensmittelkunde, Universität Kiel, Kiel, 1986, 66 Seiten

Rubini, M. E., Kleeman,C. R., und Lamdin, E.:
"Studies on alcohol diuresis. I. The effect of ethyl alcohol ingestion on water, electrolyte and acid-base metabolism".
Journal Clinical Investigation 34: 439 bis 447, 1955

Suki, W. N., und Eknoyan, G.:
"Physiology of diuretic action", in "The Kidney: Physiology and Pathophysiology" (Seldin, D.W., und Giebisch, G.: Herausgeber).
Raven Press, New York, 1992, Seite 3629 bis 3670

Taivainen, H., Laitinen, K., Tähtelä, R., Kiianmaa, K., und Välimäki, M. J.:
"Role of plasma vasopressin in changes of water balance accompanying acute alcohol intoxication".
Alcoholism: Clinical Experimental Research 19: 759 bis 762, 1995

Thomas, K., und Millstone, E.:
"Beers and their effects on thirst".
British Food Journal 95 (No. 1): 11 bis 15, 1993

Vogel, G.:
„Die Wissenschaft von den Wirkungen des Bieres".
Bild der Wissenschaft, Seite 229 bis 237, 1971

Vogel, G., Lehmann, G., Meyering, E., und Wendt, B.:
„Tierexperimentelle Untersuchung zur lymphagogen, diuretischen und choleretischen Wirkung verschiedener Alkoholika".
Arzneimittelforschung 16: 673 bis 677, 1966

Abbildung:

Durchschnittliche Harnausscheidung (ml/Minute) nach Verzehr von 666 Milliliter Flüssigkeit in Form

- von Wasser und von einer wässrigen Äthanollösung (oben),
- von einer wässrigen Äthanollösung und von Kölschbier (Mitte) und
- von Kölschbier und Pilsener Lagerbier (unten) von jeweils 20 Personen

(nach Manecke, 1986).

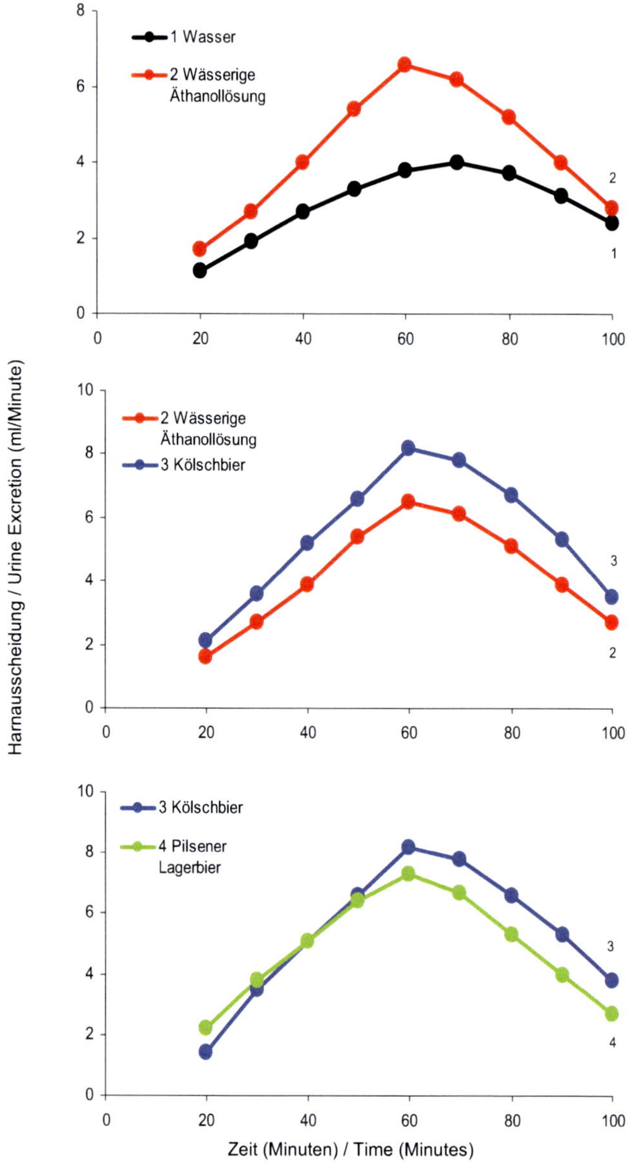

Alkoholüberkonsum und Biergenuß und deren Auswirkung auf die Harnsäure

A) *Die Verursachung von Fettleber, Hyperlipämie und Hyperurikämie durch einen lang andauernden und überhöhten Alkoholverzehr, trotz angemessener Ernährung*

("Fatty liver, hyperlipemia and hyperuricemia produced by prolonged alcohol consumption, despite adequate dietary intake")

Thorndike Memorial Laboratory and the Second and Fourth (Harvard) Medical Services, Boston City Hospital, and the Department of Medicine, Harvard University, Boston/MA, USA

Autoren:	Lieber, C. S., Jones, D. P., Mendelson J., und DeCarli L. M.,
Ziel der Untersuchung:	Erfassung des Zusammenhanges zwischen einem lang anhaltenden und überhöhten Alkoholverzehr und der Bildung und Ausscheidung von Harnsäure bei Männern
Jahr der Veröffentlichung:	1963
Zeitschrift:	Transactions Association American Physicians 76: 289-301, 1963
Anzahl der Personen:	7 alkoholkranke U.S.-amerikanische Männer
Altersstruktur:	nicht angegeben
Zeitraum der Erfassung:	24 Tage lang

Zur Definition:

Harnsäure ist eine im Wasser schwer lösliche organische Säure, die - wie ihre Salze (Urate) - in kleinen Schuppen auskristallisiert. Saure Urate sind besonders schwer wasserlöslich. Als Endprodukt des Purinstoffwechsels im menschlichen Körper entsteht Harnsäure.

Unter Hyperurikämie versteht man eine erhöhte Harnsäurekonzentration im Blut (bei Frauen über 6,7 mg/100 ml und bei Männern über 7,4 mg/100 ml), die vor allem in Industrienationen vorherrscht und für die Erscheinung der Gicht empfänglich macht.

Alkoholverzehr:

Sieben alkoholkranke Männer, die freiwillig an der Untersuchung teilnahmen, erhielten - bei normaler Ernährung - alle vier Stunden ein 43-prozentiges alkoholisches Getränk, bis in fünf Tagen die verabreichte Alkoholmenge 300 Gramm pro Tag betrug. Diese Menge wurde 14 Tage lang beibehalten. Nach 19 Tagen wurde die Menge auf 400 Gramm Alkohol pro Tag erhöht und diese wiederum sechs Tage lang beibehalten. Die Blutalkoholwerte der Teilnehmer schwankten zwischen einem und 2,5 Promille.

Ergebnisse:

Als Folge der übergroßen Alkoholmenge bildete sich bei den Teilnehmern eine Fettleber aus, die sich aber nach einem Monat der Alkoholabstinenz morphologisch wieder zurückentwickelte.

- Von besonderer Bedeutung ist im vorliegenden Falle, dass ein sehr hoher Alkoholkonsum zu einem deutlichen Harnsäureanstieg des Blutserums führt. Eine biochemische Erklärung für diese Erscheinung könnte sein, dass Alkohol vermehrt oxidiert wird und diese Oxidation - über Laktat - zu mehr Harnsäure führt. Der starke Harnsäureanstieg des Blutes geht zudem mit einer verringerten Harnsäureausscheidung durch den Harn einher.

Der Vollständigkeit halber soll aber darauf hingewiesen werden, dass andere Autoren nur einen geringen Einfluss des Alkohols auf die Harnsäureausscheidung fanden, besonders dann, wenn die Personen maßvoll Alkohol verzehrten (MacLachlan, 1967, Bengtsson, 1974, Munan, 1976, Fessel, 1977, Yano, 1977, Matzkies, 1985, und Nishimura, 1994). Vor allem dem Übergewicht, aber auch dem Alter und Geschlecht der Personen kommt neben dem Alkohol großes Gewicht zu (Munan, 1976, Fessel, 1977, und Yano, 1977).

Zusammenfassung:

Seven chronic alcoholic volunteers were given a normal diet and alcohol (86 proof beverage alcohol) every four hours in increasing amounts up to 300 gram per day for 18 days and 400 gram per day for an additional 6 days, resulting in average serum alcohol levels above 100 and 200 mg per cent respectively.

- In the patients there was a significant increase in serum uric acid accompanied by a decrease in urinary uric acid output, leading to what can be considered as a new variety of secondary hyperuricemia, namely an alcoholic hyperuricemia.

Weiterführende Literatur:

Bengtsson, C., und Tibblin, E.:
“Serum uric acid levels in women”.
Acta Medica Scandinavica 196: 93 bis 102, 1974

Faller, J., und Fox, I. H.:
“Ethanol induced alterations of uric acid metabolism”.
Advances Experimental Medicine Biology 165 (Pt A): 457 bis 462, 1984

Fessel, W. J., und Barr, G. D.:
“Uric acid, lean body weight, and creatinine interactions: Results from regression analysis of 78 variables”.
Seminars in Arthritis and Rheumatism 7: 115 bis 121, 1977

Hildebrandt, H.: (Leiter der Redaktion)
„Harnsäure“ und „Hyperurikämie“, in „Pschyrembel Klinisches Wörterbuch“.
de Gruyter, Berlin, 1994, Seite 597 bis 598 und Seite 686

Lieber, C. S.:
„Pathogenese alkoholbedingter Leberschäden“.
Leber Magen Darm 9: 157 bis 170, 1979

Lieber, C. S., Jones, D. P., Mendelson, J., und DeCarli, L. M.:
“Fatty liver, hyperlipemia and hyperuricemia produced by prolonged alcohol consumption, despite adequate dietary intake“.
Transactions Association American Physicians 76: 289 bis 301, 1963

MacLachlan, M. J., und Rodnan, G. P.:
“Effect of food, fast and alcohol on serum uric acid and acute attacks of gout”.
American Journal Medicine 42: 38 bis 56, 1967

Matzkies, F., und Kölbel, J.:
„Fehlende Wirkung von Alkohol auf den Harnsäurestoffwechsel“.
Zeitschrift Ernährungswissenschaft 24: 19 bis 29, 1985

Munan, L., Kelly, A., und PetitClerc, C.:
"Alcohol-related changes in uricemia".
Journal Chronic Diseases 31: 95 bis 99, 1978

Munan, L., Kelly, A., und PetitClerc, C.:
"Population serum urate levels and their correlates".
American Journal Epidemiology 103: 369 bis 382, 1976

Nishimura, T., Shimizu, T., Mineo, I., Kawachi, M., Ono, A., Nakajima, H., Kuwajima, M., Kono, N., und Matsuzawa, J.:
"Influence of daily drinking habits on ethanol-induced hyperuricemia".
Metabolism 43: 745 bis 748, 1994

Peña Yañez, A., Gil-Extremera, B., Romero Blasco, B., Raya Muñoz, J., und López Luque, A.:
"Lactacidemia y uricemia después de la sobrecarga oral con etanol en sujetos sanos".
Revista Clinica Española 142: 565 bis 570, 1976

Yano, K., Rhoads, G. G., und Kagan, A.:
"Epidemiology of serum uric acid among 8,000 Japanese-American men in Hawaii".
Journal Chronic Diseases 30: 171 bis 184, 1977

Abbildung:

Zusammenhänge zwischen einem langanhaltenden Alkoholüberkonsum und der Harnsäurebildung im Serum und der Harnsäureausscheidung durch den Harn bei sieben alkoholabhängigen U.S.-amerikanischen Männern (nach Lieber und Mitarbeitern, 1963).

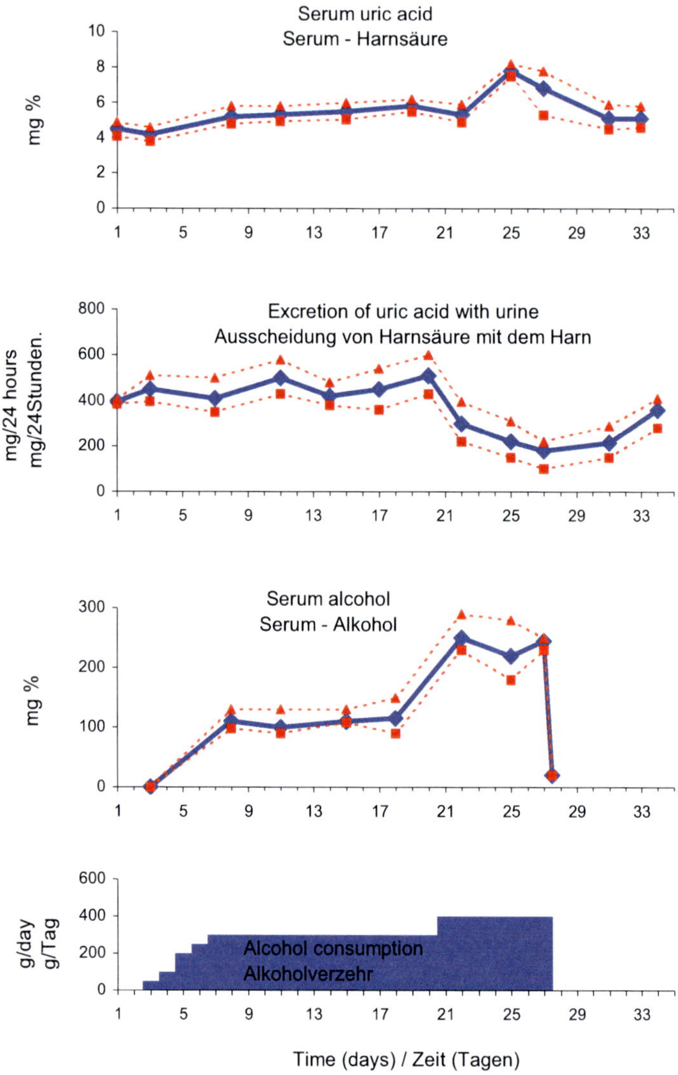

B) Einfluss des Bierkonsums auf harnsteinrelevante Substanzen in Serum und Urin

Urologische Klinik und Poliklinik im Klinikum Rechts der Isar der Technischen Universität München, Germany

Autor:	Rubel, S.,
Ziel der Untersuchung:	Erfassung der Zusammenhänge zwischen dem Verzehr von Pilsener Lagerbier, hefehaltigem Weizenbier und alkoholfreiem Bier und dem Verhalten von harnsteinrelevanten Substanzen, insbesondere von Harnsäure, im Serum und Harn
Jahr der Veröffentlichung:	1989
Zeitschrift:	Dissertation der Fakultät für Medizin der Technischen Universität München in München
Anzahl der Personen:	32 Männer und 6 Frauen, hauptsächlich Medizinstudenten und Mitarbeiter des Klinikums Rechts der Isar. Keine Person wies eine Steinerkrankung auf.
Altersstruktur:	Die Pilstrinker waren 29,7 Jahre, die Weizenbiertrinker 25,8 Jahre und die Konsumenten des alkoholfreien Bieres im Durchschnitt 27, 6 Jahre alt.
Zeitraum der Erfassung:	10 Tage lang

Bierverzehr:

Die Untersuchung dauerte insgesamt 10 Tage:

- vom ersten bis zum dritten Tag dreitägiger Verzicht auf alkoholische Getränke sowie Vermeidung von stark purinhaltiger Kost, anschließend erste Probenahme;
- vom vierten bis zum siebten Tag viertägiger Genuß von täglich 1,5 Liter Bier (Gesamtmenge 6 Liter), anschließend zweite Probenahme;
- vom achten bis zum neunten Tag zweitägige Alkoholkarenz mit purinarmer Kost, anschließend dritte Probenahme und
- am zehnten Tag Abschlußuntersuchung.

An den Untersuchungen beteiligten sich folgende Personen:

- beim Pilsener Bier: 12 Männer und 1 Frau,
- beim Weizenbier: 13 Männer und 1 Frau und
- beim alkoholfreien Bier: 7 Männer und 4 Frauen.

Die Zusammensetzung der Biere war wie folgt:

	untergäriges Pilsener Lagerbier	obergäriges hefehaltiges Weizenvollbier	untergäriges alkoholfreies Schankbier
Stammwürze (g/100g)	11,8	12,6	7,5
Alkohol (ml/100ml)	5,04	5,24	0,37
Extrakt (wirklich) (g/100g)	4,04	4,33	6,57
Kalorien (kcal/kg)	432	455	279
Purine (mg/l)	169	73	100

Ergebnisse:

- Serum-Harnsäure:
  Bei den Konsumenten des Pilsener Bieres nahm der Harnsäuregehalt (von 6,0 auf 6,5 mg/100 ml) deutlich zu, ebenso bei den Weizenbiertrinkern (von 5,9 auf 6,3 mg/100 ml). Bei den Konsumenten des alkoholfreien Bieres stieg der Harnsäurewert verhaltener an (von 5,3 auf 5,6 mg/100 ml).

- Harnsäureausscheidung mit dem Harn und Harnsäuregehalt des 24-Stunden-Harns:
  Bei den Konsumenten des Pilsener Bieres nahm die Harnsäureausscheidung durch die viertägige „Bierbelastung“ (von 588 auf

773 mg/24 Stunden) deutlich zu, ebenso stieg der Harnsäuregehalt im 24-Stunden-Harn (von 50,5 auf 52,5 mg) an. Bei den Trinkern des Weizenbieres erhöhte sich die Harnsäureausscheidung (von 652 auf 735 mg/24 Stunden) geringfügiger, im 24-Stunden-Harn sank die Harnsäuremenge (von 56,6 auf 40,6 mg) dagegen ab. Bei den Konsumenten des alkoholfreien Bieres nahm die Harnsäureausscheidung (von 529 auf 537 mg/24 Stunden) nur unbedeutend zu, vor allem aber fiel der Harnsäuregehalt im 24-Stunden-Harn (von 55,6 auf 27,6 mg) sehr weitgehend ab.

Der geringfügige Anstieg der Harnsäureausscheidung von 8 Milligramm beim alkoholfreien Bier kann auf den fehlenden Alkoholgehalt zurückgeführt werden. Beim Hefeweizenbier, das einen höheren Alkoholgehalt hat als das Pilsener Bier, dafür aber im Puringehalt deutlich niedriger liegt, stieg die Harnsäureausscheidung um 83 Milligramm zwar an, jedoch nicht so deutlich wie beim Pilsner Bier mit 185 Milligramm.

Der Vorstellung, dass der Puringehalt des Bieres die ausschlaggebende Größe für das Harnsäureverhalten ist, widerspricht der Befund, dass das alkoholfreie Bier einen höheren Puringehalt als Hefeweizenbier aufweist, aber eine deutlich geringere Harnsäurebildung nach sich zieht. Es lässt sich also nicht eindeutig sagen, ob der Alkohol oder die Purine mehr zu diesem Verhalten beitragen. Entscheidend ist wohl die Kombination beider Substanzen.

Die Trinker des Pilsener und Weizenbieres erreichen nach der viertägigen Bierbelastung (mit jeweils 1,5 Liter pro Tag) Durchschnittswerte von 6,5 bzw. 6,3 mg Harnsäure/100 ml Serum. Sie kommen damit nahe an den Schwellenbereich heran, der als Risikowert für eine Hyperurikämie gilt. Die Konsumenten des alkoholfreien Bieres sind mit 5,6 mg Harnsäure/100 ml dagegen ganz ungefährdet.

Zusammenfassung:

Bei 38 Personen (davon 32 Männern und 6 Frauen) wurde die Wirkung des Verzehrs von untergärigem Pilsener Lagerbier, obergärigem hefehaltigem Weizenvollbier und untergärigem alkoholfreiem Schankbier auf das Verhalten der Harnsäure im Blutserum und im Harn untersucht.

- Pilsener Bier sollte von Steinpatienten und Patienten, die zur Hyperurikämie neigen, gemieden werden. Unter Bierbelastung steigt die Serumharnsäure und die Harnsäureausscheidung im 24-Stunden-Harn bei gleichzeitig steigendem Harnsäuregehalt des Harns beträchtlich an.
- Weizenbier kann Harnsteinpatienten und Patienten, die zur Hyperurikämie neigen, nur mit Einschränkungen empfohlen werden. Unter Bierbelastung nimmt die Serumharnsäure ebenfalls zu, des weiteren die Harnsäureausscheidung im 24-Stunden-Harn. Der Harnsäuregehalt des Harns dagegen fällt ab.
- Alkoholfreies Bier kann wegen seiner günstigen Wirkung auf die Harnverdünnung ohne Einschränkungen empfohlen werden. Unter Bierbelastung nimmt die Serumharnsäure nur unbedeutend zu, vor allem aber sinkt der Harnsäuregehalt des 24-Stunden-Harns sehr weitgehend ab. Der Puringehalt dieser Biersorte wirkte sich nicht negativ aus.

Weiterführende Literatur:

Faller, J., und Fox, I. H.:
"Ethanol-induced hyperuricemia. Evidence for increased urate production by activation of adenine nucleotide turnover".
New England Journal Medicine 307: 1598 bis 1602, 1982

Förster, H.:
„Biochemie der Gicht".
Therapiewoche 31: 3914, 3917 bis 3918, 3920, 3922, 3924, 3927 bis 3928, 3930, 3933 bis 3934, 1981

Lieber, C. S., Jones, D. P., Losowsky, M. S., und Davidson, C. S.:
"Interrelation of uric acid and ethanol metabolism in man".
Journal Clinical Investigation 41: 1863 bis 1870, 1962

Rodgers, A. V., Gibson, T., Simons, H. A., und Toseland, P.:
"The effect of beer ingestion on plasma and urine uric acid in gout and normouricaemic subjects".
Advances Experimental Medicine Biology 165: 327 bis 331, 1984

Rubel, S.:
„Einfluß von Bierkonsum auf harnsteinrelevante Substanzen in Serum und Urin".
Dissertation, Fakultät für Medizin der Technischen Universität München, München, 1989, 153 Seiten

Strenge, A.:
„Untersuchungen zum Einfluß der Ernährung auf die Ausscheidung von lithogenen Substanzen im Urin".
Dissertation, Landwirtschaftliche Fakultät der Universität Bonn, Bonn, 1982, 169 Seiten

Zechner, O., Latal, D., Pflüger, H., und Scheiber, V.:
"Nutritional risk factors in urinary stone disease".
Journal Urology 125: 51 bis 54, 1981

Abbildung:

Zusammenhänge zwischen dem Verzehr von Pilsener Bier, Weizenbier und alkoholfreiem Bier und dem Harnsäuregehalt des Serums, der Harnsäureausscheidung im 24-Stunden-Harn und dem Harnsäuregehalt im 24-Stunden-Harn von 32 deutschen Männern und 6 Frauen (nach Rubel, 1989).

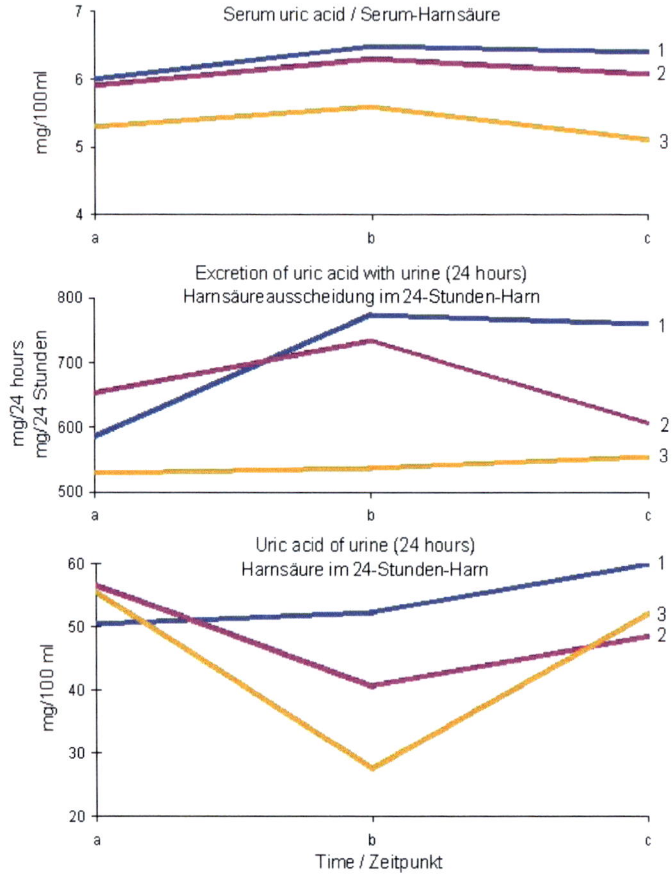

1 = Pilsener Lagerbier; 2 = hefehaltiges Weizenbier;

3 = alkoholfreies untergäriges Schankbier

Zeitpunkt:

a = Untersuchungen nach dreitägiger Alkoholabstinenz und nach purinarmer Kost, unmittelbar vor dem Bierverzehr (=Ausgangswert);

b = Untersuchungen unmittelbar nach Beendigung der viertägigen „Bierbelastung" (täglich 1,5 Liter Bier);

c = Untersuchungen nach zweitägiger Alkoholabstinenz und nach purinarmer Kost im Anschluß an die Bierbelastung

Biergenuß und die Bildung von Nierensteinen

(„Prospective study of beverage use and the risk of kidney stones")

Department of Epidemiology, Department of Nutrition, and Department of Biostatistics, Harvard School of Public Health, Boston/MA, The Channing Laboratory, Department of Medicine, Harvard Medical School, Brigham and Women´s Hospital, Boston/MA and The Medical Service, Renal Section, Brockton/West Roxbury Veterans Affairs Medical Center, Boston/MA, USA

Autoren:	Curhan, G.C., Willett, W.C., Rimm, E.B., Spiegelman, D., und Stampfer, M.J.,
Ziel der Untersuchung:	Erfassung der Zusammenhänge zwischen dem Konsum verschiedener Getränke und dem Risiko der Nierensteinbildung
Jahr der Veröffentlichung:	1996
Zeitschrift:	American Journal Epidemiology 143: 240-247, 1996
Anzahl der Personen:	45.289 Männer, die bis 1986 keine Nierensteinkrankheit aufwiesen. In den Jahren 1988, 1990 und 1992 wurden Fragebögen versandt, um herauszufinden, wieviele Personen an Nierensteinen erkrankt waren.
Altersstruktur:	zwischen 40 und 75 Jahre alt
Zeitraum der Erfassung:	von 1986 bis 1992

Zur Definition:

Die Niere ist ein paariges, beiderseits der Wirbelsäule gelegenes Organ mit exkretorischer und inkretorischer Funktion. Baueinheiten des Nierengewebes sind die ca. 1 Million Nephronen (Nierenkörperchen und Nierenkanälchen) und die Sammelrohre. Aufgabe der Niere ist die Bildung von Harn mit Exkretion harnpflichtiger Substanzen, dann die Konzentrierung des Harns zur Regulierung des Wasser- und Elektrolythaushalts, des Säure-Basen-Gleichgewichts im Blut und des Calcium- und Phosphatstoffwechsels und schließlich die Bildung renaler Hormone.

Bei der Nierensteinkrankheit kommt es zur Bildung von Konkrementen in den Tubuli der Niere, dem Nierenbecken und den ableitenden Harnwegen. An der Zusammensetzung der Nierensteine sind vor allem Calciumsalze (75 bis 85

Prozent), Harnsäure (5 bis 10 Prozent), Magnesiumammoniumphosphat (Struvit) (10 bis 15 Prozent) und Cystin (1 Prozent) beteiligt. Extrarenal begünstigende Faktoren sind u.a. die Ernährung (bei eiweiß- und fettarmer, wasserreicher Kohlenhydratkost sind Nierensteine selten), endokrine Störungen des Calciumstoffwechsels und Störungen des Harnsäurestoffwechsels. Anzeichen der Krankheit sind akute Nierenkoliken und heftigste, anfallsweise auftretende, krampfartige Schmerzen mit verschiedener Dauer der Anfälle (Minuten bis Stunden).
Urolithiasis = Nephrolithiasis = Nierensteinkrankheit

Getränkeverzehr:
Der Verzehr der Personen an alkoholischen und nicht-alkoholischen Getränken wurde mittels eines Fragebogens ermittelt. Mit diesem wurde der durchschnittliche Konsum von 21 Getränken während des Jahres vor dem Beginn der Studie erfaßt.

Die Häufigkeit des Getränkeverzehrs wurde in 9 Gruppen unterteilt:
- weniger als 1 Getränk pro Monat,
- 1 bis 3 Getränke pro Monat,
- 1 Getränk pro Woche,
- 2 bis 4 Getränke pro Woche,
- 5 bis 6 Getränke pro Woche,
- 1 Getränk pro Tag,
- 2 bis 3 Getränke pro Tag,
- 4 bis 5 Getränke pro Tag und
- über 6 Getränke pro Tag.

1 Getränk (= 1 serving) entspricht 8 U.S. fl. oz. oder in etwa 240 ml Flüssigkeit.

Ergebnisse:

During 6 years of follow-up, 753 incident cases of kidney stones were documented. After adjusting simultaneously for age, dietary intake of calcium, animal protein and potassium, thiazide use, geographic region, profession and total fluid intake, consumption of specific beverages significantly added to the prediction of kidney stone risk.

- After mutually adjusting for the intake of other beverages, the risk of stone formation decreased by the following amount for each 240-ml serving (8 oz.) consumed daily: caffeinated coffee, 10 % (12 - 30 %), decaffeinated coffee, 10 % (3 - 16 %), tea, 14 % (5 - 22 %), beer, 21 % (12 - 30 %), and wine, 39 % (10 - 58 %).
- For each 240-ml serving consumed daily, the risk of stone formation increased by 35 % (4 - 75 %) for apple juice and 37 % (1 - 85 %) for grapefruit juice.
- Beim Vergleich der Getränke Kaffee, Tee, Bier und Wein führte Biergenuß (bei einem Verzehr von 4 bis 5 Bieren pro Tag mit 240 ml Inhalt, entsprechend rund 1 Liter Bier pro Tag) zur stärksten Risikominderung (0,22). Das Risiko jener Personen, die weniger als 1 Bier pro Monat tranken, war gleich 1,0 gesetzt worden.

The mechanism for the protective effect of caffeinated coffee and tea may be mediated through caffeine. Caffeine interferes with the action of antidiuretic hormone on the distal nephron resulting in increased urine flow and a more dilute urine, which would lower the risk of crystal formation.

The protective effect of beer and wine may be due to the inhibitory effect of alcohol on antidiuretic hormone secretion with increased urine flow and decreased urinary concentration. A similar magnitude of association was seen for liquor.

Zusammenfassung:

The authors conducted a prospective study of the relation between the intake of 21 different beverages and the risk of symptomatic kidney stones in a cohort of 45,289 men, 40-75 years of age, who had no history of kidney stones.

- The prospective data confirm that greater fluid intake is associated with reduced risk of kidney stones, further suggesting that greater consumption of caffeinated and decaffeinated coffee, tea, beer, and wine decreases the risk of symptomatic kidney stones whereas greater consumption of apple and grapefruit juice increases the risk.
- Der Verzehr von 1 Liter Bier pro Tag führte - im Vergleich zu allen übrigen Getränken - zu der größten Risikominderung (weniger als 1 Bier pro Monat: relatives Risiko = 1,00; 4 bis 5 Biere à 240 ml pro Tag: relatives Risiko = 0,22). Die günstige Wirkung des Bieres ist sehr wahrscheinlich auf die starke harntreibende Wirkung dieses Getränkes zurückzuführen.

Weiterführende Literatur:

Curhan, G. C., Willett, W. C., Rimm, E. B., Spiegelman, D., und Stampfer, M. J.: „Prospective study of beverage use and the risk of kidney stones". American Journal Epidemiology 143: 240 bis 247, 1996

Curhan, G. C., Willett, W. C., Speizer, F. E., und Stampfer, M. J.: „Beverage use and risk for kidney stones in women". Annals Internal Medicine 128: 534 bis 540, 1998
("Risk for kidney stone formation in women decreased by the following amount for each 240-ml serving consumed daily: 10% for caffeinated coffee, 9% for decaffeinated coffee, 8% for tea, 12% for beer, and 59% for wine. In contrast, a 44% increase in risk was seen for each 240-ml serving of grapefruit juice consumed daily. Liquor has neither a positive nor a negative effect" ... Der Alkoholgehalt der Getränke wurde nicht berücksichtigt.)

Hildebrandt, H.: (Leiter der Redaktion) „Niere" und „Nephrolithiasis", in „Pschyrembel Klinisches Wörterbuch". De Gruyter, Berlin, 1994, Seite 1070 bis 1071 und Seite 1046 bis 1047

Hirvonen, T., Pietinen, P., Virtanen, M., Albanes, D., und Virtamo, J.: „Nutrient intake and use of beverages and the risk of kidney stones among male smokers". American Journal Epidemiology 150: 187 bis 194, 1999
("Beer consumption was inversely associated with risk of kidney stones; a bottle of beer [330 ml] consumed per day was estimted to reduce risk by 40% [RR=0.60]".)

Shuster, J., Finlayson, B., Scheaffer, R. L., Sierakowski, R., Zoltek, J., und Dzegede, S.: „Primary liquid intake and urinary stone disease". Journal Chronic Diseases 38: 907 bis 914, 1985
("Beer was significantly more negatively associated with urinary stones than all fluids [milk, water, tea, and soda] except coffee".)

Abbildung:

Zusammenhänge zwischen dem Verzehr von Bier bzw. Pampelmusensaft und dem Risiko einer Nierensteinerkrankung von U.S.-amerikanischen Männern (nach Curhan und Mitarbeitern, 1996).

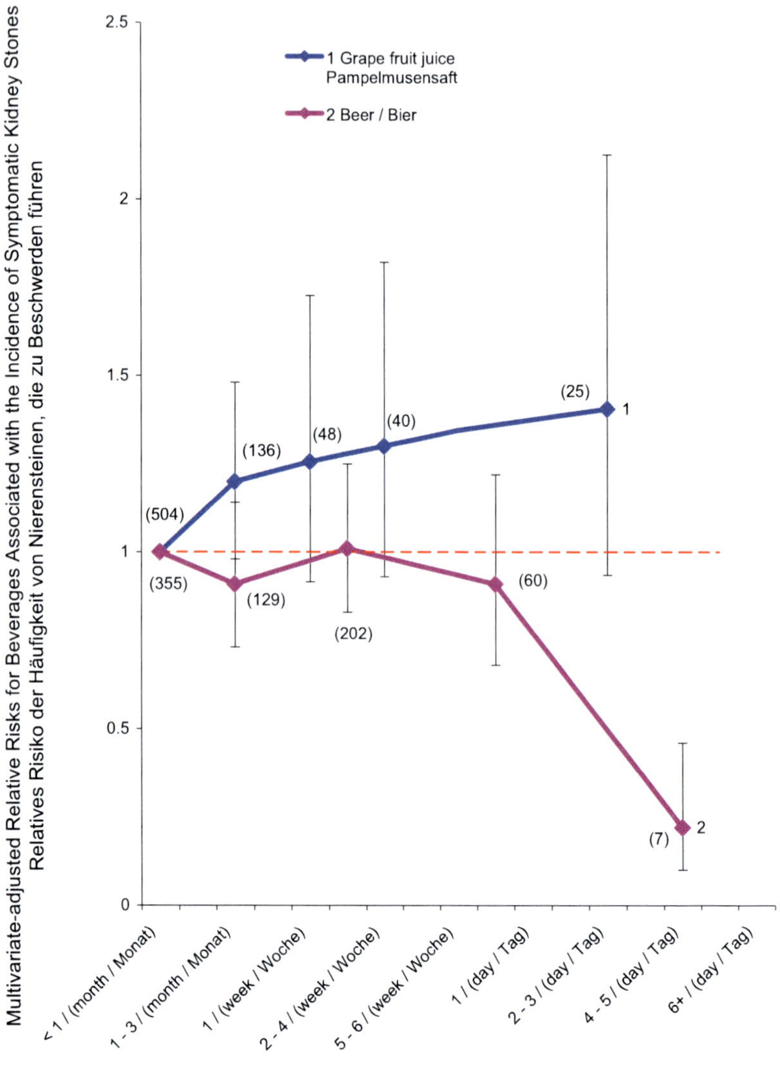

Number of Beverages / Anzahl der Getränke
1 Beverage: 240 ml content / 1 Getränk = 240 ml Inhalt
(In parentheses: Number of cases; in Klammern: Anzahl der Fälle)

Biergenuß und Erkrankung an den ableitenden Harnwegen

(„A prospective study of alcohol, diet, and other lifestyle factors in relation to obstructive uropathy")

Japan-Hawaii Cancer Study, Kuakini Medical Center, Honolulu/HI, USA

Autoren:	Chyou, P.-H., Nomura, A.M.Y., Stemmermann, G.N., und Hankin, J.H.,
Ziel der Untersuchung:	Erfassung der Zusammenhänge zwischen dem Alkoholkonsum, weiteren 32 Nahrungsmitteln und der Häufigkeit der Erkrankung an den ableitenden Harnwegen
Jahr der Veröffentlichung:	1993
Zeitschrift:	Prostate 22: 253-264, 1993
Anzahl der Personen:	6.581 japanisch-amerikanische Männer, die ihren Wohnsitz auf der Insel Oahu in Hawaii hatten
Altersstruktur:	Die Männer waren zwischen 1900 und 1919 geboren worden.
Zeitraum der Erfassung:	Zwischen 1965 und 1968 fanden die ersten Untersuchungen, zwischen 1971 und 1975 weitere Untersuchungen bei den überlebenden Männern statt. Der klinischen Geschichte der Personen wurde im Mittel 19 Jahre nachgegangen.

Zur Definition:

Häufigste Ursache der „obstructive uropathy" (Versperrung der ableitenden Harnwege) ist laut dieser Studie die benigne Prostatahyperplasie (= BPH). Unter gutartiger Prostatahyperplasie versteht man eine Vergrößerung der Prostata durch numerische Zunahme der Zellen und Drüsen des Stromas. Sie ist die häufigste Ursache für Blasenentleerungsstörungen bei Männern.

Alkohol- und Lebensmittelverzehr:

Es wurden mittels Fragebögen zwei Befragungen durchgeführt, einmal von 1965 bis 1968 und ein zweitesmal von 1971 bis 1975. Was die alkoholischen Getränke betrifft, wurde folgende Einteilung vorgenommen:

- Alkoholabstinenz,
- Alkoholkonsum: unter 4; 4 - 24,9 und über 25 oz. pro Monat,
- Bierverzehr: unter 49; 49 - 360 und über 361 oz. pro Monat,
- Weinverzehr: unter 4 und über 4 oz. pro Monat,
- Sakeverzehr: unter 4 und über 4 oz. pro Monat und
- Spirituosen: unter 2; 2,0 - 11,9 und über 12 oz. pro Monat.

1 U.S. fl. oz. entspricht 29,57 ml.

Die Ergebnisse wurden altersstandardisiert.

Ergebnisse:

- After 17 years of follow-up, 846 incident cases of surgically treated obstructive uropathy were diagnosed with benign prostatic hyperplasia (= BPH). Total alcohol intake was inversely associated with obstructive uropathy. The relative risk was 0.64 for men drinking at least 25 ounces of alcohol per month compared with nondrinkers. Among the 4 sources of alcohol, a significant inverse association was present for beer, wine, and sake, but not for spirits.
- Von den vier alkoholischen Getränken nahm bei den Biertrinkern das Risiko am stärksten ab und zwar von 1,00 der bier- und alkoholabstinent lebenden Personen auf 0,66 bei jenen Personen, die täglich 356 ml oder mehr Bier genossen.

Several studies have shown that alcohol consumption may decrease plasma levels of testosterone, decrease testosterone production, and increase testosterone clearence in humans. It is therefore biologically plausible that the decreased risk of obstructive uropathy (or BPH) associated with high alcohol intake could be due at least partially to the effects of alcohol on testosterone/dihydrotestosterone metabolism.

We also observed that the inverse association between obstructive uropathy and alcohol differed according to the type of alcoholic beverages consumed.

The protective effect was significant for beer, wine, and sake drinkers, but not for consumers of spirits. We have no ready explanation for the difference observed with specific alcoholic beverages. Beer, wine, and sake (a fermented product of rice) are nondistilled alcoholic beverages, while spirits (scotch, bourbon, gin, vodka, rum, etc.) are distilled products. It may be that nondistilled alcoholic beverages contain certain but yet unidentified substances that could depress the progression of obstructive uropathy (or BPH).

Zusammenfassung:

The association of alcohol, diet, and other lifestyle factors with obstructive uropathy was investigated in a cohort of 6,581 Japanese-American men, examined and interviewed from 1971 to 1975 in Hawaii.

- Total alcohol intake was inversely associated with obstructive uropathy. The relative risk (RR) was 0.64 (0.52-0.78) for men drinking at least 25 ounces of alcohol per month compared with nondrinkers (1 U.S. fl. oz. = 29,57 ml).
- Among the four sources of alcohol, a significant inverse association was present for beer (361+ oz. beer per month: RR = 0.66), wine (> 4 oz. wine per month: RR = 0.72), and sake (> 4 oz. sake per month: RR = 0.72), but not for spirits (12.0+ oz. spirits per month: RR = 0.82).

Buddhist (vs. other) religion, rural (vs. urban) birthplace, and the presence of prostate symptoms were each associated with increased risk of obstructive uropathy, but no association was found with education, number of marriages, or cigarette smoking. Increased beef intake was weakly related to an increased risk, while no association was found with the consumption of 32 other food items in the study.

Weiterführende Literatur:

Chyou, P. - H., Nomura, A. M. Y., Stemmermann, G. N., und Hankin, J. H.:
„A prospective study of alcohol, diet, and other lifestyle factors in relation to obstructive uropathy".
Prostate 22: 253 bis 264, 1993

Hildebrandt, H.: (Leiter der Redaktion)
„Benigne Prostatahyperplasie", in „Pschyrembel Klinisches Wörterbuch".
De Gruyter, Berlin, 1994, Seite 1247

Klahr, S., und Harris, K. P. G.:
„Obstructive uropathy", in „The Kidney: Physiology and Pathopysiology" (Seldin, D.W., und Giebisch, G.: Herausgeber).
Raven Press Ltd., New York, 1992, Seite 3327 bis 3369
("It has been calculated that 166 patients per 100,000 population were hospitalized in the U.S. in 1985 with a presumptive diagnosis of obstructive uropathy. Obstructive uropathy was the fourth leading diagnosis at discharge among male patients with kidney and urological disorders with a rate of 242 patients per 100,000 discharges. In females, obstructive uropathy ranked sixth among the diagnoses at discharge in patients with kidney and urological disorders for a rate of 94 per 100,000 population. In 1985, in the U.S., 387 patient visits per 100,000 patient visits were ascribed to obstructive uropathy. Some 450,000 surgical procedures are performed yearly for benign prostatic hyperplasia, making this the most common operation in males. In 1985, about 80% of these operations were performed on men age 65 or older".)

Abbildung:

Zusammenhänge zwischen dem Bierverzehr und dem Risiko, an den ableitenden Harnwegen zu erkranken von U.S.-amerikanischen Männern japanischer Abstammung (nach Chyou und Mitarbeitern, 1993).

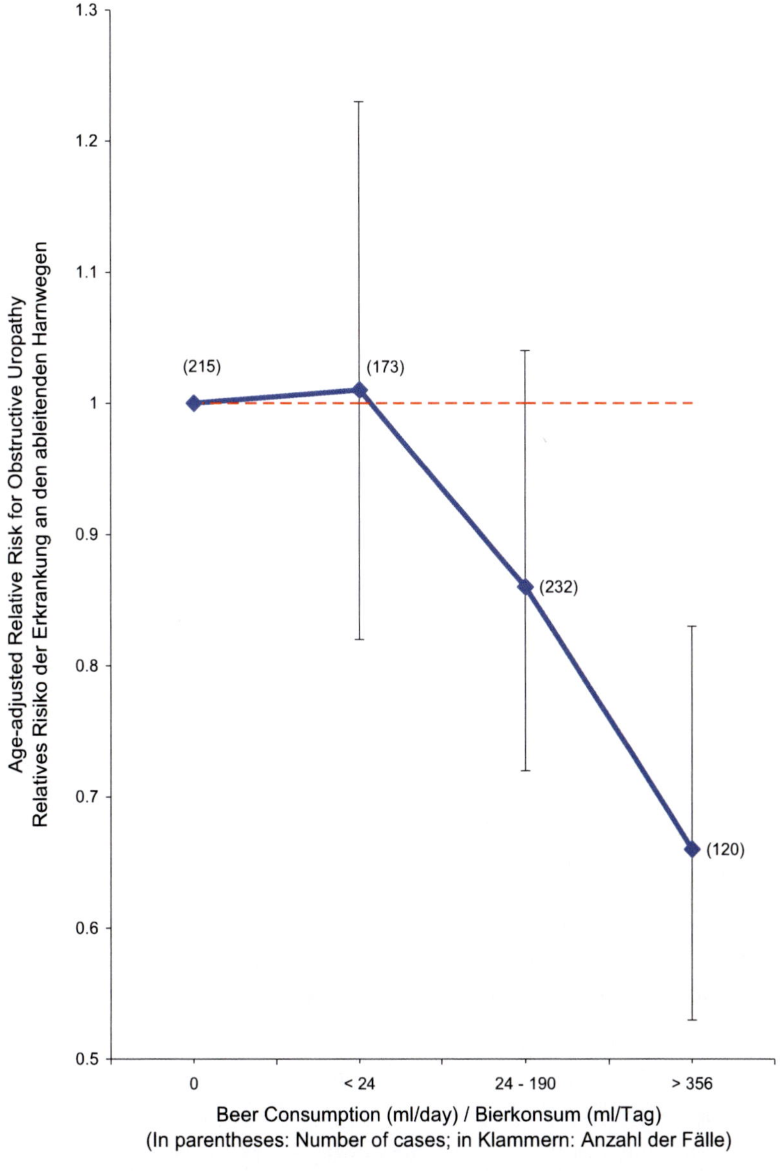

Alkoholverzehr und Ulkuserkrankungen
(„Cigarettes, alcohol, coffee and peptic ulcer")

Department of Medical Methods Research, Kaiser-Permanente Medical Care Program, Oakland/CA and Department of Nutrition, Harvard School of Public Health, Boston/MA, USA

Autoren:	Friedman, G., Siegelaub, A., und Seltzer, C.,
Ziel der Untersuchung:	Erfassung der Zusammenhänge zwischen dem Alkoholkonsum und der Häufigkeit von Ulkuserkrankungen
Jahr der Veröffentlichung:	1974
Zeitschrift:	New England Journal Medicine 290: 469-473, 1974
Anzahl der Personen:	36.656 weiße Männer und Frauen, die sich in der Gegend von San Francisco mehreren Gesundheitsuntersuchungen unterzogen. Die Personen wurden in zwei Gruppen unterteilt, so in Raucher und Nichtraucher.
Altersstruktur:	zwischen 30 und 59 Jahre alt
Zeitraum der Erfassung:	Die Untersuchungen wurden zwischen 1964 und 1968 durchgeführt. Jede Untersuchungsperson füllte zwei Fragebögen aus, wobei sich der erste ausschließlich auf das Jahr vor der Untersuchung bezog. Der zweite Fragebogen beinhaltete den gesamten Zeitraum vor diesem Jahr.

Zur Definition: Ulkuserkrankungen oder Ulcus pepticum (Peptic ulcer disease)
Eine Ulkuserkrankung ist eine Geschwürskrankheit. Die Bezeichnung Ulkuserkrankung steht für das zyklische Auftreten eines gastroduodenalen Ulkus. Ein Ulkus oder Geschwür ist die Entzündung der Haut oder Schleimhaut mit örtlichem Substanzverlust. Ulcus pepticum ist ein gutartiges, durch Einwirkung von Salzsäure und Pepsin entstandenes unspezifisches Geschwür in jenen Abschnitten des Verdauungstrakts, die mit Magensaft in Berührung kommen. Häufigste Vertreter sind Ulcus ventriculi und Ulcus duodeni. Ulcus

ventriculi ist ein Geschwür der Magenschleimhaut, das bis in die Submukosa reicht. Ulcus duodeni ist ein Zwölffingerdarmgeschwür, welches im Duodenum lokalisiert ist. Die Häufigkeit des Ulcus ventriculi beträgt 30 Fälle pro 100.000 Personen und Jahr und die des Ulcus duodeni 290 Fälle pro 100.000 Personen und Jahr.

Alkoholverzehr:
Der Alkoholkonsum wurde mittels zweier Fragen ermittelt:
Tranken Sie im letzten Jahr Alkohol und wenn ja, wieviele alkoholische Getränke konsumierten Sie pro Tag und um welche Art von Getränken handelte es sich dabei (Wein, Bier, Whisky und Cocktails)?

Es wurden folgende drei Gruppen gebildet:
- Alkoholabstinenz,
- Verzehr von weniger als zwei alkoholhaltigen Getränken pro Tag und
- Verzehr von mehr als drei (bis zu mehr als 9) alkoholhaltigen Getränken pro Tag.

Die Werte wurden altersstandardisiert.

Ergebnisse:
- Bei den Konsumenten von weniger als zwei Getränken und von mehr als drei Drinks pro Tag ergab sich ein niedrigerer Anteil an Ulkuserkrankungen, verglichen mit den alkoholabstinent lebenden Personen, sowohl bei Männern als auch bei Frauen. Bei den Rauchern wie auch bei den Nichtrauchern war dieser Zusammenhang U-förmig, wobei die Konsumenten von zwei Drinks oder weniger pro Tag am besten abschnitten.

Andere Autoren, wie z.B. Sonnenberg und Mitarbeiter (1981) kamen zu bemerkenswerten Ergebnissen: „It might be concluded from this study that the best and cheapest treatment of duodenal ulcer would consist of motivating the smokers to stop smoking, and the teetotalers to consume moderately amounts of alcohol".

Seit einigen Jahren wird immer deutlicher, dass das Bacterium Helicobacter pylori chemische Entzündungen der Magenschleimhaut auslöst, die zu Geschwüren des Magens und des Zwölffingerdarms führen. Die Wirkung dieses

Keimes beruht darauf, dass es die Schleimhaut des Magens schädigt, die diese sonst vor Säure und Verdauungsenzymen schützt. Zwar wird die Schleimhaut auch auf andere Weise angegriffen, vor allem durch Rheumamittel und Schmerzmittel, aber Helicobacter pylori ist die häufigste Ursache solcher Läsionen. Das Bacterium dürfte für 95 Prozent aller Geschwüre des Zwölffingerdarms und für 80 Prozent der Magengeschwüre verantwortlich sein.

Zusammenfassung:

Since alcohol (and caffeine) increase gastric acid secretion, alcoholic beverages (and coffee) have been suspected of predisposing to, or of aggravating, peptic ulcer.

- Among the men alcohol consumption showed an inverse relation to peptic ulcer history, particularly in smokers, among whom the subgroup taking two drinks per day or fewer and that consuming three or more per day each showed a significantly lower percentage with ulcer history than the nondrinkers.
- Among the women the smoker-nonsmoker differences in peptic ulcer history were largest in the nondrinkers and less marked in drinkers. In both smokers and nonsmokers the relation of ulcer history to drinking was „U-shaped“, with the lowest prevalence in the groups taking one to two drinks per day.

Weiterführende Literatur:

Beyer, P. L.:
„Medical nutrition therapy for upper gastrointestinal tract disorders“, in „Krause's Food, Nutrition, and Diet Therapy“ (Mahan, L. K., und Escott-Stump, S.: Herausgeberinnen).
Saunders, Philadelphia, PA, 2004, Seite 686 bis 704

Domschke, S., und Domschke, W.:
„Gastroduodenal damage due to drugs, alcohol and smoking“.
Clinics in Gastroenterology 13: 405 bis 436, 1984
(„Chronic moderate alcohol consumption by itself does not seem to increase the liability to peptic ulceration“.)

Friedman, G. D., Siegelaub, A. B., und Seltzer, C. C.:
„Cigarettes, alcohol, coffee and peptic ulcer“.
New England Journal Medicine 290: 469 bis 473, 1974

Hildebrandt, H.: (Leitung der Redaktion)
„Ulcus“, in „Pschyrembel Klinisches Wörterbuch“.
De Gruyter, Berlin 1994, Seite 1588 bis 1591

Kurata, J. H., und Hailie, B. M.:
„Epidemiology of peptic ulcer disease“.
Clinics in Gastroenterology 13: 289 bis 307, 1984
(„We present an overall picture of the frequency and predisposing factors of peptic ulcer... There is strong evidence that cigarette smoking, regular use of aspirin, and prolonged use of steroids are associated with the development of peptic ulcer. There is some evidence that coffee and aspirin substitutes may affect ulcers, but most studies do not implicate alcohol, food, or psychological stress as causes of ulcer disease“.)

Østensen, H., Gutmundsen, T. E., Østensen, M., Burhol, P. G., und Bonnevie, O.:
„Smoking, alcohol, coffee, and familial factors: Any associations with peptic ulcer disease? A clinically and radiologically prospective study“.
Scandinavian Journal Gastroenterology 20: 1227 bis 1235, 1985
(„Our study shows, first, that peptic ulcer occurs more frequently in relatives of patients with peptic ulcer disease than in relatives of controls; second, that tobacco smoking apparently

represents an etiologic factor in the development of peptic ulcer disease; and, third, that neither coffee nor alcohol seems to play a role in the development of peptic ulcer disease".)

Sonnenberg, A., Müller-Lissner, S. A., Vogel, E., Schmid, P., Gonvers, J. J., Peter, P., Strohmeyer, G., und Blum, A. L.:
„Predictors of duodenal ulcer healing and relapse".
Gastroenterology 81: 1061 bis 1067, 1981

Abbildung:

Zusammenhänge zwischen dem Alkoholverzehr und der Häufigkeit von Ulkuserkrankungen von U.S.-amerikanischen weißen rauchenden und nichtrauchenden Männern und Frauen (nach Friedman und Mitarbeitern, 1974).

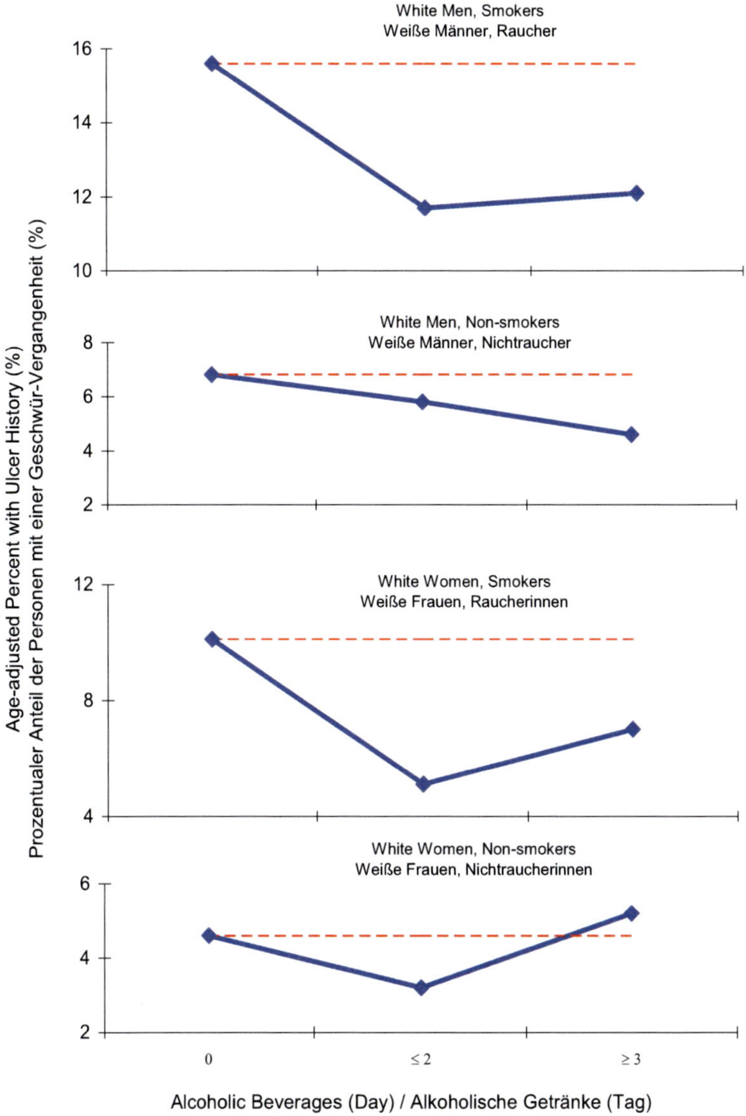

Figure: Pathophysiology Algorithm:

Peptic Ulcer

(after Beyer, 2004 and Anderson and Garner, 2000)

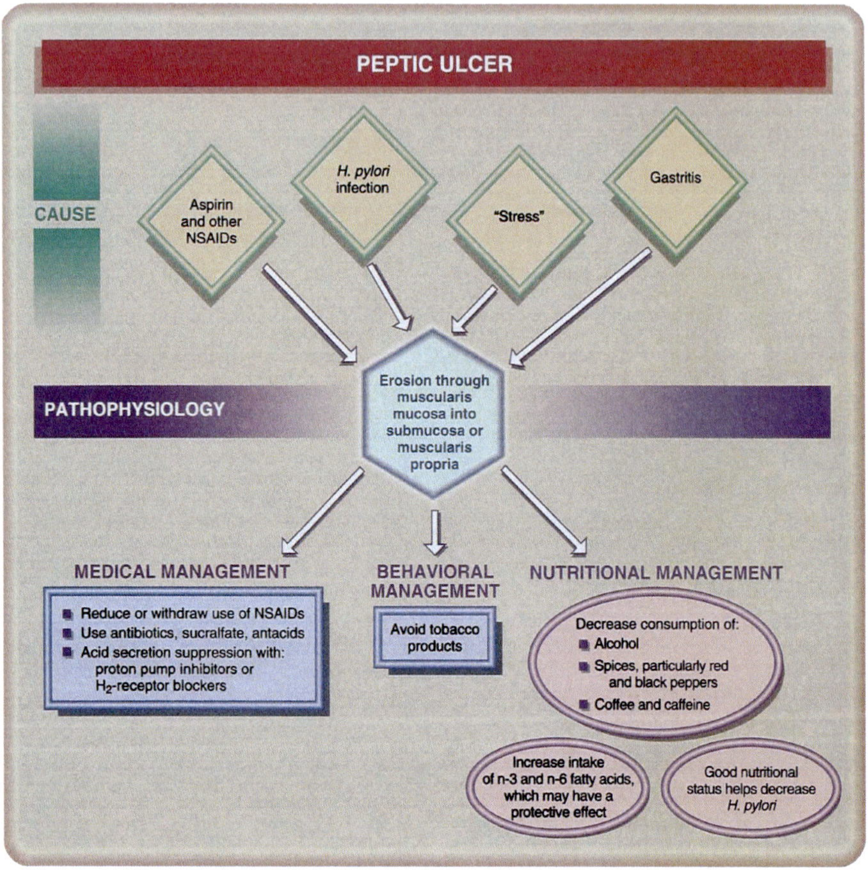

H. pylori = Helicobacter pylori
NSAIDs = Nonsteroidal Antiinflammatory Drugs

Source: Beyer, P.L.: "Medical nutrition therapy for upper gastrointestinal tract disorders", in "Krause's Food, Nutrition, and Diet Therapy" (Mahan, L.K., und Escott – Stump, S.: Herausgeberinnen).
Saunders, Philadelphia, PA, 2004, Seite 686 - 704

Alkoholverzehr und die Bildung von Gallensteinen

(„Diet, alcohol, and relative weight in gall stone disease: a case-control study")

Division of Human Nutrition, Commonwealth Scientific and Industrial Research Organisation, Adelaide, South Australia 5000, Australia

Autoren:	Scragg, R.K.R., McMichael, A.J., und Baghurst, P.A.,
Ziel der Untersuchung:	Erfassung der Zusammenhänge zwischen dem Alkoholkonsum und dem Risiko einer Gallensteinbildung
Jahr der Veröffentlichung:	1984
Zeitschrift:	British Medical Journal 288: 1113-1119, 1984
Anzahl der Personen:	insgesamt 867 Männer und Frauen aus Adelaide in Australien: 267 Personen mit Gallensteinen waren in Krankenhäusern stationiert, 241 Personen aus der Bevölkerung bzw. 359 Personen in Krankenhäusern von Adelaide dienten als Kontrolle.
Altersstruktur:	70 Jahre und jünger. Für die Studie wurden zwei Altersgruppen gebildet: Personen älter als 50 Jahre und Personen jünger als 50 Jahre.
Zeitraum der Erfassung:	von Dezember 1978 bis September 1980

Zur Definition:

Die Galle ist ein Sekret der Leber, das beim Menschen und einigen Tieren in der Gallenblase gesammelt wird. Sie hat die Aufgabe, Fette im Speisebrei zu emulgieren und damit verdaubar zu machen. Die Galle enthält eine Reihe körpereigener und körperfremder Substanzen, meist als Glukuronide, wie z.B. Gallenfarbstoffe und Hormone, sowie Cholesterin. Bei erhöhter Konzentration bzw. bei einer Entzündung kann es zur Bildung von Gallensteinen unterschiedlicher Zusammensetzung kommen.

Diese bilden sich um einen Kristallisationskern in den Gallengängen bzw. in der Gallenblase. Nach den möglichen Bestandteilen (Cholesterin, Calciumcarbonat, Bilirubin oder Eiweiß) werden unterschieden:
- Cholesterinsteine,
- Pigmentsteine, vor allem Bilirubinsteine und
- Calciumbilirubinatsteine.

Beim Übertritt der Gallensteine in den Darm kommt es zur Gallenkolik, meist nach Perforation der Gallenblase.

Cholelithiasis: Gallensteinleiden; durch Gallensteine hervorgerufene häufigste Erkrankung der Gallenblase und der Gallengänge.

Alkoholverzehr:

Aus Fragebögen wurde der Alkoholkonsum der Personen ermittelt. Dieser war bei den stationierten Patienten deutlich niedriger als bei den Personen der normalen Bevölkerung, sowohl bei den Männern als auch bei den Frauen. Die konsumierte Alkoholmenge wurde in Gramm Alkohol pro Tag angegeben. Es werden keine Angaben über die Art der alkoholischen Getränke gemacht.

Ergebnisse:

- Die relative Häufigkeit der Bildung von Gallensteinen bei alkoholabstinent lebenden Personen wurde gleich 1,0 gesetzt. Bei Personen, die einen steigenden Alkoholkonsum aufweisen (0 bis 50 Gramm/Tag), sinkt das relative Risiko der Gallensteinbildung bis auf einen Wert von ca. 0,3 ab. Ein Alkoholverzehr von bis zu 30 Gramm/Tag ist besonders wirksam. Ein höherer Konsum führt nur noch zu unbedeutenden Risikoabnahmen.

The observation that alcohol protects against the formation of gall stones may partly explain the greater prevalence of gall stones in women than men because women consume much less alcohol.

„Increased intake of simple sugars in drinks and sweets was associated with an increased risk; and increased intake of energy or fat was associated with an increased risk in young subjects. Obesity was associated with an increased risk only in young women."

Zusammenfassung:

- Der Verzehr von alkoholischen Getränken führt bei beiden Geschlechtern zu einer Verminderung des Risikos der Gallensteinbildung. Ein Konsum von bis zu 30 Gramm Alkohol pro Tag ist am vorteilhaftesten.

The protective effect of alcohol may be via the liver, by increasing the conversion of cholesterol to bile acids or by altering the enterohepatic circulation of bile acids, including deoxycholic acid, the concentration of which is typically raised in the bile of patients with gall stones.

Weiterführende Literatur:

Diehl, A. K.:
„Epidemiology and natural history of gallstone disease".
Gastroenterology Clinics of North America 20: 1 bis 19, 1991

Diehl, A. K., Haffner, S. M., Hazuda, H. P., und Stern, M. P.:
„Coronary risk factors and clinical gallbladder disease: An approach to the prevention of gallstones?"
American Journal Public Health 77: 841 bis 845, 1987
("Regular alcohol use has a protective effect on clinical gallbladder disease in men. Alcohol use: Less than once/month OR = 1.0; once/month to twice/week OR = 1.03; three times/week or more OR =0.33; OR = Odds Ratio".)

Friedman, G. D., Kannel, W. B., und Dawber, T. R.:
„The epidemiology of gallbladder disease: Observations in the Framingham study".
Journal Chronic Disease 19: 273 bis 292, 1966
("Although the differences were not statistically significant there were slight trends suggesting that persons who consumed less alcohol ran a higher risk of subsequent gallbladder disease. Alcohol intake : <1; 1-29; 30+ oz / month".)

Hildebrandt, H.: (Leitung der Redaktion)
„Cholelithiasis", „Galle" und „Gallensteine", in „Pschyrembel Klinisches Wörterbuch".
De Gruyter, Berlin, 1994, Seite 254 bis 255 und Seite 506 bis 509

Joergensen, T., und Joergensen, L.:
„Gallstones and diet in a Danish population".
Scandinavian Journal Gastroenterology 24: 821 bis 826, 1989
("Abstinence from alcohol was significantly associated with both the total prevalence of gallstone disease and with the prevalence of stones of 5 mm or less. The same trend was seen in both sexes".)

Klatsky, A. L., Friedman, G. D., und Siegelaub, A. B.:
„Alcohol use and cardiovascular disease: The Kaiser-Permanente experience".
Circulation 64 (supplement III): III 32 bis III 41, 1981

("The inverse relation found between alcohol use and hospitalizations for cholelithiasis raises the possibility of a common pathogenic mechanism linking alcohol to coronary events and cholelithiasis".)

La Vecchia, C., Negri, E., D`Avanzo, B., und Boyle, P.:
„The risk of gallstones in middle-aged women".
New England Journal Medicine 322: 473 bis 474, 1990
(„There was a significant inverse relation between the reported alcohol intake and the risk of cholelithiasis. The relative risk was 0.8 among those who had one to three drinks a day and 0.5 among those who had more than three drinks a day as compared with nondrinkers. This inverse association was consistent in men and women and across the strata of age and body-mass index".)

Maclure, K. M., Hayes, K. C., Colditz, G. A., Stampfer, M. J., Speizer, F. E., und Willett, W. C.:
„Weight, diet, and the risk of symptomatic gallstones in middle-aged women".
New England Journal Medicine 321: 563 bis 569, 1989
("We observed an inverse relation between alcohol consumption and the incidence of symptomatic gallstones. As compared with nondrinkers [RR = 1.0], nonobese women who consumed 1.5 to 4.9 g alcohol/day had a relative risk of 0.8, women who drank 5 to 14.9 g alcohol/day a relative risk of 0.5, and women who drank ≥15 g alcohol/day a relative risk of 0.6 ... The relative risks for a moderate intake of wine were 0.7, for a moderate intake of beer 0.8, and for a moderate intake of liquor 1.0, as compared with the relative risk for nondrinkers".)

Scragg, R. K. R., McMichael, A. J., und Baghurst, P. A.:
„Diet, alcohol, and relative weight in gall stone disease: a case-control study".
British Medical Journal 288: 1113 bis 1119, 1984

Thornton, J., Symes, C., und Heaton, K.:
„Moderate alcohol intake reduces bile cholesterol saturation and raises HDL cholesterol".
Lancet 2: 819 bis 822, 1983
("Bile cholesterol saturation index fell from 1.31 to 1.08 during the period of alcohol consumption [39 g alcohol daily for six weeks] and rose to 1.27 during abstention. There was a significant inverse correlation between bile saturation index and HDL cholesterol [r = -0.56]. Our data provide further evidence of a biochemical link between cardiovascular disease and cholesterol gallstones and suggest that moderate alcohol intake has some protective effect against both diseases".)

Abbildung:

Zusammenhänge zwischen dem Alkoholverzehr und dem Risiko der Bildung von Gallensteinen von australischen Frauen und Männern (nach Scragg und Mitarbeitern, 1984).

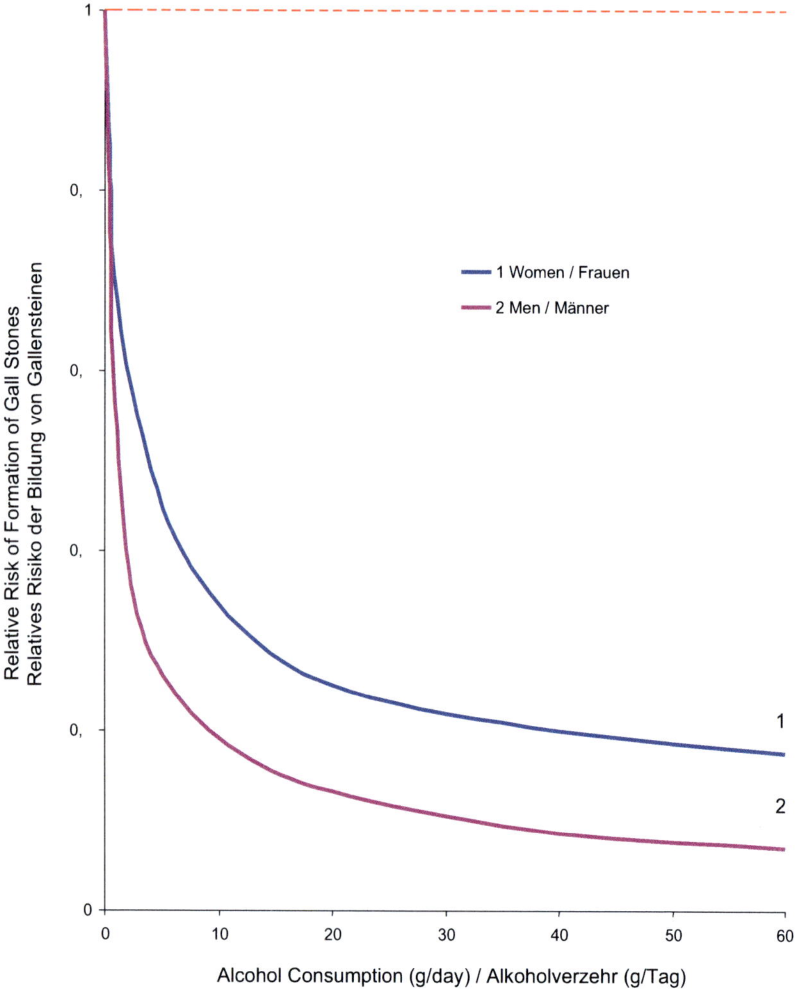

Alkoholverzehr und virenbedingte Erkältungen

(„Smoking, alcohol consumption, and susceptibility to the common cold")

Carnegie Mellon University, Pittsburgh/PA, Common Cold Unit of the Medical Research Council, Salisbury, England, Addiction Research Unit of the Medical Research Council, London, England, und University of Wales College of Cardiff, USA and UK

Autoren:	Cohen, S., Tyrrell, D.A.J., Russell, M.A.H., Jarvis, M.J., und Smith, A.P.,
Ziel der Untersuchung:	Erfassung der Zusammenhänge zwischen dem Alkoholkonsum und virenbedingten Erkältungen
Jahr der Veröffentlichung:	1993
Zeitschrift:	American Journal Public Health 83: 1277-1283, 1993
Anzahl der Personen:	154 Männer und 263 Frauen, die freiwillig an den Untersuchungen der Medical Research Council´s Common Cold Unit in Salisbury, England, teilnahmen. Diese Personen litten nicht an chronischen oder akuten Erkrankungen noch wurden sie medikamentös behandelt. 391 Personen wurden mit Viren „infiziert", 26 Personen erhielten eine Salzlösung.
Altersstruktur:	zwischen 18 und 54 Jahre alt
Zeitraum der Erfassung:	von 1986 bis 1989

Zur Definition:

Erkältungskrankheiten sind oft nach Kälteeinwirkung akut auftretende Entzündungen der Atemwege, der Mittelohren und des Harntrakts. Die Ursachen sind meist Vireninfektionen, die zu einer Herabsetzung der lokalen Durchblutung und der Immunabwehr führen.

Alkoholverzehr:

Die Personen wurden nach ihrem Alkoholkonsum befragt. A half pint, a bottle or can of beer, a glass of wine, and a shot of whiskey contain approximately equal amounts of ethanol and were each treated as a single drink. Folgende Gruppen wurden gebildet:

- 0 Getränke: kein Verzehr eines alkoholischen Getränks pro Woche,
- Verzehr von 0,1 bis 1 Getränk pro Tag,
- Verzehr von 1,1 bis 2 Getränken pro Tag und
- Verzehr von über 2 alkoholischen Getränken pro Tag.

Beimpfung der Personen mit Viren (Subjects were given nasal drops containing a low infectious dose of one of five respiratory viruses):

- rhino virus type 2 (86 subjects),
- rhino virus type 9 (122 subjects),
- rhino virus type 14 (89 subjects),
- respiratory syncytial virus (39 subjects) and
- coronavirus type 229 E (55 subjects).

An addition of 26 subjects were randomly assigned to receive saline.

Clinical colds were defined as clinical symptoms verified by the isolation of virus or by an increase in virus-specific antibody titer. Analyses included control variables for demographics; body weight; virus; and environmental, immunological and psycho-logical factors.

Smoking status:

Cotinine, a metabolite of nicotine, provided biochemical measures of smoking status. Persons with average cotinine levels of 15 nanogram/ml or more were defined as smokers while those with levels of less than 15 nanograms/ml were defined as nonsmokers. 104 objects were smokers.

Ergebnisse:

This study was conducted to test the supposition that both smoking and consuming alcohol suppress host resistance to viral infections. Up until now, the relation between alcohol consumption and susceptibility to common upper respiratory infection in healthy, nonalcoholic humans has not been studied.

- Smokers were at greater risk for developing colds than nonsmokers because smokers were more likely both to develop infections and to develop illness following infection.
- In contrast, alcohol consumption was associated with a decreased risk of respiratory illness. Each increase in drinking from 0; 0.1-1; 1.1-2 up to approximately three to four drinks per day was associated with a decreased risk for developing colds because drinking was associated with decreased illness following infection.
- The benefits of drinking occurred only among nonsmokers.

How could moderate alcohol consumption be associated with a lower probability of symptom development (of common cold)? One possibility is that alcohol acts to limit the replication of the virus through a primary immune process. Another is that alcohol inhibits inflammatory process involved in symptom mediation. For example, ethanol has been found to produce up to 10-fold increases in cyclic adenosine monophosphate (AMP) concentrations in human lymphocytes. Cyclic AMP is known to have a general anti-inflammatory action, including the inhibition of histamine release, and hence it provides a possible pathway through which ethanol inhibits symptoms among infected persons.

Zusammenfassung:

Data are presented from a prospective study of the independent effects of smoking and alcohol consumption on susceptibility to the common cold.

Healthy persons were exposed to one of five respiratory viruses and monitored for the development of clinical illness.

- Smoking was associated with an increased risk of acute infectious respiratory illness.
- Nonsmokers who did not drink were at equally high risk as smokers, but as their consumption of alcohol increased, their risk for illness decreased. There was a dose-respone relation. Each increase in drinking up to approximately three to four drinks per day was associated with a decreased risk of illness.
- Smoking nullifies the beneficial effects of moderate drinking.

Möglicherweise hemmt Alkohol die Vermehrung von Viren oder Alkohol erhöht in den menschlichen Lymphozyten das Vorkommen von cyclischem Adenosinmonophosphat, das wiederum entzündungshemmend wirkt.

Weiterführende Literatur:

Atkinson, J. P., Sullivan, T. J., Kelly, J. P., und Parker, C. W.:
„Stimulation by alcohols of cyclic AMP metabolism in human leukocytes. Possible role of cyclic AMP in the antiinflammatory effects of ethanol".
Journal Clinical Investigation 60: 284 bis 294, 1977
("In this study ethanol and certain other short-chain alcohols (benzyl, phenethyl, methyl, propyl, butyl, and amyl alcohol) produced up to 10-fold increases in cyclic AMP concentrations in purified human peripheral blood lymphocytes... The magnitude of the inhibition of certain inflammatory processes correlated with the ability of the alcohol to elevate cAMP concentrations".)

Bourne, H. R., Lichtenstein, L. M., Melmon, K. L., Henney, C. S., Weinstein, Y., und Shearer, G. M.:
„Modulation of inflammation and immunity by cyclic AMP".
Science 184: 19 bis 28, 1974
("Receptors for vasoactive hormones and mediators of inflammation regulate many leukocyte functions".)

Cohen, S., Tyrrell, D. A. J., Russell, M. A. H., Jarvis, M. J., und Smith, A. P.:
„Smoking, alcohol consumption, and susceptibility to the common cold".
American Journal Public Health 83: 1277 bis 1283, 1993

Hildebrandt, H.: (Leiter der Redaktion)
„Erkältungskrankheiten", in „Pschyrembel Klinisches Wörterbuch".
De Gruyter, Berlin, 1994, Seite 430

Abbildung:

Zusammenhänge zwischen dem Alkoholverzehr und der Häufigkeit von – virenbedingten – Erkältungen von rauchenden und nicht-rauchenden britischen Frauen und Männern (nach Cohen und Mitarbeitern, 1993).

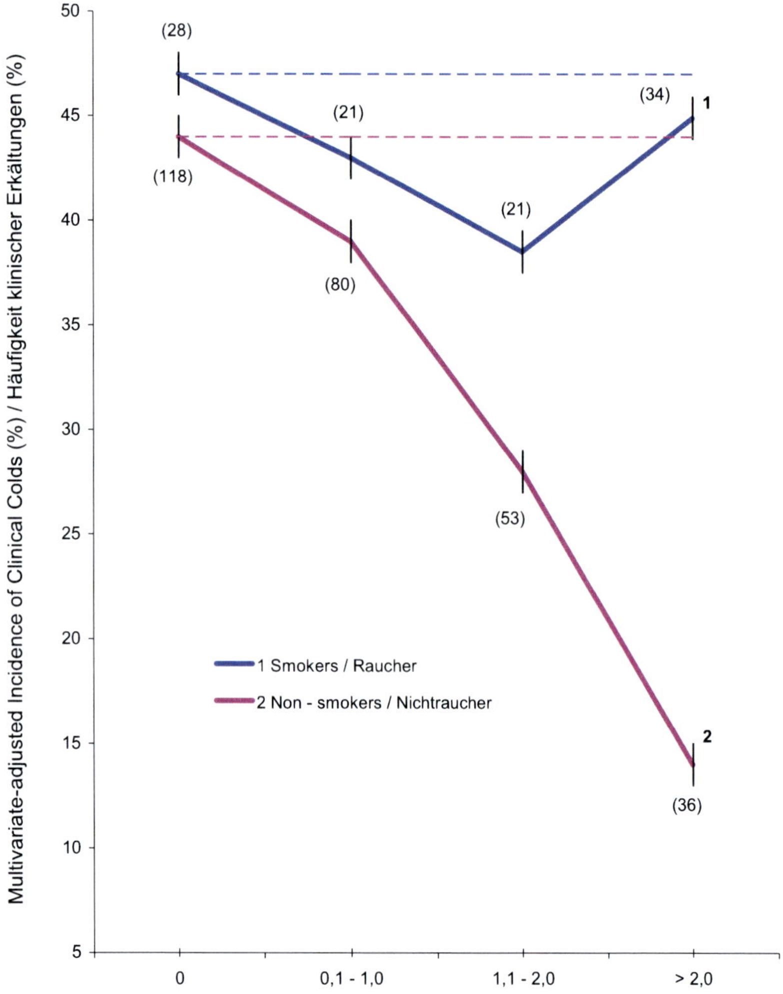

Alcoholic Beverages (Day) / Alkoholische Getränke (Tag)
1 Drink: a half pint or bottle or can of beer, or a glass of wine, or a shot of whiskey
(In parentheses: Number of cases; in Klammern: Anzahl der Fälle)

Alkoholverzehr und gutartige Prostatavergrößerung

(„Risk factors for surgically treated benign prostatic hyperplasia in a prepaid health care plan“)

Kaiser Permanente Medical Care Program, Division of Research and Kaiser Permanente Medical Center, Oakland/CA and Merck Sharp & Dohme Research Laboratories, West Point/PA, USA

Autoren:	Sidney, S., Lydick, E.G., Quesenberry, C., Guess, H.A., Sadler, M.C., und Cattolica, E.V.,
Ziel der Untersuchung:	Erfassung der Zusammenhänge zwischen dem Alkoholkonsum und der Häufigkeit von gutartigen Prostatavergrößerungen
Jahr der Veröffentlichung:	1991
Zeitschrift:	Supplement to Urology 38: 13-19, 1991
Anzahl der Personen:	16.219 männliche Mitglieder des „Northern California Kaiser Medical Care Program“, die sich 1971 und 1972 in Oakland und San Francisco mehreren Gesundheitsuntersuchungen unterzogen. Davon wurden 1.027 Männer an der gutartigen Prostatavergrößerung behandelt.
Altersstruktur:	40 Jahre und älter, im Durchschnitt 53 Jahre alt
Zeitraum der Erfassung:	von 1971/1972 bis 1987

Zur Definition:

Gutartige Prostatavergrößerung (Benign Prostatic Hyperplasia = BPH)

Die Prostata oder Vorsteherdrüse ist ein kastaniengroßes derbes Organ, das den Anfangsteil der männlichen Harnröhre umgibt. Sie besteht aus 30 bis 40 Drüsen, die in ein Stroma eingelagert sind. Ihre Funktion ist es, ein Sekret abzusondern, das Phosphatasen und Spermin enthält. Der Anteil am Ejakulat beträgt 30 bis 40 Prozent. Die gutartige Prostatavergrößerung ist die Vergrößerung der Prostata durch numerische Zunahme der Zellen und Drüsen des Stromas. Sie ist die häufigste Ursache von Blasenentleerungsstörungen. In den USA werden jährlich zwischen 300.000 und 400.000 Männer an der gutartigen Prostatavergrößerung operiert.

Alkoholverzehr:

Die persönlichen Gewohnheiten wurden mittels Fragebögen ermittelt, die die untersuchten Männer beantworteten. Bei der Frage nach dem Alkoholkonsum wurden vier mögliche Antworten angeboten:

- Nichttrinker (abstinent lebend),
- Konsum von ein bis zwei alkoholischen Getränken pro Tag,
- Konsum von drei und mehr alkoholischen Getränken pro Tag und
- Konsum unbekannt.

Die Art der alkoholischen Getränke wurde nicht weiter charakterisiert. Die Resultate wurden altersstandardisiert.

Ergebnisse:

- Die relative Häufigkeit der chirurgisch behandelten gutartigen Prostatavergrößerung der alkoholabstinent lebenden Männer wurde gleich 1,00 gesetzt. Ein ähnlicher Wert (1,02) ergibt sich für die Personen, die 1 bis 2 alkoholische Getränke pro Tag verzehren, während bei der Gruppe mit Personen, die mehr als 3 Getränke pro Tag konsumieren, das Risiko auf 0,75 abnimmt.

The Kaiser Permanente study confirms findings from earlier studies regarding risk factors for surgically treated BPH (age, nonsmoking, and urologic symptoms) and demonstrates associations between other characteristics and the incidence of surgically treated BPH (leanness, urine pH >5, history of kidney X-ray and of tuberculosis).

Zusammenfassung:

- Ein Verzehr von drei und mehr alkoholischen Getränken pro Tag wirkt offensichtlich der gutartigen Prostatavergrößerung entgegen. Es ist bisher aber nicht bekannt, ob diese Erscheinung eventuell mit der diuretischen Wirkung des Alkohols in Zusammenhang steht oder ob es sich doch wohl um eine Beziehung nicht-ursächlicher Natur handelt.

Weiterführende Literatur:

Araki, H., Watanabe, H., Mishina, T., und Nakao, M.:
„High-risk group for benign prostatic hypertrophy“.
The Prostate 4: 253 bis 264, 1983
(„Our study provides no remarkable link with regard to the use of alcohol, Japanese tea, coffee or cigarettes with BPH; dietary and sexual habits may be important factors which place individuals at a higher risk for developing BPH".)

Hildebrandt, H.: (Leiter der Redaktion)
„Prostata“ und „benigne Prostatahyperplasie“, in „Pschyrembel Klinisches Wörterbuch“.
De Gruyter, Berlin, 1994, Seite 1246 bis 1247

Sidney, S., Lydick, E. G., Quesenberry, C., Guess, H. A., Sadler, M. C., und Cattolica, E. V.:
„Risk factors for surgically treated benign prostatic hyperplasia in a prepaid health care plan“.
Supplement to Urology 38: 13 bis 19, 1991

Abbildung:

Zusammenhänge zwischen dem Alkoholverzehr und dem Risiko, eine chirurgisch zu behandelnde Prostatavergrößerung zu erleiden, von U.S.-amerikanischen Männern (nach Sidney und Mitarbeitern, 1991).

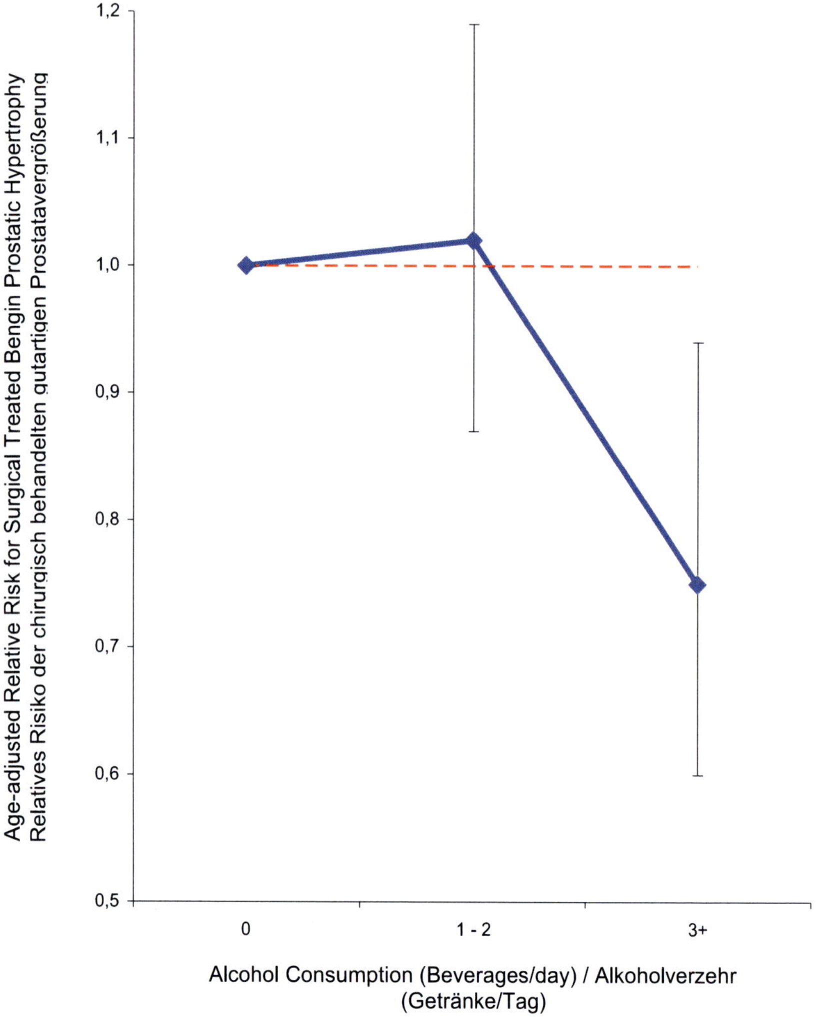

Alkoholische Getränke, Bildung von Magensäure und Freisetzung von Gastrin beim Menschen

(„Unterschiedliche Wirkungen von Ethanol und alkoholischen Getränken auf die Magensäuresekretion und die Gastrinfreisetzung beim Menschen“ und „Alkohol und Magen“)

IV. Medizinische Universitätsklinik (Schwerpunkt Gastroenterologie und Hepatologie) der Universität Heidelberg, Universitätsklinikum Mannheim, Mannheim, Germany

Autoren:	Singer, M. V., Teyssen, S., und Chari, S.: (1993) und Teyssen, S., und Singer, M. V.: (1999)
Ziel der Untersuchung:	Erfassung der Zusammenhänge zwischen dem Verzehr von Äthanol, alkoholischen Getränken, Würze, Vorstufen des Bieres und fertigem Bier und der Sekretion von Magensäure und der Freisetzung von Gastrin beim Menschen
Jahr der Veröffentlichung:	1993 und 1999
Zeitschrift:	Medizinische Klinik 88: 43-49, 1993 und Buchbeitrag: „Alkohol und Alkoholfolgekrankheiten“, Springer, Berlin, 1999, Seite 168-187
Anzahl der Personen:	6 Personen
Altersstruktur:	21 bis 29 Jahre alt, im Weiteren keine näheren Angaben
Zeitraum der Erfassung:	seit Anfang der achtziger Jahre bis 1999

Zur Definition:

Die Magensäure bzw. der Magensaft ist ein wässriges saures Sekret, das von den Zellen der Magendrüsen gebildet wird. Pro Tag werden ein bis drei Liter Sekret mit einem pH-Wert von 1 bis 1,5 ausgeschieden. Die wichtigsten

Bestandteile sind Salzsäure, eiweißspaltende Enzyme, Schleim (Muzin) und der "intrinsic factor" (ein sialinsäurehaltiges Glykoprotein).
Gastrin ist ein Gewebehormon, das die Salzsäuresekretion des Magens steuert. Es wird in der Antrumschleimhaut gebildet und unter anderem bei einem pH-Anstieg des Magensaftes auf über 2,5 sowie durch Einwirkung von Alkohol und Koffein an das Blut abgegeben. Es regt im Magenfundus die Salzsäurebildung in den Belegzellen an.
Der Magen ist ein wichtiges Verdauungsorgan, das die aufgenommene Nahrung speichert, sie mit Magensaft durchmischt und in abgestuften Mengen an den Dünndarm abgibt. Der von der Magenschleimhaut ausgeschüttete Magensaft durchsäuert nach und nach den Speisebrei. Die Eiweißstoffe werden enzymatisch gespalten und die mit der Nahrung aufgenommenen Mikroorganismen inaktiviert (Eschenbruch, 1994). Auch Eisensalze und Vitaminverbindungen (insbesonders das Vitamin B 12) werden für den Körper leichter verfügbar gemacht (Meyer, 1994). Für gesunde und erwachsene Personen ist eine verstärkte Bildung von Magensäure offensichtlich vorteilhaft. Getränke mit derartigen Eigenschaften wirken als „Verdauungshilfe" und „Appetitanregung", während bei einem Fehlen von Salzsäure („Anazidität") der Eiweißabbau erheblich gestört sein kann. Für Menschen jedoch, die an Magen und Darm erkrankt sind, ist eine überhöhte Magensäurebildung eher ungünstig zu beurteilen, da diese zu Sodbrennen und Magen-Darm-Entzündungen (Ulkus-Erkrankungen) führen kann.

Ergebnisse:
Professor Manfred V. Singer und sein Arbeitskreis beschäftigen sich seit Anfang der achtziger Jahre (bis heute) mit der Wirkung des Alkohols auf die Magensäuresekretion und die Gastrinfreisetztung. Sie teilten in vielen Veröffentlichungen ihre Erkenntnisse mit, so dass hier ein kurzer zusammenfassender Überblick gegeben werden kann.

- Äthanol besitzt eine „zweifache" Wirkung: in niedrigen Konzentrationen (bis zu 4 Volumenprozent) stimuliert er die Magensäuresekretion mäßig; in höheren Konzentrationen (bis zu 20 Volumenprozent) hat er keine oder (über 20 %) sogar eine hemmende Wirkung. Äthanol regt nicht die Gastrinfreisetzung an.

- Alkoholische Getränke, die durch Vergärung entstehen, wie Bier, Wein, Champagner, Sherry und Martini, stimulieren die Magensäuresekretion nahezu maximal und induzieren auch eine ausgeprägte Gastrinfreisetzung. Aber weder der Alkohol dieser Getränke noch die nichtalkoholischen Inhaltsstoffe wie Calcium, Magnesium, Amine, Phenole, Bitterstoffe, Vitamine, Purine und Pyrimidine sind hierfür verantwortlich, sondern die beiden Dicarboxylsäuren Maleinsäure und Bernsteinsäure lösen die kräftige Magensäuresekretion aus. Bei den gastrinfreisetzenden Inhaltsstoffen handelt es sich um flüchtige Substanzen, deren Identität bisher noch unbekannt ist.
- Alkoholische Getränke, die durch Destillation entstehen, wie Whisky, Cognac, Wodka, Calvados, Armagnac, Pernod, Campari Bitter, Baccardi und Cointreau, bewirken keine Stimulierung der Magensäuresekretion und haben auch keine Wirkung auf den Gastrinspiegel. Wahrscheinlich verbleiben die ursprünglich vorhandenen stimulatorischen Inhaltsstoffe dieser Getränke im Rückstand der Maische. Sie gehen nicht in das fertige Destillat über.

Zusammenfassung:

Es wurde der Einfluss von Äthanol und alkoholischen Getränken auf die Absonderung von Magensäure und die Freisetzung von Gastrin beim Menschen untersucht.

- Niedrigprozentrige Äthanollösungen (1,4 und 4 Volumenprozent) bewirken eine mäßige Stimulation der Magensäuresekretion; höherprozentige Äthanollösungen (von 5 bis 10 Volumenprozent) haben keine Wirkung; 20- bis 40-prozentige Äthanollösungen ergeben eine Hemmung der Magensäureabsonderung. Auf den Gastrinspiegel sind Äthanolkonzentrationen von 1,4 bis 40 Prozent ohne Bedeutung.
- Durch alkoholische Gärung gewonnene Getränke wie Bier und Wein regen die Magensäuresekretion nahezu maximal an. Sie induzieren auch eine ausgeprägte Gastrinfreisetzung.
- Alkoholische Getränke, die durch Destillation entstanden sind, wie Whisky und Wodka, sind ohne Wirkung auf die Magensäuresekretion, ebenso auf den Gastrinspiegel.

- Für die starke Magensäuresekretion der vergorenen alkoholischen Getränke sind die beiden Dicarboxylsäuren Maleinsäure und Bernsteinsäure verantwortlich.

Weiterführende Literatur:

Chari, S. F., Harder, H., Teyssen, S., Knodel, C., Riepl, R. L., und Singer, M. V.:
"Effect of beer, yeast-fermented glucose, and ethanol on pancreatic enzyme secretion in healthy human subjects".
Digestive Diseases Sciences 41: 1216 bis 1226, 1996

Chari, S., Teyssen, S., und Singer, M. V.:
"Alcohol and gastric acid secretion in humans".
Gut 34: 843 bis 847, 1993

Eschenbruch, B., und Hoerster, C.:
„Wasser und Mineralstoffe in der Ernährungsmedizin".
Umschau Zeitschriftenverlag, Frankfurt am Main, 1994, Seite 93 bis 95

Harder, H., Teyssen, S., und Singer, M. V.:
„Alkohol und Magen", in "Alkohol und Alkoholfolgekrankheiten" (Singer, M.V., und Teyssen, S.: Herausgeber).
Springer, Heidelberg, 2005, Seite 174 bis 192

Hildebrandt, H.: (Leiter der Redaktion)
„Magensaft" und „Gastrin" in „Pschyrembel Klinisches Wörterbuch".
de Gruyter, Berlin, 1994, Seite 924 und Seite 516

Lenz, H. J., Ferrari-Taylor, J., und Isenberg, J. I.:
"Wine and five percent ethanol are potent stimulants of gastric acid secretion in humans".
Gastroenterology 85: 1082 bis 1087, 1983

McArthur, K., Hogan, D., und Isenberg, J. I.:
"Relative stimulatory effects of commonly ingested beverages on gastric acid secretion in humans".
Gastroenterology 83: 199 bis 203, 1982

Meyer, J. H.:

"The stomach and nutrition", in " Modern Nutrition in Health and Disease" (Shils, M. E., Olson, J. A., und Shike, M.: Herausgeber).
Lea and Febiger, Malvern/PA, 1994, Seite 1029 bis 1035

Peterson, W. L., Barnett, C., und Walsk, J. H.:
"Effect of intragastric infusions of ethanol and wine on serum gastrin concentration and gastric acid secretion".
Gastroenterology 91: 1390 bis 1395, 1986

Singer, M. V.:
„Bewirken reiner Alkohol und alkoholische Getränke beim Menschen eine Stimulation der Magensäuresekretion und eine Freisetzung von Gastrin? Eine aktuelle Standortbestimmung".
Deutsche Medizinische Wochenschrift 111: 749 bis 752, 1986

Singer, M. V.,Calden, H., Eysselein, V., und Goebell, H.:
„Bier stimuliert sehr stark, seine Inhaltsstoffe Äthanol und Aminosäuren hingegen nur schwach die Magensäuresekretion des Menschen".
Zeitschrift Gastroenterologie 21: 439 bis 440, 1983

Singer, M. V., Eysselein, V., und Goebell, H.:
"Beer and wine but not whisky and pure ethanol do stimulate release of gastrin in humans".
Digestion 26: 73 bis 79, 1983

Singer, M. V. und Leffmann, C.:
„Alkohol und Magen".
Verdauungskrankheiten 4 (Nr. 2): 48 bis 53, 1986

Singer, M. V., Leffmann, C., Eysselein, V. E., Calden, H., und Goebell, H.:
"Action of ethanol and some alcoholic beverages on gastric acid secretion and release of gastrin in humans".
Gastroenterology 93: 1247 bis 1254, 1987

Singer, M. V., Teyssen, S., und Chari, S.:

„Unterschiedliche Wirkungen von Ethanol und alkoholischen Getränken auf die Magensäuresekretion und die Gastrinfreisetzung beim Menschen".
Medizinische Klinik 88: 43 bis 49, 1993

Singer, M. V., Teyssen, S., und Eysselein, V. E.:
"Action of beer and its ingredients on gastric acid secretion and release of gastrin in humans".
Gastroenterology 101: 935 bis 942, 1991

Smolin, L. A., und Grosvenor, M. B.:
„Digestion, absorption, and metabolism", in „Nutrition: Science and Applications".
Wiley & Sons, Inc., Hoboken, NJ, 2008, Seite 74 bis 107

Teyssen, S.:
„Einfluss von Bier, seinen verschiedenen Vorstufen und einiger seiner nichtalkoholischen Inhaltsstoffe auf die Magensäuresekretion und die Gastrinfreisetzung beim Menschen".
Inaugural-Dissertation, Medizinische Fakultät der Universität Essen, Essen, 1989, 94 Seiten

Teyssen, S., González-Calero, G., Schimiczek, M., und Singer, M. V.:
"Maleic acid and succinic acid in fermented alcoholic beverages are the stimulants of gastric acid secretion".
Journal Clinical Investigation 103: 707 bis 713, 1999

Teyssen, S., Lenzing, T., González-Calero, G., Korn, A., Riepl, R. L., und Singer, M. V.:
"Alcoholic beverages produced by alcoholic fermentation but not by distillation are powerful stimulants of gastric acid secretion in humans".
Gut 40: 49 bis 56, 1997

Teyssen, S., und Singer, M. V.:
„Akute Wirkungen von Äthanol und alkoholischen Getränken auf die Magensäuresekretion und Freisetzung von Gastrin beim gesunden Menschen. Physiologische Mechanismen".

Verdauungskrankheiten 13: 99 bis 106, 1995

Teyssen, S., und Singer, M. V.:
„Alkohol und Magen“, in „Alkohol und Alkoholfolgekrankheiten“ (Singer, M. V., und Teyssen, S.: Herausgeber).
Springer, Berlin, 1999, Seite 168 bis 187

Abbildung:

Zusammenhänge zwischen dem Verzehr von alkoholischen Getränken und der Sekretion von Magensäure. Mittelwerte von 6 Personen. MAO = Maximal Acid Output (nach Singer und Mitarbeitern, 1993).

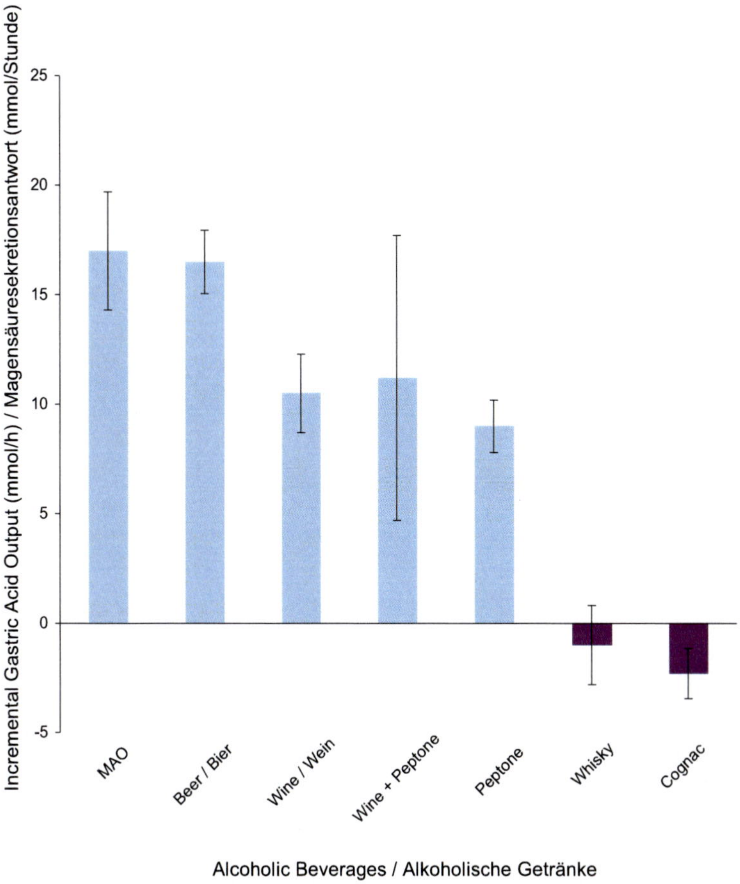

Abbildung:

Zusammenhänge zwischen dem Verzehr von Würze, Vorstufen von Bier und fertigem Bier und der Sekretion von Magensäure. Mittelwerte von 6 Personen. MAO = Maximal Acid Output (nach Singer und Mitarbeitern, 1993).

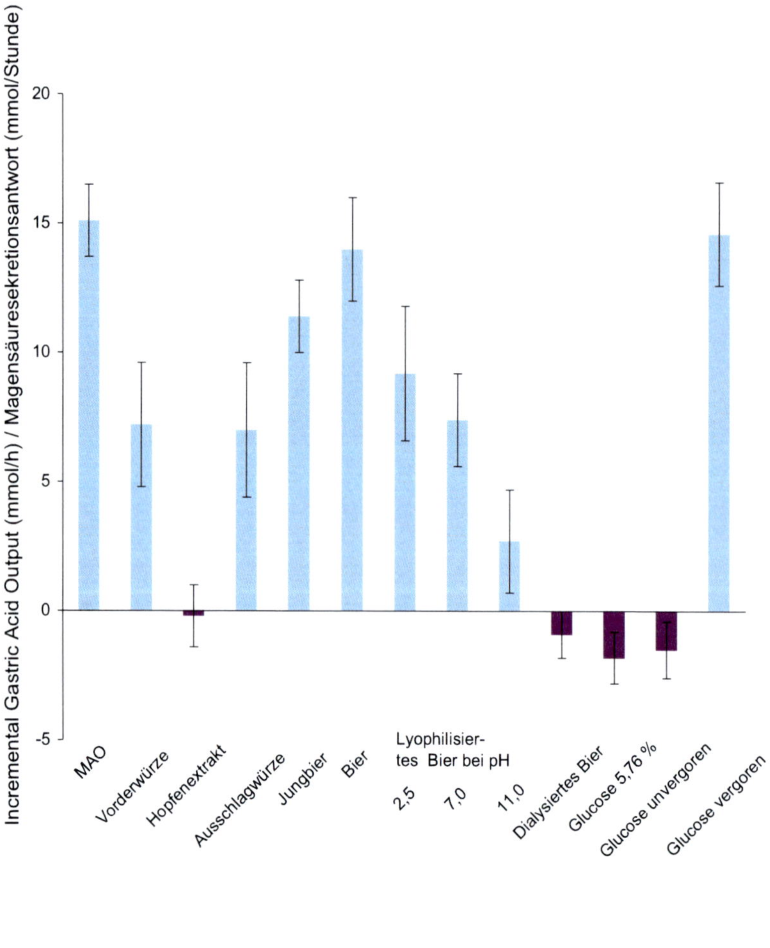

Figure: Regulation of Gastric Secretion (after Smolin and Grosvenor, 2008)

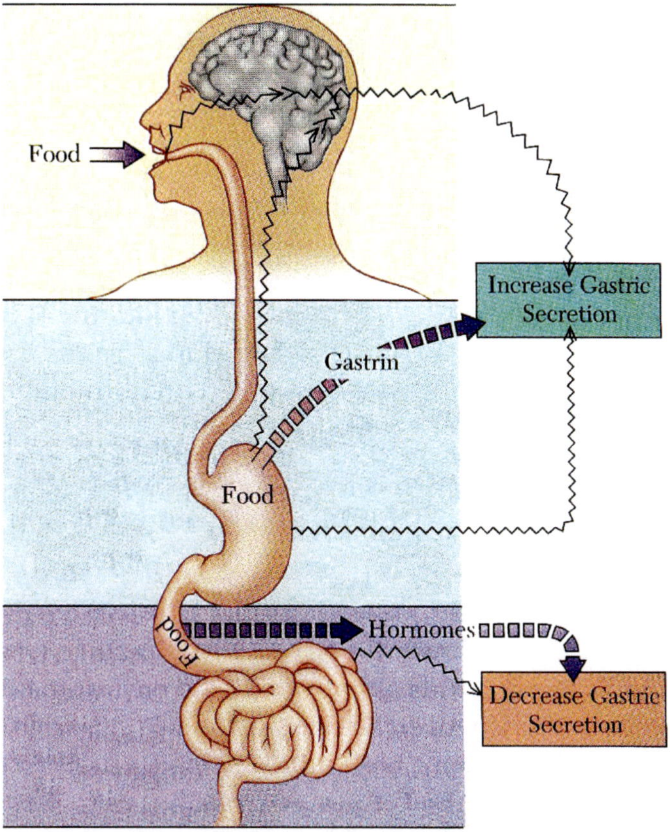

„The sight, smell, and taste of food cause the brain to signal an increase in gastric secretions. When food enters the stomach, gastric secretions are stimulated by the stretching of local nerves, signals sent to the brain, and the release of gastrin. Gastrin then triggers the release of gastric juice and increases stomach motility. As food enters the small intestine gastric secretions are inhibited by nervous and hormonal signals. In this diagram the zigzag arrows represent nerve signals, and the dashed arrows represent hormonal signals."

Alkoholverzehr, Östradiolbildung und Östradiol/Testosteron-Verhältnis von Frauen

(„Alkohol und endokrines System")

Oklahoma Medical Research Foundation, Oklahoma-City und Transplantation Institute, Baptiste Medical Center of Oklahoma, Oklahoma-City/OH, USA

Autoren:	Gavaler, J.S., und Van Thiel, D.H.,
Ziel der Untersuchung:	Erfassung der Zusammenhänge zwischen dem Alkoholkonsum und der Östradiolbildung von Frauen in der Postmenopause
Jahr der Veröffentlichung:	1995
Zeitschrift:	„Handbuch Alkohol, Alkoholismus, Alkoholbedingte Organschäden" (Seitz, H.K., Lieber, C.S., und Simanowski, U.A.: Herausgeber). Barth, Leipzig, 1995, Seite 427-448
Anzahl der Personen:	128 U.S.-Amerikanerinnen in der Postmenopause
Altersstruktur:	Frauen in der Postmenopause, keine näheren Angaben

Zur Definition: Östrogene, Östradiol und Testosteron

Östrogene sind Steroidhormone mit 18 Kohlenstoffatomen und einem ungesättigten A-Ring. Die Bildung erfolgt in den Ovarien, während der Schwangerschaft auch in der Plazenta, in geringen Mengen in der Nebennierenrinde und in den Hoden. Eines der wichtigsten physiologischen Östrogene ist Östradiol. Östradiol ist das stärkste natürliche Östrogen und hat eine zentrale Funktion im Menstruationszyklus.

Testosteron ist das stärkste natürliche Androgen und für die Entwicklung des männlichen Individuums von ausschlaggebender Bedeutung.

Alkoholverzehr:

Mit Hilfe von zwei Methoden wurde der Alkoholkonsum von 128 Frauen erhoben: Zum einen wurden eigene Angaben ausgewertet und zum anderen ein dreitägiges Nahrungsprotokoll angefertigt. 92 Frauen tranken regelmäßig Wein, 63 Spirituosen und 27 Bier. Es wurden folgende sechs Alkoholgruppen gebildet:

- 0 alkoholische Getränke pro Woche,
- Verzehr von 0,1 bis 0,9,
- Verzehr von 1,0 bis 3,0,
- Verzehr von 3,1 bis 6,0,
- Verzehr von 6,1 bis 10,0 und
- Verzehr von über 10 alkoholischen Getränken pro Woche.

Als Standarddrink gilt ein Getränk, das 15 Gramm Alkohol enthält, wie z.B. 0,35 Liter Bier, 0,15 Liter Wein oder etwa 0,04 Liter 40%-iger Schnaps.

Ergebnisse:

- Moderater Alkoholkonsum beeinflusst den Östrogenspiegel von Frauen in der Postmenopause stark. Der Östradiolgehalt steigt mit zunehmendem Alkoholkonsum von drei bis sechs Getränken pro Woche auf ein bestimmtes Maß an, um anschließend auf diesem Niveau zu bleiben. „Diese Tatsache verdeutlicht, daß es beim Konsum von bis zu einem Getränk am Tag zu einer zuträglichen Wirkung des Alkohols kommt, dass aber größere Mengen keine weiteren positiven Auswirkungen haben. Nimmt man an, daß Alkohol die Umwandlung des Androgens Testosteron in das Östrogen Östradiol anregt, müsste sich auch das Verhältnis von Östradiol zu Testosteron in dem Sinne verändern, wie es für die Östradiolwerte bei steigendem Alkoholkonsum beobachtet wird“. Und in der Tat erreicht das Verhältnis von Östradiol zu Testosteron bei 3 bis 6 Getränken pro Woche ein Maximum, das bei größeren Mengen wieder abfällt.

Zusammenfassung:

- Bei Frauen in der Postmenopause beobachteten die Autoren bei einem Verzehr von 1 alkoholischen Getränk pro Tag einen deutlichen Anstieg des Östradiolgehaltes und ein Maximum für das Verhältnis von Östradiol zu Testosteron.

Der höhere Östrogengehalt löst möglicherweise eine zusätzliche Bildung von High-Density-Lipoproteinen des Cholesterins aus. Damit könnte die alkoholbedingte Herabsetzung des Risikos der Frauen, koronare Herzkrankheiten zu erleiden, wenigstens zum Teil erklärt werden.

Weiterführende Literatur:

Barrett-Connor, E., und Bush, T. L.:
„Estrogen and coronary heart disease in women".
Journal American Medical Association 265: 1861 bis 1867, 1991
("We review herein the evidence that estrogen is protective against the development of cardiovascular disease".)

Gavaler, J. S., und Love, K.:
„Detection of the relationship between moderate alcoholic beverage consumption and serum levels of estradiol in normal postmenopausal women: Effects of alcohol consumption quantitation methods and sample size adequacy".
Journal Studies Alcohol 53: 389 bis 394, 1992

Gavaler, J. S., und Van Thiel, D. H.:
„Alkohol und endokrines System", in „Handbuch Alkohol, Alkoholismus, Alkoholbedingte Organschäden" (Seitz, H. K., Lieber, C. S., und Simanowski, U. A.: Herausgeber).
Barth, Leipzig, 1995, Seite 427 bis 448

Gavaler, J. S., und Van Thiel, D. H.:
„The association between moderate alcoholic beverage consumption and serum estradiol and testosterone levels in normal postmenopausal women: Relationship to the literature".
Alcoholism: Clinical Experimental Research 16: 87 bis 92, 1992
("Among abstainers, estradiol levels were 100.8 pmol/liter, significantly lower than in alcohol users, 162.6 pmol/liter... Our findings suggest that moderate alcohol use is an important factor for postmenopausal estrogen status and may offer a partial explanation for the reported protective effect of moderate alcohol consumption with respect to postmenopausal cardiovascular disease risk".)

Hildebrandt, H.: (Leiter der Redaktion)
„Östrogene", „Östradiol" und „Testosteron", in „Pschyrembel Klinisches Wörterbuch".
De Gruyter, Berlin, 1994, Seite 1099 bis 1100 und Seite 1519

Katsouyanni, K., Boyle, P., und Trichopoulos, D.:

„Diet and wine estrogens among postmenopausal women."
Oncology 48: 490 bis 494, 1991
("Our results suggest that quantitative rather than qualitative aspects of nutrition affect the levels of postmenopausal estrogens... Alcohol intake was positively associated with urinary estrogens [mainly estrone and estradiol], after controlling for energy intake, obesity and other variables".)

Petitti, D. B., Wingerd, J., Pellegrin, F., und Ramcharan, S.:
„Risk of vascular disease in women. Smoking, oral contraceptives, noncontraceptive estrogens, and other factors".
Journal American Medical Association 242: 1150 bis 1154, 1979
("Use of noncontraceptive estrogens was not associated with increased risk of myocardial infarction, subarachnoid hemorrhage, other strokes, and venous thromboembolism".)

Purohit, V.:
„Moderate alcohol consumption and estrogen levels in postmenopausal women: A review".
Alcoholism: Clinical Experimental Research 22: 994 bis 997, 1998
("This report reviews the literature to evaluate association between moderate alcohol consumption and estrogen levels in healthy postmenopausal women".)

Reichmann, M. E., Judd, J. T., Longcope, C., Schatzkin, A., Clevidence, B. A., Nair, P. P., Campbell, W. S., und Taylor, P. R.:
„Effects of alcohol consumption on plasma and urinary hormone concentrations in premenopausal women."
Journal National Cancer Institute 85: 722 bis 727, 1993
("Our study has shown increases in total estrogen levels and amount of bioavailable estrogens in association with alcohol consumption in premenopausal women".)

Ross, R. K., Paganini-Hill, A., Mack, T. M., Arthur, M., und Henderson, B. E.:
„Menopausal oestrogen therapy and protection from death from ischemic heart disease".
Lancet 1: 858 bis 860, 1981
("The medical records of a Los Angeles retirement community were examined to find out the association between oestrogen replacement therapy and death from ischaemic heart disease... Compared with controls cases using conjugated oestrogens had a risk ratio for death from ischaemic heart disease of 0.43".)

Abbildung:

Oben: Zusammenhänge zwischen dem Alkoholverzehr und der Bildung von Östradiol von U.S.-Amerikanerinnen in der Postmenopause (nach Gavaler und Van Thiel, 1995).

Unten: Zusammenhänge zwischen dem Alkohoverzehr und dem Verhältnis von Östradiol zu Testosteron von U.S.-Amerikanerinnen in der Postmenopause (nach Gavaler und Van Thiel, 1995).

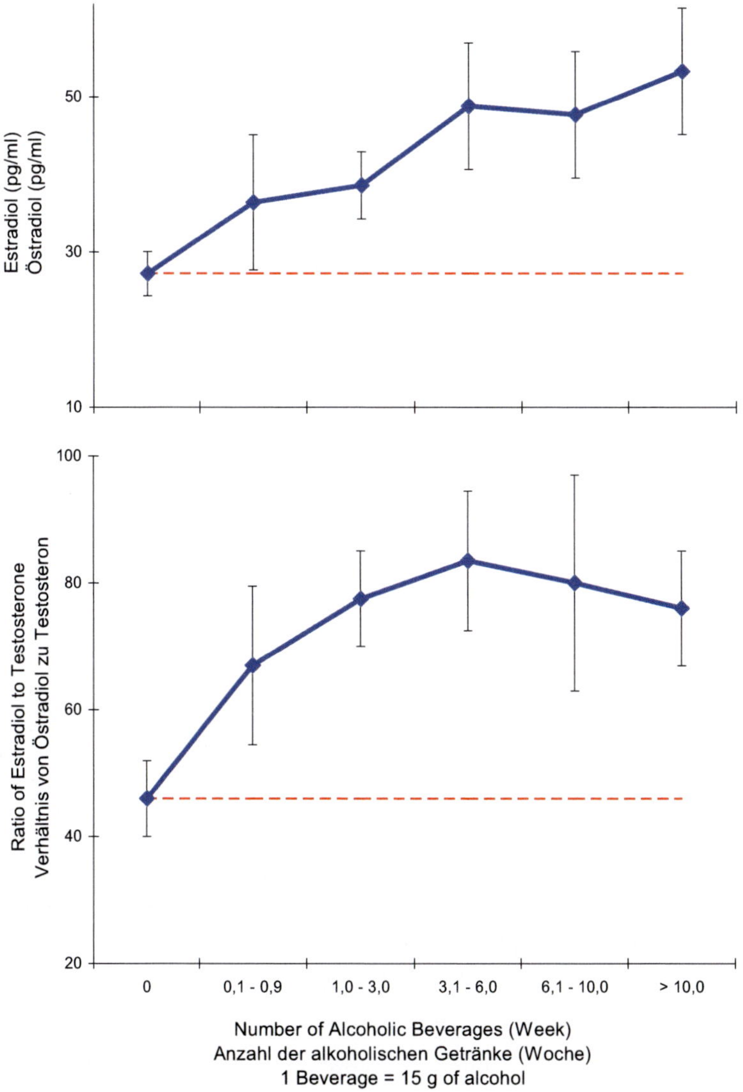

Biergenuß und Prolaktinbildung

A) Biergenuß und Prolaktinsekretion von Männern und Frauen (1985)

(„Beer-induced prolactin secretion: A clinical and laboratory study of the role of salsolinol")

Medical and Research Services, Harry S. Truman Memorial Veterans Hospital, and the Department of Medicine, University of Missouri School of Medicine, Columbia/MI 65201, and Wadsworth Veterans Administration Medical Center, Los Angeles/CA 90073, USA

Autoren:	Carlson, H.E., Wasser, H.L., und Reidelberger, R.D.,
Ziel der Untersuchung:	Erfassung der Zusammenhänge zwischen dem Biergenuß und der Prolaktinsekretion bei Männern und Frauen
Jahr der Veröffentlichung:	1985
Zeitschrift:	Journal Clinical Endocrinology Metabolism 60: 673-677, 1985
Anzahl der Personen:	Fünf Männer und sieben Frauen. „All subjects were within 15% of ideal body weight and were receiving no medications".
Altersstruktur:	Die Männer waren 31 bis 47 Jahre und die Frauen 22 bis 46 Jahre alt.
Zeitraum der Erfassung:	keine näheren Angaben

Zur Definition: Prolaktin (Prolactin)

Prolaktin, früher auch als luteotropes Hormon (LTH) bezeichnet, ist ein einkettiges laktotropes Proteohormon aus 198 Aminosäuren, das in den Zellen des Hypophysenvorderlappens gebildet wird. Daneben kommen auch höher molekulare Formen vor. Prolaktin stimuliert das Brustdrüsenwachstum und setzt die Milchbildung (Laktation) in Gang.

Salsolinol is a tetrahydroisoquinoline compound with opiate agonist and dopamine antagonist properties.
Naloxon ist ein Morphinantagonist ohne morphinartige Eigenwirkung.

Bierverzehr:
After the collection of three baseline blood samples at 0, 15, and 30 minutes, beer was served. Men received the beer meal only. The women were tested twice; on one occasion, beer was given alone, while on another day, beer was preceded by an intravenous bolus injection of 4 milligram naloxone hydrochloride, given immediately after collection of the 30 minutes blood sample.
Bei jeder Versuchsanordnung tranken die Personen 800 ml Bier. Bei den Männern und bei sechs von sieben Frauen war dies normales untergäriges Bier (Alkohol: 4,5 Volumenprozent; Kohlenhydrate: 30 g/l und Protein: 2,4 g/l). Der durchschnittliche Salsolinolgehalt der Biere betrug 7 bis 14 Mikrogramm / 800 ml. Eine Frau trank 800 ml alkoholfreies Bier, dessen Salsolinolgehalt unbekannt war. In einer vergleichbaren Probe waren 11,5 Mikrogramm Salsolinol / 800 ml ermittelt worden.
Die Verabreichung des Bieres war nach 30 bis 45 Minuten beendet.

Ergebnisse:

- The present study confirmed that beer ingestion can acutely provoke prolactin secretion. This effect was more prominent in women than in men.

- The prolactin-releasing effect of beer is not related to ethanol ingestion, since ethanol consumption per se does not alter serum prolactin, and nonalcoholic beer had effects similar to alcoholic beer in one subject in our study.

- It has been suggested that salsolinol, a compound naturally present in beer, might be responsible for beer´s prolactin-releasing action. We believe that this is unlikely. First, ingestion of one cup of cocoa (which contains 300 microgram salsolinol) or a glucose solution containing 205 microgram salsolinol had no effect on prolactin secretion in normal women. Second, salsolinol releases prolactin in rats only when given in rather large doses. Third, experiments using isolated rat pituitary quarters confirm that salsolinol has only weak effects on prolactin release.

Thus, it appears unlikely that salsolinol is the ingredient in beer responsible for prolactin release; it is, of course, possible that salsolinol could act synergistically with other constituents of beer to release prolactin. The nature of the prolactin-releasing compounds in beer is unknown at present; such substances are probably not acting as opiate agonists, since the prolactin-releasing effect of beer was not blocked by pretreatment with naloxone, an opiate antagonist.

Zusammenfassung:

- In the men, beer provoked a variable but statistically significant increment in serum prolactin, with a rise from a mean basal value of 7.0 ± 1.5 ng/ml to a peak of 12.0 ± 2,1 ng/ml 75 to 165 minutes after beer ingestion.
- In seven women tested, beer ingestion led to a significant rise in serum prolactin from a mean basal value of 9.6 ± 1.8 ng/ml to a peak of 22.6 ± 2.6 ng/ml 60 to 105 minutes after beer ingestion. Since the woman who consumed the nonalcoholic beer had a prolactin response similar to those of the other women, her data are included in these calculations.
- Pretreatment with naloxone had no consistent effect on the prolactin response to beer.
- Oral salsolinol administration did not significantly alter serum prolactin levels in normal women.

The nature of prolactin-releasing compounds in beer is unknown at present.

Weiterführende Literatur:

Carlson, H. E., Wasser, H. L., Levin, S. R., und Wilkins, J. N.:
„Prolactin stimulation by meals is related to protein content".
Journal Clinical Endocrinology Metabolism 57: 334 bis 338, 1983

Carlson, H. E., Wasser, H. L., und Reidelberger, R. D.:
„Beer-induced prolactin secretion: A clinical and laboratory study of the role of salsolinol".
Journal Clinical Endocrinology Metabolism 60: 673 bis 677, 1985

Duncan, M. W., und Smythe, G. A.:
„Salsolinol and dopamine in alcoholic beverages".
Lancet 1: 904 bis 905, 1982

Earll, J. M., Gaunt, K., Earll, L. A., und Djuh, Y. Y.:
„Effect of ethyl alcohol on ionic calcium and prolactin in man".
Aviation, Space, Environmental Medicine 47: 808 bis 810, 1976

Hildebrandt, H.: (Leiter der Redaktion)
„Prolaktin" und „Naloxon", in „Pschyrembel Klinisches Wörterbuch".
De Gruyter, Berlin, 1994, Seite 1243 bis 1244 und Seite 1035

Vrij-Standhardt, W. G.:
„Alcohol and hormone metabolism", in „Biomedical and Social Aspects of Alcohol Use: a Review of the Literature" (Van der Heij, D.G., und Schaafsma, G.: Herausgeber).
Pudoc, Wageningen, 1991, Seite 47 bis 61

Ylikahri, R. H., Huttunen, M. O., Härkönen, M., Leino, T., Helenius, T., Liewendahl, K., und Karonen, S. - L.:
„Acute effects of alcohol on anterior pituitary secretion of the trophic hormones".
Journal Clinical Endocrinology Metabolism 46: 715 bis 720, 1978

B) Biergenuß und Prolaktinsekretion von Frauen (1981)

(„Prolactin secretion after beer consumption")

Department of Endocrinology, Faculty of Medicine, Catholic University of Rome, I-00168 Rome, Italy

Autoren:	De Rosa, G., Corsello, S.M., Ruffilli, M.P., Della Casa, S., und Pasargiklian, E.,
Ziel der Untersuchung:	Erfassung der Zusammenhänge zwischen dem Biergenuß und der Prolaktinbildung bei Frauen
Jahr der Veröffentlichung:	1981
Zeitschrift:	Lancet 2: 934, 1981
Anzahl der Personen:	11 Frauen. None had abused alcohol or taken oral contraceptives. None was taking any medication.
Altersstruktur:	18 bis 36 Jahre alt
Zeitraum der Erfassung:	keine näheren Angaben

Verzehr der Getränke:

After 12 hours of fasting and fluid deprivation and at least 1 hour of bed rest, all subjects were given, between 8 and 9 a.m. (to be consumed in 15 minutes and at intervals of 48 hours), the following drinks:

- 1 litre of commercial beer (with 6% alcohol),
- 1 litre of sparkling water, and
- 1 litre of a mixture of ethanol and sparkling water with the same alcohol and effervescence as the beer.

Blood samples were drawn at 0, 30, 60, 90, and 120 minutes after consumption of the drinks and serum prolactin was measured with a double-antibody method.

Ergebnisse:

- Serum prolactin was highest at 30 minutes in all subjects.
  The increase after beer is significant while the increases after water and the alcohol solution are not.

- The increase after beer is significant with respect to the increases after both water and alcohol solution.

- There is no significant difference between the peaks after water and alcohol solution.

Zusammenfassung:

- Der Genuß von Bier führt bei Frauen zu einer deutlichen Absonderung von Prolaktin.

  Wasser und Alkohol sind dafür nicht verantwortlich, sondern die Polysaccharide aus Gerste und Malz.

Weiterführende Literatur:

Blume, S., Auerbach, K. G., Schreiber, J. R., und Falkner, J.:
„Beer and the breast-feeding mom“.
Journal American Medical Association 258: 2126, 1987

De Rosa, G., Corsello, S. M., Ruffilli, M. P., Della Casa, S., und Pasargiklian, E.:
„Prolactin secretion after beer“.
Lancet 2: 934, 1981

Grossman, E. R.:
„Beer, breast-feeding and the wisdom of old wives“.
Journal American Medical Association 259: 1016, 1988

Koletzko, B., und Lehner, F.:
„Beer and breastfeeding”.
Advances Experimental Medicine Biology 478: 23 bis 28, 2000
(..."It appears prudent not to generally advocate the regular use of alcoholic drinks during lactation but to rather refer mothers to non-alcoholic beer even though no adverse effects of an occasional alcoholic drink during lactation have been documented”.)

Mennella, J. A., und Beauchamp, G. K.:
“Beer, breast feeding, and folklore“.
Developmental Psychobiology 26: 459 bis 466, 1993

Sawagado, L., und Houdebine, L. M.:
“Identification of the lactogenic compound present in beer”.
Annales de Biologie Clinique (Paris) 46: 129 bis 134, 1988
(..."The lactogenic principle was found in barley and malt but not in hops. It belongs to the class of polysaccharides”.)

Schrauzer, G. N., Hamm, D., Kuehn, K., und Nakonecny, G.:
“Effects of long term exposure to beer on the genesis and development of spontaneous mammary adenocarcinoma and prolactin levels in female virgin C3H/St mice”.
Journal American College Nutrition 1 (No. 3): 285 bis 291, 1982

(..."A commercial brand of beer increases body weight but has no significant effect on survival, the incidence of spontaneous mammary adenocarcinoma, tumor latency, or growth even on continuous administration of beer in place of drinking water over the entire postweaning lifespan of the animals. Prolactin excretion in young beer-group mice was slightly elevated but not significantly different from the prolactin levels observed in normally maintained control animals".)

Visser, W.:
"Donker bier drinken en eten voor twee? (Nutrition during pregnancy and breast feeding. Drink dark beer and eat for two?)
tvz/vakblad voor verpleegkundigen No. 5: 170 bis 173, 1992

Ylikahri, R. H., Huttunen, M. O., und Härkönen, M.:
„Effect of alcohol on anterior-pituitary secretion of trophic hormones".
Lancet 1: 1353, 1976

Abbildung:

Oben links: Zusammenhänge zwischen dem Biergenuß und der Prolaktinsekretion bei 7 U.S.-Amerikanerinnen (nach Carlson und Mitarbeitern, 1985). Bier wurde ohne Naloxon- und nach Naloxonbehandlung (4 mg) verabreicht.

Oben rechts: Zusammenhänge zwischen dem Verzehr von Bier, Mineralwasser und alkoholischer Lösung und der Prolaktinsekretion von 7 Italienerinnen (nach De Rosa und Mitarbeitern, 1981).

Unten: Zusammenhänge zwischen dem Biergenuß und der Prolaktinsekretion bei 5 U.S.-Amerikanern (nach Carlson und Mitarbeitern, 1985).

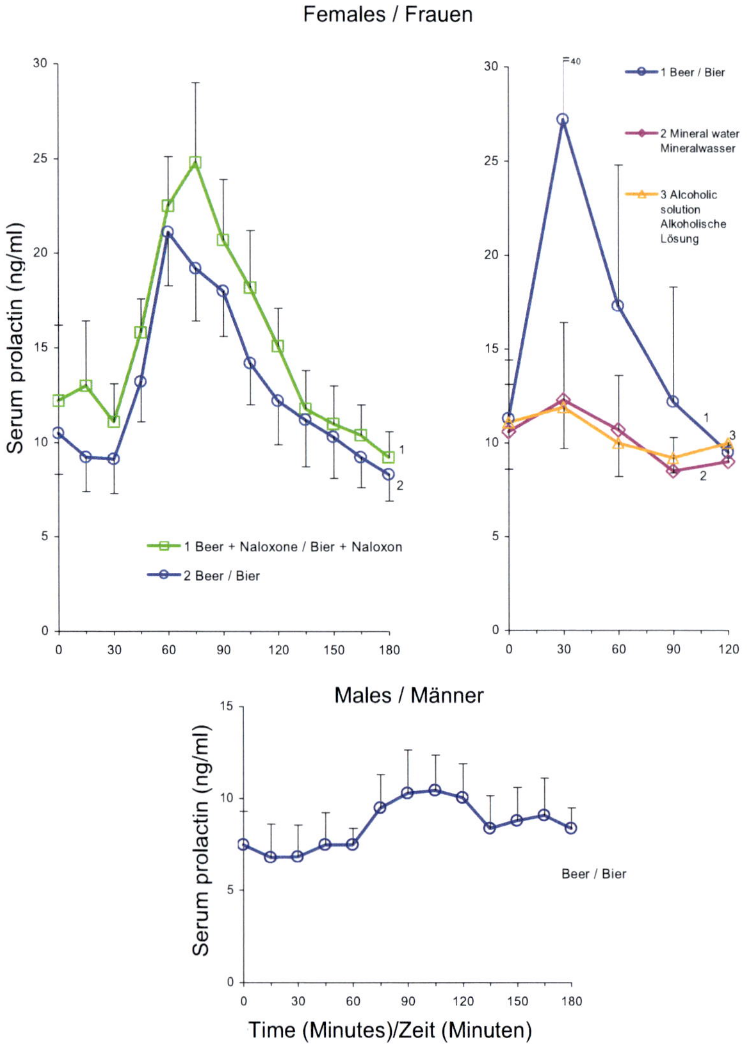

Maßvoller Alkoholverzehr und dessen Wirkung auf die Beziehung zwischen Streß und Depression

("The effect of moderate alcohol use on the relationship between stress and depression")

Los Angeles Epidemiological Catchment Area Program; Los Angeles/CA and Alcohol Research Group, Berkely/CA, USA

Autor:	Lipton, R. I.,
Ziel der Untersuchung:	Erfassung der Zusammenhänge zwischen Alkohol, Streß und Depression von U.S.-Amerikanern (Männern und Frauen)
Jahr der Veröffentlichung:	1994
Zeitschrift:	American Journal Public Health 84: 1913-1917,1994
Anzahl der Personen:	1.149 weiße, nicht Hispano-U.S.-Amerikaner bei der ersten Untersuchung und 928 weiße, nicht Hispano-U.S.-Amerikaner bei der zweiten Untersuchung. Davon waren 494 Frauen und 434 Männer.
Altersstruktur:	Bei der zweiten Untersuchung waren die Personen im Durchschnitt 42,1 Jahre alt, wobei 64 Prozent jünger als 54 Jahre waren.
Zeitraum der Erfassung:	Die Jahre sind im einzelnen nicht angegeben. Zwischen den beiden Untersuchungen 1 und 2 lag eine Zeitspanne von einem Jahr.

Zur Definition: Depression und Streß

Unter Depression versteht man die diagnostisch unspezifische Bezeichnung für eine Störung der Affektivität (= der Gesamtheit des menschlichen Gefühls- und Gemütslebens), bei der ein depressives Syndrom im Vordergrund steht.

Unter Streß versteht man den Zustand des Organismus, der durch ein spezifisches Syndrom gekennzeichnet ist, jedoch durch verschiedenartige unspezifische Reize (Infektionen, Verletzungen, Verbrennungen und Strahleneinwirkungen aber auch durch Ärger, Freude, Leistungsdruck und andere Streßfaktoren) ausgelöst werden kann. Man kann auch äußere Einwirkungen hinzurechnen, an die der Körper nicht in genügender Weise adaptiert ist, so z.B. an Operationen, Vergiftungen und Schwangerschaften. Psychischer Streß entsteht infolge einer Diskrepanz zwischen verschiedenen Anforderungen und dem subjektiven Bewältigungsverhalten des Menschen.

The CES-D Scale (CES = Center for Epidemiological Studies) is a short self-report scale designed to measure depressive symptomatology in the general population.

A person with a high average score may be interpreted to be "at risk" of depression or in need for treatment. The scale is a valuable tool to identify such high-risk persons and to study the relationships between depressive symptoms and many other variables (Radloff, 1977).

Stress was assessed by both negative life events (acute stressors) and by a strain variable (a chronic stressor). Negative life events include death of someone important to the respondent, housing problems or moved, martial dissolution, work and or money problems, legal problems, and death of a child or other loved one. Five conditions were defined as part of a composite financial strain index: having difficulty affording food, clothing, medical care, and furniture, and paying bills.

Alkoholverzehr:

Alcohol use was measured with a combination of four questions: quantity, frequency, usual type of alcohol consumed, and occasional high-alcohol-consumption episodes.

Die Teilnehmer wurden bezüglich des Alkoholkonsums in fünf Gruppen unterteilt, wobei aber in der Originalarbeit keine mengenmäßigen Verzehrsmengen angegeben werden.

Ergebnisse:

- Women had slightly but significantly higher depression scale scores than men.
- As self-reported health went from poor to excellent, a monotonic inverse relationship was found in which those who reported excellent health had significantly lower depression scale scores than did those who reported poor or fair health.
- A slight U-shaped relationship was observed across the alcohol use categories: Moderate and light-moderate alcohol users generally had lower depression scale scores than did abstainers and light and heavy drinkers for every level of stress. The results have been controlled for the effects of sex, age, reported health status, and depression scale score at time 1.
- Differences in mean depression scale scores between moderate alcohol consumption categories and more extreme drinking categories (heavy drinkers and abstainers) are markedly larger when both life events and strains are examined together than when they are examined separately.
- It should be emphasized that this study did not consider alcohol consumption to be a response to stress, but as a typical element of a person's life-style. Thus, moderate drinkers may also do other things in moderation. This general behavior may be most important in affecting the relationship between stress and depression.

Zusammenfassung:

This study used the Los Angeles Epidemiological Catchment Area data to examine the role of moderate alcohol use in buffering the effect of stress on depression in a non-Hispanic White population.

Individuals were assessed at two time periods, 1 year apart. Of the 1,149 White non-Hispanics present at the first time period, 928 remained at time 2.

Mean depression scores were analyzed for each level of stress and alcohol use.

- In the simultaneous presence of both chronic strain and negative life events, a U-shaped pattern was observed in which abstainers and light and heavy drinkers had higher depression scores than did light-moderate and moderate alcohol users. The U-shaped relationship remained when the effects of sex, age, and physical health status were controlled.

Light-moderate and moderate drinkers had less depression in the presence of stress than persons in other more extreme drinking categories (heavy drinkers and abstainers).
Moderate alcohol use may serve as a proxy for a spectrum of generally moderate behaviors that either attenuate the effect of stress on depression or suppress the effects of stress.

Weiterführende Literatur:

Baum-Baicker, C.:
"The psychological benefits of moderate alcohol consumption: A review of the literature".
Drug Alcohol Dependence 15: 305 bis 322, 1985

Dufour, M. C., Archer, L., und Gordis, E.:
„Alcohol and the elderly".
Clinics Geriatric Medicine 8: 127 bis 141, 1992

Hildebrandt, H.: (Leitung der Redaktion)
„Depression" und „Streß", in „Pschyrembel Klinisches Wörterbuch".
de Gruyter, Berlin, 1994, Seite 311 bis 312 und Seite 1478

Lipton, R. I.:
"The effect of moderate alcohol use on the relationship between stress and depression".
American Journal Public Health 84: 1913 bis 1917, 1994

Neff, J. A.:
"The stress-buffering role of alcohol consumption: The importance of symptom dimension".
Journal Human Stress 10: 35 bis 42, 1984

Neff, J. A., und Husaini, B. A.:
"Life events, drinking patterns and depressive symptomatology. The stress-buffering role of alcohol consumption".
Journal Studies Alcohol 43: 301 bis 318, 1982

Neff, J. A., und Husaini, B. A.:
"Stress-buffer properties of alcohol consumption: The role of urbanicity and religious identification".
Journal Health Social Behavior 26: 207 bis 222, 1985

Radloff, L.:

"The CES-D Scale: A self-report depression scale for research in the general population".
Applied Psychological Measurement 1: 385 bis 401, 1977

Abbildung:

Zusammenhänge zwischen dem Alkoholverzehr und dem Grad der Depression von weißen U.S.-Amerikanern und Amerikanerinnen (nach Lipton, 1994).

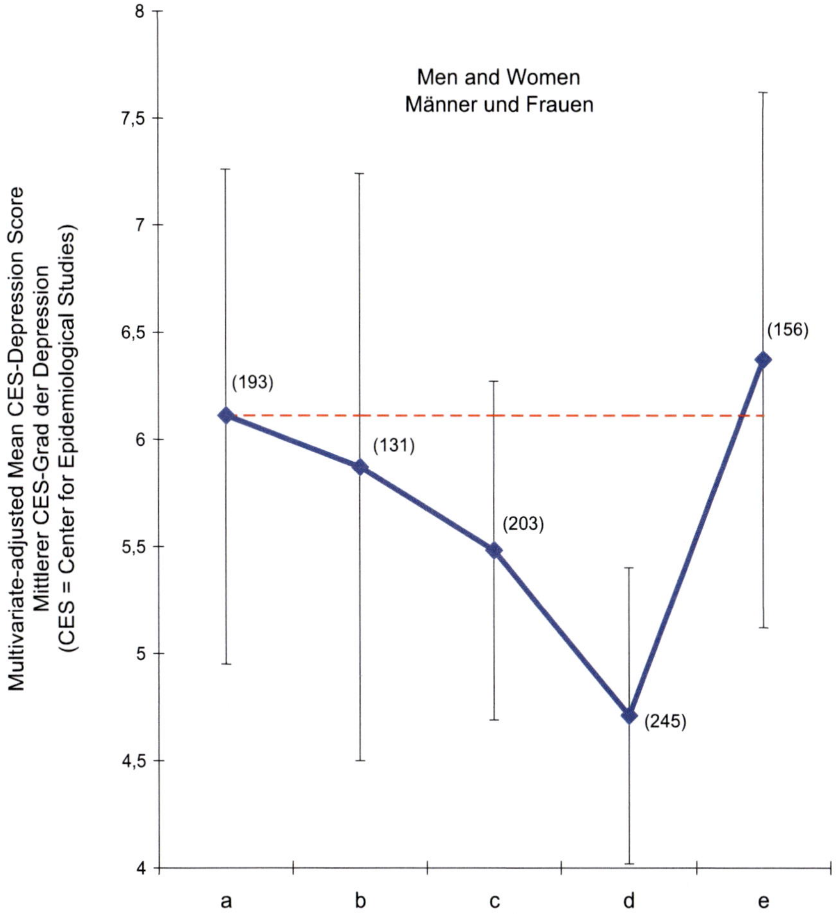

a: Abstainers / Alkoholabstinente;
b: Light drinkers / Leichte Alkoholkonsumenten
c: Light moderate drinkers / Leichte maßvolle Alkoholkonsumenten
d: Moderate drinkers / Maßvolle Alkoholkonsumenten
e: Heavy drinkers / Starke Alkoholkonsumenten

Alcohol Use Categories / Alkoholverzehrs-Gruppen
(In parentheses: Number of cases; in Klammern: Anzahl der Fälle)

Alkoholverzehr und Streßabbau

("The stress-buffering role of alcohol consumption: The importance of symptom dimension")

Veterans Administration Medical Center, Durham/NC and Departement of Community and Family Medicine, Duke University, Durham/NC, USA

Autor:	Neff, J. A.,
Ziel der Untersuchung:	Erfassung der streßpuffernden Wirkungen des Alkoholverzehrs
Jahr der Veröffentlichung:	1984
Zeitschrift:	Journal Human Stress 10: 35-42, 1984
Anzahl der Personen:	364 städtische und 333 ländliche weiße und farbige Bewohner Floridas, USA
Altersstruktur:	im einzelnen nicht angegeben
Zeitraum der Erfassung:	von 1974 bis 1975

Zur Definition:

Unter Streß (Druck, Belastung und Spannung) versteht man den Zustand des menschlichen Organismus, der durch spezifische Erscheinungen (so z.B. durch vermehrte Ausschüttung von Katecholaminen oder durch Blutdrucksteigerung) gekennzeichnet ist, jedoch durch verschiedenartige unspezifische Reize (wie Infektionen, Verletzungen, Verbrennungen und Strahleneinwirkungen), aber auch durch Ärger, Freude und Leistungsdruck und andere Faktoren ausgelöst werden kann. Unter Streß kann man auch äußere Einwirkungen verstehen, an die der Körper nicht in genügender Weise adaptiert ist, z.B. an Operationen, Vergiftungen und Schwangerschaft.

In vorliegender Arbeit unterscheidet der Autor zwischen gefühlsmäßigen ("affective") und körperlichen ("somatic") Beschwerden, die durch Streß ausgelöst werden.

- Affective symptoms included: nerves interfere with family life; nerves interfere with work; nerves interfere with social life; life not worthwhile; do not enjoy life; feel alone; no one cares; feel hopeless; repetitive thoughts; feel others argue with you; strange thoughts; feel others are against you; things seem unreal, and see things others do not.

- Somatic symptoms included: heart beat hard; cold sweats; ailments in all parts of the body; weak all over; feel dizzy; short of breath, and feel tired.

Alkoholverzehr:

Nach dem Alkoholverzehr wurden die Personen wie folgt aufgeteilt:

- Alkoholabstinenz,
- maßvoller Alkoholkonsum (bis zu sechs Getränke pro Woche) und
- starker Alkoholverzehr (mehr als sechs Getränke pro Tag).

Information on quantity and frequency of alcohol consumption was obtained using the following questions:

- Quantity: When you drink, about how many drinks do you usually have at one sitting? (a) one, (b) two to three, (c) four to six, (d) more than six.
- Frequency: About how often do you usually drink any kind of beverage which has alcohol in it? (a) less than once a month, (b) about once a month, (c) two or three times a month, (d) a few times a week, (e) nearly every day, (f) once a day, (g) twice a day, (h) three or more times a day.

Each respondent's quantity and frequency scores were multiplied together to produce a continuous quantity-frequency measure. Abstainers were coded as zero.

Die Ergebnisse wurden hinsichtlich des Einkommens, der Ausbildung, des Alters, des Geschlechts und der Rasse der Personen standardisiert.

Ergebnisse:

Die streßpuffernden Wirkungen des Alkohols, das heißt, die alkoholbedingten Veränderungen der Beziehungen zwischen den Lebensumständen und dem psychologischen Disstreß, sollten hier für die gefühlsmäßigen und körperlichen Beschwerden überprüft werden.

Personen mit niedrigem Einkommen und geringerer Ausbildung wiesen mehr gefühlsmäßige und körperliche Beschwerden auf; bei Frauen traten körperliche Beschwerden häufiger als bei Männern auf; farbige Personen verzeichneten mehr gefühlsmäßige Spannungen als weiße Personen. Junge Menschen hatten mehr gefühlsmäßige, ältere Menschen dagegen mehr körperliche

Beschwerden. Häufige Veränderungen in den Lebensumständen führten zu mehr gefühlsmäßigen und körperlichen Spannungen.

- Zusammenhänge zwischen dem Alkoholverzehr und der streßpuffernden Wirkung ergeben sich vor allem bei den körperlichen Beschwerden. Die alkoholabstinent lebenden Menschen weisen den höchsten Grad und die maßvollen Alkoholkonsumenten den niedrigsten Grad an Beschwerden auf. Nicht so eindeutig sind die Beziehungen zu den gefühlsmäßigen Beschwerden. Die alkoholabstinenten Menschen, vor allem aber die starken Alkoholkonsumenten im ländlichen Raum leiden häufiger an gefühlsmäßigen Störungen als die maßvollen Trinker.

Zusammenfassung:

This study examined the stress-buffer interaction hypothesis using data on affective and somatic symptoms obtained in a 1975 survey of 364 urban and 333 rural Florida residents (U.S.A.). The effects of alcohol use in a heterogeneous rural and urban sample, as well as the relevance of alcohol consumption with regard to differing types of symptoms, were considered.

- No significant differences were obtained for affective symptoms in the total sample, although abstainers and heavy drinkers had significantly higher levels of symptoms than did moderate drinkers in the rural sample.

- With regard to somatic symptoms, moderate and heavy drinkers manifested significantly lower levels of symptoms than did abstainers.

Weiterführende Literatur:

Baum-Baicker, C.:
„The psychological benefits of moderate alcohol consumption: A review of the literature".
Drug Alcohol Dependence 15: 305 bis 322, 1985

Deppe, D.:
„Die Linderung von Streßerscheinungen durch maßvollen Alkoholverzehr unter besonderer Berücksichtigung der Streßerscheinungen Angst und Aggression und der Gemütsverfassungen Glück und Aktiviertheit".
Diplomarbeit, Lehrstuhl für Technische Mikrobiologie und Technologie der Brauerei II der TU München-Weihenstephan, 1982, 257 Seiten
(Die Arbeit ist nicht ausleihbar).
(„A: Ein angenehmer Grundzustand des Menschen begünstigt Eustreß, der durch einen sehr maßvollen Bier- und Alkoholgenuß weiter erhöht werdern kann. B: Angstgefühle führen zu Disstreß, der durch unangenehme Zustände verstärkt und durch Alkoholüberkonaum noch weiter gesteigert wird. C: Ein angenehmer Grundzustand begünstigt Eustreß, der durch einen experimentell ausgelösten „Elektroschock" abgebaut und zu Disstreß wird. Die „Erwartungswirkung" an einen maßvollen Bier- und Alkoholgenuß in einer angenehmen Trinksituation (wie z. B. im Biergarten oder am Stammtisch) kann die Erscheinungen des Distresses überwinden und schließlich zu einer normalen Homöostase zurückführen".)

Dufour, M. C., Archer, L., und Gordis, E.:
„Alcohol and the elderly".
Clinics Geriatric Medicine 8: 127 bis 141, 1992

Freed, E. X.:
„Alcohol and mood: A updated review".
International Journal Addiction 13: 173 bis 200, 1978

Goldberg, D. M., Soleas, J., und Levesque, M.:
"Moderate alcohol consumption: The gentle face of Janus".
Clinical Biochemistry 32: 505 bis 518, 1999
("It is well established that moderate use of alcohol improves mood, enhances feelings of happiness, and freedom from care, and decreases stress, tension, and depression".)

Gray, J. A. M.:

„Therapy of the pub".
Brewing Review 1 (No. 3): 2 bis 4, April 1978
("It is often said that the pub is part of our ‚way of life'. It is more accurate to say it is ‚part of our culture'".)

Greenberg, L. A.:
„Beer and the relief of tension".
Brewers Digest 33 (No. 2): 41, 44, 61, 72, February 1958

Hildebrandt, H.: (Leitung der Redaktion)
„Streß", in „Pschyrembel Klinisches Wörterbuch".
de Gruyter, Berlin, 1994, Seite 1478

Hodgson, R. J., Stockwell, T. R., und Rankin, H. J.:
„Can alcohol reduce tension?".
Behavioral Research Therapy, Oxford 17: 459 bis 466, 1979
(„The ‚tension reduction hypothesis' [TRH] which assumes that alcohol can reduce tension and is consumed for that purpose, is examined in the light of recent criticism. Contrary to the conclusions of Cappell, H., and Herman, P., [Quarterly Journal Studies Alcohol 33: 33 bis 64, 1972], it is argued that the TRH is supported by evidence from animal research in most experiments in which appropriate paradigm has been employed".)

Jung, K.:
„Effective strategies for stress management in everyday life", in „Pleasure and Quality of Life (Warburton, D. M., und Sherwood, N.: Editors)."
John Wiley & Sons, Chichester (UK), 1996, Seite 59 bis 66 und 281 bis 304

Keane, J. G.:
„Attitudes with regard to beer and the brewing industry".
Brewers Digest 39 (No. 11): 34 bis 35, 38, 40, 42, 95, November 1964

Neff, J. A.,:
"The stress-buffering role of alcohol consumption: the importance of symptom dimension".
Journal Human Stress 10: 35 bis 42, 1984

Neff, J. A., und Husaini, B. A.:

"Life events, drinking patterns and depressive symptomatology. The stress-buffering role of alcohol consumption".
Journal Studies Alcohol 43: 301 bis 318, 1982

Neff, J. A., und Husaini, B. A.:
"Stress-buffer properties of alcohol consumption: The role of urbanicity and religious identification".
Journal Social Health Behavior 26: 207 bis 222, 1985

Netter, P.:
„Health and pleasure", in „Pleasure and Quality of Life (Warburton, D. M., und Sherwood, N.: Editors)."
John Wiley & Sons, Chichester (UK), 1996, Seite 81 bis 87 und 281 bis 304

Rohsenow, D. J., und Bachorowski, J. - A.:
„Effects of alcohol and expectancies on verbal aggression in men and women".
Journal Abnormal Psychology 93: 418 bis 432, 1984
(„One central result of our study is that alcohol by its pharmacologic action alone does not necessarily increase aggression at either a low or a moderately high dose. If drinkers believe that alcohol makes them feel happier after an aversive event, they are more likely to use alcohol to mitigate the impact of aversive events".)

Snel, J.:
„Alcohol, nuchter bekeken. Positieve effecten van matig gebruik".
Koninklijke Van Gorcum BV, AA Assen, 2002, 197 Seiten

Abbildung:

Zusammenhänge zwischen dem Alkoholverzehr und dem Grad der gefühlsmäßigen und körperlichen Beschwerden, die durch Streß ausgelöst werden (nach Neff, 1984).

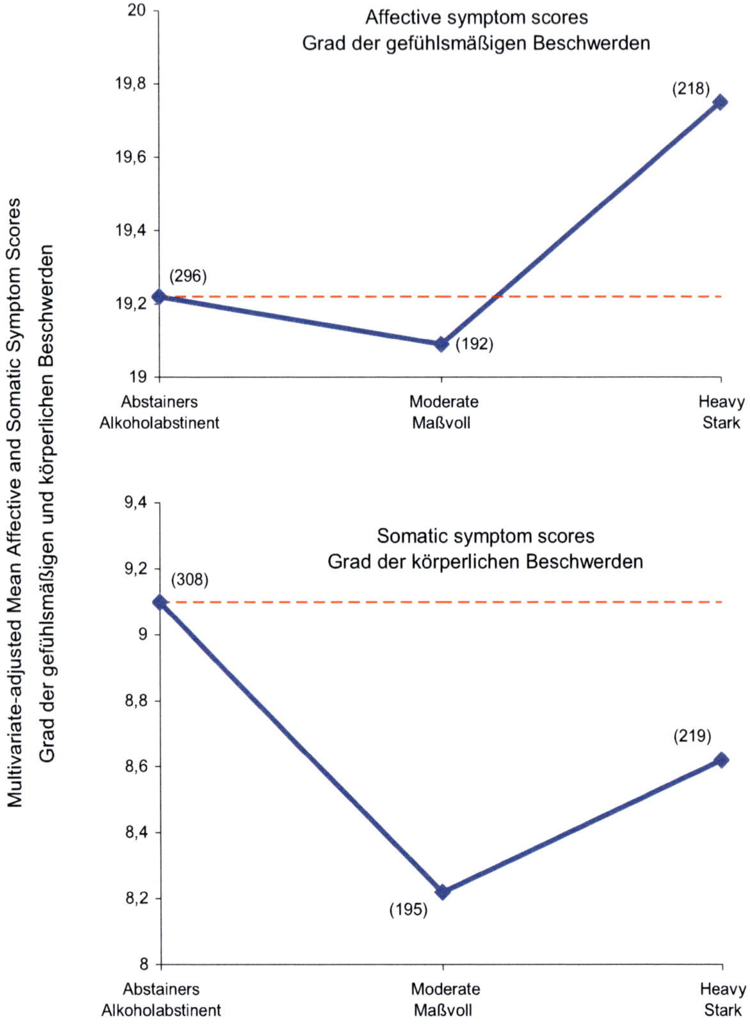

("Moderate": up to an average of roughly six drinks a week;
"heavy": an average of more than six drinks a week)
Drinking Pattern / Trinkverhalten
(In parentheses: Number of cases; in Klammern: Anzahl der Fälle)

Abbildung:

Theoretische Vorstellungen des Einflusses von Bier- und Alkoholverzehr auf die Homöostase (= das Gleichgewicht der physiologischen Körperfunktionen) des Menschen (nach Deppe, 1982: unveröffentlicht).

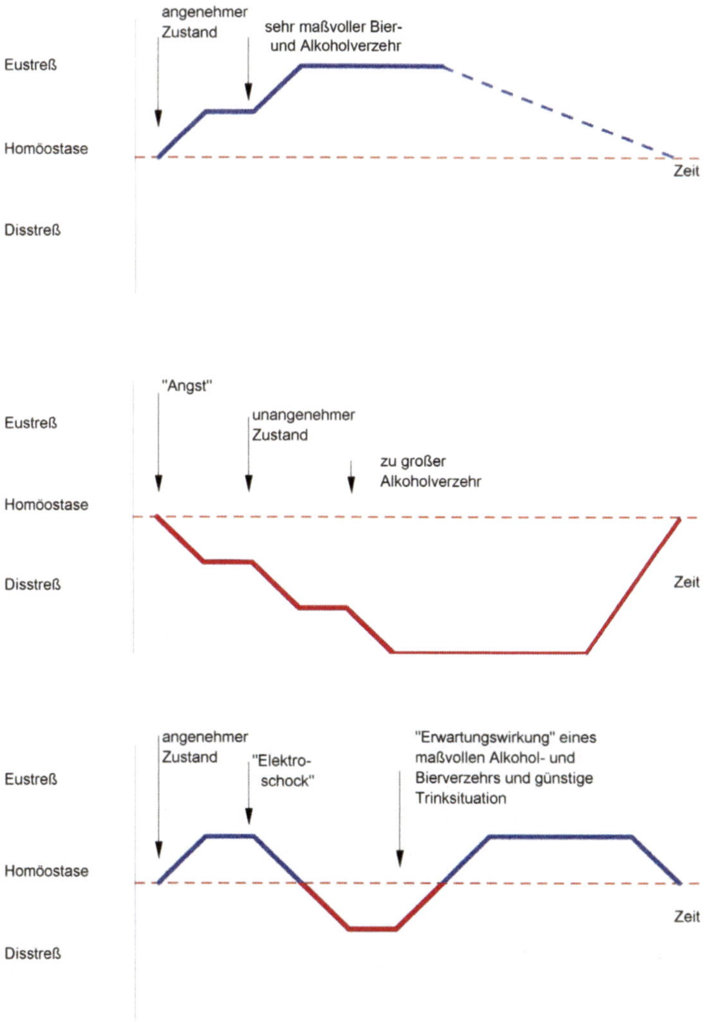

Alkoholverzehr und subjektive Gesundheit

(„Alcohol intake and subjective health“)

National Public Health Institute, Mannerheimintie 166, FIN-00300 Helsinki, Finland

Autoren:	Poikolainen, K., Vartiainen, E. und Korhonen, H.J.,
Ziel der Untersuchung:	Erfassung der Zusammenhänge zwischen dem Alkoholverzehr und dem subjektiven Wohlbefinden des Menschen
Jahr der Veröffentlichung:	1996
Zeitschrift:	American Journal Epidemiology 144: 346-350, 1996
Anzahl der Personen:	6.040 Personen aus der finnischen Bevölkerung, insbesondere aus dem Südwesten Finnlands und den Provinzen Kuopio und Nord-Karelien. 3.375 Personen berichteten von einer guten subjektiven Gesundheit, 2.665 Personen von einer suboptimalen subjektiven Gesundheit.
Altersstruktur:	25 bis 64 Jahre alt
Zeitraum der Erfassung:	1992

Subjektive Gesundheit:

Participants were asked: „How do you find your state of health at present?“ Those who responded „rather good“ or „very good“ were considered to be in good health, and those who responded „average“, „rather poor“, or „very poor“ were considered to be in suboptimal health. Das subjektive Wohlbefinden einer Person ist also die eigene Einschätzung des Gesundheitszustandes.

Alkoholverzehr:

Der Alkoholkonsum ergab sich aus den Fragebögen, welche die Personen ausgefüllt hatten. Es wurde nach der Menge Bier, Wein und Spirituosen gefragt, die während der 12 Monate vor der Befragung verzehrt worden waren. Dabei ging man von einem Durchschnittswert von 4,8 Volumenprozent Alkohol für Bier, 14,5 Volumenprozent für Wein und 37,0 Volumenprozent für Spirituosen aus.

Es wurde zwischen Alkoholabstinenten und früheren Alkoholkonsumenten unterschieden. Lifelong abstainers were persons who reported consuming no alcohol during their lifetimes. Those who had abstained for the previous year or more were defined as ex-drinkers.

Die Alkoholkonsumenten wurden in folgende fünf Gruppen aufgeteilt:

- unter 39 g Alkohol pro Woche,
- 40 - 99 g Alkohol pro Woche,
- 100 - 199 g Alkohol pro Woche,
- 200 - 299 g Alkohol pro Woche, und
- über 300 g Alkohol pro Woche.

Ergebnisse:

While alcohol drinking is known to have many adverse effects, some patterns of intake have also been observed to improve certain health-related outcomes.

One simple but useful global measure is subjective evaluation of general health. We studied suboptimal (average or poor) subjective health in relation to alcohol intake in a cross-sectional sample that was representative of the general (Finish) population.

- After controlling of age, sex, years of education, martial status, a lack of close friends, being on a disability pension, smoking, being an ex-drinker, and reporting a decrease in alcohol intake during the past 12 months because of health problems, the relation of alcohol intake to self-reported lack of good health was found to resemble the letter J. Compared with abstainers, moderate drinkers were, on average, more often in good health, and heavy drinkers were more often in poor or average health. The lowest risk of subjective suboptimal health was found at an alcohol consumption level of 40-99 g per week, and the highest risk was seen among those reporting an intake of 300 g per week or more.

- The risk of ex-drinkers did not differ from that for lifelong abstainers (Odds ratio = 0.89; Confidence Interval = 0.62-1.28), but persons who had decreased their alcohol intake during the past 12 months because of health problems had a higher risk (OR = 1.21; CI = 1.05-1.39).
- An interaction was found between alcohol and smoking. Therefore, the model was reparameterized for analysis of the two interacting exposures, alcohol and smoking. The patterns of odds ratios showed a J-shaped association between alcohol and suboptimal health among never smokers, and a similar pattern was suggested among ex-smokers and current smokers. In the subgroup of never smokers, significantly lower odds ratios were found among persons who consumed less than 200 g/week than among lifelong abstainers. A significantly increased odds ratio was found among persons who regularly smoked 20 or more cigarettes daily and drank 300 g/week or more. At almost all drinking levels, the odds ratios increased according to the level of smoking.

Zusammenfassung:

- Compared with abstainers, moderate drinkers were, on average, more often in good health, and heavy drinkers were more often in poor or average health. The lowest risk of subjective suboptimal health was found at an alcohol consumption level of 40-99 g per week, and the highest risk was seen among those reporting an intake of 300 g per week or more. Moderate alcohol intake is related to a self-perception of good health.

Our analysis strengthens the suggestion that moderate alcohol intake is beneficial and heavy intake is detrimental to health in general, while smoking is always harmful.

Weiterführende Literatur:

Brazier, J. E., Harper, R., Jones, N. M. B., O`Cathain, A., Thomas, K. J., Usherwood, T., und Westlake, L.:
„Validating the SF-36 health survey questionnaire: New outcome measure for primary care".
British Medical Journal 305: 160 bis 164, 1992

Idler, E. L., und Angel, R. J.:
„Self-rated health and mortality in the NHANES-I Epidemiologic Follow-up Study".
American Journal Public Health 80: 446 bis 452, 1990

Kaplan, G. A., und Camacho, T.:
„Perceived health and mortality: A nine-year follow-up of the Human Population Laboratory cohort".
American Journal Epidemiology 117: 292 bis 304, 1983

Mackenbach, J. P., Van den Bos, J., Joung, I. M., Van den Mheen, H., und Stronks, K.:
„The determinants of excellent health: Different from the determinants of ill-health?".
International Journal Epidemiology 23: 1273 bis 1281, 1994

Mossey, J. M., und Shapiro, E.:
„Self-rated health: A predictor of mortality among the elderly".
American Journal Public Health 72: 800 bis 808, 1982

Poikolainen, K., Vartiainen, E., und Korhonen, H. J.:
„Alcohol intake and subjective health".
American Journal Epidemiology 144: 346 bis 350, 1996

Streiner, D. L., und Norman, G. R.:
„Health Measurement Scales. A Practical Guide to their Development and Use".
Oxford University Press, New York/NY, 1989, 175 Seiten

Abbildung :

Zusammenhänge zwischen dem Alkoholverzehr und der suboptimalen subjektiven Gesundheit von finnischen Frauen und Männern (nach Poikolainen und Mitarbeitern, 1996).

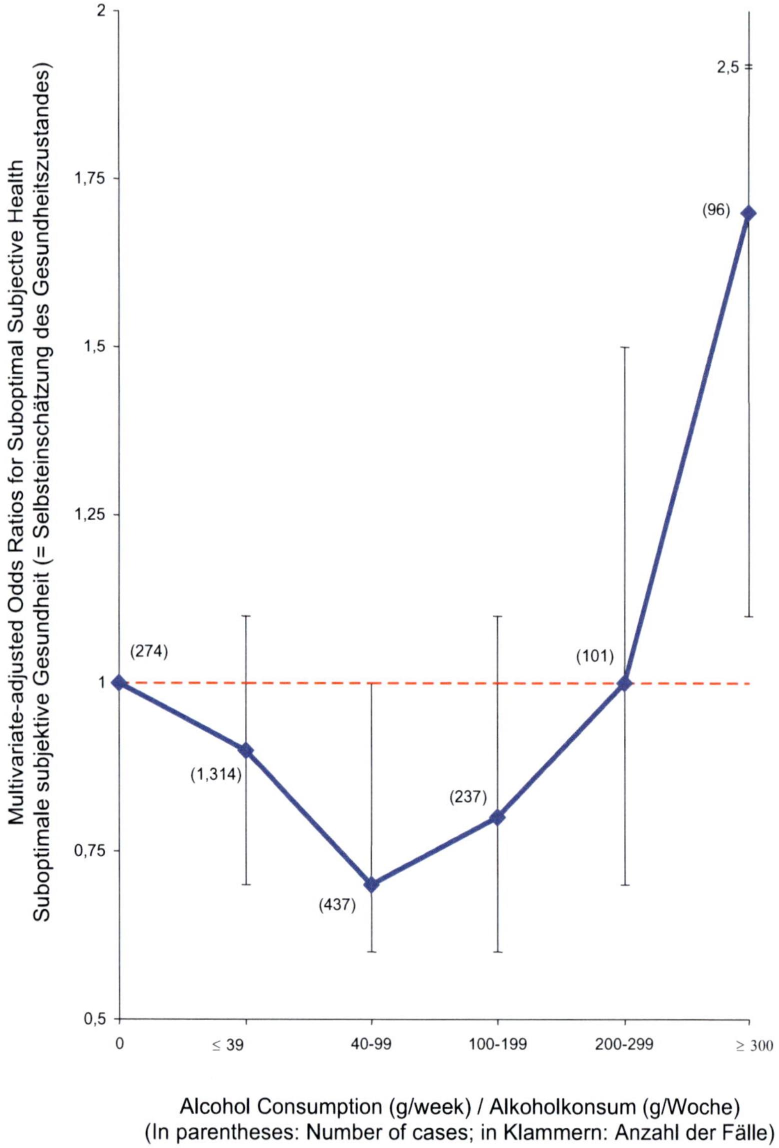

Abbildung :

Zusammenhänge zwischen dem Alkoholverzehr und der suboptimalen subjektiven Gesundheit von Niemalsrauchern, früheren Rauchern, unregelmäßigen plus leichten Rauchern und regelmäßigen plus starken Rauchern von finnischen Frauen und Männern (nach Poikolainen und Mitarbeitern, 1996).

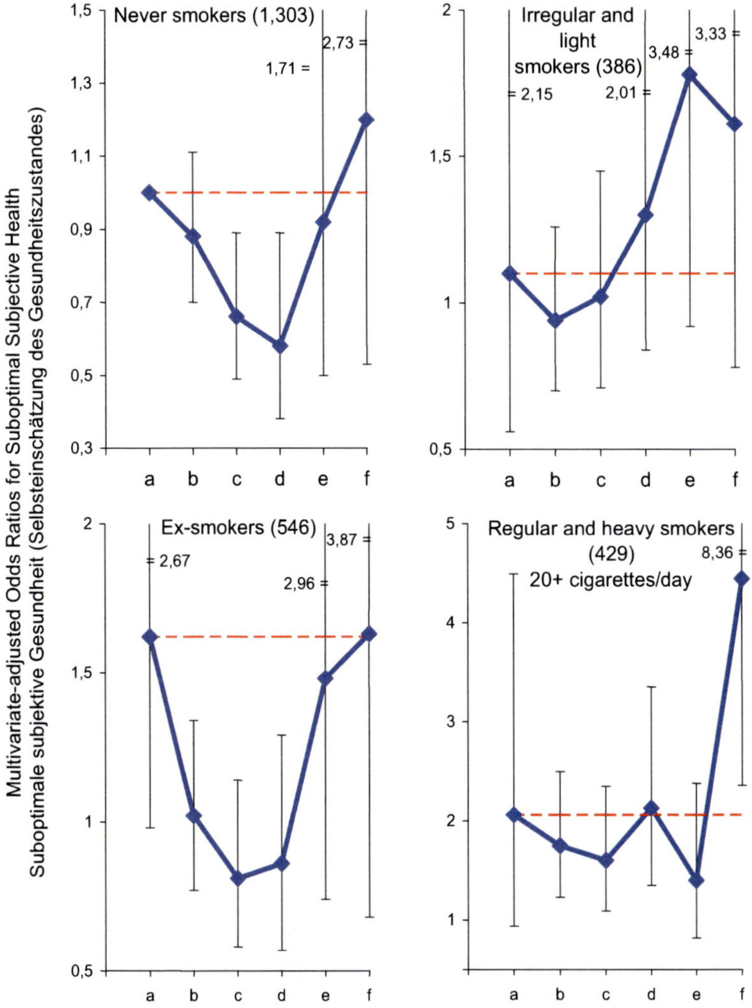

a = 0 g/week; b = < 39 g/week; c = 40-99 g/week;
d = 100-199 g/week; e = 200-299g/week; f = 300+ g/week
Alcohol Consumption (g/week) / Alkoholverzehr (g/Woche)
(In parentheses: Number of cases; in Klammern: Anzahl der Fälle)

Alkoholverzehr und geistige Leistungsfähigkeit
(„Self-reported alcohol intake and cognition in aging twins")

Department of Medical and Molecular Genetics, Indiana University School of Medicine, Indianapolis/IN, USA

Autoren:	Christian, J.C., Reed, T., Carmelli, D., Page, W.F., Norton, J.A., und Breitner, J.C.S.,
Ziel der Untersuchung:	Erfassung der Zusammenhänge zwischen dem Alkoholkonsum und der geistigen Leistungsfähirkeit von älteren Männern
Jahr der Veröffentlichung:	1995
Zeitschrift:	Journal Studies Alcohol 56: 414-416, 1995
Anzahl der Personen:	12.239 männliche Zwillinge des U.S.-amerikanischen National Academy of Sciences – National Research Council (NAS-NRC). Die Männer hatten früher in den U.S. Armed Forces gedient.
Altersstruktur:	Die Männer waren zwischen 1917 und 1927 geboren worden. Zur Zeit der Untersuchung in den Jahren 1990 und 1991 waren sie zwischen 73 und 83 bzw. zwischen 74 und 84 Jahre alt.
Zeitraum der Erfassung:	Die in der NAS-NRC erfassten Männer füllten während der siebziger und achtziger Jahre Fragebögen zu ihrem Alkoholkonsum aus. 1990 und 1991 wurden die telefonischen Interviews zur Erfassung der geistigen Leistungsfähigkeit (= TICS-m) durchgeführt.

Cognitive function was assessed by the TICS-m test, a 10-minute telephone interview. The TICS-m contains 19 items measuring orientation, concentration, memory, naming, comprehension, calculation and reasoning.

Alkoholverzehr:

Die Personen wurden in folgende 7 Gruppen unterteilt:

- kein Alkoholkonsum,
- früherer Alkoholkonsum,
- Verzehr von weniger als 1 alkoholischen Getränk pro Woche,
- Verzehr von 1 bis 3,3 Getränken,
- Verzehr von 3,4 bis 8,1 Getränken,
- Verzehr von 8,2 bis 16,0 Getränken und
- Verzehr von mehr als 16 Getränken pro Woche.

- A drink equalled 12 oz. of beer, 4 oz. of wine, or 1.5 oz. of distilled spirits. (1 U.S. fl. oz. = 29,57 ml.)

Von 4.739 Männern lagen schließlich sowohl die Werte bezüglich der geistigen Leistungsfähigkeit als auch die des Alkoholverzehrs vor. Die errechneten Zusammenhänge wurden hinsichtlich des Alters und der Ausbildung der Männer standardisiert.

Ergebnisse:

Heavy drinking has been associated with physical, psychological and social impairments, but social drinking seems to have little effect on cognitive function. Average cognitive function declines with ageing, but little is known about the role of long-term moderate drinking in that decline.

- Im Rahmen dieser Studie ergaben sich zwischen dem Alkoholverzehr und dem Grad der geistigen Leistungsfähigkeit (= TICS-m) folgende Zusammenhänge:
  - Alkoholabstinent lebende Männer = 33,2 TICS-m,
  - frühere Alkoholkonsumenten = 32,5 TICS-m,
  - Konsumenten von weniger als 1 Getränk pro Woche = 33,0 TICS-m,
  - Konsumenten von 1,0 bis 3,3 Getränken pro Woche = 33,2 TICS-m,
  - Konsumenten von 3,4 bis 8,1 Getränken pro Woche = 33,3 TICS-m,
  - Konsumenten von 8,2 bis 16,0 Getränken pro Woche = 33,5 TICS-m und
  - Konsumenten von über 16 Getränken pro Woche = 33,0 TICS-m.
- Der Grad der geistigen Leistungsfähigkeit der Männer steigt von 1 Getränk pro Woche bis auf 16 Getränke pro Woche an und fällt dann wieder ab.

- Similar patterns of group mean differences were obtained when total alcohol was divided by beverage (beer, wine and spirits), but differences among the groups were not significant for any one beverage.

TICS-m scores revealed a gradual and significant increase from light drinkers through moderate drinkers. (Moreover, comparison of 118 moderate drinking monozygotic twins with their lighter drinking co-twins supported the finding of an association between higher cognitive scores and moderate alcohol consumption. Monozygotic co-twin comparisons are a sensitive and specific test for cause and effect relationships because they control for genetic, age and common environmental effects on the twins.)

Because of the reported protective effect of moderate alcohol intake on the cardiovascular system, it is tempting to postulate a causal path leading from moderate drinking to protection of the cardiovascular system and better cerebral circulation which, in turn, results in higher cognitive scores.

Zusammenfassung:

- No evidence was found to indicate an association between moderate long-term alcohol intake and lower cognitive scores in aging individuals.
- There was a suggestion of a small protective effect of past moderate alcohol intake on cognitive function with aging.

Weiterführende Literatur:

Baum-Baicker, C.:
„The psychological benefits of moderate alcohol consumption: a review of the literature".
Drug Alcohol Dependence 15: 305-322, 1985

Brandt, J., Welsh, K. A., Breitner, J. C. S., Folstein, M. F., Helms, M., und Christian, J. C.:
„Hereditary influences on cognitive functioning in older men: A study of 4,000 twin pairs".
Archives Neurology 50: 599-603, 1993

Christian, J. C., Reed, T., Carmelli, D., Page, W. F., Norton, J. A., und Breitner, J. C. S.:
„Self-reported alcohol intake and cognition in aging twins".
Journal Studies Alcohol 56: 414-416, 1995

Decker, R.:
„Hirndurchblutung nach Biergenuß".
Münchner medizinische Wochenschrift 117: 567-570, 1975

Dent, O. F., Sulway, M. R., Broe, G. A., Creasey, H., Kos, S. C., Jorm, A. F., Tennant, C., und Fairley, M. J.:
„Alcohol consumption and cognitive performance in a random sample of Australian soldiers who served in the Second World War".
British Medical Journal 314: 1655-1657, 1997

Dufouil, C., Ducimetière, P., und Alpérovitch, A., (for the EVA Study Group):
„Sex differences in the association between alcohol consumption and cognitive performance".
American Journal Epidemiology 146: 405-412, 1997

Dufour, M. C., Archer, L., und Gordis, E.:
„Alcohol and the elderly".
Clinics Geriatric Medicine 8: 127-141, 1992

Folstein, M., Anthony, J. C., Parhad, I., Duffy, B., und Gruenberg, E. M.:
„The meaning of cognitive impairment in the elderly".
Journal American Geriatrics Society 33: 228-235, 1985

Gödert, H. W., Pinzón, L. C. E., und Letzel, S.:
„Anforderungen geistiger Arbeit an die Ernährung. Ergebnisse einer Literaturstudie".
Verlag Dr. Kovač, Hamburg, 2005, 150 Seiten
(„Alles in allem kann aus der empirischen Befundlage nicht stringent und überzeugend abgeleitet werden, daß sich – nicht-pathologischer – Alkoholkonsum in irgendeiner Weise auf die geistige Leistungsfähigkeit auswirkt.)

Hebert, L. E., Scherr, P. A., Beckett, L. A., Albert, M. S., Rosner, B., Taylor, J. O., und Evans, D. A.:
„Relations of smoking and low-to-moderate alcohol consumption to change in cognitive function: A longitudinal study in a defined community of older persons".
American Journal Epidemiology 137: 881-891, 1993

Launer, L. J., Feskens, E. J. M., Kalmijn, S., und Kromhout, D.:
„Smoking, drinking, and thinking. The Zutphen Elderly Study".
American Journal Epidemiology 143: 219-227, 1996
(„After adjustment for age, education, and smoking status, men with cardiovascular disease / diabetes and low-to-moderate alcohol intake had a significantly lower risk for poor cognitive function than abstainers (odds ratios of 0.3 for less than one drink and 0.2 for one to two drinks per day)... Alcohol may result in an acute beneficial effect on cognitive function".)

Abbildung:

Zusammenhänge zwischen dem Alkoholverzehr und dem Grad der geistigen Leistungsfähigkeit von älteren U.S.-amerikanischen Männern (nach Christian und Mitarbeitern, 1995).

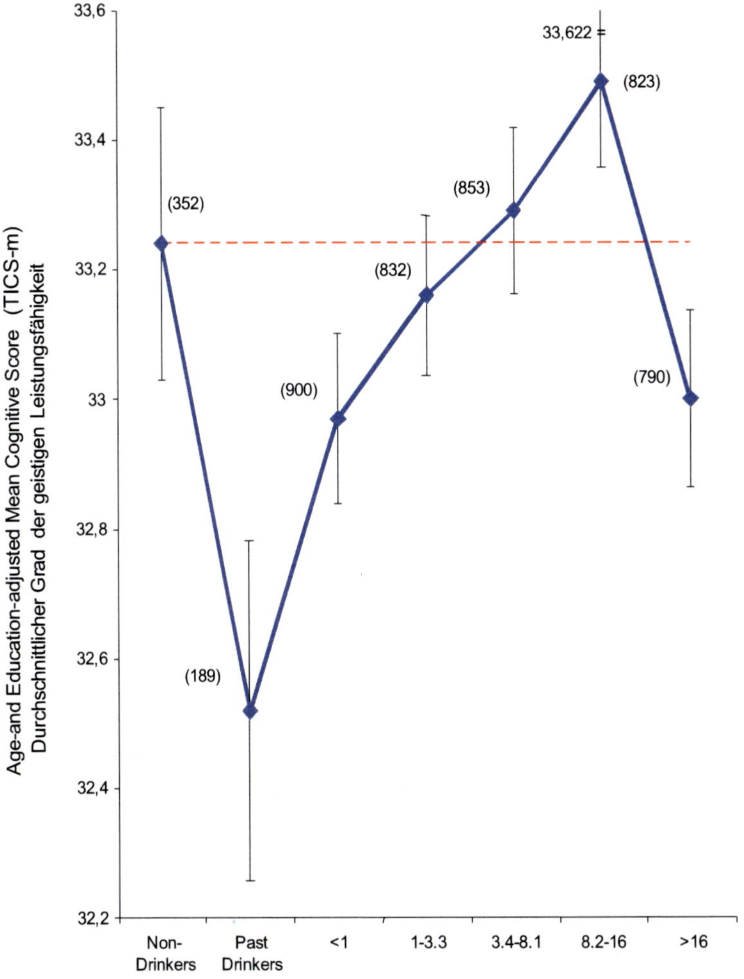

Alcohol Consumption (Drinks/week) / Alkoholverzehr (Getränke/Woche)
1 Drink: 12 oz. of beer, or 4 oz. of wine, or 1.5 oz.of distilled spirits.
1 U.S. fl. oz. = 29,57 ml

(In parentheses: Number of cases; in Klammern: Anzahl der Fälle)

Alkoholverzehr und krankheitsbedingte Abwesenheit vom Arbeitsplatz (Whitehall-II-Studie)

("Alcohol consumption and sickness absence: from the Whitehall II study")

Department of Epidemiology and Public Health, University College and Middlesex School of Medicine, University College London, London, UK; Department of Epidemiology and Population Sciences, London School of Hygiene and Tropical Medicine, University of London, London, UK; and Department of Preventive and Social Medicine, University of Otago, Dunedin, New Zealand

Autoren:	Marmot, M.G., North F., Feeney A., und Head J.,
Ziel der Untersuchung:	Erfassung der Zusammenhänge zwischen dem Alkoholverzehr und der krankheitsbedingten Abwesenheit vom Arbeitsplatz von britischen Männern und Frauen
Jahr der Veröffentlichung:	1993
Zeitschrift:	British Journal Addiction 88: 369-382, 1993
Anzahl der Personen:	10.314, davon 6.900 männliche und 3.414 weibliche Beamte
Altersstruktur:	35 bis 55 Jahre alt
Zeitraum der Erfassung:	von 1985 bis 1988

All participants filled in a detailed questionnaire covering demographic details, health status, health behaviors including alcohol consumption and smoking, work characteristics and social networks and supports. Participants also attended a screening examination.

Alkoholverzehr:

The following questions on alcohol consumption were used for these analyses:

a) In the past 12 months have you taken an alcoholic drink?

   Responses recorded were:
   - no,
   - special occasions only,
   - once or twice a month,
   - once or twice a week,
   - almost daily, and
   - twice a day or more.

In the present analyses, \`special occasions´ was combined with \`once or twice a month´.

b) Have you had an alcoholic drink in the last 7 days? If yes, the amount was recorded.

The total amount of alcohol consumed (wine, spirits and beer) over the past 7 days was measured in \`alcohol units´. One unit of pure alcohol was taken as equivalent to half a pint of beer or cider, a single measure of spirits or a glass of wine.

The amount of alcohol consumed per week was classified as follows:

	Men	Women
– None	0 units	0 units
– Light	1–10 units	1–6 units
– Social	11–15 units	7–10 units
– Moderate	16–30 units	11–20 units
– Heavy	31 + units	21 + units

The classification of social and heavy drinking was based on definitions of social (2 to 3 units per day) and heavy drinking (6 or more units per day) proposed by the Royal College of Physicians, assuming 2 days of abstinence a week.

Alcohol consumption is classified using frequency of consumption over the past 12 months and amount of alcohol consumed over the past 7 days. Sickness absence was analysed as the number of sickness absence spells per person per year. In order to distinguish minor and more serious illnesses, short spells (7 calendar days or less) and long spells (more than 7 calendar days) were analysed separately.

All analyses were performed for men and women separately.

Ergebnisse:

a) Frequency of alcohol consumption over the past 12 months (in vorliegender Arbeit graphisch nicht dargestellt)
   - Men: The relation of alcohol intake to short spells of absence appears to be U-shaped after adjusting for age and grade. Men who either report no alcohol consumption over the past 12 months or report drinking more than once a day had higher rates of short spells. The rate of short spells was 18% higher in men drinking more than once a day compared to men drinking 1 to 2 times a week. Men drinking daily, and more than once a day, had 12% higher rates of long spells than men drinking 1 to 2 times a week. Nondrinkers did not have higher rates of long spells of absence.
   - Women: In contrast to men, there was no relation between frequent drinking and sickness absence for women. Higher rates of sickness absence were found only for nondrinkers. Women who reported no alcohol consumption over the past 12 months had higher rates of both short spells (20%) and long spells (25%) of absence than those drinking 1 to 2 times a week.

b) Units of alcohol consumed in the past 7 days (in den beiden folgenden Abbildungen graphisch dargestellt)
   - Men who drank more than 30 units a week have a 12% higher rate of short spells than men drinking 1 to 10 units a week after adjusting for the effects of age and grade. The relation of units of alcohol consumption a week to long spells of absence appears U-shaped with the lowest sickness absence rates in men drinking 11 to 15 units, there was an approximate 15% increase at both ends of the spectrum of alcohol intake.
   - Women: There was no clear relationship between units of alcohol consumed over the past 7 days and sickness absence. Women reporting

no alcohol consumption (0 units), social consumption (7 to 10 units), and heavy consumption (21 + units) had similar rates of short spells of sickness absence. However women reporting no consumption over the past 7 days had markedly higher rates of long spells than other categories of alcohol consumption although the confidence intervals overlap.

Zusammenfassung:

Previous studies suggest that problem drinkers have markedly increased sickness absence. However, it is not clear how more moderate alcohol consumption and abstinence relate to sickness absence. As part of the Whitehall II study the relationship between different drinking patterns and sickness absence is examined. A total of 10,314 male and female civil servants completed a baseline questionnaire about their drinking habits – the amount of alcohol consumed over the past 7 days and the frequency of drinking over the past 12 months. All sickness absence has been recorded prospectively. Drinking patterns and sickness absence are examined for short spells (≤ 7 days) and long spells (≥ 7 days) adjusting for other causes of sickness absence: age, grade of employment, smoking, work characteristics and baseline health. Alcohol consumption was strongly related to employment grade, the lower the grade the higher proportion of men and women reporting no alcohol consumption.

- For men the relation of alcohol intake to short spells of sickness absence (≤ 7 days) appeared to be U-shaped, for long spells (≥ 7 days) increased rates of absence were found only in frequent drinkers.
- There was no clear relationship for women, however higher rates of sickness absence were found in nondrinkers.

In our data, by far the strongest predictor of sickness absence was grade of employment. Grade is strongly related to various indices of work satisfaction as well as to social circumstances outside work.

Weiterführende Literatur:

Jenkins, R.:
“Sex differences in alcohol consumption and its associated morbidity in young civil servants”.
British Journal Addiction 81:525 bis 535, 1986

Marmot, M. G., Davey Smith, G., Stansfeld, S., Patel, C., North, F., Head, J., White, I., Brunner, E., und Feeney, A.:
“Health inequalities among British civil servants: the Whitehall II study”.
Lancet 337: 1387 bis 1393, 1991

Marmot, M. G., North, F., Feeney, A., und Head, J.:
“Alcohol consumption and sickness absence: from the Whitehall II study”.
British Journal Addiction 88:369 bis 382, 1993

Abbildung :

Zusammenhänge zwischen dem Alkoholverzehr und der krankheitsbedingten Abwesenheit vom Arbeitsplatz von britischen Männern im Rahmen der Whitehall II Studie (nach Marmot und Mitarbeitern, 1993).

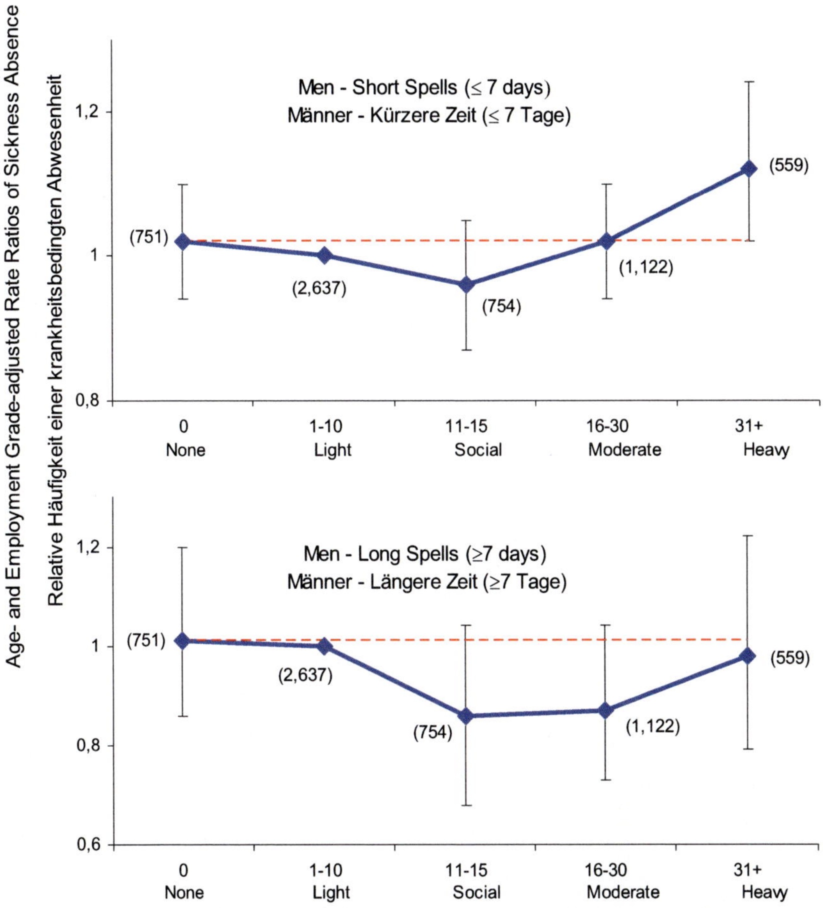

Units of Alcohol Consumed in the Past 7 Days
Alkoholeinheiten, verzehrt in den letzten 7 Tagen
1 unit of alcohol = half a pint of beer or cider,
a simple measure of spirits or a glass of wine
(In parentheses: Number of cases; in Klammern: Anzahl der Fälle)

Abbildung :

Zusammenhänge zwischen dem Alkoholverzehr und der krankheitsbedingten Abwesenheit vom Arbeitsplatz von britischen Frauen im Rahmen der Whitehall II Studie (nach Marmot und Mitarbeitern, 1993).

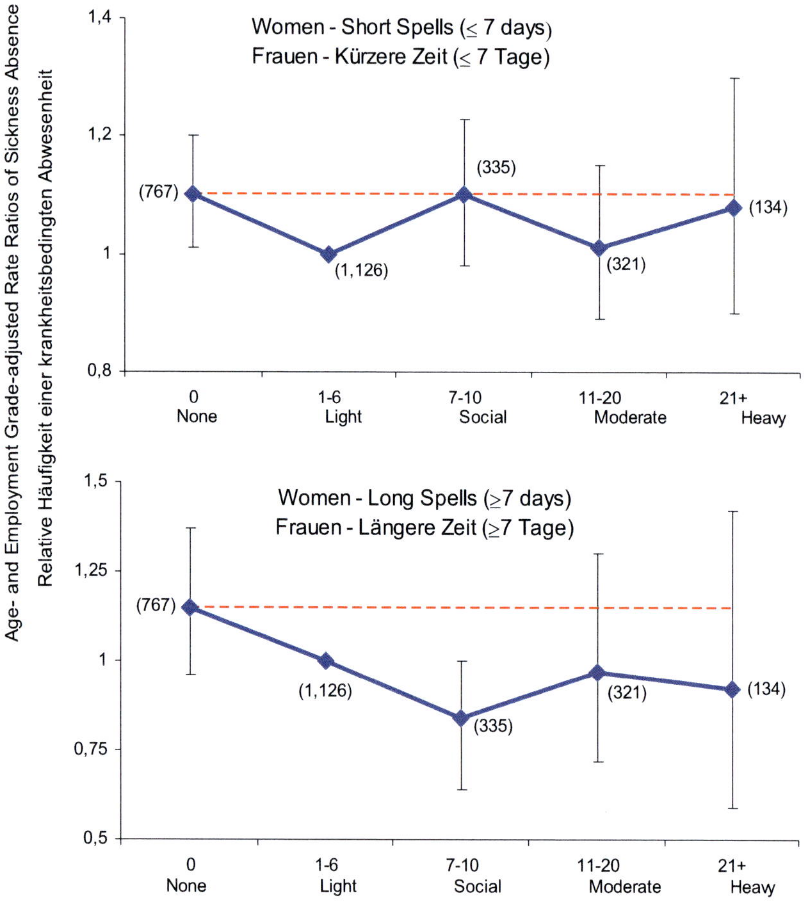

Units of Alcohol Consumed in the Past 7 Days
Alkoholeinheiten, verzehrt in den letzten 7 Tagen
1 unit of alcohol = half a pint of beer or cider,
a simple measure of spirits or a glass of wine
(In parentheses: Number of cases; in Klammern: Anzahl der Fälle)

Alkoholverzehr und die Häufigkeit von Krankenhausaufenthalten

(„Associations between alcoholic beverage consumption and hospitalization, 1983 National Health Interview Survey")

Department of Epidemiology, Harvard School of Public Health, Boston/MA, USA

Autoren:	Longnecker, M.P., und MacMahon, B.,
Ziel der Untersuchung:	Erfassung der Zusammenhänge zwischen dem Alkoholverzehr und der Häufigkeit von Krankenhausaufenthalten von U.S.-Amerikanern
Jahr der Veröffentlichung:	1988
Zeitschrift:	American Journal Public Health 78: 153-156, 1988
Anzahl der Personen:	17.600 Personen des U.S.-amerikanischen National Health Interview Survey (NHIS)
Altersstruktur:	17 Jahre und älter
Zeitraum der Erfassung:	1983

Hospitalization in the past 12 months has been examined in relation to consumption of alcoholic beverages. A hospitalization was defined as a positive response to the question: „Since a year ago, were you a patient in a hospital overnight?" Hospitalization refers to an overnight stay in an acute care hospital and is identical to the category „short-stay hospitalization" frequently employed in NHIS publications. Overnight stays in psychiatric hospitals, nursing homes, long-term tuberculosis treatment hospitals, purely orthopedic hospitals, and other long-term chronic disease treatment facilities were not counted as hospitalizations. Furthermore, hospitalizations for childbirth were not included.

Alkoholverzehr:

The alcoholic beverage consumption history of each individual was used to characterize him or her as either

- a life-long abstainer,
- a current drinker, or
- a past drinker.

A life-long abstainer was defined by a negative response to the question: „In your entire life have you had at least 12 drinks of any type of alcoholic beverage?“

A current drinker reported some alcoholic beverage consumption in the past year.

To assess dose-response relationships, current drinkers were further classified according to the reported total number of drinks consumed in the past two weeks:
- less than 8 drinks,
- 8 to 28 drinks,
- 29 to 42 drinks,
- 43 to 56 drinks, and
- more than 56 drinks.

A past drinker was defined as a person who had not consumed alcohol in the past year but had at least 12 drinks in his or her lifetime.

Ergebnisse:

- The multivariate-adjusted odds ratio of having one or more hospitalization for current drinkers relative to life-long abstainers in males was 0.74 and in females 0.67; for past drinkers relative to life-long abstainers in males was 1.11 and in females 0.87, and for ever drinkers relative to life-long abstainers in males was 0.87 and in females 0.78.

- The multivariate-adjusted odds ratio of hospitalization in females by level of alcohol intake in the past two weeks shows a U-shaped relationship, with the lowest risk for those consuming 29 to 42 alcoholic drinks in the two-week period – more than two and up to three drinks per day on average. Comparable data for males show the same through at 29 to 42 drinks, although the U-shaped pattern is not so clear.

Zusammenfassung:
Die Autoren untersuchten die Zusammenhänge zwischen dem Alkoholverzehr und der Häufigkeit von Krankenhausaufenthalten von 17.600 U.S.-Amerikanern.

- Männer und Frauen, die immer (= früher und heute) (maßvoll) Alkohol konsumierten, zeigten gegenüber den lebenslang alkoholabstinent lebenden Menschen weniger – und kürzere – Krankenhausaufenthalte.

- Zwischen dem Alkoholkonsum in den letzten beiden Wochen und der Häufigkeit von Krankenhausaufenthalten ergibt sich bei Männern und Frauen eine U-förmige Kurve. Der günstigste Wert liegt bei 2 bis 3 Getränken pro Tag.

Wieviel Gramm Alkohol im vorliegenden Falle ein Drink enthält, wird nicht im einzelnen angegeben. (Es dürfte sich aber um etwa 13 Gramm Alkohol handeln.)

The finding of reduced risk of hospitalizations in male and female current drinkers relative to life-long abstainers is striking.... It is concluded that while some causes of hospitalization are clearly increased among drinkers, the overall acute care hospitalization experience of moderate drinkers appears to be favorable.

Weiterführende Literatur:

Armstrong, M. A., und Klatsky, A. L.:
„Alcohol use and later hospitalization experience“.
Medical Care 27: 1099 bis 1108, 1989

Jenkins, R.:
„Sex differences in alcohol consumption and its associated morbidity in young civil servants“.
British Journal Addiction 81: 525 bis 535, 1986

Longnecker, M. P., und MacMahon, B.:
„Associations between alcoholic beverage consumption and hospitalization, 1983 National Health Interview Survey“.
American Journal Public Health 78: 153 bis 156, 1988

Marmot, M. G., North, F., Feeney, A., und Head, J.:
„Alcohol consumption and sickness absence: From the Whitehall II study“.
Addiction 88: 369 bis 382, 1993

Poikolainen, K., Vartiainen, E., und Korhonen, H. J.:
„Alcohol intake and subjective health“.
American Journal Epidemiology 144: 346 bis 350, 1996

Rice, C., und Duncan, D. F.:
„Alcohol use and reported physician visits in older adults“.
Preventive Medicine 24: 229 bis 234, 1995

Abbildung:

Zusammenhänge zwischen dem Alkoholverzehr (derzeitig, früher und immer) und der Häufigkeit von Krankenhausaufenthalten von U.S.-amerikanischen Männern und Frauen (nach Longnecker und McMahon, 1988).

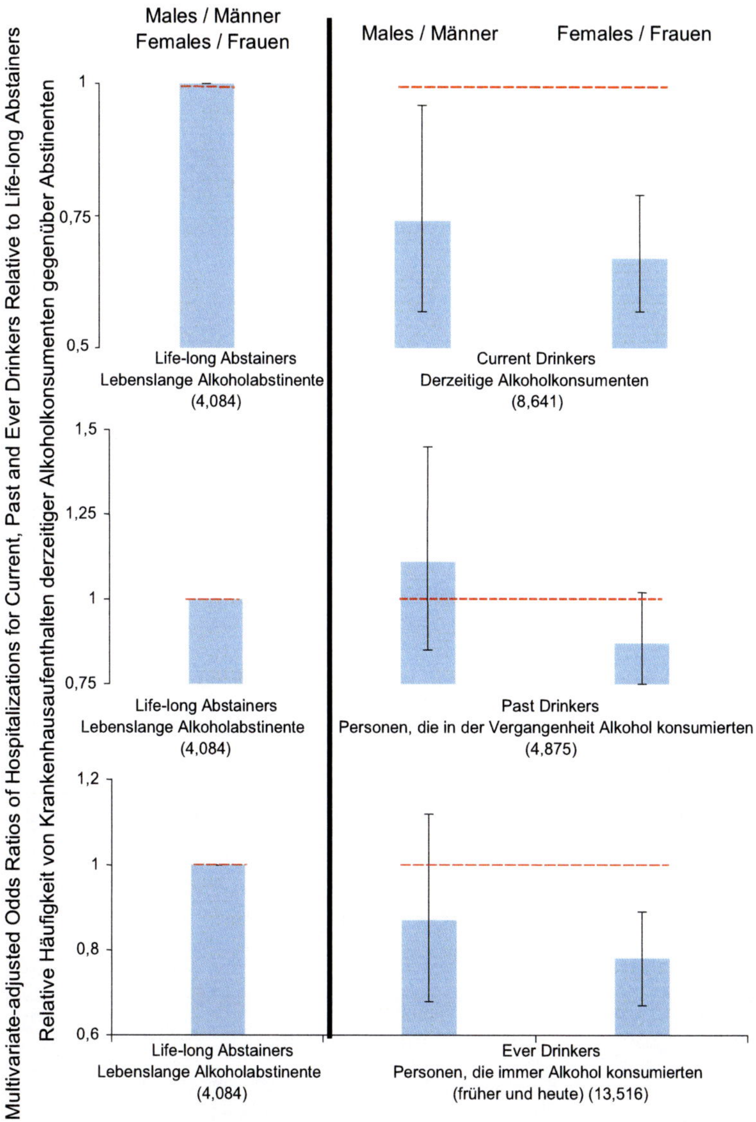

(In parentheses: Number of cases; in Klammern: Anzahl der Fälle)

Abbildung :

Zusammenhänge zwischen dem Alkoholverzehr (in den vergangenen zwei Wochen) und der Häufigkeit von Krankenhausaufenthalten von U.S.-amerikanischen Männern und Frauen (nach Longnecker und McMahon, 1988).

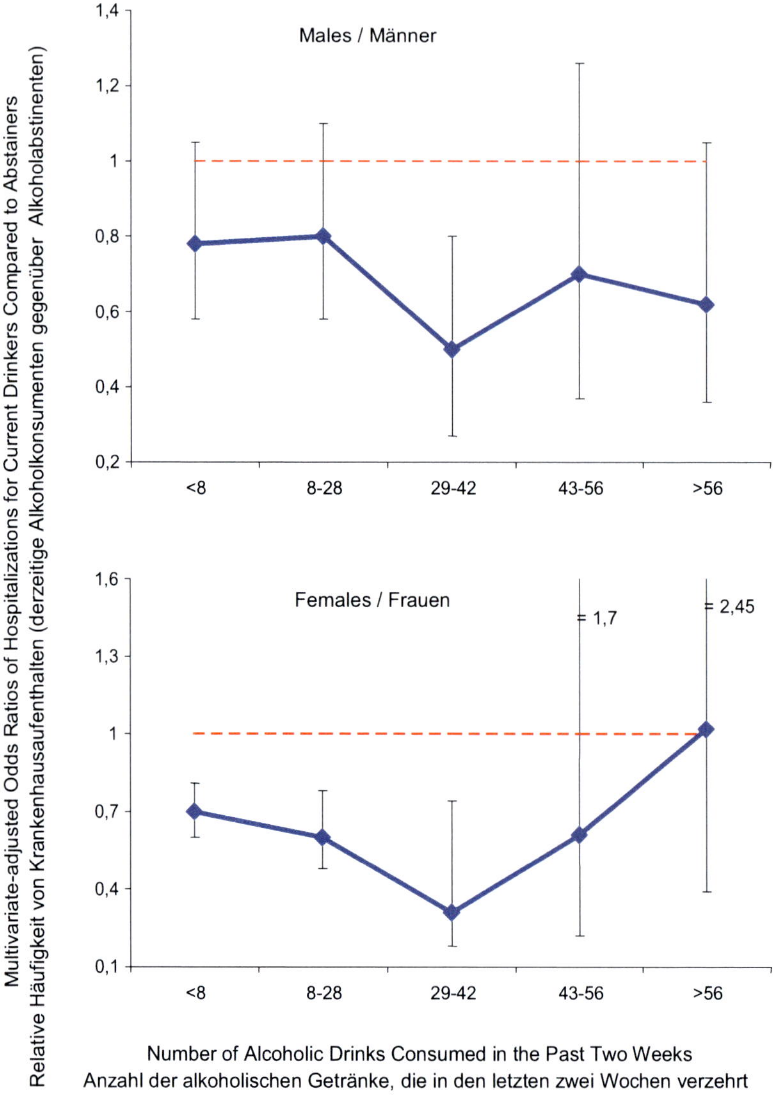

Number of Alcoholic Drinks Consumed in the Past Two Weeks
Anzahl der alkoholischen Getränke, die in den letzten zwei Wochen verzehrt wurden
1 Drink = 13 (?) g of alcohol

Alkoholverzehr und neuromuskuläre und körperliche Funktionen von älteren Frauen

("Smoking, alcohol, and neuromuscular and physical function of older women")

Division of General Internal Medicine, Oregon Health Sciences University, Portland; Department of Epidemiology and Biostatistics, University of California, San Francisco; and Department of Epidemiology and Preventive Medicine, University of Maryland, Baltimore, USA

Autoren:	Nelson, H. D., Nevitt, M. C., Scott, J. C., Stone, K. L., und Cummings, S. R., (for the Study of Osteoporotic Fractures Research Group)
Ziel der Untersuchung:	Erfassung der Zusammenhänge zwischen dem Alkoholverzehr und den Körperfunktionen von älteren Frauen
Jahr der Veröffentlichung:	1994
Zeitschrift:	Journal American Medical Association 272: 1825-1831, 1994
Anzahl der Personen:	9.704 weiße U.S.-Amerikanerinnen
Altersstruktur:	65 bis 99 Jahre, im Durchschnitt 71,7 Jahre alt
Zeitraum der Erfassung:	von 1986 bis 1988

Alkoholverzehr:

Die Teilnehmerinnen wurden in folgende drei Gruppen eingeteilt:

- alkoholabstinent lebend,
- leichter bis maßvoller Alkoholverzehr (mindestens 1 Getränk im letzten Monat bis weniger als durchschnittlich 14 Getränke pro Woche) und
- starker Alkoholverzehr (mehr als 14 Getränke pro Woche).

1 Getränk (Drink) entspricht 12 Unzen (360 ml) Bier, 5 Unzen (150 ml) Wein, einem alkoholischen Mischgetränk mit 1¼ Unzen (38 ml) oder 1 "shot" Spirituosen (1 US. fl. oz = 29,57 ml).

Die neuromusukuläre und physische Leistung wurde in Form der isometrischen Muskelkraft, der Bewegungs- und Koordinationsfähigkeit, des Ganges sowie des Gleichgewichtssinnes erfasst. Diese Tests wurden ausgewählt, da sie ein breites Band an Vorgängen und Bewegungsabläufen darstellen, die für das tägliche Leben notwendig sind, aber auch deshalb, weil sie in einer Klinik leicht und ohne großen Apparateaufwand durchgeführt werden können.

Ergebnisse:

- Die alkoholabstinenten Frauen wiesen in allen untersuchten Bereichen ungünstigere Werte auf als die moderaten Konsumentinnen, auch nach der Berücksichtigung anderer Einflussgrößen wie Alter, Körpermassenindex, körperliche Betätigung, Rauchgewohnheiten und Schlaganfälle. Die Leistungswerte der abstinenten Frauen waren um die Hälfte niedriger, als die einer um fünf Jahre älteren Bezugsgruppe. Beim Vergleich der starken mit den moderaten Alkoholkonsumentinnen ergaben sich keine größeren Unterschiede.

Our results were similar when nondrinkers were divided into those who never drank and those who drank in the past.

Die Gründe für den positiven Einfluss eines gemäßigten Alkoholverzehrs auf die körperliche Leistungsfähigkeit sind vielfältig. Moderater Alkoholverzehr hat vermutlich einen allgemein schützenden Einfluss auf die Gesundheit. Desweiteren wiesen Frauen, die Alkohol konsumierten, ein hohes Maß an sozialen Aktivitäten auf, waren eher verheiratet oder lebten mit anderen Menschen zusammen. Aber auch die körperliche Verfassung stellte sich vorteilhafter dar als die der abstinenten Frauen.

This study has several limitations. Women in this study were white, postmenopausal, generally healthy volunteers who used small to moderate amounts of alcohol. Men, black women, nonambulatory women, and women with bilateral hip replacements were excluded from this study, and the results may not be generalizable to these groups. However, our study may have avoided biases due to regional and cultural differences by enrolling subjects from urban and rural communities in four different areas across the country, reflecting a national profile.

Zusammenfassung:

A total of 9,704 community-dwelling, ambulatory white women 65 years or older recruited from four areas of the United States participated in the determination of the relations between alcohol use and physical function.

Twelve performance tests of muscle strength, agility and coordination, gait and balance, and self-reported functional status were carried out.

- Compared with current moderate drinkers nondrinkers had significantly poorer function on all of the performance measures except tandem walk. Evaluation of a dose effect with alcohol was limited to the small number of heavy drinkers.

Conclusions: Current moderate drinkers have better physical function compared with nondrinkers.

Weiterführende Literatur:

Busby, W. J., Campbell, A. J., Borrie, M. J., und Spears, G. F. S.:
"Alcohol use in a community-based sample of subjects aged 70 years and older".
Journal American Geriatrics Society 36: 301 bis 305, 1988

Guralnik, J. M., und Kaplan, G. A.:
"Predictors of healthy aging: Prospective evidence from the Alameda County Study".
American Journal Public Health 79: 703 bis 708, 1989

LaCroix, A. Z., Guralnik, J. M., Berkman, L. F., Wallace, R. B., und Satterfield, S.:
"Maintaining mobility in late life. II. Smoking, alcohol consumption, physical activity, and body mass index".
American Journal Epidemiology 137: 858 bis 869, 1993

Nelson, H. D., Nevitt, M.C., Scott, J. C., Stone, K. L., und Cummings, S. R.:
"Smoking, alcohol, and neuromuscular and physical function of older women".
Journal American Medical Association 272: 1825 bis 1831, 1994

O'Loughlin, J. L., Robitaille, Y., Boivin, J. - F., und Suissa, S.:
"Incidence of and risk factors for falls and injurious falls among the community-dwelling elderly".
American Journal Epidemiology 137: 342 bis 354, 1993

Abbildung :

Zusammenhänge zwischen dem Alkoholverzehr und der körperlichen Tüchtigkeit von U.S.-amerikanischen älteren Frauen (nach Nelson und Mitarbeitern, 1994).

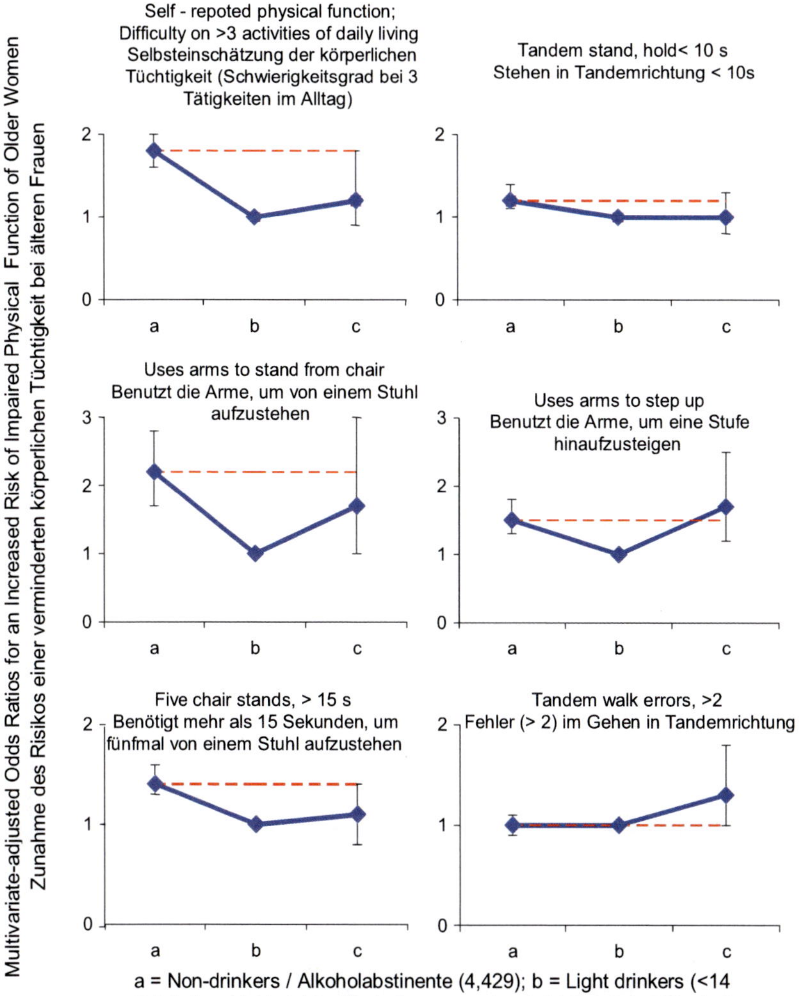

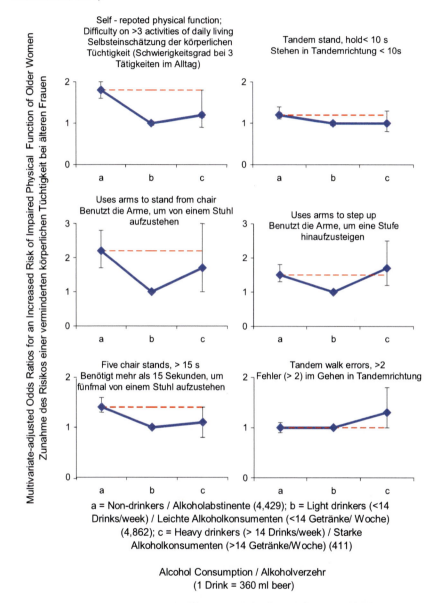

a = Non-drinkers / Alkoholabstinente (4,429); b = Light drinkers (<14 Drinks/week) / Leichte Alkoholkonsumenten (<14 Getränke/ Woche) (4,862); c = Heavy drinkers (> 14 Drinks/week) / Starke Alkoholkonsumenten (>14 Getränke/Woche) (411)

Alcohol Consumption / Alkoholverzehr
(1 Drink = 360 ml beer)

(In parentheses: Number of cases; in Klammern: Anzahl der Fälle)

Alkoholverzehr und Diabetes mellitus Typ II

A) Alkoholverzehr und Diabetesrisiko von Männern

("Prospective study of cigarette smoking, alcohol use, and the risk of diabetes in men")

Harvard School of Public Health, Boston/MA, USA

Autoren:	Rimm, E. B., Chan, J., Stampfer, M. J., Colditz, G.A., und Willett, W. C.,
Ziel der Untersuchung:	Erfassung der Zusammenhänge zwischen dem Alkoholverzehr und dem Vorkommen des insulinunabhängigen Diabetes mellitus bei U.S.-amerikanischen Männern mittleren und höheren Alters
Jahr der Veröffentlichung:	1995
Zeitschrift:	British Medical Journal 310: 555-559, 1995
Anzahl der Personen:	41.810 U.S.-amerikanische Männer aus „Gesundheitsberufen"
Altersstruktur:	40 bis 75 Jahre alt
Zeitraum der Erfassung:	von 1986 bis 1992

Zur Definition:

Unter Diabetes mellitus oder Zuckerkrankheit versteht man verschiedene Formen der Glukose-Stoffwechselstörung mit unterschiedlichen Ursachen und Krankheitszeichen. Gemeinsames Kennzeichen ist ein relativer oder absoluter Mangel an Insulin. Insulin ist ein blutzuckersenkendes und glykogenaufbauendes Hormon, das hauptsächlich die normale Blutzuckerkonzentration von 70 bis 115mg/100ml gewährleistet. Ein Insulinmangel bewirkt folgendes:

- Herabsetzung der Glukoseaufnahme in die Körperzellen,
- Minderung der Glukoseoxidation,
- Drosselung der Glykogenbildung in der Leber und in Organen außerhalb der Leber,
- Steigerung der Zuckerabgabe aus der Leber,
- Verminderung der Fettbildung und Steigerung der Cholesterinbildung,

- Verminderung der Peptid- und Proteinsynthese,
- Herabsetzung der Brenztraubensäureverwertung und der Verwertung des „aktiven“ Acetats und
- Herabsetzung der Bildung von energiereichen Verbindungen.

Man unterscheidet zwei Diabetes mellitus-Formen:

- Typ I = insulinabhängiger Diabetes (IDDM = Insulin-Dependent Diabetes Mellitus), auch als juveniler Diabetes bezeichnet, und
- Typ II = insulinunabhängiger Diabetes (NIDDM = Non-Insulin-Dependent Diabetes Mellitus), der meist im höheren Lebensalter („Erwachsenendiabetes“) und gehäuft familiär auftritt und wahrscheinlich erblich bedingt ist.

In vorliegender Arbeit geht es um den Typ II Diabetes mellitus.

Alkoholverzehr:

Die Einteilung der Personen erfolgte nach der täglich verzehrten Alkoholmenge in folgende sieben Gruppen:

- 0 Gramm,
- 0,1 - 4,9 Gramm,
- 5,0 - 9,9 Gramm,
- 10,0 - 14,9 Gramm,
- 15,0 - 29,9 Gramm,
- 30,0 - 49,9 Gramm und
- mehr als 50 Gramm Alkohol pro Tag.

We calculated total daily alcohol consumption by multiplying the frequency of consumption of the standard portion size of a unit of beer (one 12 oz = 335 ml can, bottle or glass), wine (4 oz = 118 ml), and spirits (1.5 oz = 44 ml shot) by the alcohol content of that beverage. The estimated alcohol content for beer is 13.2 g, for wine 10.8 g, and for spirits 15.1 g.

Die Ergebnisse wurden hinsichtlich des Einflusses des Alters, Körpergewichts, der familiären Vorgeschichte mit einem Diabetes und der körperlichen Aktivität standardisiert.

Ergebnisse:

Im Laufe des Beobachtungszeitraumes erkrankten 509 Männer an Diabetes Typ II.

- Zwischen dem Alkoholverzehr und dem Risiko, einen insulinunabhängigen Diabetes mellitus (Typ II) zu erleiden, besteht ein enger umgekehrter Zusammenhang. Unter Berücksichtigung bekannter Einflussgrößen, wie dem Körpergewicht und Rauchen, ergibt sich für Männer mit einem täglichen Alkoholverzehr von 30,0 bis 49,9 Gramm (das entspricht zwei bis vier Getränken pro Tag) mit 0,61 ein deutlich niedrigeres relatives Risiko als für jene Personen, die keinen Alkohol trinken (RR = 1,00). Bei Männern mit einem Alkoholverzehr von mehr als 50 Gramm pro Tag steigt das Risiko auf 0,81 an, liegt aber immer noch deutlich unter dem der alkoholabstinenten Personen.

- Errechnet man diese Zusammenhänge nur für jene Personen, die während des Beobachtungszeitraumes von 6 Jahren an Diabetes mellitus (Typ II) erkrankten, ergibt sich ein sehr ähnliches Bild: das relative Risiko für die Alkoholkonsumenten von 30,0 bis 49,9 Gramm pro Tag beträgt 0,46 und für die Konsumenten von mehr als 50 Gramm 0,80.

Our data support laboratory evidence that, compared with men who abstain, men who take up to three drinks a day are more insulin sensitive and may be at lower risk of diabetes.

Heavy alcohol consumption clearly alters metabolism and causes hepatic damage which can lead to diabetes and increased mortality.

Zusammenfassung:

We studied the association between alcohol consumption and the incidence of non-insulin dependent diabetes mellitus among men in the Health Professionals` Follow-up Study followed up for six years (1986-1992). The subjects were 41.810 males aged 40 to 75 years, free of diabetes, cardiovascular disease and cancer in 1986. During the six years 509 men were newly diagnosed with diabetes.

- After controlling for known risk factors men who consumed higher amounts of alcohol had a reduced risk of diabetes. Compared with abstainers men who drank 30.0 to 49.9 g of alcohol daily had a relative risk of diabetes of 0.61.

Conclusions: Moderate alcohol consumption among healthy people may be associated with increased insulin sensitivity and a reduced risk of diabetes.

Weiterführende Literatur:

Balkau, B., Eschwège, E., Ducimetière, P., Richard J. - L., und Warnet, J. M.:
"The higher risk of death by alcohol related diseases in subjects diagnosed as diabetic and impaired glucose tolerant: The Paris Prospective Study after 15 years of follow-up".
Journal Clinical Epidemiology 44: 465 bis 474, 1991

Balkau, B., Eschwège, E., Forhan, A., und Slama, G.:
"The French paradox and diabetic patients".
Diabetes Care 20: 1798 bis 1799, 1997

Balkau, B., Randrianjohany, A., Papoz, L., und Eschwège, E.:
"Re: 'A prospective population-based study of alcohol use and Non-Insulin-Dependent Diabetes mellitus'".
American Journal Epidemiology 134: 1469 bis 1470, 1991

Hildebrandt, H.: (Leiter der Redaktion)
„Diabetes mellitus" und „Insulin", in „Pschyrembel Klinisches Wörterbuch".
de Gruyter, Berlin, 1994, Seite 320 bis 321 und Seite 726

Hodge, A. M., Dowse, G. K., Collins, V., und Zimmet, P. Z.:
"Abnormal glucose tolerance and alcohol consumption in three populations at high risk of Non-Insulin-Dependent Diabetes mellitus".
American Journal Epidemiology 137: 178 bis 189, 1993

Holbrook, T. L., Barrett-Connor, E., und Wingard, D. L.:
"A prospective population-based study of alcohol use and Non-Insulin-Dependent Diabetes mellitus".
American Journal Epidemiology 132: 902 bis 908, 1990

Medalie, J. H., Papier, C. M., Goldbourt, U., und Herman, J. B.:
"Major factors in the development of Diabetes mellitus in 10.000 men".
Archives Internal Medicine 195: 811 bis 817, 1975

Rimm, E. B., Chan, J., Stampfer, M. J., Colditz, G.A., und Willett, W. C.:

“Prospective study of cigarette smoking, alcohol use, and the risk of diabetes in men“.
British Medical Journal 310: 555 bis 559, 1995

Abbildung:

Zusammenhänge zwischen dem Alkoholverzehr und dem Risiko, an einem nicht-insulinabhängigen Diabetes mellitus (Typ II) zu erkranken, von U.S.-amerikanischen Männern (nach Rimm und Mitarbeitern, 1995).

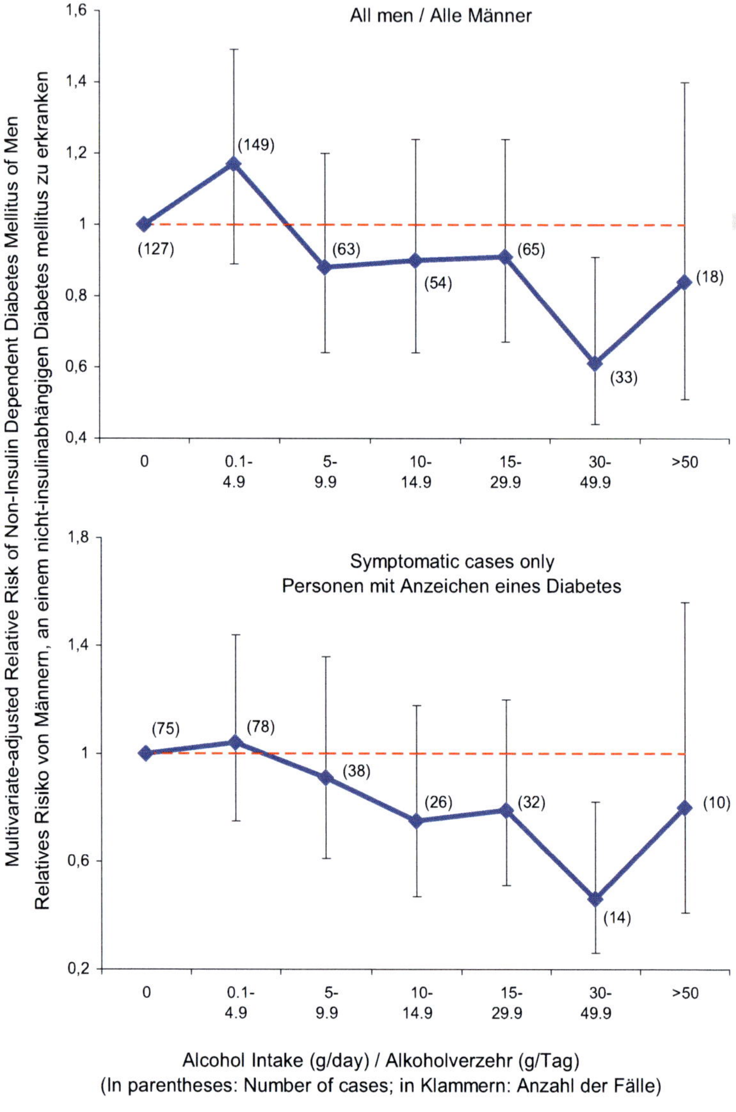

B) Alkoholverzehr und Diabetesrisiko von Frauen

("A prospective study of moderate alcohol drinking and risk of Diabetes in women")

Channing Laboratory, Harvard Medical School, and Brigham and Women's Hospital, Boston/MA; Department of Medicine, Harvard Medical School, and Brigham and Women's Hospital, Boston/MA; Departments of Epidemiology and Nutrition, Harvard School of Public Health, Boston/MA; Department of Preventive Medicine and Clinical Epidemiology, Harvard Medical School, and Brigham and Women's Hospital, Boston/MA; and Department of Medicine, Mount Auburn Hospital, and Harvard Medical School, Cambridge/MA, USA

Autoren:	Stampfer, M. J., Colditz, G. A., Willett, W. C., Manson, J. E., Arky, R. A., Hennekens, C. H., und Speizer, F. E.,
Ziel der Untersuchung :	Erfassung der Zusammenhänge zwischen dem Alkoholverzehr und dem Vorkommen des insulin-unabhängigen Diabetes mellitus bei U.S.-amerikanischen Frauen
Jahr der Veröffentlichung:	1988
Zeitschrift:	American Journal Epidemiology 128: 549 - 558, 1988
Anzahl der Personen:	85.051 Frauen
Altersstruktur:	34 bis 59 Jahre alt
Zeitraum der Erfassung:	von 1980 bis 1984

Alkoholverzehr:

Nach dem täglichen Alkoholverzehr wurden die Frauen in folgende fünf Gruppen unterteilt:

- 0 Gramm,
- unter 1,5 Gramm,
- 1,5 bis 4,9 Gramm,
- 5,0 bis 14,9 Gramm und
- mehr als 15 Gramm Alkohol pro Tag.

Total alcohol intake for each individual was calculated as the sum of the contribution from beer (13.2 g per 12 oz portion), wine (10.8 g per 4 oz glass), and liquor (15.1 g per 1 oz drink).

Ergebnisse:

Innerhalb des Erfassungszeitraumes von 1980 bis 1984 wurde bei 526 Frauen ein Diabetes mellitus Typ II ermittelt. Die Ergebnisse wurden hinsichtlich des Alters, Köpermassenindexes und der Kalorienaufnahme standardisiert. Zwischen 1982 und 1984 waren es 277 Frauen, die an Diabetes erkrankt waren. Bei dieser zweiten Beobachtungsreihe wurde neben dem Einfluss des Alters, des Körpermassenindexes und des Kalorienverzehrs auch die familiäre Belastung mit einem Diabetes Typ II berücksichtigt und die Ergebnisse „vierfach" standardisiert. Für die zweite Gruppe ergibt sich folgendes Bild, das aber dem der ersten Gruppe sehr ähnelt:

- Mit steigendem Alkoholverzehr fällt das Risiko, einen Diabetes Typ II zu erleiden, laufend ab. Bei einem täglichen Alkoholverzehr von 1,5 bis 4,9 Gramm bzw. 5,0 bis 14,9 Gramm beträgt das Risiko jeweils 0,8 und bei mehr als 15 Gramm sogar nur 0,6. Das Risiko der alkoholabstinenten Frauen war mit 1,0 festgelegt worden.

Die Ergebnisse zeigen, daß ein maßvoller Alkoholverzehr das Diabetes Typ II Risiko bei Frauen zumindest nicht erhöht.

Zusammenfassung:

Several investigators have observed an association between alcohol consumption and elevated glucose levels, raising the possibility that alcohol may increase the risk of diabetes. This hypothesis was evaluated prospectively among 85,051 women participating in the Nurses' Health Study who were 34 to 59 years of age in 1980 and no history of cancer, coronary heart disease, or diabetes.

- The risk of diabetes decreased monotonically with increasing alcohol consumption. After simultaneous adjustment for Quetelet index ("body weight"), family history of diabetes, total caloric intake, and age, the relative risk of diabetes for consumers of 5 to 14.9 g per day was 0.8, and for women who drank more than 15 g per day, the relative risk was 0.6. The pattern observed for alcohol intake in general was also seen for beer, wine, and liquor separately.

These data provide no support for the hypothesis that moderate alcohol intake increases the risk of non-insulin-dependent diabetes.

Weiterführende Literatur:

Franz, M. J.:
„Medical nutrition therapy for Diabetes mellitus and hypoglycemica of nondiabetic origin", in „Krause's Food, Nutrition and Diet Therapy" (Mahan, L. K., und Escott-Stump, S.: Herausgeberinnen).
Saunders, Philadelphia / PA, 2004, Seite 792 bis 837

Franz, M. J.:
„Medical nutrition therapy for Diabetes. Prioritizing recommendations based on evidence", in „Nutritional Health. Strategies for Disease Prevention" (Temple, N. J., Wilson, T., und Jacobs, D. R.: Editors).
Humana Press, Totowa /NJ, 2006, Seite 49 bis 75

Gorman, C., Noble, K., Bjerklie, D., Park, A., Cray D., Randall, L., und Wosnitza, R.:
„Why so many are getting diabetes?"
TIME 163 (No. 2): 36 bis 43, January 12, 2004

Mingardi, R., Avogaro, A., Noventa, F., Strazzabosco, M., Stochiero, C., Tiengo, A., und Erle, G.:
„Alcohol intake is associated with a lower prevalence of peripheral vascular disease in non-insulin dependet diabetic women".
Nutrition Metabolism Cardiovascular Disease 7: 301 bis 308, 1997

Skyler, J. S., (Editor) (with 31 contributors):
„Atlas of Diabetes".
Current Medicine LLC, Philadelphia / PA, 2006, 282 Seiten

Stampfer, M. J., Colditz, G. A., Willett, W. C., Manson, J. E., Arky, R. A., Hennekens, C. H., und Speizer, F. E.,
"A prospective study of moderate alcohol drinking and risk of Diabetes in women".
American Journal Epidemiology 128: 549 bis 558, 1988

Abbildung:

Zusammenhänge zwischen dem Alkoholverzehr und dem Risiko, an einem nicht-insulinabhängigen Diabetes mellitus (Typ II) zu erkranken, von U.S.-amerikanischen Frauen (nach Stampfer und Mitarbeitern, 1988).

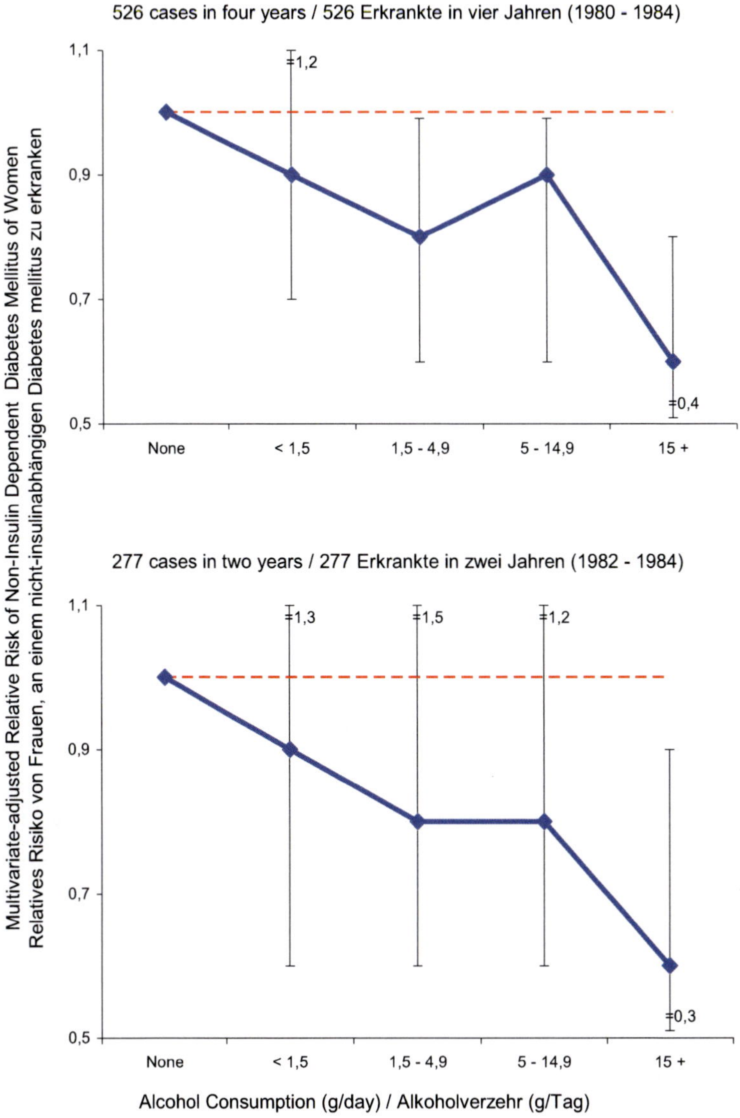

Figure: Pathophysiology Algorithm:

Type 2 Diabetes Mellitus

(after Franz, 2004 and Anderson and Garner, 2000)

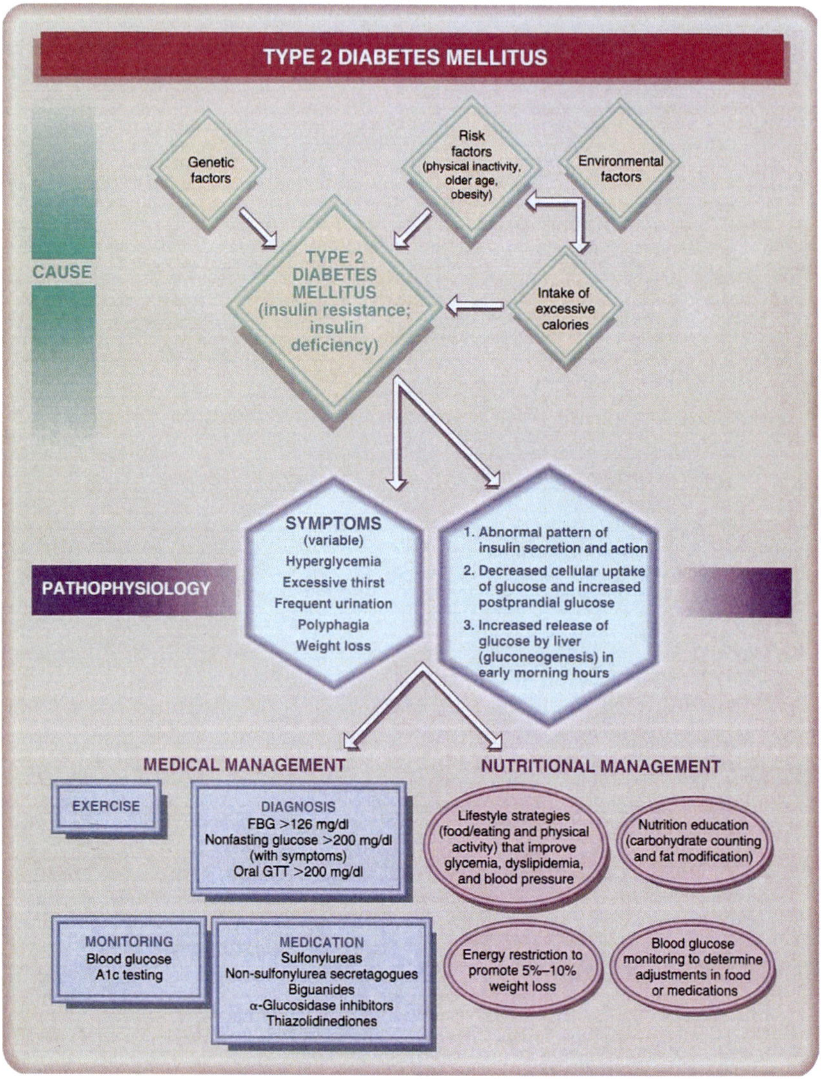

FBG = Fasting Blood Glucose
GTT = Glucose Tolerance Test

Source: Franz, M.J.: “Medical nutrition therapy for Diabetes Mellitus and Hypoglycemia of nondiabetic origin”, in “Krause's Food, Nutrition, and Diet Therapy” (Mahan, L.K., und Escott – Stump, S.: Herausgeberinnen).
Saunders, Philadelphia, PA, 2004, Seite 792 - 837

Alkoholverzehr und Verschlußgrad der Netzhautvene des Auges

A) Alkoholverzehr und Verschlußgrad der verzweigten Netzhautvene

(„Risk factors for branch retinal vein occlusion“)

The Eye Disease Case-Control Study Group Clinical Centers: Manhattan Eye, Ear and Throat Hospital, New York/NY; Massachusetts Eye and Ear Infirmary, Harvard Medical School, Boston/MA; Medical College of Wisconsin, Milwaukee/WI; The University of Illinois at Chicago, Chicago/IL; The Wilmer Eye Institute at Johns Hopkins University Hospital, Baltimore/MD and National Eye Institute, Bethesda/MD, USA

Autoren:	Sperduto, R.D., (for reprints) und 36 weitere Mitarbeiter
Ziel der Untersuchung:	Erfassung der Risikofaktoren für den Verschlussgrad der verzweigten Netzhautvene des Auges, hier insbesondere die Erfassung des Einflusses des Alkoholverzehrs bei U.S.-Amerikanern und U.S.-Amerikanerinnen.
Jahr der Veröffentlichung:	1993
Zeitschrift:	American Journal Ophthalmology 116: 286-296, 1993
Anzahl der Personen:	270 Patienten mit einem Verschluss der verzweigten Netzhautvene. 1.412 Personen dienten als Kontrolle. Alle Teilnehmer der Studie waren Patienten in fünf großen Krankenhäusern der USA.
Altersstruktur:	21 bis 80 Jahre
Zeitraum der Erfassung:	von 1986 bis 1990

Zur Definition: Retina und Occlusion of a retinal-vein branch

Retina ist die Netzhaut des Auges. Sie besteht aus einem lichtempfindlichen Teil und einem blinden Teil. Der lichtempfindliche Teil enthält die Sinnes-, Ganglien- und Stützzellen. Unter „Occlusion of a retinal-vein branch“ versteht man den Astvenenverschluß der Retina oder den Verschluß eines Netzhautvenenastes (des Auges).

Alkoholverzehr:

Der Alkoholkonsum wurde mittels eines Fragebogens ermittelt. Es wurden folgende Einteilungen vorgenommen:

- Nie, früherer und laufender Alkoholverzehr, und
- kein täglicher und täglicher Alkoholverzehr von weniger und mehr als 1 Unze pro Tag (1 U.S. fl. oz. = 29,57 ml).

Die Ergebnisse wurden hinsichtlich des Alters, des Geschlechts und der Rasse der Personen sowie des Ortes des Krankenhauses standardisiert.

Ergebnisse:

- Higher levels of high-density lipoprotein cholesterol, light to moderate alcohol consumption, and increased levels of physical activity were each associated with a reduced risk of branch retinal vein occlusion.

- Factors associated with an increased risk of branch retinal vein occlusion included higher body mass index, a history of diabetes, higher blood glucose levels, a history of cardiovascular disease, higher levels of systolic or diastolic blood pressure, a history of hypertension, electrocardiogram abnormalities, a history of glaucoma, higher levels of intraocular pressure, and higher serum levels of alpha-2-globulines and triglycerides.

- As is true for cardiovascular disease, mild to moderate alcohol consumption was associated with a reduction in the risk of branch retinal vein occlusion. The odds ratio for persons drinking one or more ounces of ethanol daily compared with nondrinkers was 0.5 (95 % confidence interval: 0.3-0.9) (1 U.S. fl. oz. = 29,75 ml).

- Beer, wine and liquor consumption each appeared to be protective of branch retinal vein occlusion, but findings for the individual beverages are difficult to interpret because 78 per cent of the drinkers drank more than one type of alcoholic beverage.

Zusammenfassung:

The objective of our clinic-based case-control study was to identify risk factors for branch retinal vein occlusion.

- An increased risk of branch retinal vein occlusion was found in persons with a history of systemic hypertension, a history of cardiovascular disease, an increased body mass index at 20 years of age, a history of glaucoma, and higher serum levels of alpha-2-globulin.

- Risk of branch retinal vein occlusion decreased with higher levels of alcohol consumption, and high-density lipoprotein cholesterol.

Möglicherweise ist die günstige Wirkung des Alkohols mit dem alkoholbedingten Einfluß auf die High-Density-Lipoproteine des Cholesterins, die Fibrinolyse und die Östrogenbildung zu erklären.

Weiterführende Literatur:

Appiah, A. P., und Greenidge, K. C.:
„Factors associated with retinal-vein occlusion in Hispanics".
Annals Ophthalmology 19: 307 bis 309, 312, 1987

Eichhorst, C.: (Herausgeber)
„Occlusion of a retinal-vein branch", in „Medizinisches Wörterbuch".
Eschenbach, West-Berlin, 1989, Seite 225

Hildebrandt, H.: (Leiter der Redaktion)
„Retina", in „Pschyrembel Klinisches Wörterbuch".
De Gruyter, Berlin, 1994, Seite 1323

Rath, E. Z., Frank, R. N., Shin, D. H., und Kim, C.:
„Risk factors for retinal vein occlusions. A case-control study".
Ophthalmology 99: 509 bis 514, 1992

Sperduto, R. D., und weitere 36 Autoren:
„Risk factors for branch retinal vein occlusion".
American Journal Ophthalmology 116: 286 bis 296, 1993

Abbildung:

Zusammenhänge zwischen dem Alkoholverzehr und dem Risiko eines Verschlusses der verzweigten Netzhautvene (des Auges) bei U.S.-amerikanischen weißen und schwarzen Männern und Frauen (nach Sperduto und Mitarbeitern, 1993)

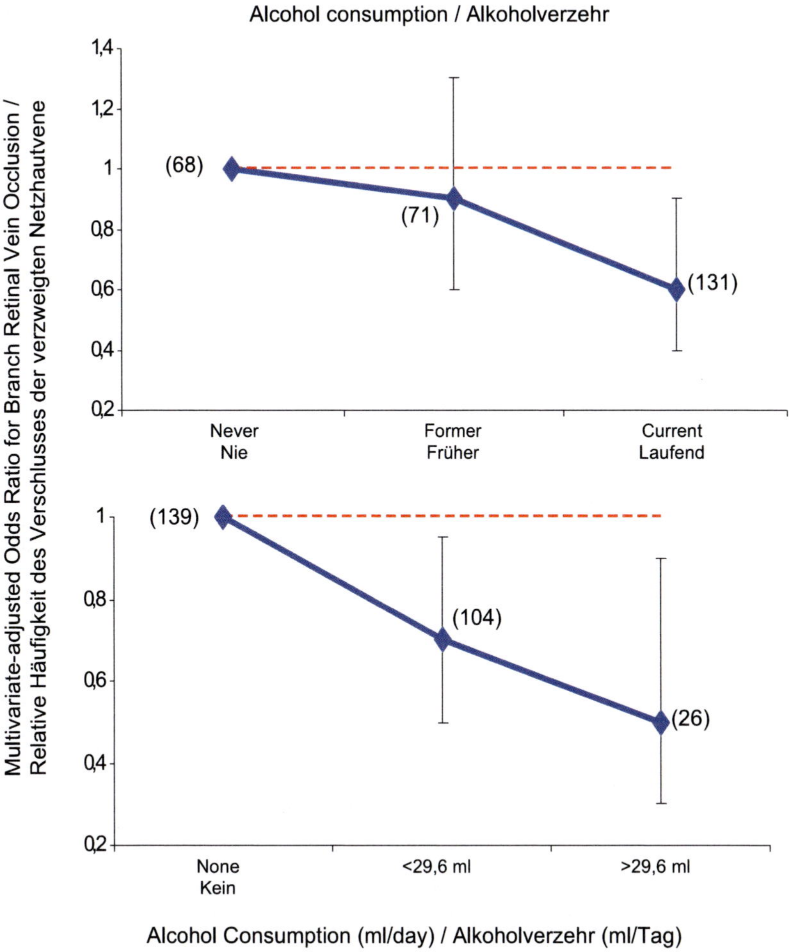

(In parentheses: Number of cases; in Klammer: Anzahl der Fälle)

B) Alkoholverzehr und Verschlußgrad der zentralen Netzhautvene

(„Risk factors for central retinal vein occlusion")

The Eye Disease Case-Control Study Group Clinical Centers: Manhattan Eye, Ear, and Throat Hospital, New York/NY; Massachusetts Eye and Ear Infirmary, Harvard Medical School, Boston/MA; Medical College of Wisconsin, Milwaukee/WI; The University of Illinois at Chicago, Chicago/IL; The Wilmer Eye Institute, The Johns Hopkins University Hospital, Baltimore/MD und National Eye Institute, Bethesda/MD, USA

Autoren:	Sperduto, R.D. (for reprints) und 37 weitere Autoren
Ziel der Untersuchung:	Erfassung der Risikofaktoren für den Verschlussgrad der zentralen Netzhautvene des Auges, hier insbesondere die Erfassung des Einflusses des Alkoholverzehrs bei U.S.-Amerikanern und U.S.-Amerikanerinnen.
Jahr der Veröffentlichung:	1996
Zeitschrift:	Archives Ophthalmology 114: 545-554, 1996
Anzahl der Personen:	258 Personen mit einem Verschluss der zentralen Netzhautvene. 1.412 Personen dienten als Kontrolle. Alle Teilnehmer der Studie waren Patienten in fünf großen Krankenhäusern der USA.
Altersstruktur:	21 bis 80 Jahre alt
Zeitraum der Erfassung:	von 1986 bis 1990

Zur Definition: Retina und Occlusion of the central retinal vein

Retina ist die Netzhaut des Auges. Sie besteht aus einem lichtempfindlichen Teil und einem blinden Teil. Der lichtempfindliche Teil enthält die Sinnes-, Ganglien- und Stützzellen. Unter „Occlusion of the central retinal vein" versteht man den Zentralvenenverschluß der Retina oder den Netzhautzentralvenenverschluß (des Auges).

Alkoholverzehr:

Der Alkoholkonsum der Personen wurde mittels eines Fragebogens ermittelt. Es wurden folgende Einteilungen vorgenommen:

- Nie, früherer und laufender Alkoholverzehr, und
- kein täglicher und täglicher Alkoholverzehr von weniger und mehr als 1 Unze pro Tag (1 U.S. fl. oz. = 29,57 ml).

Die Ergebnisse wurden hinsichtlich des Alters, des Geschlechts und der Rasse der Personen sowie des Ortes des Krankenhauses standardisiert.

Ergebnisse:

In this large, clinic-based case-control study, we identified several possible risk factors:

- We found a significant positive association (increasing risk) of central retinal vein occlusion of diabetes, current drug treatment of that disease, history of cardiovascular disease, electrocardiographic abnormalities, systolic and diastolic blood pressure, hypertension, antithrombin III level, intraocular pressure in the fellow eye, and history of glaucoma.

- We found a significant inverse association (decreasing risk) with current alcohol consumption, amount of daily alcohol consumption, education, and physical activity in the past or present.

- As with cardiovascular disease, mild-to-moderate alcohol consumption was associated with a reduction in the risk of central retinal vein occlusion. The odds ratio for persons drinking 1 oz. or more of alcohol daily compared with nondrinkers was 0.5 (95 % confidence interval: 0.3-0.8).

- Beer, wine, and liquor consumption each seemed to be protective of central retinal vein occlusion, but findings for individual beverages are difficult to interpret, because 78 % of drinkers drank more than one type of alcoholic beverage.

Zwischen dem Verschlussgrad der zentralen und der verzweigten Netzhautvene ergeben sich sehr viele Gemeinsamkeiten.

Zusammenfassung:

- An increased risk of central retinal vein occlusion was found in persons with systemic hypertension, diabetes mellitus, and open-angle glaucoma.

- Risk of central retinal vein occlusion decreased with increasing levels of physical activity and increasing levels of alcohol consumption.

- In women, risk of occlusion decreased with use of postmenopausal estrogens and increased with higher erythrocyte sedimentation rates.

The findings are consistent with hypotheses of an underlying cardiovascular profile for persons with central retinal vein occlusion.

Die günstige Wirkung des Alkohols könnte mit dem alkoholbedingten Einfluß auf die High-Density-Lipoproteine des Cholesterins, auf die Fibrinolyse und die Östrogenbildung erklärt werden.

Weiterführende Literatur:

Dodson, P. M., Galton, D. J., Hamilton, A. M., und Blach, R. K.:
„Retinal vein occlusion and the prevalence of lipoprotein abnormalities".
British Journal Ophthalmology 66: 161 bis 164, 1982

Eichhorst, C.: (Herausgeber)
„Occlusion of the central vein", in „Medizinisches Wörterbuch".
Eschenbach, West-Berlin, 1989, Seite 225

Elman, M. J., Bhatt, A. K., Quinlan, P. M., und Enger, C.:
„The risk of systemic vascular diseases and mortality in patients with central retinal vein occlusion".
Ophthalmology 97: 1543 bis 1548, 1990

Hildebrandt, H.: (Leiter der Redaktion)
„Retina", in „Pschyrembel Klinisches Wörterbuch".
De Gruyter, Berlin, 1994, Seite 1323

Sperduto, R. D., und weitere 37 Mitarbeiter:
„Risk factors for central retinal vein occlusion".
Archives Ophthalmology 114: 545 bis 554, 1996

Sperduto, R. D., und weitere 40 Mitarbeiter:
„Risk factors for neovascular age-related macular degeneration".
Archives Ophthalmology 110: 1701 bis 1708, 1992

Abbildung:

Zusammenhänge zwischen dem Alkoholverzehr und dem Risiko eines Verschlusses der zentralen Netzhautvene (des Auges) bei U.S.-amerikanischen weißen und schwarzen Männern und Frauen (nach Sperduto und Mitarbeitern, 1996).

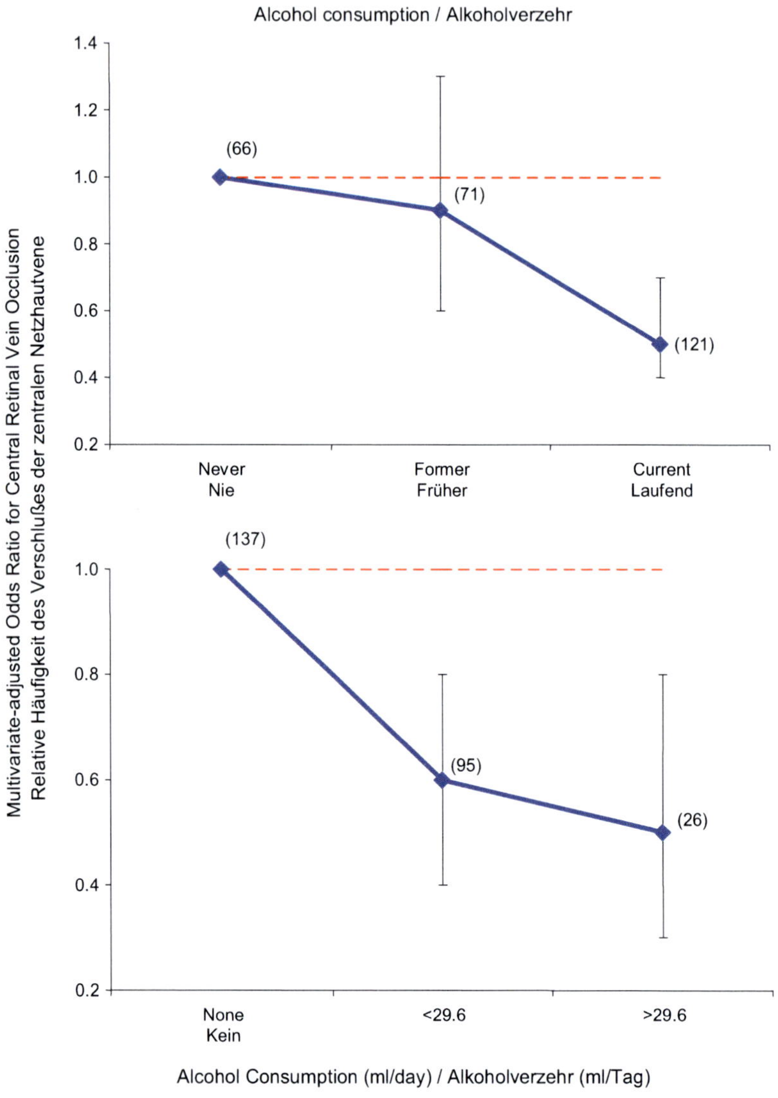

(In parentheses: Number of cases; in Klammern: Anzahl der Fälle)

Alkoholverzehr und grauer Star

(„Human cataract risk factors: Significance of abstention from, and high consumption of, ethanol (U-curve) and non-significance of smoking")

Ophthalmology Unit, Department of Surgery, University of Edinburgh and Princess Alexandra Eye Pavilion, Royal Infirmary, Edinburgh, and Institute of Cell, Animal and Population Biology (ICAPB), University of Edinburgh, and Department of Mathematics and Statistics, University of Kent at Canterbury, and Centre for Epidemiology of Infectious Disease, University of Oxford, and Medical Statistics Unit, University of Edinburgh, United Kingdom

Autoren:	Phillips, C.I., Clayton, R.M., Cuthbert, J., Qian, W., Donnelly, C.A., und Prescott, R.J.,
Ziel der Untersuchung:	Erfassung der Zusammenhänge zwischen dem Alkoholkonsum und der Häufigkeit des Auftretens von grauem Star
Jahr der Veröffentlichung:	1996
Zeitschrift:	Ophthalmic Research 28: 237-247, 1996
Anzahl der Personen:	1.980 Personen. Davon waren 990 Personen Patienten im Princess Alexandra Eye Pavilion in Edinburgh, die an grauem Star operiert werden sollten. Weitere 990 Personen waren zufällig ausgesuchte Personen ohne grauen Star, die als Kontrolle dienten.
Altersstruktur:	keine Angaben
Zeitraum der Erfassung:	Keine näheren Angaben; die Untersuchung erstreckte sich über 5 Jahre.

Zur Definition: Katarakt oder sogenannter grauer Star

Grauer Star ist die Bezeichnung für jede Trübung der Augenlinse, unabhängig von deren Ursache. Eingeteilt wird der Star in angeborene und juvenile Katarakte, in eine erworbene Linsentrübung der Rinde oder des Kerns, in Altersstar und in Katarakte bei Stoffwechselerkrankungen. Es kommt dabei zur Trübung der Linse mit zunehmendem Blendungsgefühl und allmählicher Abnahme der Sehschärfe mit Aufnahme von Flüssigkeit in der Linse bis zum sogenannten reifen Star mit nur noch wahrnehmbaren Helligkeitsunterschieden.

Eine kurzfristig wieder zunehmende Sehfähigkeit ist infolge der Schrumpfung einer reifen Katarakt möglich.

Alkoholverzehr:

The interviewer enquired about the subjects´ current average alcohol consumption and allotted the subject to one of the following categories:

- abstinent,
- occasional,
- light infrequent,
- light frequent,
- moderate, and
- heavy.

Ergebnisse:

Cataracts in humans tend to be associated with increasing age. However, conditions other than age are implicated; for example, there is good evidence that diabetes, high blood sugar but diabetes excluded, high and low body mass index, hypertension and some diuretics are risk factors. Alcoholism has also been recorded as associated with a high risk of cataract, as has high consumption of alcohol.

- Our recently completed stringent case control study shows that for all cataract patients and controls, ‚light infrequent' and ‚light frequent' consumption of alcohol conferred a significantly lower odds ratio for cataract than total abstention. The same relationship held when diabetic patients and diabetic controls were excluded. When the alcohol categories were given integer values, a quadratic logistic regression on alcohol consumption was significant. This suggests a U-shaped curve between alcohol consumption and the risk of cataract.

Different mechanisms probably explain the higher risk of cataract in the two groups, total abstainers and heavy consumers. The former may be particularly heterogeneous and may include individuals who abstain for medical, metabolic or other reasons, although we have found no greater prevalence of diseases recorded in these two groups compared with other groups. The mechanism by which ‚light to moderate' consumption of ethanol protects against cataract is also difficult to explain. It has been suggested that oxidation damage is a common pathway for cataractogenic risk factors against which antioxidant vitamins protect, and alcohol, which is itself readily oxidised, may therefore act as an antioxidant.

Zusammenfassung:

- Our recently completed stringent case control study shows that ‚light and infrequent' and ‚light and frequent' consumption of alcohol were associated with a significantly lower risk of cataract than were total abstention and ‚occasional' consumption; the prevalence of cataract rose with further increases in consumption of alcohol, suggesting a U-shaped curve.

  Maßvoller Alkoholverzehr wirkt möglicherweise antioxidativ, wodurch die günstige Wirkung des Alkohols erklärt werden könnte.

- The results reported in this paper suggest strongly that moderate alcohol intake reduces the risk of all types of cataract.

Weiterführende Literatur:

Clayton, R. M., Cuthbert, J., Duffy, J., Seth, J., Phillips, C. I., Bartholomew, R. S., und Reid, J. M.:
„Some risk factors associated with cataract in S.E. Scotland. A pilot study".
Transactions Ophthalmological Society of the United Kingdom 102: 331 bis 336, 1982

Cumming, R. G., und Mitchell, P.:
„Alcohol, smoking, and cataracts. The Blue Mountains Eye Study".
Archives Ophthalmology 115: 1296 bis 1303, 1997

Harding, J. J.:
„Physiology, biochemistry, pathogenesis, and epidemiology of cataract".
Current Opinion Ophthalmology 2: 3 bis 15, 1991

Harding, J. J., und Van Heyningen, R.:
„Drugs including alcohol, that act as risk factors for cataract, and possible protection against cataract by aspirin-like analgesics and cyclopenthiazide".
British Journal Ophthalmology 72: 809 bis 814, 1988

Hildebrandt, H.: (Leiter der Redaktion)
„Katarakt", in „Pschyrembel Klinisches Wörterbuch".
De Gruyter, Berlin, 1994, Seite 762 bis 763

Muñoz, B., Tajchman, N., Bochow, T., und West, S.:
„Alcohol use and risk of posterior subcapsular opacities".
Archives Ophthalmology 111: 110 bis 112, 1993

Phillips, C. I., Clayton, R. M., Cuthbert, J., Qian, W., Donnelly, C. A., und Prescott, R. J.:
„Human cataract risk factors: Significance of abstention from, and high consumption of, ethanol (U-curve) and non-significance of smoking".
Ophthalmic Research 28: 237 bis 247, 1996

Ritter, L. L., Klein, B. E. K., Klein, R., und Mares-Perlman, J. A.:

„Alcohol use and lens opacities in the Beaver Dam Eye Study".
Archives Ophthalmology 111: 113 bis 117, 1993

West, S. K., und Valmadrid, C. T.:
„Epidemiology of risk factors for age-related cataract".
Survey Ophthalmology 39: 323 bis 334, 1995

Abbildung:

Zusammenhänge zwischen dem Alkoholverzehr und dem Risiko, an grauem Star zu erkranken, von britischen Männern und Frauen (nach Phillips und Mitarbeitern, 1996).

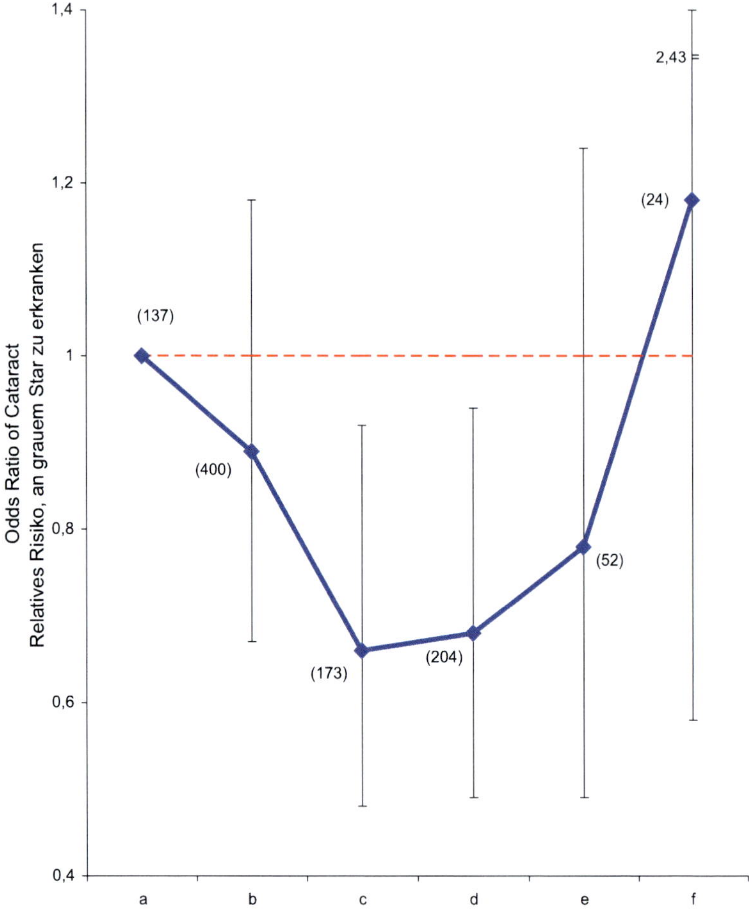

a = Abstinent; b = Occasional / Gelegentlich; c = Light infrequent / Unregelmäßig, aber leicht; d = Light frequent / Regelmäßig, aber leicht; e = Moderate / Maßvoll; f = Heavy / Stark

Alcohol Consumption / Alkoholverzehr

(In parentheses: Number of cases; in Klammern: Anzahl der Fälle)

Alkoholverzehr und Mineraliendichte der Knochen

A) Alkoholverzehr und Mineraliendichte der Knochen von Männern und Frauen

("A prospective study of alcohol consumption and bone mineral density")

Department of Community and Family Medicine, University of California, San Diego, La Jolla/CA, USA

Autoren:	Holbrook, T. L., und Barrett-Connor, E.,
Ziel der Untersuchung:	Erfassung der Zusammenhänge zwischen dem Alkoholverzehr und der Mineraliendichte der Knochen von weißen Männern und Frauen
Jahr der Veröffentlichung:	1993
Zeitschrift:	British Medical Journal 306: 1506-1509, 1993
Anzahl der Personen:	182 (142) Männer und 267 (220) Frauen aus Rancho Bernardo/CA, USA
Altersstruktur:	45 Jahre und älter
Zeitraum der Erfassung:	von 1973/1975 bis 1988/1991

Alkoholverzehr:

Nach dem Alkoholverzehr wurden die Personen wie folgt unterteilt:

- Alkoholverzehr während einer Woche:
  - a) kein Alkohol: 29 Männer und 71 Frauen,
  - b) wenig Alkohol: 0,1 bis 87,3 Gramm von Männern (51 Personen) und 0,1 bis 48,6 Gramm von Frauen (66 Personen),
  - c) mittlerer Konsum: 87,4 bis 180,9 Gramm von Männern (50 Personen) und 48,7 bis 120,4 Gramm von Frauen (63 Personen) und
  - d) viel Alkohol: über 181 Gramm von Männern (52 Personen) und über 120,5 Gramm von Frauen (67 Personen).

- Alkoholverzehr innerhalb von 24 Stunden:
  - a) kein Alkohol: 54 Männer und 116 Frauen,
  - b) wenig Alkohol: 0,1 bis 19,1 Gramm von Männern (27 Personen) und 0,1 bis 14,3 Gramm von Frauen (25 Personen),

c) mittlerer Konsum: 19,2 bis 41,1 Gramm von Männern (31 Personen) und 14,4 bis 28,8 Gramm von Frauen (30 Personen) und

d) viel Alkohol: über 41,2 Gramm von Männern (30 Personen) und über 28,9 Gramm von Frauen (49 Personen).

Alcohol intake was based on two interviews: the reported average weekly consumption of all alcoholic drinks obtained by a trained interviewer, and the recall of all alcohol intake in the previous 24 hours obtained by a certified dietitian with quantities assessed by use of containers.

Die Ergebnisse wurden hinsichtlich des Alters, des Körpermassenindexes, der körperlichen Tüchtigkeit und des Rauchens bei allen Personen standardisiert. Bei Frauen wurde zusätzlich eine mögliche Therapie durch Östrogene berücksichtigt.

Ergebnisse:

- Alkoholverzehr während einer Woche:
  Mit zunehmendem Alkoholkonsum nimmt die Knochen-Mineraliendichte des Schenkelhalses bei den Männern und die der Lendenwirbelsäule bei den Frauen deutlich zu. Weniger stark ausgeprägt ist der Anstieg der Knochendichte im Radiusschaft des Armes und im distalen Handgelenk.

- Alkoholverzehr innerhalb von 24 Stunden:
  Mit zunehmendem Alkoholverzehr steigt die Knochendichte im Radiusschaft des Armes und der Lendenwirbelsäule bei den Frauen deutlich an. Auch bei den Männern ergeben sich entsprechende günstige Veränderungen, diese sind aber wegen der geringeren Personenzahl statistisch nicht abgesichert.

Der alkoholbedingte biologische Mechanismus, der zu einer verstärkten Mineraliendichte der Knochen führt, ist bislang im einzelnen noch zu wenig bekannt.

This study suggests that moderate social drinking is associated with higher bone mineral density in both men and women. Although alcohol consumption cannot be recommended as a preventative for osteoporosis, it is reassuring that social drinking appears to have no negative effect on bone density.

Zusammenfassung:
We studied the effects of alcohol consumption on bone mineral density in a defined population of men and women, aged 45 years and older.

- With increasing alcohol intake in one week (182 men and 267 women), bone mineral density (adjusted for age, body mass index, smoking, taking exercise, and oestrogen replacement therapy in women) increased significantly in the femoral neck of men and the spine of women.

- With increasing alcohol intake in 24 hours (142 men and 220 women), adjusted bone mineral density increased significantly in the radial shaft and spine of women. Similar, but not significant, patterns were seen at the other bone sites.

Conclusions: Social drinking is associated with higher bone mineral density in men and women.

Weiterführende Literatur:

Angus, R. M., Sambrook, P. N., Pocok, N. A., und Eisman J. A.:
“Dietary intake and bone mineral density”.
Bone and Mineral 4: 265 bis 277, 1988

Hansen, M. A., Overgaard, K., Riis, B. J., und Christiansen, C.:
“Potential risk factors for development of postmenopausal osteoporosis - Examined over a 12-year period”.
Osteoporosis International 1: 95 bis 102, 1991

Holbrook, T. L., und Barrett-Connor, E.:
“A prospective study of alcohol consumption and bone mineral density”.
British Medical Journal 306: 1506 bis 1509, 1993

Laitinen, K., Lamberg-Allardt, C., Tunninen, R., Karonen, S. - L., Ylikahri, R., und Välimäki, M.:
“Effects of 3 weeks’ moderate alcohol intake on bone and mineral metabolism in normal women”.
Bone and Mineral 13: 139 bis 151, 1991

Laitinen, K., Välimäki, M., und Keto, P.:
“Bone mineral density measured by dual-energy X-ray absorptiometry in healthy Finnish women”.
Calcified Tissue International 48: 224 bis 231, 1991

New, S. A.:
“Diet and osteoporosis: Where are we now?”, in “Nutrition and Health” (Care T., und Descheemarker, K.: Herausgeber).
Blackwell Science Limited, Oxford (UK), 2002, Seite 120 bis 129

N. N.:
“Osteoporosis”, in “Encyclopedia of Foods. A Guide to Healthy Nutrition”.
Academic Press, San Diego/CA, 2002, Seite 67 bis 73

Rico, H.:

"Alcohol and bone mineral density".
British Medical Journal 307: 939, 1993

Slemenda, C. W., Christian, J. C., Reed, T., Reister, T. K., Williams, C. J., und Johnston, C. C.:
"Long-term bone loss in men: Effects of genetic and environmental factors".
Annals Internal Medicine 117: 286 bis 291, 1992

Abbildung:

Zusammenhänge zwischen dem durchschnittlichen Alkoholverzehr während einer Woche (links) bzw. während 24 Stunden (rechts) und der Mineraliendichte von Knochen bei U.S.-amerikanischen Männern und Frauen (nach Holbrook und Mitarbeitern, 1993).

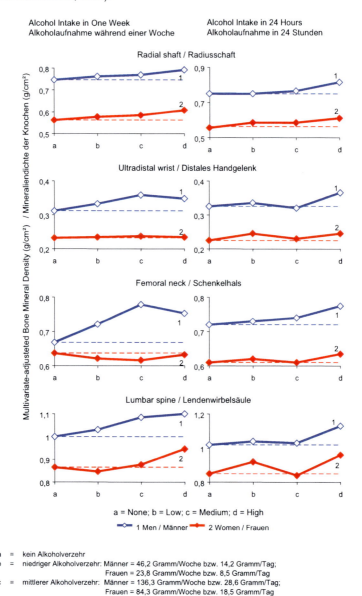

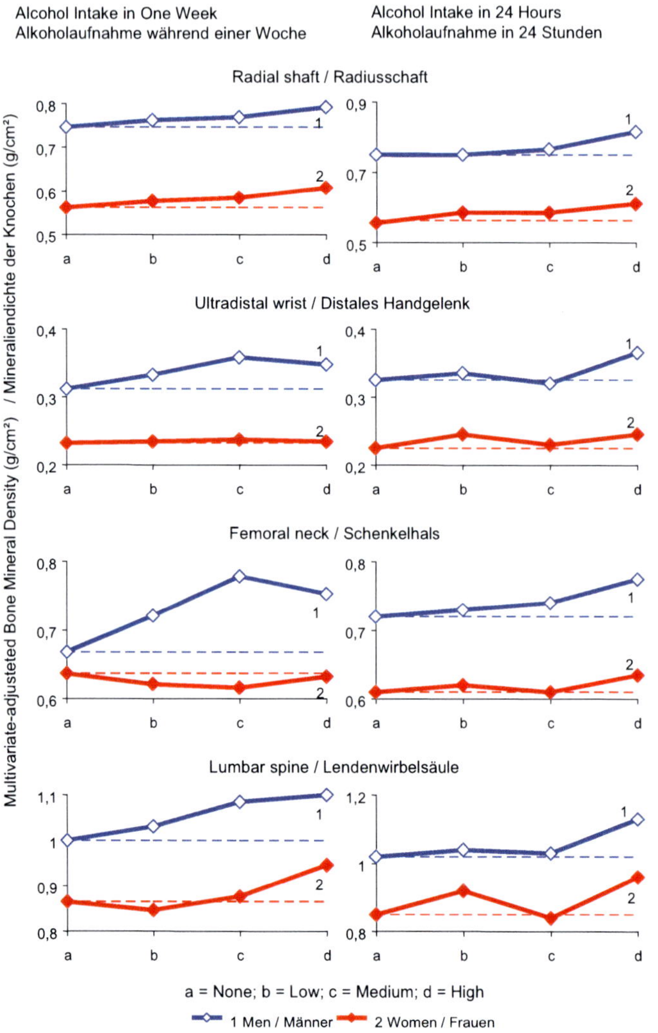

a = kein Alkoholverzehr
b = niedriger Alkoholverzehr: Männer = 46,2 Gramm/Woche bzw. 14,2 Gramm/Tag;
Frauen = 23,8 Gramm/Woche bzw. 8,5 Gramm/Tag
c = mittlerer Alkoholverzehr: Männer = 136,3 Gramm/Woche bzw. 28,6 Gramm/Tag;
Frauen = 84,3 Gramm/Woche bzw. 18,5 Gramm/Tag
d = hoher Alkoholverzehr: Männer = 324,3 Gramm/Woche bzw. 63,2 Gramm/Tag;
Frauen = 224,6 Gramm/Woche bzw. 41,7 Gramm/Tag

Abbildung:

Veränderung der Skelettmasse (Knochendichte) des Menschen im Laufe des Lebens (nach New, 2002)

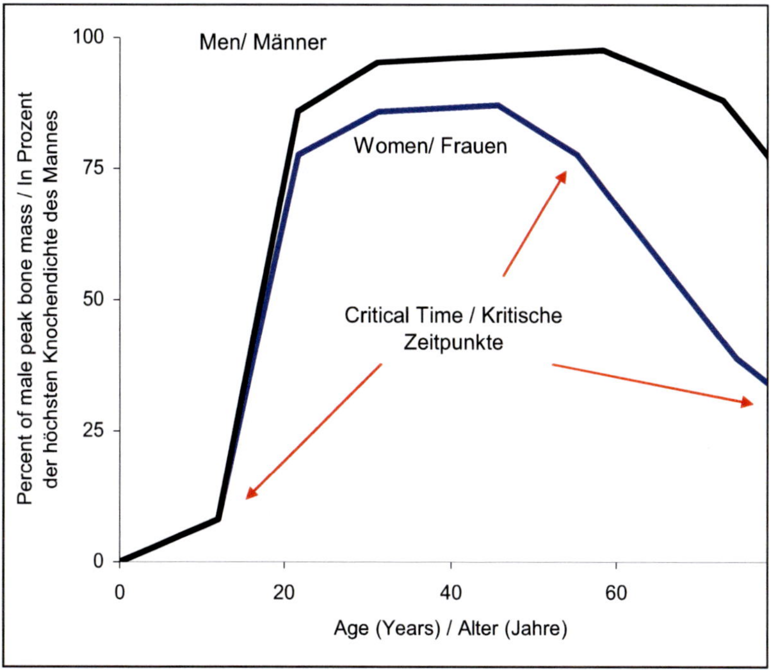

Figure:

Osteoporosis or How You Grow Shorter (after N. N., 2002)
In osteoporosis, bones become porous and weak. Bones in the spine can compress, causing loss in height.

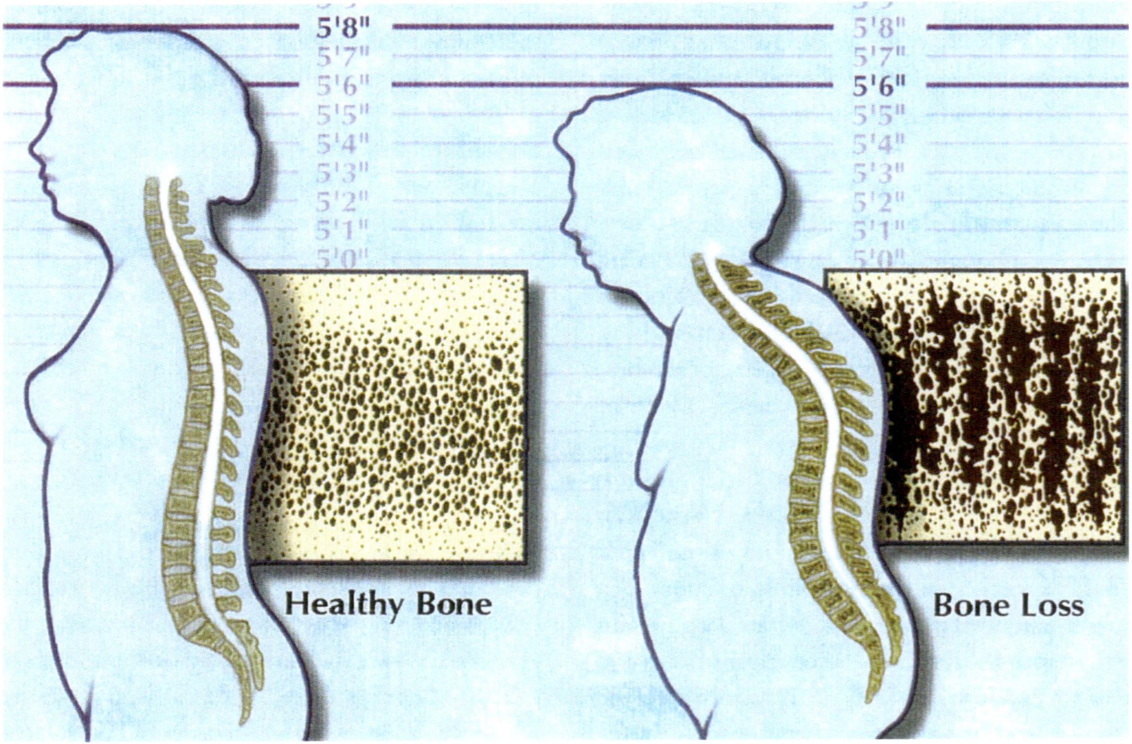

B) *Alkoholverzehr und Mineraliendichte der Knochen von älteren Männern*

("Alcohol consumption and bone mineral density in older men")

Clinical Gerontology Unit, Addenbrooke`s Hospital, Cambridge, and University of Oxford, Clinical Geratology Division, The Radcliffe Infirmary, Oxford, UK

Autoren:	May, H., Murphy, S., und Khaw, K.-T.,
Ziel der Untersuchung:	Erfassung der Zusammenhänge zwischen dem Alkoholverzehr und der Mineraliendichte der Knochen von älteren Männern
Jahr der Veröffentlichung:	1995
Zeitschrift:	Gerontology 41: 152-158, 1995
Anzahl der Personen:	458 Männer aus dem Raum Cambridge (UK)
Altersstruktur:	64 bis 76 Jahre, im Durchschnitt 69,1 Jahre alt
Zeitraum der Erfassung:	nicht angegeben

Alkoholverzehr:

Die Männer wurden nach dem Alkoholverzehr in vier Gruppen eingeteilt:

- alkoholabstinent lebend,
- Verzehr von 0,1 bis 4 Alkoholeinheiten pro Woche (= 0,9 bis 36 Gramm Alkohol),
- Verzehr von 4,1 bis 11 Einheiten pro Woche (= 36,9 bis 99 Gramm Alkohol) und
- Verzehr von über 11 Alkoholeinheiten pro Woche (= 99 Gramm Alkohol und mehr).

Die Ergebnisse wurden hinsichtlich des Alters, Gewichts, Rauchens und der körperlichen Tätigkeit der Männer standardisiert.

The subjects underwent bone mineral density measurement of spine (L2-L4) and hip (neck, trochanter and Ward's triangle) by dual X-ray absorptiometry.

Ergebnisse:

- Maßvoller Alkoholverzehr führt zu einer deutlich höheren Mineraliendichte der Knochen als Alkoholabstinenz, unabhängig vom Alter und Gewicht der Männer. Werden die Ergebnisse noch weiter standardisiert, indem die Einflüsse des Rauchens, der körperlichen Tätigkeit und des Kaffeekonsums berücksichtigt werden, bleibt nur noch der Einfluß auf den Trochanter statistisch signifikant.

- Eine stufenweise Erhöhung des Alkoholverzehrs führt nicht zu einer entsprechenden stufenweisen Mineralieneinlagerung der Knochen. Schon relativ geringe Alkoholmengen genügen für höhere Gehalte. Andererseits konnte aber kein Schwellenwert festgelegt werden, ab dem Alkohol die Knochendichte schädigt.

In direct contrast with alcohol abuse, it would seem that current moderate alcohol intake may confer a beneficial effect on bone mineral density. Otherwise some alcohol intake is better than none.

Rico (1990) and Laitinen (1991) have both postulated that alcohol may increase bone mass by stimulating the release of calcitonin. Calcitonin has been shown to increase the osteoblastic activity, to decrease the activity of osteoclast cells, and to reduce the incidence of vertebral fractures in post menopausal women.

Möglicherweise kommt auch den Hopfeninhaltsstoffen Humulon und Xanthohumol Bedeutung zu (Tobe, 1997) wie auch dem Siliziumgehalt des Bieres (Powell, 2003).

Zusammenfassung:

We examined the relationship between self-reported alcohol intake and bone mineral density at the hip and spine in a population-based cohort of 458 men, aged 69.1 years.

- Moderate alcohol intake (1 to 2 drinks per day) does not appear to have a detrimental effect on bone mineral density, and even high intakes of alcohol, in this older cohort, did not appear to decrease bone mineral density. Non-drinkers have consistently low measurements, which confirms that a small amount of alcohol may benefit bone mineral density.

Cessation or reduction of alcohol intake is often standard advice for men and women with osteoporosis. Our study suggests that moderate alcohol consumption consistent with current (UK) recommendations of up to 21 units/week (= 189 gram/week) for men does not harm to bone mineral density.

Weiterführende Literatur:

Dickie, K., und Walker, C.:
„Beer and healthy bones".
Brewer International 3 (No. 2): 56, February 2003

Laitinen, K., und Välimäki, M.:
"Alcohol and bone".
Calcified Tissue International 49 (Supplement): S 70 bis S 73, 1991

May, H., Murphy, S., und Khaw, K. - T.:
"Alcohol consumption and bone mineral density in older men".
Gerontology 41:152 bis 158,1995

Powell, J.:
"Positiv: Silizium im Bier".
Brauwelt 143: 944, 2003

Rico, H.:
"Alcohol and bone disease".
Alcohol Alcoholism 25: 345 bis 352, 1990

Tobe, H., Muraki, Y., Kitamura, K., Komiyama, O., Sato, Y., Sugioka, T., Naruyama, H. B., Matsuda, E., und Nagai, M.:
"Bone resorption inhibitors from hop extract".
Bioscience, Biotechnology, Biochemistry 61: 158 bis 159, 1997

Abbildung:

Zusammenhänge zwischen dem Alkoholverzehr und der Mineraliendichte der Knochen von älteren Männern (nach May und Mitarbeitern, 1995).

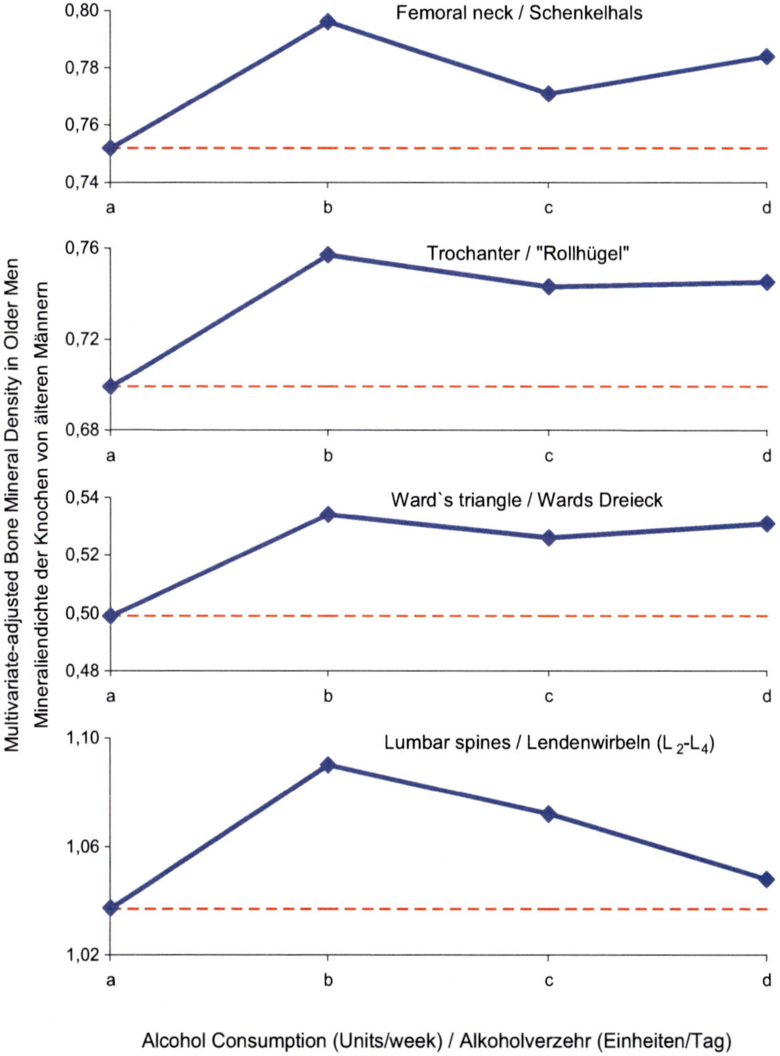

a = 0 Einheiten Alkohol (123 Personen);
b = 0,1 bis 4 Einheiten Alkohol (126 Personen);
c = 4,1 bis 11 Einheiten Alkohol (109 Personen) und
d = 11+ Einheiten Alkohol (100 Personen) (1 Unit = 9 g of alcohol)
(In parentheses: Number of cases; in Klammern: Anzahl der Fälle)

Alkoholverzehr und Gelenkentzündung

(„Smoking, obesity, alcohol consumption, and the risk of rheumatoid arthritis")

Fred Hutchinson Cancer Research Center, Seattle/WA, and Department of Epidemiology, Department of Health Services, and Division of Rheumatology, Department of Medicine, University of Washington, Seattle/WA, USA

Autoren:	Voigt, L.F., Koepsell, T.D., Nelson, J.L., Dugowson, C.E., und Daling, J.R.,
Ziel der Untersuchung:	Erfassung der Zusammenhänge zwischen dem Alkoholkonsum und der Entzündung der Gelenke bei Frauen vor und nach den Wechseljahren
Jahr der Veröffentlichung:	1994
Zeitschrift:	Epidemiology 5: 525-532, 1994
Anzahl der Personen:	349 Frauen mit Gelenkentzündung und als Kontrolle 1.457 Frauen aus King County/WA und der Group Health Cooperative of Puget Sound, Inc., USA
Altersstruktur:	18 bis 64 Jahre alt
Zeitraum der Erfassung:	von 1986 bis 1991

Zur Definition: Rheumatoide Arthritis

Unter Arthritis versteht man eine Gelenkentzündung mit Schmerzen, Schwellungen, Übererwärmung und Bewegungseinschränkungen als Anzeichen der Erkrankung. Die Einteilung erfolgt nach der Anzahl der betroffenen Gelenke, nach dem Verlauf und nach den Ursachen der Entzündungen. Die rheumatoide Arthritis ist eine chronische Polyarthritis (= entzündliche Allgemeinerkrankung der Gelenke mit bisher ungeklärter Ursache), die bei Menschen mit steigendem Alter vermehrt auftritt. Frauen sind etwa dreimal häufiger betroffen als Männer.

Alkoholverzehr:

Die Frauen wurden nach ihrem Alkoholverzehr befragt und folgende Einteilung vorgenommen:

- unter 1 Getränk pro Woche: 114 Personen;
- 1 bis 5 Getränke pro Woche: 119 Personen;
- 5 bis 14 Getränke pro Woche: 41 Personen und
- über 14 alkoholische Getränke pro Woche: 20 Frauen.

1 alkoholisches Getränk entspricht 12 Unzen Bier, oder 4 Unzen Wein oder 1 Unze Spirituose. 1 U.S. fl. oz. = 29,57 ml. Die alkoholspezifischen Ergebnisse wurden hinsichtlich des Alters, der Rauchgewohnheiten und des Körpermassenindexes standardisiert.

Ergebnisse:

- Women with 20 or more pack-years of smoking had a relative risk of rheumatoid arthritis of 1.5 (95% confidence interval (CI) = 1.0-2.0).
- Women in the highest quartile of body mass index had a risk of 1.4 (CI = 1.0-2.0) relative to women with lowest body mass index.
- Postmenopausal women who averaged more than 14 alcoholic drinks per week had a reduced risk of rheumatoid arthritis of 0.5 (CI = 0.2-1.7). Das Risiko der Frauen, die weniger als 1 alkoholisches Getränk pro Woche verzehrten, war mit 1,2 festgesetzt worden.
- Bei den Frauen vor den Wechseljahren ergab ein Verzehr von 5 bis 14 Getränken pro Woche mit einem relativen Risiko von 0,7 (CI = 0,4-1,3) den niedrigsten Wert. Das Risiko der Frauen, die weniger als ein alkoholisches Getränk pro Woche konsumierten, war mit 1,1 festgelegt worden.
- The relative risks associated with specific types of alcohol (beer, wine, liquor) were similar to the risks found for use of any type of alcoholic beverages.

Alteration of the immune system by endogenous sex hormones has been suggested as a possible cause of the increased incidence of rheumatoid arthritis in women compared with that in men. There is limited information on the effect of alcohol on endogenous estrogen. Three of four studies that have investigated this issue found a modest increase in serum or urinary estrogen in alcohol users.

Zusammenfassung:

Die Autoren untersuchten unter anderem den Zusammenhang zwischen dem Alkoholverzehr und dem relativen Risiko von Frauen, an einer Gelenkentzündung zu erkranken.

- Bei Frauen vor den Wechseljahren führte der Konsum von 5 bis 14 Getränken pro Woche im Vergleich zu weniger als 1 Getränk pro Woche zu einem Risikoabfall von 1,1 auf 0,7 (0,4-1,3) (1 Getränk entspricht z.B. 12 Unzen Bier).

- Bei den Frauen nach den Wechseljahren ergab der Konsum von über 14 Getränken pro Woche im Vergleich zu weniger als 1 Getränk pro Woche eine Risikominderung von 1,2 auf 0,5 (0,2-1,7).

Möglicherweise lässt sich die günstige Wirkung des Alkohols mit der alkoholbedingten endogenen Ausschüttung von Östrogenen im Blut und Urin erklären.

Weiterführende Literatur:

Adam, O.:
„Rheumatische Erkrankungen", in „Ernährungsmedizin. Prävention und Therapie" (Schauder, P., und Ohlenschläger, G.: Herausgeber).
Urban und Fischer, München, 1999, Seite 236 bis 247
(„Übersicht über die Komponenten der Ernährungstherapie bei rheumatoider Arthritis".)

Dorfman, L.:
„Medical nutrition therapy for rheumatic disorders", in „Krause´s Food, Nutrition, and Diet Therapy" (Mahan, L.K., und Escott-Stump, S.: Herausgeberinnen).
Saunders, Philadelphia/PA, 2004, Seite 1121 bis 1142

Hazes, J. M. W., Dijkmans, B. A. C., Vandenbroucke, J. P., de Vries, R. R. P., und Cats, A.:
„Lifestyle and the risk of rheumatoid arthritis: cigarette smoking, and alcohol consumption".
Annals Rheumatic Diseases 49: 980 bis 982, 1990
("The risk of rheumatoid arthritis in women who consumed alcohol at least once a day was 0.54, in women who consumed 1 to 2 beverages a day was 0.62, and in women who consumed 3 alcoholic beverages and more a day was 0.31".)

Hildebrandt, H.: (Leiter der Redaktion)
„Arthritis" und „rheumatoide Arthritis", in „Pschyrembel Klinisches Wörterbuch".
De Gruyter, Berlin, 1994, Seite 114 bis 118

Voigt, L. F., Koepsell, T. D., Nelson, J. L., Dugowson, C. E., und Daling, J. R.:
„Smoking, obesity, alcohol consumption, and the risk of rheumatoid arthritis".
Epidemiology 5: 525 bis 532, 1994

Abbildung:

Zusammenhänge zwischen dem Alkoholverzehr und dem Risiko, an einer Gelenkentzündung zu erkranken, von U.S.-amerikanischen Frauen (nach Voigt und Mitarbeitern, 1994).

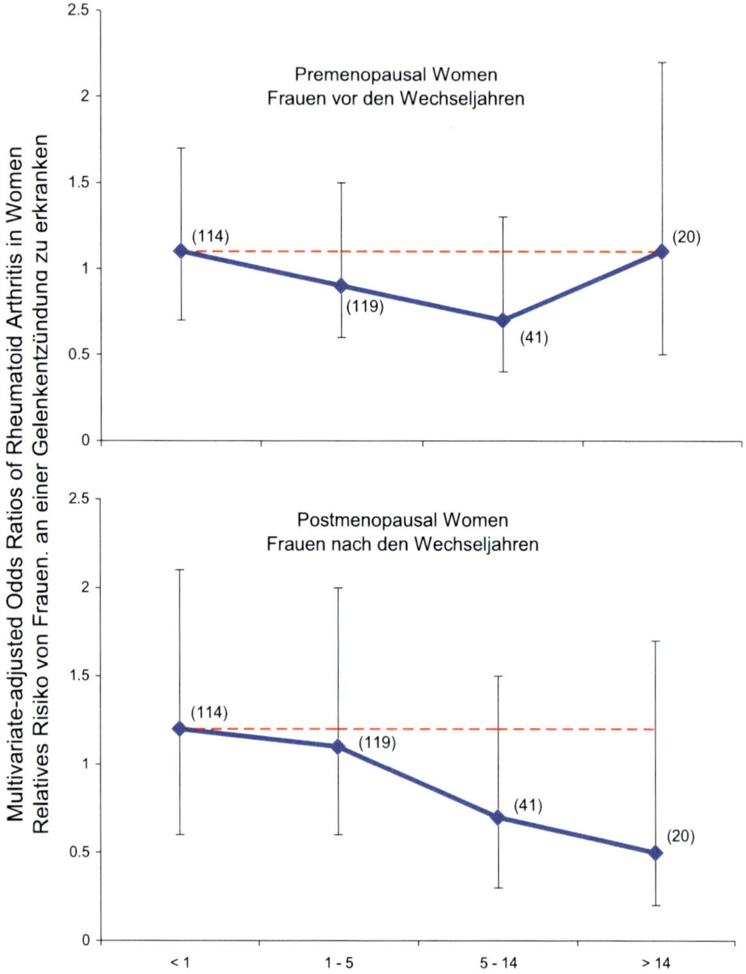

Lifetime Average Number of Alcoholic Drinks per Week
Langjähriger durchschnittlicher Konsum alkoholischer Getränke pro Woche
1 Drink: 12 ounces of beer, or 4 ounces of wine, or 1 ounce of liquor
1 U.S. fl. oz. = 29,57 ml

(In parentheses: Number of cases ; in Klammern: Anzahl der Fälle)

Figure: Pathophysiology Algorithm:
Rheumatoid Arthritis
(after Dorfman, 2004 and Anderson and Garner, 2000)

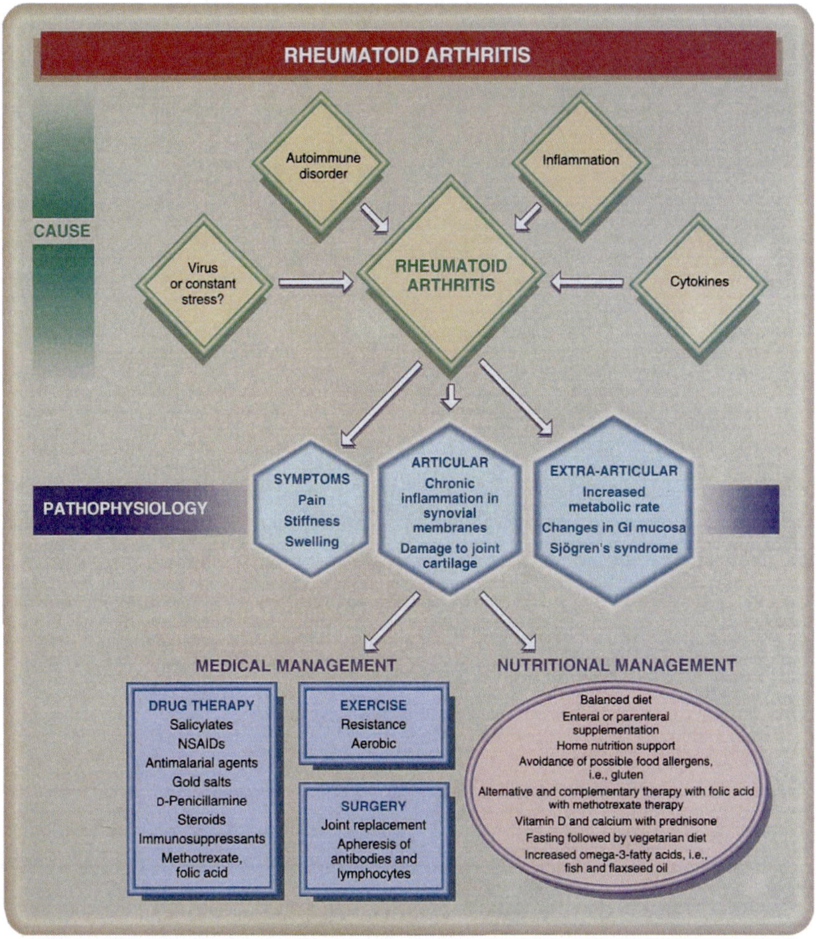

GI = Gastrointestinal
NSAIDs = Nonsteroidal Antiinflammatory Drugs

Source: Dorfman, L.: "Medical nutrition therapy for rheumatic disorders", in "Krause's Food, Nutrition, and Diet Therapy" (Mahan, L.K., und Escott – Stump, S.: Herausgeberinnen). Saunders, Philadelphia, PA, 2004, Seite 1121 - 1142

Alkoholverzehr und Wirbelverkrümmung

(„The influence of alcohol consumption on the risk of vertebral deformity")

ARC Epidemiology Research Unit, University of Manchester, UK, and Rheumatic Diseases Centre, Hope Hospital, Salford, Manchester, United Kingdom

Autoren:	Naves Diaz, M., O`Neill, T.W., Silman, A.J., and the European Vertebral Osteoporosis Study
Ziel der Untersuchung:	Erfassung der Zusammenhänge zwischen dem Alkoholkonsum und der Wirbelverkrümmung von europäischen Männern und Frauen
Jahr der Veröffentlichung:	1997
Zeitschrift:	Osteoporosis International 7: 65-71, 1997
Anzahl der Personen:	14.237 Personen aus 19 europäischen Ländern. Die Männer und Frauen wurden angeschrieben und zu einem Interview sowie zu einer Röntgenuntersuchung eingeladen. „Vertebral deformity was defined morphometrically using the McCloskey-Kanis method".
Altersstruktur:	50 bis über 75 Jahre
Zeitraum der Erfassung:	keine näheren Angaben

Zur Definition: Wirbel, Wirbelsäule und Wirbelsäulenaffektionen

Wirbel: die 33 das Skelett der Wirbelsäule bildenden Knochen; sie bestehen in der Regel aus dem Körper, dem Wirbelbogen, den Fortsätzen zur Kraftübertragung sowie den Gelenkfortsätzen zu den benachbarten Wirbeln.

Wirbelsäule: bewegliches Achsenskelett des Körpers; besteht aus den Wirbeln, den Zwischenwirbeln – oder Bandscheiben – sowie den Bändern.

Wirbelsäulenaffektionen: Sammelbezeichnung für Wirbelsäulenveränderungen und -erkrankungen. Die häufigste Ursache ist die altersbedingte Degeneration (in der 5. Dekade bei ca. 60 Prozent der Frauen und 80 Prozent der Männer).

Alkoholverzehr:

Data from 14,237 individuals were available. Alcohol consumption was compared between the 809 men and 884 women with vertebral deformity and the 5,905 men and 6,639 women without vertebral deformity. To facilitate analysis the alcohol consumption variable was collapsed into three categories:

- less than once per week (= reference),
- 1-4 days per week (= moderate), and
- more than 5 days per week (= regular).

Analysis was performed initially by adjusting for age, and subsequently by adjusting additionally for potential confounders including centre, body mass index, smoking (current smokers, ex-smokers and never smokers), current walking and grade of physical activity both occupationally and at leisure, and previous fractures.

Ergebnisse:

Alcohol abuse is associated with an increased risk of osteoporosis and osteoporotic fractures. In part this may be related to the fact that chronic alcoholics are often undernourished, smoke, are inactive and may have concurrent liver disease. Excess alcohol consumption may in addition lead to an increased risk of osteoporotic fractures by increasing the risk of trauma.

The influence of more moderate alcohol consumption on the risk of osteoporosis in the general population is not well known.

The European Vertebral Osteoporosis Study (EVOS) is a multicentre, multinational, population-based screening survey of vertebral osteoporosis. The aim of this study was to determine the relationship between frequency of alcohol consumption and the risk of vertebral deformity across the different European populations.

- Stratification by age showed that women 65 years and over who took alcohol on more than 5 days per week had a reduced risk of vertebral deformity compared with those taking alcohol less than once per week. This protection was most obvious after adjusting for age, centre, body mass index, smoking, current level of physical activity and previous fractures (Odds ratio = 0.65;

confidence intervals = 0.43-0.99). There was a smaller and non-significant protective effect among men aged 65 years and over and this was most apparent amongst moderately frequent drinkers (1-4 days per week) (Odds ratio = 0.81; confidence intervals = 0.62-1.08).

- There was no association between the occurrence of vertebral deformity and frequency of alcohol consumption in younger men and women (less than 65 years).

- Stellt man die Zusammenhänge zwischen dem Alkoholverzehr und der Wirbelverkrümmung ganz allgemein dar, wobei die Lebensalter „unter 65 Jahre" und „über 65 Jahre" zusammengenommen wurden (= „men overall" und „women overall"), bleibt bei den Männern, die an 1 bis 4 Tagen Alkohol trinken, das Risiko gegenüber jenen, die weniger als einmal Alkohol trinken, gleich. Bei jenen aber, die an 5 bis 7 Tagen pro Woche Alkohol trinken, steigt das Risiko einer Wirbelverkrümmung um 8 Prozent an. Bei den Frauen dagegen nimmt das Risiko ständig ab und ist bei den Personen, die an 5 bis 7 Tagen pro Woche Alkohol trinken, um 27 Prozent niedriger als bei jenen, die weniger als einmal in der Woche Alkohol konsumieren.

- Die „Overall"-Unterschiede sind insgesamt nicht groß, dennoch zeigt sich deutlich, daß ein maßvoller täglicher Alkoholverzehr das Risiko einer Wirbelverkrümmung von Männern und Frauen zumindest nicht erhöht.

The mechanisms by which regular alcohol may lead to a reduced risk of vertebral deformity is uncertain. Alcohol may stimulate the adrenal production of androstenedione and extraadrenal conversion of androstenedione to oestrone. Increased production of adrenal androgens may have a direct trophic effect on bone mass. Additionally, acute intake may lead to increased calcitonin secretion and consequent inhibition of bone resorption. Further studies are required to explore the mechanisms by which alcohol might reduce the risk of osteoporosis.

Zusammenfassung:

Die Autoren untersuchten die Zusammenhänge zwischen dem Alkoholverzehr und dem Risiko einer Wirbelverkrümmung von Männern und Frauen.

- Bei Männern und Frauen, die jünger als 65 Jahre sind, nimmt das Risiko mit der Häufigkeit des Alkoholkonsums geringfügig zu, bei Männern und Frauen, die älter als 65 Jahre sind, dagegen zum Teil deutlich ab.

- Nimmt man die Altersgruppen zusammen, steigt bei den Männern, die an 5 bis 7 Tagen in der Woche Alkohol verzehren – im Vergleich zu jenen, die weniger als einmal in der Woche Alkohol trinken – das Risiko um 8 Prozent an, bei den Frauen dagegen fällt es um 27 Prozent ab.

- Der günstige Einfluß des Alkohols kann möglicherweise mit der alkoholbedingten Aktivierung einiger Hormone erklärt werden.

Our study supports previous bone mass studies which indicate a protective effect of alcohol on bone mass and extend these observations to vertebral deformity – one of the major consequences of osteoporosis.

Weiterführende Literatur:

Angus, R. M., Sambrook, P. N., Pocock, N. A., und Eisman, J. A.:
„Dietary intake and bone mineral density".
Bone Mineral 4: 265 bis 277, 1988

Felson, D. T., Kiel, D. P., Anderson, J. J., und Kannel, W. B.:
„Alcohol consumption and hip fractures: the Framingham Study".
American Journal Epidemiology 128: 1102 bis 1110, 1988

Felson, D. T., Zhang, Y., Hannan, M. T., Kannel, W. B., und Kiel, D. P.:
„Alcohol intake and bone mineral density in elderly men and women. The Framingham study".
American Journal Epidemiology 142: 485 bis 492, 1995

Hansen, M. A., Overgaard, K., Riis, B. J., und Christiansen, C.:
„Potential risk factors for development of postmenopausal osteoporosis. Examined over a 12-year period".
Osteoporosis International 1: 95 bis 102, 1991

Hildebrandt, H.: (Leiter der Redaktion)
„Wirbel", „Wirbelsäule" und „Wirbelsäulenaffektionen", in „Pschyrembel Klinisches Wörterbuch".
De Gruyter, Berlin, 1994, Seite 1666 bis 1667

Holbrook, T. L., und Barrett-Connor, E.:
„A prospective study of alcohol consumption and bone mineral density".
British Medical Journal 306: 1506 bis 1509, 1993

Laitinen, K., Välimäki, M., und Keto, P.:
„Bone mineral density measured by dual-energy X-ray absorptiometry in healthy Finnish women".
Calcified Tissue International 48: 224 bis 231, 1991

Naves Diaz, M., O`Neill, T. W., Silman, A. J., and the European Vertebral Osteoporosis Study Group:
„The influence of alcohol consumption on the risk of vertebral deformity".
Osteoporosis International 7: 65 bis 71, 1997

O´Neill, T. W., Felsenberg, D., Varlow, J., Cooper, C., Kanis, J. A., und Silman, A. J.:
„The prevalence of vertebral deformity in European men and women: the European Vertebral Osteoporosis Study".
Journal Bone Mineral Research 11: 1010 bis 1018, 1996

Slemenda, C. W., Christian, J. C., Reed, T., Reister, T. K., Williams, C. J., und Johnston, C. C.:
„Long-term bone loss in men: Effects of genetic and environmental factors".
Annals Internal Medicine 117: 286 bis 291, 1992

Abbildung:

Zusammenhänge zwischen dem Alkoholverzehr und dem Risiko einer Wirbelverkrümmung von europäischen Männern und Frauen, aufgeteilt in Personen unter 65 Jahre (oben) und über 65 Jahre (unten) (nach Navez Diaz und Mitarbeitern, 1997).

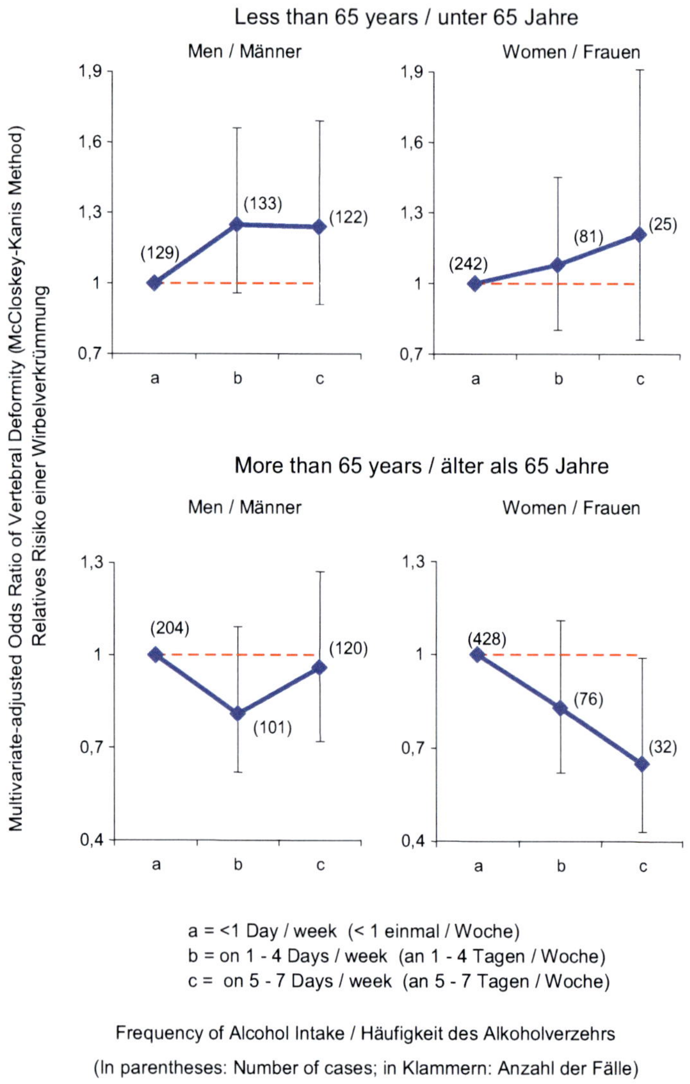

Abbildung:

Zusammenhänge zwischen dem Alkoholverzehr und dem Risiko einer Wirbelverkrümmung von europäischen Männern und Frauen aller Altersstufen (nach Navez Diaz und Mitarbeitern, 1997).

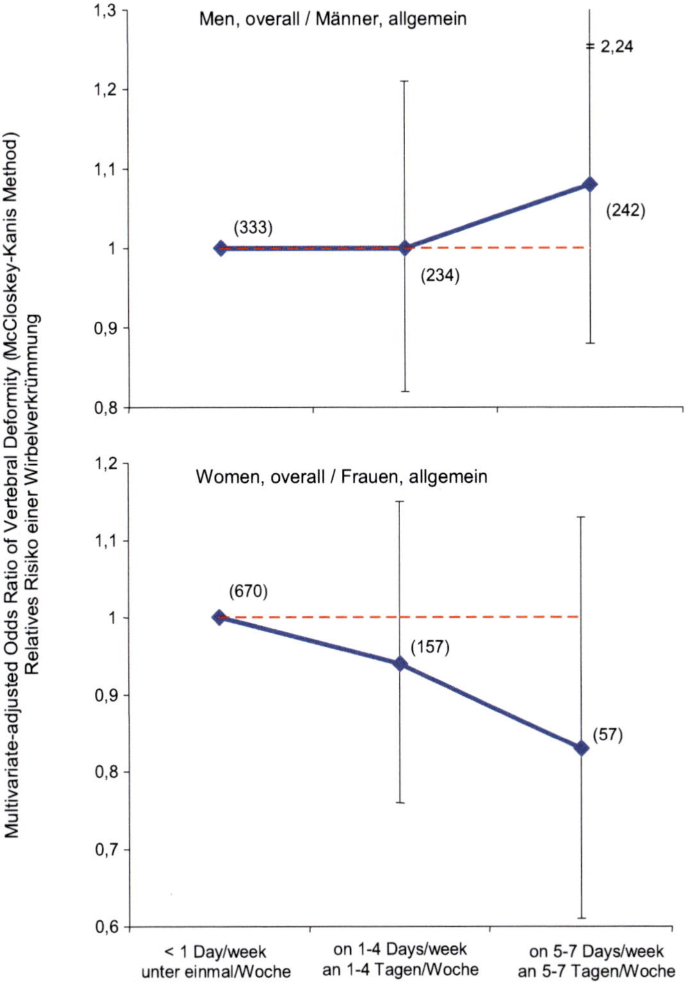

Frequency of Alcohol Intake / Häufigkeit des Alkoholverzehrs
(In parentheses: Number of cases; in Klammern: Anzahl der Fälle)

Alkoholverzehr und Hüftfrakturen von europäischen Frauen: Die MEDOS-Studie

("Risk factors for hip fractures in European women: The MEDOS Study")

Department of Orthopaedics and Department of Community Health Sciences, Malmö Genreal Hospital, Sweden;
WHO Collaborating Centre for Metabolic Bone Diseases, University of Sheffield Medical School, Sheffield, United Kingdom;
Department of Social Medicine, and Department of Geriatric Medicine, Huddinge University Hospital, Huddinge, Sweden;
Afdeling Rheumatologie, Academisch Zickenhuis, Pellenberg, Belgium;
Istanbul Universitesi, Capa Tip Fakultesi, Istanbul, Turkey;
Institute of Medical Pathology, University of Siena, Siena, Italy;
Rua Gaspar Correia, Porto, Portugal;
Th. Garofalidis Research Center, Accident Hospital, Kifissia, Greece;
Policlinico Umberto I, II Clinica Medica, Roma, Italy;
Centre Viggo Petersen, Hopital Lariboisiere, Paris, France;
Instituto di Clinica Medica Generale, Parma, Italy;
Department of Medicine, University of Seville, Sevilla, Spain;
Departement de Medicina Interna, Madrid, Spain, und
Service d´Endocrinologie, CHU Toulouse Purpan, Toulouse, France.

Autoren:	Johnell, O., Gullberg, B., Kanis, J. A., Allander E., Elffors, L., Dequeker, J., Dilsen, G., Gennari, C., Vaz, A. L., Lyritis, G., Mazzuoli, G., Miravet, L., Passeri, M., Cano, R. P., Rapado, A., und Ribot, C.,
Ziel der Untersuchung:	Erfassung der Risikofaktoren, die bei europäischen Frauen zu einer Hüftfraktur führen, im vorliegenden Falle insbesondere die Zusammenhänge zwischen Alkoholverzehr und Bruch der Hüfte
Jahr der Veröffentlichung:	1995
Zeitschrift:	Journal Bone Mineral Research 10: 1802-1815, 1995
Anzahl der Personen:	5.618 Frauen aus 6 europäischen Ländern (davon 2.086 mit Hüftfrakturen und 3.532 als Kontrollpersonen)
Altersstruktur:	Über 50 Jahre alt. Das Durchschnittsalter bei den Patientinnen lag bei 78,1 und bei den Kontrollpersonen bei 77,7 Jahren.
Zeitraum der Erfassung:	von 1988 bis 1989

Alkoholverzehr:

Die Frauen wurden in Alkoholabstinente und in Bier-, Wein-, und Spirituosen-konsumentinnen eingeteilt.

For each type of alcohol six categories were documented according to the frequency of consumption; never; less than once a month; once to twice a month; once or twice a week; 3 to 4 times weekly; daily or almost daily. Consumption was documented in the recent past and in young adulthood.

Die Ergebnisse wurden hinsichtlich des Alters und Körpergewichts der Personen und des Ortes der Untersuchung standardisiert.

Ergebnisse:

- Alkoholverzehr in der jüngeren Vergangenheit

  Alkoholverzehr allgemein und Bier- und Weingenuß im besonderen in der jüngeren Vergangenheit wirkten sich nicht negativ, aber auch nicht verringernd auf das Risiko eines Hüftbruches aus. Bei dem Spirituosenkonsum steigt zwar das Risiko an, die Werte sind aber statistisch nicht abgesichert.

- Alkoholverzehr im jungen Erwachsenenalter

  Bier- und Weingenuß wirken sich – in allen Verzehrsmengen – nicht negativ, aber auch nicht verzögernd auf einen späteren Hüftbruch der Frauen aus.

  In the case of spirits a significant decrease in risk was associated with moderate intake in young adulthood in all countries. Overall, the curve appeared to be J-shaped ("from never to daily consumption"), and with daily consumption of alcohol a protection effect was no longer observed.

The presence of a J-shaped risk profile with alcohol intake suggests that there are two or more risks operating independently. For example, abstainers from alcohol differ in many other characteristics from the general population, and may affected the results. Alternatively, modest doses of alcohol may decrease the risk, for example, by stimulating the secretion of calcitonin whereas with higher doses other factors associated with alcohol or alcoholism supervene to increase the risk.

Zusammenfassung:

The aims of this study were to determine common international risk factors for hip fractures in women aged 50 years or more in 14 centers from Portugal, Spain, France, Italy, Greece, and Turkey over a 1-year period.

Significant risk factors identified by univariate analysis included low body mass index (BMI), short fertile period, low physical activity, lack of sunlight exposure, low milk consumption, no consumption of tea, and a poor mental score. No significant adverse effects of coffee or smoking were observed.

- Alcohol consumption in recent past: No significant effect of overall alcohol consumption was evident. Nor was there an effect shown for intake of beer, wine, or spirits.

- Alcohol consumption in young adulthood: The relative risk of hip fracture was 1.02 for beer and 0.89 for wine. No dose-response effect was observed with the consumption of wine or beer. In the case of spirits a significant decrease in risk was associated with moderate intake in all countries. Overall, the curve appeared to be J-shaped (from never to daily consumption).

Modest doses of alcohol may decrease the risk of hip fractures by stimulating the secretion of calcitonin.

Weiterführende Literatur:

Felson, D. T., Kiel, D. P., Anderson, J. A., und Kannel, W. B.:
“Alcohol consumption and hip fractures: the Framingham Study”.
American Journal Epidemiology 128: 1102 bis 1110, 1998

Johnell, O., Gullberg, B., Kanis, J. A., Allander E., Elffors, L., Dequeker, J., Dilsen, G., Gennari, C., Vaz, A. L., Lyritis, G., Mazzuoli, G., Miravet, L., Passeri, M., Cano, R. P., Rapado, A., und Ribot, C.:
“Risk factors for hip fractures in European women: The MEDOS Study“.
Journal Bone Mineral Research 10: 1802 bis 1815, 1995

Seeman, E., Melton, L. J., O’Fallon, W. M., und Riggs, B. L.:
“Risk factors for spinal osteoporosis in men”.
American Journal Medicine 75: 977 bis 983, 1983

Abbildung:

Zusammenhänge zwischen dem Alkoholverzehr und dem Risiko eines Hüftbruches von europäischen Frauen im Rahmen der MEDOS Study (nach Johnell und Mitarbeitern, 1995).

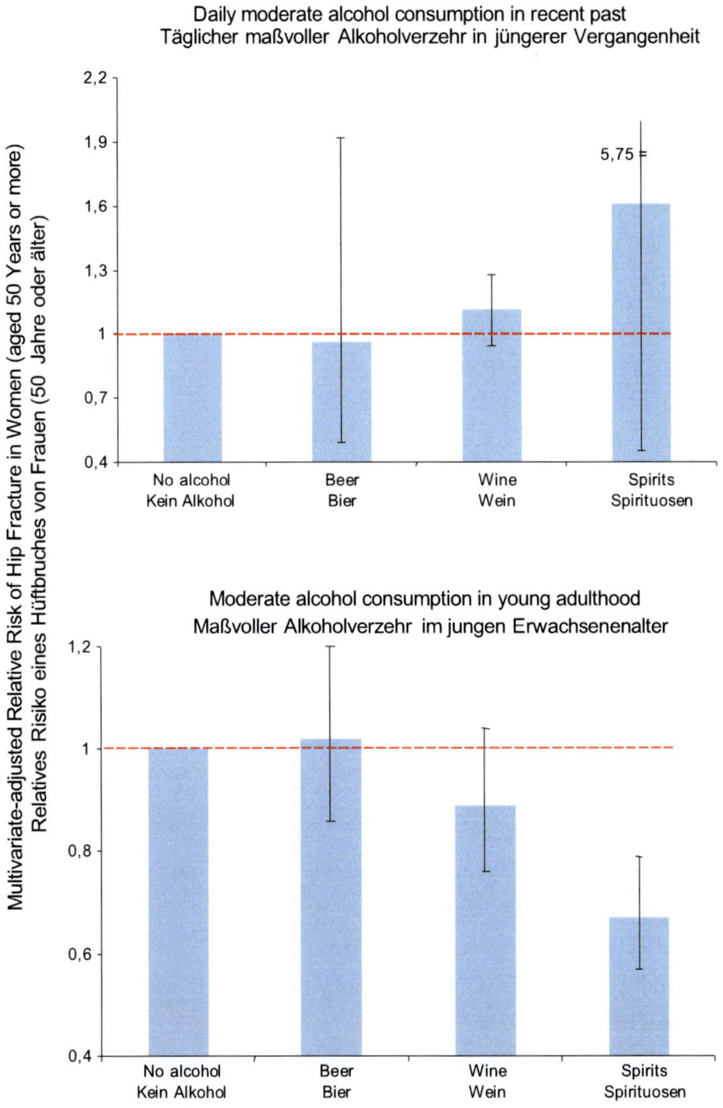

Alkoholische Getränke, Blutalkohol und Leistungsverhalten

Über Jahrzehnte hinweg bis in unsere Tage wurde immer wieder die Frage gestellt, ob sich die einzelnen alkoholischen Getränke physiologisch in gleicher Weise auf den Menschen auswirken, oder ob der Verzehr von Bier, Wein oder Spirituosen zu unterschiedlichen Reaktionen führt.
The Distillers of Canada (The House of Seagram) schalteten zum Beispiel im TIME Magazine 1985 eine mehrmonatige Anzeige mit dem Titel: „ Different. But Equal. Beer, wine and spirits look different, but they're identical in this basic way: 12 oz. of regular beer, 5 oz. of table wine and 1.5 oz. of spirits all contain the same amount of alcohol" (Abb. 1).
Edgar Bronfman, Präsident von Seagram: „It is important to understand that a drink - is a drink – is a drink. It doesn't make any difference whether you are consuming beer, wine or spirits" (1).

Die United States Brewers Association of America hat diesen Vorstellungen der „Alcohol Equivalence" energisch widersprochen (1). „Certainly, it is possible to abuse beer, just as it is possible to abuse wine or hard liquor. But to even imply that the amount of alcohol contained in one beer is in any way equivalent to that contained in many popular mixed drinks is not only wrong ... it is dangerous. The Seagram campaign assumes that the body handles all alcohol the same, no matter whether it comes from beer, wine or liquor. But a drink is not a drink in terms of its physiological effect on the human body. Scientific studies dating from 1824 have demonstrated that hard liquor produces a higher blood alcohol content and produces it more quickly than does the same amount of alcohol in beer or wine" (1).

10 Jahre später, 1995, äußerte sich Peter de Vogel auf dem Kongreß der European Brewery Convention unter anderem wie folgt: „Es erscheint zweifelhaft, ob es irgendwelche Unterschiede in den Auswirkungen von Bier, Wein oder Spirituosen gibt" (2). Auch hier wird unterstellt, daß „1 verre = 1 verre = 1 verre" ist.
Im vorliegenden Abschnitt sollen die Befunde der vergangenen 90 Jahre zum Thema „Alkoholische Getränke – Blutalkohol – Leistungsverhalten", aufbauend auf frühere Veröffentlichungen unseres Instituts, zusammenfassend dargestellt werden (85, 86, 87, 88,89).

Spirituosen und Blutalkohol

Haggard und Mitarbeiter (1943/1944) verglichen eine Handelsspirituose und einen stark gereinigten Alkohol miteinander (3). Dazu erhielt ein 34jähriger Mann innerhalb von 30 Minuten 176 Gramm Alkohol verabreicht. Die Spirituosen waren auf zwanzig Prozent verdünnt worden. Beide Getränke zeigten deutliche Unterschiede, vor allem in der Elimination, wobei der stark gereinigte Alkohol beträchtlich schneller abgebaut wurde (3) (Abb. 2).
In einer Erweiterung dieser Untersuchungen gaben Haggard und Mitarbeiter (1943/1944) elf Männern 122cc. Alkohol und zwar in Form der Handelsspirituose, des stark gereinigten Alkohols und eines Whiskys. Die drei Getränke wurden auf 50 Prozent verdünnt und innerhalb von 20 Minuten konsumiert.
Die Handelsspirituose führte ohne Ausnahme zu den höchsten und der stark gereinigte Alkohol zu den niedrigsten Blutalkoholwerten, Whisky lag dazwischen. Die Unterschiede in den Werten betrugen zwischen 14 und 35 Prozent (3) (Tabelle 1).

In Untersuchungen mit Ratten verglichen Haggard und Mitarbeiter (1943/1944) weitere Spirituosen miteinander. Den Tieren wurden fünf Gramm Alkohol pro kg Körpergewicht intraperitoneal (= innerhalb des Bauchfellraumes) in einem Zeitraum von 70 Minuten verabreicht: Drei Gramm Alkohol bei Versuchsbeginn, ein Gramm Alkohol 30 Minuten später, 0,5 Gramm Alkohol 15 Minuten später, 0,25 Gramm 15 Minuten später und 0,25 Gramm Alkohol 10 Minuten später. Zwei Stunden nach Versuchsende wurde der Alkoholgehalt des Blutes und die Toxizität der Spirituosen erfaßt. Letztere Eigenschaft wurde gemessen, indem die erforderliche Alkoholmenge errechnet wurde, bei der bei den Tieren Atemstillstand eintrat (3).
Die einzelnen Spirituosen führten zu einer unterschiedlich hohen Blutalkoholkonzentration, wobei die Handelsspirituose und der stark gereinigte Alkohol die beiden Extreme bildeten. Zwischen diesen liegen Cognac, Whisky, die neutrale Spirituose und Gin. Es besteht eine umgekehrte Beziehung zwischen dem Blutalkoholgehalt und der Toxizität der Spirituosen (3) (Tabelle 2).

Um über die unterschiedliche Giftigkeit der Spirituosen noch näheren Aufschluß zu bekommen, verfolgten Haggard und Mitarbeiter (1943/1944) vor allem die Alkoholelimination (3). Dazu wurden Ratten sechs Gramm Alkohol pro kg Körpergewicht intraperitoneal innerhalb von zwei Stunden verabreicht und der Alkoholabbau gemessen. Der stark gereinigte Alkohol wurde am schnellsten abgebaut, dann folgten Whisky und Handelsspirituose. Den alkoholischen Begleitstoffen kommt eine eigene Bedeutung zu, sowohl was die Schwere der alkoholischen Nachwirkungen als auch die Erholungsgeschwindigkeit von der akuten Rauschphase betrifft (3) (Abb. 3).

Murphree und Mitarbeiter (1966) verabreichten mehreren Personen Wodka und Bourbon Whisky und nahmen anschließend die Blutalkoholwerte auf. Wenn auch die Unterschiede nicht allzu groß waren, zeigte sich doch deutlich, daß der Verzehr von Wodka zu einer langsameren Absorption, zu einem etwas niedrigeren Maximum und zu einem schnelleren Abbau des Alkohols führte als Whisky. So betrugen zum Beispiel bei den Wodka- und Whiskytrinkern die Blutalkoholwerte fünfzehn Minuten nach Trinkbeginn 0,86 und 0,93 Promille und 150 Minuten nach Trinkende 0,44 und 0,61 Promille (4) (Abb. 4). Da sich die beiden Getränke im wesentlichen im Gehalt der alkoholischen Begleitstoffe unterscheiden, sind letztere für den unterschiedlichen Blutalkoholverlauf verantwortlich (4).

Estable und Mitarbeiter (1954) verglichen mehrere uruguaische Spirituosen miteinander. Sie gaben Hunden jeweils ein Gramm Alkohol pro kg Körpergewicht in Form von Caña (= Zuckerschnaps), Whisky, Cognac, Grappa (= Trester-Branntwein) und Trinkalkohol (5).
Die Getränke waren in Uruguay selbst hergestellt worden. Die Verabreichung erfolgte jeweils als 10prozentige, 20prozentige, 30prozentige (hier dargestellt) und 40prozentige Alkohollösung. Trinkalkohol, Whisky und Cognac führten zu einer schnelleren Alkoholabsorption und zu einem höheren Alkoholmaximum als Caña und Grappa. Die Unterschiede sind zwar nicht groß, doch zeigen die Blutalkoholwerte deutlich, daß Caña und Grappa zumindest in der Absorptiosphase und Caña in der Eliminationsphase zu niedrigeren Werten führen (5) (Abb. 5). Diese Ergebnisse sind vor 60 Jahren veröffentlicht worden, als die Begleitstoffe im einzelnen noch nicht bestimmt wurden, so daß darüber

Angaben fehlen und deshalb auch keine physiologische Deutung der Unterschiede gegeben werden konnte.

Lereboullet (1970) verabreichte neun Personen 0,5 Gramm Alkohol pro kg Körpergewicht und zwar in Form von unverdünntem und verdünntem Whisky. Nach den Blutalkoholwerten verlief die Absorptionsphase zwar weitgehend gleich, das Blutalkoholmaximum war aber um so niedriger, je verdünnter der Whisky war (6) (Abb. 6).

Diese wenigen Ergebnisse machen deutlich, daß sich die Alkoholkonzentration und die alkoholischen Begleitstoffe der Spirituosen auf den Verlauf der Blutalkoholkurve entsprechend auswirken. Gin und Wodka beinhalten geringe Mengen, Kirschwasser und Williams dagegen sehr reichlich alkoholische Begleitstoffe (7). „Spirituose ist nicht gleich Spirituose“ (Tabelle 3).

Spirituosen, Wein und aus Wein hergestellte Erzeugnisse und Blutalkohol

Newman und Mitarbeiter (1942) verglichen Wein mit einer Alkohollösung (8). Dazu erhielten zwei Personen ein Gramm Alkohol pro kg Körpergewicht und zwar in Form einer auf 13 Prozent verdünnten Alkohollösung und eines ebenso starken kalifornischen Burgunderweines. Der Weinverzehr führte zu einer langsameren Alkoholabsorption und zu einem niedrigeren Blutalkoholmaximum als die Alkohollösung (8) (Abb. 7). Um die Ursachen dieser Unterschiede herauszufinden, pufferten die Autoren die Alkohollösung und stellten auch einen „weinähnlichen" pH-Wert ein. Bei einer erneuten Aufnahme der Blutalkoholkurven führte die gepufferte Alkohollösung zu ähnlichen Werten wie Wein (8).
In Fortsetzung der Untersuchungen verglichen Newman und Mitarbeiter (1942/1943) mehrere Spirituosen und Weine miteinander. Die Personen verzehrten jeweils ein Gramm Alkohol pro kg Körpergewicht auf leeren Magen. Die harten Getränke waren auf 13 Prozent verdünnt worden, um die Wirkung einer unterschiedlichen Alkoholkonzentration auszuschalten (9) (Tabelle 4).
Die Spirituosen führten zu einem wesentlich höheren Blutalkoholmaximum als die Weine. Auch die Alkoholaufnahme der „harten" Getränke erfolgte rascher. Andererseits war der Zeitraum bis zur vollständigen Alkoholoxidation bei Spirituosen und Weinen in etwa gleich. Letztere Erscheinung macht nach Ansicht der Autoren deutlich, daß der hohe Zuckergehalt des Weines die Alkoholverbrennung selbst nicht beschleunigt. Die Unterschiede in der Berauschungswirkung von Spirituosen und Weinen sind mehr auf die Alkoholabsorption und das Blutalkoholmaximum als auf Unterschiede im Alkoholabbau zurückzuführen (9).

Murdock (1971) verglich Weiß- und Rotwein mit einer Alkohollösung (10) (Abb. 8). Hierfür konsumierten die Personen eine 12prozentige Alkohollösung und jeweils zwei auf 12 Prozent verdünnte Rot- und Weißweine. Der Verzehr von Weiß- und Rotwein führte zu einer etwas langsameren Alkoholabsorption und zu einem etwas niedrigeren Blutalkoholmaximum als die Äthanollösung. Die Blutalkoholwerte der Weintrinker äußerten sich von Person zu Person gleichmäßiger als die der Alkoholtrinker. Der Autor führte die langsamere Absorption, das niedrigere Maximum und die bessere Voraussagbarkeit der

Alkoholoxidation bei den Weintrinkern auf die Pufferungseigenschaften des Weines zurück (10).

Lereboullet (1970) stellte einen Aperitif und eine Alkohollösung gegenüber (6) (Abb. 9). Die Alkohollösung führte zur schnellsten Absorption und zum höchsten Blutalkoholmaximum, dann folgten der unverdünnte und der verdünnte Aperitif. Da der Aperitif unter anderem viel Zucker enthält (etwa 40 Gramm pro Liter), könnte die niedrigere Blutalkoholkurve nach Verzehr des 12,5prozentigen Aperitifs gegenüber der 12,5prozentigen Alkohollösung durch den reichlichen Kohlenhydratgehalt bedingt sein. Der Vergleich der Blutalkoholkurven nach Verzehr des unverdünnten und verdünnten Aperitifs weist wiederum auf die Bedeutung der Alkoholkonzentration hin (6).

Bartenbach (1949) verglich Weinbrand und Kakao-Likör miteinander (11) (Abb. 10). Der Likör war selbst hergestellt worden und enthielt etwa 50 Prozent Rohrzucker. Der Weinbrand („als ungesüßter Alkohol") führte zu einer wesentlich schnelleren Blutalkoholkaufnahme und zu einem höheren Blutalkoholmaximum als der gesüßte Likör. Die subjektiven und objektiven physiologischen – negativen – Empfindungen waren nach Likörverzehr geringfügiger ausgeprägt als nach Weinbrandverzehr (11).
Bartenbach (1949) stellte auch vergleichende Untersuchungen mit Schaumwein (Sekt), Wein und Wermut an (11) (Abb. 11). Eine 70 kg schwere Person trank jeweils nach vorhergehender Nahrungsaufnahme 45 Gramm Alkohol (der Wermutwein wies einen Fruktosegehalt von 5,5 Prozent auf). Sekt ergab ein Blutalkoholmaximum von 1,11, Weißwein von 0,81 und Wermut von 0,54 Promille. Das sehr deutlich ausgeprägte Blutalkoholmaximum nach Sektverzehr ist möglicherweise mit auf den hohen Kohlendioxidgehalt dieses Getränkes zurückzuführen. Die deutlich langsamere Alkoholaufnahme und das niedrigere Blutalkoholmaximum nach Wermut- und Likörverzehr führte der Autor auf den Zuckergehalt dieser Getränke zurück. Das Vorhandensein von Fruktose kann zu einer rascheren Verbrennung des Alkohols führen, so daß der Blutalkoholspiegel langsamer ansteigt und nicht so hohe Werte erreicht wie nach Zufuhr reinen Alkohols (11).

Goldberg und Mitarbeiter (1964) verglichen die Wirkung eines 16,9prozentigen Bitter Camparis und eines 14,0prozentigen Wermuts miteinander. Die Untersuchungen wurden jeweils mit zehn Personen durchgeführt (Alter: 23 bis 29 Jahre; Körpergewicht: 61 bis 86 kg) (12) (Tabelle 5).
Bei Verzehr gleich großer Alkoholmengen bestehen zwischen Campari und Wermut offensichtlich keine größeren Unterschiede. Auch bei der Verabreichung geringerer oder größerer Alkoholmengen (= 0,25 g; 0,34 g; 0,51 g und 0,68 g Alkohol pro kg Körpergewicht) unterschieden sich Campari und Wermut nur unwesentlich. Daraus zogen die Autoren den Schluß, daß weder den geringfügigen Unterschieden in den Alkoholgehalten der beiden Getränke (16,9 zu 14,0 Volumenprozent) noch den Herstellungsverfahren – Campari wird destilliert, Wermut wird mit Alkohol verstärkt bzw. angereichert – eine größere physiologische Bedeutung beizumessen ist (12).

Goldberg und Mitarbeiter (1966) verabreichten auch mehreren Personen (Durchschnittsalter 35,7 Jahre, Durchschnittsgewicht 81,2 kg) Whisky und Weißwein (13) (Abb. 12). Der Verzehr von Wein ergab eine etwas langsamere Alkoholaufnahme und ein etwas niedrigeres Blutalkoholmaximum als der Konsum von Whisky. In der Eliminationsphase glichen sich die beiden Kurven aus. Die Unterschiede in den Blutalkoholwerten traten auch in Erscheinung, wenn die Personen geringere oder größere Whisky- oder Weißwein-Mengen getrunken hatten (= 0,36 g; 0,48 g; 0,60 g und 0,72 g Alkohol pro kg Körpergewicht) (13).
Goldberg und Mitarbeiter (1964) stellten weiterhin in über 70 Untersuchungen die Wirkungen von Whisky und Campari gegenüber (12) (Abb. 13). Der Verzehr von Campari führte zu einer langsameren Alkoholaufnahme und zu einem niedrigeren Blutalkoholmaximum als der Konsum von Whisky. Die Ergebnisse unterschieden sich signifikant (12).
Goldberg und Mitarbeiter (1964) zogen auch einen Vergleich zwischen Branntwein, Whisky und Campari (12) (Abb. 14). Branntwein und Whisky ergaben deutlich höhere Blutalkoholmaxima und führten zu beträchtlich niedrigeren Alkoholabbaugeschwindigkeiten als Campari. Auch Branntwein und Whisky unterschieden sich untereinander, wobei besonders erstere Spirituose – relativ gesehen – ungünstige Erscheinungen zeigte (12).

In einer weiteren Versuchsreihe (10 Versuche) verglichen Goldberg und Mitarbeiter (1964) Sherry, Wermut und Campari miteinander (12) (Abb. 15). Der Verzehr von Sherry erbrachte ein etwas höheres Blutalkoholmaximum und einen etwas langsameren Alkoholabbau als Wermut und Campari. Die Unterschiede waren aber nicht groß (12).

Durch zusätzliche Untersuchungen an Ratten, wobei mit reinen Alkohollösungen gearbeitet wurde, die auf den Alkoholgehalt von Campari und Wermut eingestellt worden waren, kamen Goldberg und Mitarbeiter (12) zu dem Schluß, daß mindestens zwei Gesichtspunkte für die niedrigeren Blutalkoholkurven nach Verzehr von Campari und Wermut gegenüber denen von Branntwein und Whisky verantwortlich zu sein scheinen: einmal führt die niedrigere Alkoholkonzentration von Campari bzw. Wermut als solche zu einer langsameren Alkoholabsorption und zum anderen enthalten Wermut bzw. Campari eine oder mehrere Bestandteile, welche die Alkoholaufnahme gegenüber denen von reinen Alkohollösungen derselben Konzentration herabsetzen. Diesen Inhaltsstoffen kommt eine entscheidende Bedeutung zu. Ob letztere über eine Verstärkung der Pufferkapazität oder über eine Verlangsamung der Öffnung des Magenpförtners zum Darm wirken oder ob sich beide Faktoren gegenseitig beeinflussen, wurde nicht geklärt, ebenso nicht, welche Inhaltsstoffe dafür verantwortlich sind (12).

Auch für diesen Teilabschnitt ist kurz festzuhalten, daß sich die (vergorenen) Getränke Sekt, Sherry, Wermut, Campari, Likör, Aperitif, Weiß-, Rot-, Porter- und Burgunderwein je nach dem Gehalt an Alkohol, alkoholischen und nicht-alkoholischen Begleitstoffen unterschiedlich auf die Blutalkoholkurve auswirken: „Sekt ist nicht gleich Sekt“ und „Wein ist nicht gleich Wein“.

In jüngster Zeit werden für die Unterschiede auch die Polyphenole des Weines und Sektes als „Radikalenfänger“ ins Spiel gebracht (14) ... „These facts might help explain, at least in part, why wine drinkers do not become as easily inebriated as those who consume equivalent amounts of ethanol from other sources. The often quoted premise: ‘ethanol, is ethanol, is ethanol‘ might not necessarily hold true for wine‘ “ (14).

Über verschiedene Inhaltsstoffe des Weines haben schon früher unter anderem McDonald und Margen berichtet (78,79, 80).

Spirituosen, Wein und Bier und Blutalkohol

Jungmichel (1933) erfaßte die Blutalkoholkurven von Männern, die einmal eine Alkohollösung und zum anderen Bier getrunken hatten. Nach Verzehr von Bier stieg der Alkohol des Blutes langsamer an und der Alkoholgipfel war deutlich niedriger (15) (Abb. 16).

Takala und Mitarbeiter (1957) verfolgten die Blutalkoholwerte von Männern, die finnischen Weinbrand und Bier konsumiert hatten. Bier führte zu einem wesentlich langsameren Anstieg und auch zu einem niedrigeren Blutalkoholmaximum als Weinbrand (16) (Abb.17).

Kozu (1967) verglich Whisky, Sake und Bier miteinander. Biergenuß ergab ein Blutalkoholmaximum, das um 40 Prozent niedriger war als das der beiden anderen Getränke (17) (Tabelle 6).

Haggard und Mitarbeiter (1940/1941) verabreichten mehreren Personen gleiche Alkoholmengen in Form von Whisky und Bier. Bier führte zu einer deutlich langsameren Aufnahme und auch zu einem niedrigeren Maximum des Blutalkohols als Whisky. In der Alkoholausscheidung glichen sich die beiden Getränke weitgehend an (18) (Abb. 18).

Mellanby berichtete bereits 1919 von unterschiedlichen Alkoholwirkungen, wenn Hunden gleiche Alkoholmengen in Form von Whisky, Extra Stout und Eagle Stout verabreicht wurden. Der Alkohol des Extra Stout wurde langsamer aufgenommen und führte zu einem niedrigeren Maximum im Blut als Whisky. Eagle Stout ergab wiederum einen langsameren Anstieg, einen niedrigeren Gipfel und auch einen schnelleren Abbau des Alkohols als Extra Stout (19) (Abb. 19).
Mellanby zog bereits zu dieser Zeit den Schluß, daß Whisky entweder etwas enthalte, was die Alkoholaufnahme beschleunige oder aber, was wahrscheinlicher sei, daß Stout etwas enthalte, was die Alkoholabsorption verzögere (19).

Mallach (1966) verglich Wodka und Bier miteinander. Bei den Biertrinkern stieg der Blutalkohol langsamer an und das Alkoholmaximum war deutlich niedriger. Die Blutalkoholkurven der Biertrinker verliefen weniger scharf ausgeprägt als die der Wodkatrinker (20) (Abb. 20).

Smith und Mitarbeiter (1973) berichteten von Untersuchungen, bei denen Whisky und Bier gegenüber gestellt wurden, wobei Whisky mit Ginger Ale verdünnt worden war (21). Bei den Biertrinkern nahm der Blutalkohol wesentlich langsamer zu und das Maximum lag etwas unter 0,8 Promille, während bei derselben Alkoholmenge (0,75 Gramm Alkohol pro kg Körpergewicht) in Form von Whisky plus Ginger Ale der Blutalkohol wesentlich schneller anstieg und Werte über 1,0 Promille erreichte. Im Durchschnitt aller Einzeluntersuchungen war das Blutalkoholmaximum der Biertrinker um 25 Prozent niedriger als das der Whiskytrinker (21) (Abb. 21).
In einer weiteren Untersuchungsreihe wurden den Personen Alkoholmengen von 0,25 Gramm, 0,5 Gramm, 0,75 Gramm, 1,0 Gramm und 1,5 Gramm pro kg Körpergewicht in Form des verdünnten Whiskys und des Bieres verabreicht (21). Auch bei diesen unterschiedlichen Alkoholmengen war bei den Biertrinkern der Blutalkoholgipfel wesentlich niedriger und das Maximum trat deutlich später auf als bei den Whiskytrinkern. Die Unterschiede im Blutalkoholgehalt traten um so stärker in Erscheinung, je größer die konsumierte Alkoholmenge war (21) (Abb. 22).

Obige Autoren stellten weiterhin Whisky, Wein, Sherry und Bier gegenüber (21). Der Verzehr von Bier führte zu Blutalkoholgipfeln, die – unter den gegebenen Umständen – um 22 Prozent niedriger lagen als die der Wein-, Sherry- und Whiskytrinker. Diese niedrigeren Maxima wurden zusätzlich auch erst 35 Minuten nach denen der Wein- und Whiskytrinker erreicht (21) (Tabelle 7).

Lereboullet (1970) verglich eine 12,5prozentige Alkohollösung, einen 11,0prozentigen Wein und ein 5,5prozentiges Bier miteinander. Bier führte zu einem langsameren Anstieg, zu einem niedrigeren Maximum und auch zu einem etwas schnelleren Abbau des Blutalkohols als die beiden übrigen Getränke (22) (Abb. 23).

Wurden die Alkohollösung und der Wein sehr stark verdünnt, paßten sich die Blutalkoholkurven der drei Getränke allmählich einander an (22).

Springer (1971) fand, daß Wein und Bier weitgehend gleiche Kurven ergeben, der Alkoholabbau nach Weingenuß aber geringer ist (23).

Bjerver und Mitarbeiter (1950) stellten Weinbrand, Grog und Bier gegenüber. Der Verzehr von Bier hatte eine langsamere Zunahme, ein weitaus niedrigeres Maximum und einen rascheren Abbau des Blutalkohols zur Folge als die beiden übrigen Getränke (24) (Abb. 24). Bei Verzehr harter Alkoholika kann es zu einem scharf ausgeprägten Blutalkoholmaximum kommen, gewissermaßen zu Blutalkoholwerten, die „über das normale Ziel hinausschießen" (24).
Hier zusätzlich noch einige Einzelheiten zur Alkoholaufnahme durch Bier, Wein und Spirituosen und zum Alkoholabbau im Blut (24):

a) Bier: Vier Flaschen (1330 cc.) mit 2,6 % Alkohol = 34,6 Gramm Alkohol
Blutalkoholmaximum = 0,57 Promille;
Betawert = 0,0022 Promille;
r-Wert = 0,93
Beta mal r mal 60 = 123 mg Alkohol/kg/Stunde

b) Verdünnter Alkohol (Grog): 1330 cc. mit 2,6 % Alkohol = 34,6 Gramm Alkohol
Blutalkoholmaximum = 0,77 Promille;
Betawert = 0,0021 Promille;
r-Wert = 0,68
Beta mal r mal 60 = 86 mg Alkohol/kg/Stunde

c) Spirituose (Branntwein): 109 cc. mit 31,7 % Alkohol = 34,6 Gramm Alkohol
Blutalkoholmaximum = 1,10 Promille;
Betawert = 0,0030 Promille;
r-Wert = 0,59
Beta mal r mal 60 = 106 mg Alkohol/kg/Stunde

Betawert = Abbaugeschwindigkeit des Blutalkohols in Promille pro Minute;
r-Wert = Verteilungskoeffizient des Alkohols im Organismus zum Alkohol im Blut;
Beta mal r mal 60 = Gesamtmenge an abgebautem Alkohol im Organismus innerhalb einer Stunde.

Haggard und Mitarbeiter (1938) stellten Gin, Whisky und Bier gegenüber. Der Unterschied im Blutalkoholmaximum nach Verzehr von Bier und Whisky betrug 50 Prozent und nach Verzehr von Bier und Gin sogar 56 Prozent zugunsten des Bieres (25) (Tabelle 8).

Myrsten (1969) verabreichte mehreren Männern Whisky und Bier. Bei den Biertrinkern ging die Alkoholaufnahme langsamer vor sich und der Alkoholgipfel war deutlich niedriger. Die Unterschiede traten um so sichtbarer in Erscheinung, je höher die konsumierte Alkoholmenge war (26) (Abb. 25).

Goldberg (1965, 1968) verglich Spirituosen und Biere von drei Biergattungen miteinander, wobei die Biere im Alkoholgehalt zwischen 2,3 und 5,5 Volumenprozent schwankten. Jedes der drei Biere führte zu einer langsameren Aufnahme, zu einem deutlich niedrigeren Maximum und auch zu einem schnelleren Abbau des Blutalkohols als die vergleichbare Alkoholmenge in Form der Spirituose (27, 28) (Abb. 26).

Auf eine Person von 70 kg Körpergewicht bezogen, bedeutet letzteres Ergebnis, daß pro Stunde 7,0 Gramm Spirituosenalkohol, dagegen aber 9,4 Gramm Bieralkohol abgebaut wurden (29, 30).

Gardiner und Stewart (1968) verglichen Alebiere (mit einem hohen und niedrigen Extraktgehalt), Sherry und verdünnten und unverdünnten Whisky miteinander (31). Der Konsum der Alebiere – auf leeren Magen – führte zu einem etwas langsameren Blutanstieg, selbst wenn die Getränke sehr langsam getrunken worden waren. Bei vorheriger Nahrungsaufnahme gaben die Alebiere etwas höhere Blutalkoholwerte (31) (Tabelle 9).

Haggard und Mitarbeiter (1940/1941) erfaßten das Blutalkoholmaximum von drei Personengruppen mit unterschiedlichem Körpergewicht, die Whisky, Martini und Bier in zwei abgestuften Alkoholmengen zu sich genommen hatten. Bier ergab ein Blutalkoholmaximum, das um 45 bis 60 Prozent niedriger war als das von Whisky und Martini. Die beiden ersteren Getränke unterschieden sich untereinander nur wenig (18) (Tabelle 10).

Southgate und Mitarbeiter verglichen bereits 1926 verdünnten Whisky, eine Alkohollösung und Bier miteinander. Bier führte zu einem niedrigeren Blutalkoholmaximum als die beiden übrigen Getränke. Die Autoren wiesen schon damals darauf hin, daß der Blutalkoholgehalt um so höher ausfalle, je konzentrierter ein alkoholisches Getränk sei (32) (Abb. 27).

Goldberg (1959) stellte Weinbrand und Bier gegenüber, wobei Biere mit drei unterschiedlichen Alkoholgehalten zur Verwendung kamen (33). Der Verzehr der Biere ergab jeweils eine langsamere Aufnahme, ein niedrigeres Maximum und teilweise auch einen schnelleren Abbau des Blutalkohols als der Konsum von Weinbrand. Das 2,3prozentige Bier zeigte eine flachere Alkoholkurve als das 3,4prozentige Bier und dieses wiederum eine flachere Kurve als das 5,5prozentige Bier (33) (Abb. 28).

Handwerk (1928) und *Aue* (1936) hatten schon früher gefunden, daß selbst Biere ein- und derselben Biergattung je nach Zusammensetzung unterschiedlich wirken (34, 35).

Wojahn (1972) verglich Doppelkorn, Wein und Bier miteinander (36). Der Verzehr von einem Gramm Alkohol pro kg Körpergewicht ergab bei Bier ein Blutalkoholmaximum von 0,96 Promille nach 120 Minuten, bei Wein ein Maximum von 1,05 Promille nach 101 Minuten und bei Doppelkorn ein Maximum von 1,15 Promille nach 81 Minuten (36) (Abb. 29).

Trémolières und Mitarbeiter (1975) untersuchten den Einfluß von Whisky, Wein und Bier auf den Alkoholanstieg und den Alkoholabbau des Blutes. Der Verzehr von Bier führte zum Teil zu deutlich niedrigeren Blutalkoholwerten und auch zu größeren Abbauraten als Whisky und Wein (37) (Tabelle 11).

Leake und Mitarbeiter (1966) verglichen die Blutalkoholkurven von Personen, die Gin bzw. Wodka, Whisky, Dessertwein, Tafelwein und Bier verzehrt hatten (38), Bier führte im Vergleich zu Spirituosen und Weinen zu einem langsameren Anstieg, zu einem niedrigeren Maximum und auch zu einem schnelleren Abbau des Blutalkohols. Bei Verzehr einer Mahlzeit zum Biergenuß fielen die Blutalkoholwerte noch deutlich niedriger aus (38) (Abb. 30).

Lereboullet (1970,1971,1972) verglich verschiedene Getränke und deren Verdünnungen miteinander. Bei dieser sehr umfassenden Gegenüberstellung gab Bier eindeutig das niedrigste Blutalkoholmaximum, dann folgten verdünnter Apéritif, trockener und halbtrockener Champagner, unverdünnter Apéritif, Wein, auf ein Viertel verdünnter Whisky, verdünnten Ethanol – als Bezugsgröße -, zur Hälfte verdünnter Whisky und schließlich unverdünnter Whisky (6, 22, 75) (Abb. 31).

Schließlich sollen die Ergebnisse der vielfältigen Untersuchungen von *Goldberg* (1959) angeführt werden. Verglichen wurden Weinbrand und mehrere Weine und Biere miteinander. Die langsamste Aufnahme, das niedrigste Maximum und teilweise auch den schnellsten Abbau an Blutalkohol ergab das 2,3prozentige Bier. Dann folgten das 3,4prozentige Bier, der „leichte" Weißwein, das 5,5prozentige Bier, der „leichte" Rotwein, der „starke" Wein und schließlich Weinbrand (33) (Abb. 32).

Auch hier läßt sich - als Zwischenergebnis – festhalten, daß sich die alkoholischen Getränke je nach der Alkoholkonzentration, dem Vorkommen an alkoholischen und nichtalkoholischen Begleitstoffen und der Pufferung unterschiedlich auf die Blutalkoholkurve auswirken.

Vollbier, Schankbier und Einfachbier und Blutalkohol

Goldberg (1949, 1959, 1965) erfaßte die Blutalkoholkurven von Personen, die 0,3 bzw. 0,5 Gramm Alkohol pro kg Körpergewicht in Form von (schwedischem) Einfach-, Schank- und Vollbier getrunken hatten (27, 33, 57).
Der Konsum des Einfachbieres führte – wie erwartet – zu einem langsameren Alkoholanstieg, zu einem niedrigeren Alkoholgipfel und zum Teil auch zu einem schnelleren Alkoholabbau. Dann folgten Schank- und Vollbier. Bei Verzehr von 0,5 Gramm Alkohol waren die Unterschiede in den Blutalkoholwerten noch deutlicher ausgeprägt (Abb. 33).

Perl und Mitarbeiter (1983) verglichen die Blutalkoholkurven von Personen, die australische Leichtbiere verzehrt hatten (39). Der Konsum des alkoholschwächeren Bieres Tooth LA ergab einen deutlich niedrigeren Blutalkoholgipfel als die stärker eingebrauten Leichtbiere Tooheys Lite und Carlton Light (Abb. 34). Jedes fehlende Zehntel an Alkohol wirkt sich – auch bei den Leichtbieren – in einer deutlich flacher verlaufenden Blutalkoholkurve aus.

Graw und Mitarbeiter (1990) verabreichten jeweils zehn Personen innerhalb von zwei Stunden 2,5 Liter Weizenschankbier bzw. 2,5 Liter Weizenvollbier (40). Nach dem Genuß des Schankbieres verlief die Alkoholaufnahme langsamer und der Alkoholgipfel fiel deutlich niedriger aus. Betrug der Unterschied im Alkoholgehalt dieser beiden Biergattungen 43,7 Prozent (4,80 zu 2,70 Volumenprozent), belief sich der Unterschied im maximalen Blutalkoholwert auf 49,3 Prozent (1,36 zu 0,69 Alkoholpromille). Die Differenz im Blutalkoholgipfel ist größer als dies – rechnerisch – aufgrund des Unterschiedes in den Bieralkoholgehalten zu erwarten wäre. Andererseits wird aber auch deutlich, daß selbst nach Verzehr eines Leichtbieres – unter den hier gewählten Bedingungen – die kritische Schwelle von z.B. 0,3 Alkoholpromille überschritten wird.

Im Auftrag der Reichelbräu, Kulmbach, (1989) wurden von zehn Personen die Blutalkoholkurven aufgenommen, die achtmal 0,5 Liter untergäriges Schankbier (jeweils 0,5 Liter pro 30 Minuten) bzw. achtmal 0,5 Liter Pilsener Vollbier (jeweils 0,5 Liter pro 30 Minuten) getrunken hatten (41).

Nach dem Konsum des Schankbieres stiegen die Blutalkoholwerte erwartungsgemäß deutlich langsamer an als nach dem Verzehr des Pilsener Bieres.

Beträgt der Unterschied im Alkoholgehalt der beiden Biergattungen 52,0 Prozent (5,00 zu 2,40 Alkoholvolumenprozent), sind die Unterschiede im Blutalkoholgehalt stets größer und machen

- 30 Minuten nach Trinkbeginn 65,4 Prozent aus
- nach 60 Minuten 66,0 Prozent,
- nach 90 Minuten 67,1 Prozent,
- nach 120 Minuten 66,7 Prozent,
- nach 150 Minuten 66,7 Prozent,
- nach 180 Minuten 66,4 Prozent,
- nach 210 Minuten 67,0 Prozent und
- nach 240 Minuten 66,8 Prozent.

Ein halbierter Alkoholgehalt des Leichtbieres – verglichen mit dem des Pilsener Vollbieres – führt bei gleichen Biertrinkmengen nicht zum halben Blutalkoholspiegel, sondern zu deutlich niedrigeren Alkoholpromillewerten, zum Teil sogar nur zu einem Drittel der Blutalkoholgehalte. Andererseits wird aber nach dem Genuß von zwei Litern Leichtbier (mit 2,40 Volumenprozent Alkohol) innerhalb von drei Stunden die 0,5 Promilleschwelle erreicht.

Wuermeling und Mitarbeiter (1986) verglichen den Einfluß von untergärigem Schankbier und dunklem Lagerbier miteinander (42).

Bei einem sehr bedächtigen Verzehr von 0,5 Liter untergärigem Schankbier (mit 2,18 Volumenprozent Alkohol) pro Stunde nahm der Blutalkoholgehalt nur unbedeutend zu, während beim Konsum der gleichen Biermenge in Form des dunklen Lagerbieres (mit 4,70 Volumenprozent Alkohol) nach sechs Stunden die 0,8 Promillegrenze überschritten wurde (Abb. 35).

„Schankbier mit 2,18 Volumenprozent Alkohol kann dann, wenn es nicht schneller als angegeben genossen wird, dem Gutwilligen „soziales Trinken" ermöglichen, ohne daß deswegen verkehrsmedizinische Bedenken erhoben werden müßten. Auch kann damit ein erhöhter Flüssigkeitsbedarf ohne wesentliche Alkoholzufuhr gedeckt werden. Der Genuß von alkoholärmerem Bier erfordert aber im Gegensatz zu alkoholfreiem Bier immer noch große

Selbstkontrolle, da die Trinkgeschwindigkeit leicht gesteigert werden kann, was dann zu verkehrsbedingten Störungen führt“ (42).

Walzl und Hlatky (2004) untersuchten die Wirkung von Vollbier und Leichtbier (82). Dier Unterschied im Alkoholgehalt der beiden Biergattungen betrug 45,5 Prozent (5,5 zu 3,0 Alkoholvolumenprozent), während die Unterschiede in den Blutalkoholwerten stets größer waren und

- 30 Minuten nach Trinkbeginn 66,7 Prozent,
- 60 Minuten später 60,4 Prozent und
- 90 Minuten nach Trinkbeginn 59,4 Prozent ausmachen (82, 83, 84) (Abb. 36).

Goldberg und Mitarbeiter (1975) verabreichten zehn Personen 0,95 Gramm Alkohol pro kg Körpergewicht in Form von schwedischem Leichtbier (mit 1,8 Gewichtsprozent Alkohol) bzw. 1,43 Gramm Alkohol pro kg Körpergewicht in Form von schwedischem Pilsener Bier (mit 2,8 Gewichtsprozent Alkohol). Als durchschnittliche Blutalkoholmaxima ergaben sich 0,64 und 1,43 Promille. Beide Promillewerte wurden einheitlich nach 200 Minuten erzielt (43).

Hank (1970) erzielte beim Vergleich eines alkoholverringerten Vollbieres (mit 3,25 Volumenprozent) mit dem eines normalen Vollbieres (mit 4,84 Volumenprozent) (Differenz 32,9 Prozent) beim Verzehr des alkoholverringerten Bieres einen Blutalkoholwert, der um 50 Prozent niedriger war (44).

Hegarty (1993) stellte britische Ergebnisse über den Einfluß von Low Alcohol-Bieren auf den Blutalkoholgehalt zusammen, zeigte aber auch die Probleme der Voraussagbarkeit des Alkoholpromillewertes auf (58).
Kurz zusammengefaßt ist festzuhalten, daß sich auch die Biere individuell auf den Blutalkohol auswirken können: „Vollbier ist günstiger als Starkbier, Schankbier günstiger als Vollbier und alkoholfreies Bier günstiger als Schankbier“.

Alkoholische Getränke und Leistungsverhalten

Smith und Mitarbeiter (1973) (21) und *Dussault und Mitarbeiter* (1973) (49) bedienten sich eines Statometers, mit dem in der klinischen Medizin neurologische Veränderungen erfaßt werden, um das Leistungsverhalten (in Form der Standfestigkeit des Körpers) nach dem Verzehr alkoholischer Getränke zu ermitteln. Nach Bierverzehr betrugen die Links-nach- Rechts-Schwankungen und Vorne-nach-Hinten-Schwankungen (relative Einheiten) – bei geschlossenen Augen – 25 bis 75 Prozent, nach Whiskykonsum dagegen 200 bis 350 Prozent (Abb. 37, 38, 39). Die Unterschiede der Getränke in der Leistungseinbuße fallen nachhaltiger aus als die der Blutalkoholwerte, die in diesem Falle 25 Prozent betrugen (21, 49). Die Erklärung hierfür liegt in der exponentiellen Natur der Beziehung zwischen Blutalkoholhöhe und Leistungsminderung. Ein Unterschied von z.B. 0,3 Alkoholpromille im 0,5- bis 0,8-Bereich macht sich leistungsmäßig weniger bemerkbar als im 0,8- bis 1,1-Promillebereich. Das Statometer ist ein empfindliches Verfahren, das die Vielschichtigkeit der neuromuskulären Vorgänge aufzeigt, welche das Gleichgewicht und damit auch das Leistungsverhalten des Körpers steuert (21, 49).

Pihkanen (1957) verglich in umfassenden Untersuchungen verschiedene neurologische und physiologische Wirkungen des Menschen nach Verzehr von Branntwein und Bier (50, 51).
Biergenuß führte zu niedrigeren Werten im Blutalkohol (in den ersten beiden Stunden), zu niedrigeren systolischen Blutdruckwerten, zu deutlich geringeren Körperschwankungen, zu wesentlich kleineren Ausfällen im Geschicklichkeitstest und zu geringeren geistigen Leistungseinbrüchen (51) (Tabelle 12). Bierverzehr zog eine beruhigende Wirkung nach sich, Branntwein dagegen ein stärkeres Stimmungsgefühl (51).

Takala und Mitarbeiter (1958) erfaßten die Verhaltensweise von Personen während des Katers, nachdem diese am Tage zuvor 1,4 Gramm Alkohol pro kg Körpergewicht in Form von Branntwein und Bier verzehrt hatten. Zwischen den Bierkater- und Branntweinkater-Personen ergaben sich in den Intelligenztests keine deutlichen Unterschiede, in den Geschicklichkeitsübungen schnitten die Bierkater-Personen jedoch besser ab (52).

Goldberg (1957,1961) verabreichte gesunden Männern Whisky und Wein bzw. Whisky und Bier. Bier- und Weingenuß ergab einen wesentlich niedrigeren Grad der akuten Berauschung und eine wesentlich geringere Ausprägung des Katers (53) (Abb. 40 und 41). Beim Verzehr von einem Gramm Alkohol war der Intoxikationsgrad durch Spirituosen im Vergleich zu Bier sogar viermal größer (54).

Graf (1930) untersuchte in Geschicklichkeitsarbeiten die Wirkung von Kognak, Wein und Bier. Am stärksten sank die Kognakkurve ab, dann folgte Wein und am langsamsten fiel die Leistung nach Bierverzehr ab (55).

Friedenwald (1911) verglich schon vor über 90 Jahren die „Giftigkeit" verschiedener alkoholischer Getränke in Tierversuchen. Am ungünstigsten schnitten Likör und Rum ab, Wein war ungünstiger als Whisky, Rotwein ungünstiger als Weißwein und Bier glich dem Whisky (56).

Trémolières und Mitarbeiter (1975) führten umfangreiche Untersuchungen über die Auswirkungen von Bier, Wein und Whisky auf die Zusammensetzung des Blutes durch (37). Biergenuß ergab höhere Gehalte des Blutes an Lactat und Pyruvat (45 Minuten nach Trinkbeginn), an Beta-Hydroxybutyrat und Acetoacetat und an Insulin (45 Minuten nach Trinkbeginn), aber niedrigere Werte an Somatotropin (Tabelle 13). Biergenuß führte auch zu einer stärkeren Harnausscheidung als Wein und Whisky, wobei mit dem Harn des Bieres weniger Stickstoff, Natrium und Kalium ausgeschieden wurden (Tabelle 14).

Ek und Mitarbeiter (1953) hatten schon früher gefunden, daß Bier eine stärkere Diurese aufwies als eine gleichprozentige Alkohollösung (59). Ähnliche Ergebnisse erzielte später auch *Manecke* (60).

Singer und Mitarbeiter (1987) untersuchten den Einfluß verschiedener alkoholischer Getränke auf die Freisetzung von Gastrin und die Absonderung von Magensäure. Biergenuß zeigte hierbei wesentlich stärkere Aktivitäten als Wein und Spirituosen (61).

Just (1955) untersuchte schon vor fünf Jahrzehnten die Bekömmlichkeit von Bier und verdünnten Alkohollösungen (in Tierversuchen). Die Verabreichung von Bier schützte die funktionswichtigen Glykogenvorräte und konnte sogar im Hungerzustand zum Glykogenaufbau beitragen, während der Alkoholkonsum eine zusätzliche Glykogenverarmung verursachte (62).

Vrij-Standhardt (1991) ging unter anderem der Frage nach, ob Bier-, Wein- und Spirituosentrinker unterschiedliche Risiken aufweisen, an Leberzirrhose zu erkranken. Weintrinker scheinen mehr gefährdet zu sein, "but all in all, there is no conclusive evidence to justify the statement that a particular type of beverage would be more cirrhogenic than another type" (63).

Pihl und Mitarbeiter (1984) untersuchten, ob sich der Verzehr von Bier und Spirituosen unterschiedlich auf das Aggressionsverhalten der Menschen auswirkt. "Subjects who consumed beer or believed that they were consuming beer were significantly less aggressive than subjects who consumed distilled spirits or believed that they were consuming distilled spirits" (64).

Gustafson (1988) verglich Bier und Wein miteinander und fand hinsichtlich der Aggression keine deutlichen Unterschiede zwischen den Bier- und Weintrinkern (65).

Vogel und Mitarbeiter (1967) untersuchten in Tierversuchen die lymphagoge (den Lymphfluß steigernde), diuretische (harntreibende) und choleretische (die Gallenabsonderung anregende) Wirkung von Bier, Sekt, Weinbrand, Cognac und Äthanol (76). Sekt, Cognac und Weinbrand wirkten gemäß dem Alkoholgehalt, während Bier insofern eine Sonderstellung einnahm, als die lymphsteigernde Erscheinung weit über das hinausging, was nach dem Alkoholgehalt zu erwarten war. „Bier könnte in all jenen Fällen ein nützliches Pharmakon sein, in denen die Steigerung des lymphatischen Abtransportes enteral zugeführter Substanzen wünschenswert erscheint" (76).

Hirayama (1990) untersuchte bei Japanern unter anderem die Kombinationswirkungen zwischen Rauchen und dem Alkoholverzehr in Form von Bier bzw. Sake einerseits, Rauchen und dem Alkoholverzehr in Form von Shochu bzw. Whisky andererseits und dem relativen Risiko der Sterblichkeit durch alle Ursachen sowie dem relativen Risiko an Speiseröhren- und Prostatakrebs zu erkranken. Ohne Ausnahme führte die Kombination von „Rauchen und Shochu bzw. Whisky" zu deutlich ungünstigeren Werten als die Kombination von „Rauchen und Bier bzw. Sake" (77) (Tabelle 15).

Richman und Mitarbeiter (1985) untersuchten den Einfluß von Bier, Wein und Spirituosen und anderen Getränken auf die Erkrankungshäufigkeit von kanadischen Männern. Der Verzehr von Bier führte - mit Abstand - zu der niedrigsten Erkrankungsziffer (81) (Abb. 42).

Biochemisch - physiologische Deutung der Ergebnisse

Der Verlauf einer Blutalkoholkurve wird von mehreren Faktoren beeinflußt.
Eine der wichtigsten ist nach *Wuermeling* (1966) und *Brinkmann und Mitarbeiter* (1970) das Verhalten des Magens, insbesondere das Bewegungsvermögen und die Entleerungsgeschwindigkeit dieses Organs (66, 67). Hält der Magen den getrunkenen Alkohol längere Zeit zurück, entwickelt sich eine flache Blutalkoholkurve, gibt andererseits der Magen den Alkohol schnell an den Dünndarm ab, erfolgt eine rasche Alkoholaufnahme mit hohen Gipfelwerten. – In Abbildung 43 ist der Magen des Menschen mit Speiseröhre, Zwölffingerdarm und Zwerchfell schematisch dargestellt (Paulick, 2002).

Pihkanen (1957) und *Linden* (1974) untersuchten mittels Röntgenstrahlen die Entleerung des Magens und das Verhalten des Magenpförtners nach Verzehr von Branntwein und Bier (51, 68). Bei neun von zehn bzw. bei 15 von 20 Biertrinkern war der Magenausgang stärker verengt und die Entleerung des Magens erfolgte wesentlich später. Für die verzögerte Entleerung des Magens nach Bierverzehr ist nach Pihkanen die große Flüssigkeitsmenge, der Gehalt an Kohlenhydraten, Mineralstoffen und eventuell auch an Hopfenbestandteilen, weiterhin der Säuregrad und das Pufferungsvermögen dieses Getränkes verantwortlich (51).
Nach *Haggard und Mitarbeiter* (1940/1941) beeinflussen die chemische und physikalische Zusammensetzung eines Getränkes, die Flüssigkeitsmenge und damit die Alkoholkonzentration, das Vorhandensein von Nahrung, aber auch die individuelle Veranlagung einer Person die Bewegung und Entleerung des Magens (18).
Newman und Abramson (1942) weisen ebenfalls auf die Bedeutung der Pufferung eines Getränkes für die Alkoholaufnahme hin (8), vor allem auch auf den Gehalt der Kohlenhydrate (9).
In jüngerer Zeit stellten *Stefenelli und Mitarbeiter* (1977) und *Broitman und Mitarbeiter* (1976) die Bedeutung des Zuckers eines Getränkes für die Verzögerung der Magenentleerung und damit für eine flachere Blutalkoholkurve heraus. Die Blutalkoholkonzentration in der Anflutungsphase hängt weitgehend von der Magenentleerung und damit von der Zusammensetzung der

alkoholischen Getränke ab (69). Wurden einer reinen Alkohollösung Kohlenhydrate zugesetzt, ergaben sich niedrigere Blutalkoholgipfel (70).

Bickel und Mitarbeiter fanden bereits Ende der zwanziger Jahre, daß Biere selbst ein- und derselben Gattung bei Unterschieden im Alkohol-, Bitterstoff- und Kohlendioxidgehalt die Absonderung des Magensaftes, die Entleerung des Magens und die Ausscheidung des Harns in unterschiedlichem Maße beeinflussten, wobei der Bieralkohol die Magenentleerung verzögerte (45, 46, 47, 48).

Goldberg und Mitarbeiter (1979) wiesen nach, daß eine – zugleich mit dem Alkohol – aufgenommene Zuckermischung zu einer deutlichen Erniedrigung der Alkoholkurve führt (71) und diese in der Rausch- und Katerphase eine Verringerung der subjektiven und objektiven Beeinträchtigung des zentralen Nervensystems nach sich zieht (72).

Vrij-Standhardt (1991) hat zu diesem Thema eine umfassende Literaturauswertung vorgenommen. Danach sind unter anderem folgende Größen für die Aufnahme, die Verteilung und die Ausscheidung des Alkohols im Körper verantwortlich: die Menge und Konzentration des Alkohols, das Vorhandensein von Kohlenhydraten, Fetten und Eiweißstoffen im Magen, der Säuregrad und die Pufferung des Getränkes (73).
Nach *McIntosh und Mitarbeiter* (1984) sind für Personen, die ausschließlich Bier trinken, folgende vier Größen für den Blutalkoholgehalt entscheidend: das Körpergewicht, die Menge an Nahrung, die vor dem Biergenuß aufgenommen wurde, der Alkoholgehalt des Bieres und die Biermenge, die insgesamt verzehrt wurde (74). "It is difficult for the average person to weight these factors. The principal conclusion to be drawn from this study, therefore, is that self-testing under normal drinking conditions should be encouraged "(74).

Betrachtet man ausschließlich die Rolle der alkoholischen Getränke – auf der einen Seite Spirituosen, auf der anderen Seite Bier – läßt sich folgendes festhalten: Bei unverdünnten und konzentrierten Getränken geht der Alkohol schnell über den Magen in den Dünndarm über, so daß das Blut und die Leber rasch und in einem starken Maße mit Alkohol „überflutet" werden. Bei Verzehr von Bier kommt es zu einer Verengung des Magenausgangs. Der Alkohol wird über den Magenpförtner nur verzögert in den Dünndarm abgegeben und diffundiert mehr an der Oberfläche des Magens, so daß er später und in geringerer Menge im Blut und in der Leber erscheint (75) (Abb. 44).

Für die günstigen Gegebenheiten des Bieres sind folgende Eigenschaften verantwortlich (Tabelle 16):

- Der niedrige Alkoholwert und damit der hohe Wassergehalt. Beim Pilsener Lagerbier sind dies 40,0 Gramm Alkohol/kg und 919,6 Gramm Wasser/kg. Auf ein Gramm Alkohol kommen 23 Gramm Wasser.
- Der hohe Extraktgehalt mit 40,4 Gramm/kg. Das Verhältnis von Extrakt zu Alkohol ist mit eins zu eins ausgewogen.
- Der niedrige Spiegel des Bieres an alkoholischen Begleitstoffen (höheren Alkoholen, Estern und Aldehyden) mit 120,2 mg/l, die nur wenig ins Gewicht fallen und
- die starken Pufferungseigenschaften des Bieres, die durch das Vorkommen von Mineralstoffen, Eiweißsubstanzen, organischen Säuren, Hopfenbestandteilen und Polyphenolen bedingt sind. Der pH-Wert des Pilsener Lagerbieres beträgt 4,48.

Die große Wassermenge, der niedrige Alkoholgehalt, der hohe Extraktwert und die starke Pufferung des Bieres verzögern und verringern den Übergang des Bieralkohols vom Magen in den Dünndarm und in das Blut, so daß die akuten Alkoholwirkungen in abgeschwächter Form in Erscheinung treten. Im erweiterten Sinne bedeuten diese Ergebnisse auch, daß der Verzehr von Bier

- zu einer weniger starken Berauschung,
- zu einer geringeren Leistungsminderung und
- zu einem weniger stark ausgeprägten Kater

als eine gleich große Alkoholmenge in Form von Spirituosen führt.

Man bezeichnet Bier oft als ein Getränk der Mäßigung. Nach den vielfältigen wissenschaftlichen Erkenntnissen der vergangenen 90 Jahre trifft dies in der Tat zu. In physiologischer Hinsicht ist aber auch Spirituose nicht gleich Spirituose, Wein nicht gleich Wein und Bier nicht gleich Bier und schon gar nicht alkoholisches Getränk gleich alkoholisches Getränk.

Literatur

1. N.N.:
"The facts about 'alcohol equivalence'."
Brewers Digest 60 (No. 11): 1, 22, 24, 26 bis 28, 1985

2. de Vogel, P.:
"Alcohol consumption and health."
European Brewery Convention, Proceedings 1995, Seite 61 bis 63

3. Haggard, H. W., Greenberg, L. A., und Cohen, L. H.:
"The influence of the congeners of distilled spirits upon the physiological action of alcohol."
Quarterly Journal Studies Alcohol 4: 3 bis 56, 1943/1944

4. Murphree, H. B., Price, L. M., und Greenberg, L. A.:
"Effects of congeners in alcoholic beverages on the incidence of nystagmus."
Quartely Journal Studies Alcohol 27: 201 bis 213, 1966

5. Estable, J. J., Grezzi, J. W., und Varela Rodriguez, J.:
"Acción de la concentración del alcohol y las "impurezas" de las bebidas alcohólicas destiladas, sobre la curva de alcoholemia en al perro."
Arch. Soc. Biol. Montevideo 21: 56 bis 63, 1954

6. Lereboullet, J.:
"Les variations du taux d'alcoolémie en fonction de la nature des boissons ingerées."
Bulletin Academie Nationale de Medécine 154: 427 bis 433, 1970

7. Piendl, A., Geiger, E. und Hoffmann, H.:
„Über das Vorkommen von Äthanol und alkoholischen Begleitstoffen in Bier, Wein und Spirituosen."
Brauwissenschaft 30: 33 bis 43, 118, 1977

8. Newman, H., und Abramson, M.:

"Absorption of various alcoholic beverages."
Science 96: 43 bis 44, 1942

9. Newman, H. W., und Abramson, M.:
"Some factors influencing the intoxicating effect of alcoholic beverages."
Quarterly Journal Studies Alcohol 3: 351 bis 370, 1942/1943

10. Murdock, H. R.:
"Blood glucose and alcohol levels after administration of wine to human subjects."
American Journal Clinical Nutrition 24: 394 bis 396, 1971

11. Bartenbach, H. - W.:
„Untersuchungen der Blutalkoholkurve nach Genuß gesüßter und ungesüßter alkoholischer Getränke."
Medizinische Dissertation, Universität Heidelberg, 1949, 29 Seiten

12. Goldberg, L., und Rydberg, U.:
"Blood Alcohol Levels after Intake of Campari, Vermouth, Whisky, Brännvin and Sherry."
Communications from the Department of Alcohol Research, Karolinska Institutet, Stockholm, 1964, 25 Seiten.

13. Goldberg, L., Myrsten, A. - L., und Neri, A.:
"Effects of Whisky and Wine on Behaviour and Performance in Relation to Bood Alcohol Levels."
Communications from the Department of Alcohol Research, Karolinska Institutet, Stockholm, 1966, 12 Seiten.

14. Muller, C. J.:
"Wine and health – it is more than alcohol", in "Wine Analysis and Production"
(Zoecklein, B. W., Fugelsang, K. C., Gump, B. H., und Nury, F. S.: Herausgeber).
Chapman and Hall, New York, NY, 1995, Seite 14 bis 29 und 541

15. Jungmichel, G.;
„Zur Physiologie der Alkoholverbrennung nach Bier und nach Mahlzeiten.“
Deutsche Zeitschrift gesamte gerichtliche Medizin 22: 152 bis 166, 1933

16. Takala, M., Pihkanen,T. A., und Markkanen, T.:
“The Effects of Distilled and Brewed Beverages. A Physiological, Neurological, and Psychological Study.“
The Finnish Foundation for Alcohol Studies, No. 4, Helsinki, 1957, 195 Seiten

17. Kozu, T.:
“Studies on the relationship between alcohol contents and its metabolic products in drinkers. III.“
Japanese Journal Studies Alcohol 2: 67 bis 69, 1967, via Quarterly Journal Studies Alcohol 30: 772, 1969

18. Haggard, H. W., Greenberg, L. A., und Lolli, G.:
“The absorption of alcohol with special reference to its influence on the concentration of alcohol appearing in the blood.“
Quarterly Journal Studies Alcohol 1: 684 bis 726, 1940/1941

19. Mellanby, E.:
“Alcohol: Its Absorption into and Disappearance from the Blood under Different Conditions.“
Medical Research Committee, Special Report Series No. 31, H.M. Stationery Office, London, 1919, 48 Seiten.

20. Mallach, H. J.:
„Über den Verlauf von Blutalkohol-Kurven nach Biergenuß.“
Blutalkohol 3: 308 bis 319, 1966

21. Smith, L. J., Boudreau, A., Chappel, C. I. Gillespie, W. I., und Quastel, D. M. J.:
“Beer, Wine and Spirits: Beverage Differences and Public Policy in Canada.“

The Report of the Alcoholic Beverage Study Committee, Brewers Association of Canada, Ottawa, 1973, 164 Seiten.

22. Lereboullet, J.:
"L'influence relative des diverses boissons alcooliques sur le taux d'alcoolémie."
Toxicomanies (Quebec) 4: 7 bis 18,1971

23. Springer, E.:
„Über den Verlauf von Blutalkohol-Kurven nach Weingenuß."
Blutalkohol 8: 84 bis 94, 1971

24. Bjerver, K., und Goldberg, L.:
"Effect of alcohol ingestion on driving ability. Results of practical road tests and laboratory experiments."
Quarterly Journal Studies Alcohol 11: 1 bis 30, 1950

25. Haggard, H. W., Greenberg, L. A., und Cohen, L. H.:
"Quantitative differences in the effects of alcoholic beverages."
New England Journal Medicine 219: 466 bis 470, 1938

26. Myrsten, A. - L.:
"Effekter av alkohol pa psykologiska funktioner."
Meddelande Nr. 21 från Institutet för Maltdrycksforskning, Stockholm, 1969, 28 Seiten.

27. Goldberg, L.:
"Effects and after-effects of beer and other alcoholic drinks", in "Swedish Research in Malt Beverages" (Bonnichsen, R., und Ygge, B.: Herausgeber).
Meddelande Nr. 15 från Institutet för Maltdrycksforskning, Stockholm, 1965, Seite 17 bis 20

28. Goldberg, L., Myrsten, A. - L., und Neri, A.:
"Effects of Whisky and Beer in Relation to Blood Alcohol Levels."

Communications from the Department of Alcohol Research, Karolinska Institutet, Stockholm, 1968, 9 Seiten.

29. Goldberg, L.:
"Tolerance to alcohol in moderate and heavy drinkers and its significance to alcohol and traffic."
Proceedings First International Conference on Alcohol and Road Traffic, Stockholm, 1951, Seite 85 bis 106

30. Goldberg, L.:
"1944 Ars Nykterhetskommitte. II. Verkan pa den mänskliga organismen av maltdrycker med olika alkoholhalt."
Statens Offentliga Utredningar, Stockholm, 1951, Seite 1 bis 134

31. Gardiner, R. J., und Stewart, H. B.:
"Blood alcohol and glucose changes after ingestion of ale, wine, and spirits."
Quarterly Journal Studies Alcohol 29: 313 bis 322, 1968

32. Southgate, H. W., und Carter, G.:
"Excretion of alcohol in the urine as a guide to alcohol intoxication."
British Medical Journal (I): 463 bis 469, 1926

33. Goldberg, L.:
"Ölfragan. IV. Nya undersökningar rörande maltdryckernas verkan."
Statens Offentliga Utredningar, Stockholm 46: 97 bis 124, 1959

34. Handwerk, W.:
„Der Blutalkohol nach Genuß alkoholischer Getränke unter verschiedenen Resorptionsbedingungen."
Pharmakologische Beiträge zur Alkoholfrage, Heft 2, Fischer, Jena, 1928, 28 Seiten

35. Aue, E.:
„Der Alkoholspiegel im Blute unter verschiedenen Bedingungen."
Medizinische Dissertation, Jena, 1936, 32 Seiten

36. Wojahn, H.:
„Der „Maximumbereich“ von Blutalkoholkurven nach Korn-, Wein- und Biergenuß bei einer Belastung von 1g Alkohol/kg Körpergewicht.“
Blutalkohol 9: 159 bis 187, 1972

37. Trémolières, J., Caridroit, M., Scheggia, E., Sautier, C., Glissler, C., Carre, L., und Fontan, M.:
“Métabolisation de l’éthanol chez l’homme normal ingérant bière, vin ou whisky“, in “Connaissance de la bière.“
Cahiers de Nutrition et de Diététique, Supplement au Fascicule 4, 1975, Seite 73 bis 86

38. Leake, C. D., und Silverman, M.:
“Alcoholic Beverages in Clinical Medicine.“
Year Book Medical Publishers, Inc., Chicago, IL, 1966, Seite 54 bis 55

39. Perl, J., Starmer, G. A., und Bird, K. D.:
“Blood alcohol concentrations after three ‘light‘ beers.“
Medical Journal Australia 70: 599, 1983

40. Graw, M., Schmidt, V., Freislederer, A., Riedl, F., Schweinsberg, F. und Besserer, K.:
„Vergleichende humanexperimentelle Untersuchung der Ethanolkinetik im Blut nach Konsum von Weizenschankbier und Weizenvollbier.“
Monatsschrift Brauwissenschaft 43: 274 bis 277, 1990

41. N. N.:
„Alkohol und Promille. Ein kleiner Ratgeber der Vernunft“.
Reichelbräu AG, Kulmbach, 1989, 4 Seiten

42. Wuermeling, H. - B., und Machbert, G.:
„Über den Verlauf der Blutalkoholkurven nach dem Genuß von Schankbier im Vergleich zu handelsüblichem Exportbier dunkel.“

Institut für Rechtsmedizin der Universität Erlangen-Nürnberg, Erlangen, 1986, 6 Seiten

43. Goldberg, M., Hollstedt, C., und Rydberg, U.:
"Blood alcohol content after consumption of light beer and Pilsner."
Alcohol och Narkotica (Stockholm) 68: 15 bis 19, 1974; via Journal Studies Alcohol 36: 199, 1975

44. Hank, T.:
„Verfahren zur Herstellung alkoholarmer Biere."
Brauwelt 110: 1863 bis 1867, 1970

45. Bickel, A., und Elkeles, A.:
„Über den Einfluß des Alkohols und einiger alkoholischer Getränke auf Saftabsonderung und den Angriffspunkt des Alkohols am Sekretionsmechanismus des Magens."
Archiv Verdauungskrankheiten 39: 349 bis 359, 1926

46. Bickel, A., und Vivaldi, J.:
„Experimentelle Untersuchungen über den Einfluß verschiedener Bierarten auf die Nierentätigkeit und über die physiologischen Wirkungen der Bitterstoffe des Hopfens."
Archiv Verdauungskrankheiten 46: 246 bis 257, 1929

47. Bickel, A., und Fleischer, F.:
„Wird durch den Genuß verschiedener Bierarten und ihrer Kohlensäure- und Bitterstoffkomponenten die Verweildauer der Speisen im menschlichen Magen beeinflußt?"
Archiv Verdauungskrankheiten 48: 28 bis 42, 1930

48. Bickel, A., und Fleischer, F.:
„Untersuchungen über den Einfluß verschiedener Bierarten auf die Mobilität des Magens und Dünndarms beim Menschen."
Archiv Verdauungskrankheiten 50: 209 bis 216, 1931

49. Dussault, P., Burford, R., und Chappel, C.:
"Studies of Alcoholic Beverages. Physiological Effects."
Bio-Research Laboratories, Pointe Claire, Quebeck,1973, 36 Seiten

50. Pihkanen, T. A.:
"On static atactic functional disorders caused by alcohol. A comparative study of different beverages."
Quarterly Journal Studies Alcohol 18: 183 bis 189, 1957

51. Pihkanen, T. A.:
"Neurological and Physiological Studies on Distilled and Brewed Beverages."
Annales Medicinae Experimentalis Biologiae Fenniae 35, Supplementum 9: 1 bis 153, 1957

52. Takala, M., Siro, E., und Toivainen, Y.:
"Intellectual functions and dexterity during hangover. Experiments after intoxication with brandy and with beer."
Quarterly Journal Studies Alcohol 19: 1 bis 29, 1958

53. Goldberg, L.:
"Alcohol, tranquillizers and hangover."
Quarterly Journal Studies Alcohol, Supplement No. 1: 37 bis 56, 1961

54. Goldberg, L., und Isaksson, D.:
"Beräkning av totala intoxikationseffekten hos olika alkoholhaltiga drycker."
Alkoholfragan 51: 58 bis 71, 1957

55. Graf, O.:
„Zur Frage der Wirkung verschiedener alkoholischer Getränke."
Zeitschrift gesamte Neurologie und Psychiatrie, (Originale Berlin) 130: 187 bis 218, 1930

56. Friedenwald, J.:
"The comparative toxicity of various alcoholic beverages."
Boston Medical Surgical Journal 165: 944 bis 946, 1911

57. Goldberg, L.:
"Alcohol Research in Sweden, 1939 bis 1948."
Quarterly Journal Studies Alcohol 10: 279 bis 288, 1949

58. Hegarty, P.:
"LA beers – What's the proof?"
The Brewer, May 1993, Seite 208 bis 209

59. Ek, J., und Josephson, B.:
"The influence of beer on the renal excretion of water, sodium and potassium."
Acta Physiologica Scandinavica 28: 355 bis 363, 1953

60. Manecke, P.:
„Wirkung ober- und untergäriger Biere auf die Wasser- und Elektrolytausscheidung beim Menschen."
Diplomarbeit am Institut für Humanernährung und Lebensmittelkunde der Universität Kiel, Kiel,1986, 66 Seiten

61. Singer, M. V., Leffmann, C., Eysselein, V. E., Calden, H., und Goebell, H.:
"Action of ethanol and some alcoholic beverages on gastric acid secretion and release of gastrin in humans."
Gastroenterology 93: 1247 bis 1254,1987

62. Just, F.:
„Vergleichende experimentelle Untersuchungen über die Bekömmlichkeit von Bier und verdünnten Alkohollösungen."
European Brewery Convention, Proceedings 1955, Seite 311 bis 317

63. Vrij-Standhardt, W. G.:
"Effects of Alcohol on the Liver", in "Biomedical and Social Aspects of Alcohol Use: A Review of the Literature" (Van der Heij, D.G., und Schaafsma,G.: Herausgeber).
Pudoc, Wageningen, 1991, Seite 90 bis 115

64. Pihl, R. O., Smith, M., und Farrell, B.:
"Alcohol and aggression in men: A comparison of brewed and distilled beverages."
Journal Studies Alcohol 45: 278 bis 282, 1984

65. Gustafson, R.:
"Effects of beer and wine on male aggression as measured by a paper - and pen-test."
Psychological Reports 62: 795 bis 798, 1988

66. Wuermeling, H. - B.:
„Alkoholresorption und Blutalkoholgehalt."
Habilitationsschrift, Universität Freiburg im Breisgau, 1966, 155 Seiten

67. Brinkmann, B., Naeve, W., Eichen, R., und Rehner, M.:
„Beziehungen zwischen Pylorustonus und Resorptionsgeschwindigkeit von getrunkenem Äthylalkohol."
Blutalkohol 7: 358 bis 367, 1970

68. Linden, H.:
"The Effect of Some Alcoholic Beverages on the Motility of the Human Stomach. A 70 mm-fluorography and Roentgen Cinematography Study."
Dissertation, Helsinki-Helsingfors, 1974, 86 Seiten

69. Stefenelli, N., Prießnitz, E., Klotz, H., und Hahn, S.:
„Die Beeinflußbarkeit der Alkoholresorption durch Änderung der Magenentleerung."
Wiener klinische Wochenschrift 89: 161 bis 164,1977

70. Broitman, S. A., Gottlieb, L. S., und Vitale, J. J.:
"Augmentation of ethanol absorption by mono- and disaccharides."
Gastroenterology 70: 1101 bis 1107, 1976

71. Goldberg, L., Jones, A. W., und Neri, A.:

"Effects of a sugar mixture on blood ethanol profiles and on ethanol metabolism in man."
Blutalkohol 16: 431 bis 438, 1979

72. Goldberg, L., Jones, A. W., und Neri, A.:
„Effects of a sugar mixture on ethanol-induced impairment of performance and behaviour in man."
Blutalkohol 16: 439 bis 452, 1979

73. Vrij-Standhardt, W. G.:
"Biokinetics of alcohol", in "Biomedical and Social Aspects of Alcohol Use: A Review of the Literature" (Van der Heij, D.G., und Schaafsma, G.: Herausgeber).
Pudoc, Wageningen, 1991, Seite 14 bis 31

74. McIntosh, J., O'Donnell, D. C., und Blenkinship, B. K.:
"Factors influencing the blood alcohol concentration of beer drinkers."
Institute of Brewing, Australia and New Zealand Section, Proceedings 1984, Seite 39 bis 44

75. Lereboullet, J.:
"L'alcoolisme."
J.B. Baillière, Paris, 1972, 266 Seiten

76. Vogel, G., Lehmann, G., Meyering, E., und Wendt, B.:
"Tierexperimentelle Untersuchungen zur lymphagogen, diuretischen und choleretischen Wirkung verschiedener Alkoholica".
Arzneimittelforschung 16: 673 bis 677, 1967

77. Hirayama, T.:
"Alcohol and mortality" in "Life-style and Mortality. A Large-scale Census-based Cohort Study in Japan".
Karger, Basel, 1990, Seite 60 bis 72

78. McDonald, J. T., und Margen, S.:

"Wine versus ethanol in human nutrition.
I. Nitrogen and calorie balance".
American Journal Clinical Nutrition 29: 1093, 1976

79. McDonald, J. T., und Margen, S.:
"Wine versus ethanol in human nutrition.
II. Fluid, sodium, and potassium balance".
American Journal Clinical Nutrition 32: 817 bis 822, 1979

80. McDonald, J. T., und Margen, S.:
"Wine versus ethanol in human nutrition.
III. Calcium, phosphorus, and magnesium balance".
American Journal Clinical Nutrition 32: 823 bis 833, 1979

81. Richman, A., und Warren, R. A.:
„Alcohol consumption and morbidity in the Canada Health Survey: Inter-beverage differences".
Drug Alcohol Dependence 15: 255 bis 282, 1985

82. Walzl, M., und Hlatky, M.:
"Biergenuß mit Maß (nicht unbedingt im Maß)", in "Jungbrunnen Bier. Gesunder Genuß".
Verlagshaus der Ärzte, A-1010 Wien, 2004, Seite 114 bis 119

83. Erbrich, P.:
"Das 'Medium-Pils'. Binding-Brauerei AG bringt Römer Pils Medium".
Getränkefachgroßhandel Nr. 8: 584, 1998

84. Liebl, M., (Brauunion Österreich, Linz):
"Blutalkoholkonzentration nach Verzehr von Märzenbier und Zipfer Urtyp Medium".
Persönliche Mitteilung vom 31. August 1999, 3 Seiten

85. Müller-Limmroth, W., und Piendl, A.:
Über die Erscheinungen des Katers nach Verzehr alkoholischer Getränke".

Brauwissenschaft 30: 97 bis 105, 1977

86. Piendl, A.:
Über die Auswirkung des Verzehrs von Spirituosen, Wein und aus Wein hergestellten Erzeugnissen auf die Blutalkoholkonzentration (BAK)".
Brauwissenschaft 30: 177 bis 183, 1977

87. Piendl, A.:
"Consumption of alcoholic beverages and blood alcohol levels".
Brewers Digest 57 (No. 8): 24 bis 29, August 1982

88. Piendl, A.:
"Blutalkoholgehalte und Leistungsverhalten nach Bierverzehr".
Brauindustrie 67: 116 bis 118, 120 bis 121, 1982

89. Piendl, A.:
"Über den Verlauf der Blutalkoholkurve nach Verzehr von Leichtbier".
Brauwelt 132: 652 bis 657, 1992

Tabelle 1:

Auswirkung des Verzehrs von jeweils 122 cc. Handelsspirituose, stark gereinigtem Alkohol und Whisky auf den Blutalkoholgehalt von 11 Personen fünf Stunden nach Trinkbeginn (nach Haggard und Mitarbeiter, 3)

Person	Alter (Jahre)	Gewicht (kg)	Blutalkoholgehalt (mg/cc.)		
			Handelsspirituose	Stark gereinigter Alkohol	Whisky
1	29	74	1,13	0,93	1,02
2	34	77	1,05	0,86	0,95
3	31	69	1,33	1,03	1,21
4	47	103	0,85	0,63	0,75
5	40	81	1,02	0,86	0,94
6	49	76	0,92	0,71	0,81
7	36	84	0,91	0,74	0,82
8	37	79	1,03	0,82	0,92
9	59	87	0,94	0,78	0,87
10	38	78	0,94	0,82	0,88
11	57	89	0,85	0,70	0,79
Durchschnitt	41,5	81,5	1,00	0,81	0,91

Tabelle 2:

Auswirkung von Spirituosen (sechs Gramm Alkohol pro kg Körpergewicht) auf den Blutalkoholgehalt und die Alkoholtoxizität von Ratten (nach Haggard und Mitarbeiter, 3)

	Handelsspirituose	Cognac	Whisky	Neutrale Spirituose	Gin	Stark gereinigter Alkohol
Anzahl der Ratten	107	109	102	114	107	103
Mittlerer Blutalkoholgehalt (mg/cc.)	5,63	5,55	5,18	5,05	4,61	4,47
Mittlere Toxizität (mg Alkohol/g Körpergewicht)	7,8	8,0	9,2	9,6	11,3	11,8

Tabelle 3:

Gehalt einiger Spirituosen an Ethanol und alkoholischen Begleitstoffen (Methanol + höhere aliphatische und aromatische Alkohole + Ester + Aldehyde) (nach 7).
(Die Werte stammen aus dem Jahre 1977.)

Spirituose	Ethanol (ml/100 ml)	Alkoholische Begleitstoffe (mg/l)
Obstler	39,9	7381
Calvados	42,5	3343
Williams	40,7	8128
Zwetschgenwasser	42,1	7795
Kirschwasser	42,8	8642
Häger	38,3	447
Gin	40,9	88
Genever	38,0	385
Korn	37,1	129
Branntwein (D)	38,7	1989
Branntwein (F)	38,8	2623
Whisky (USA)	42,8	3290
Whisky (Schottland)	42,9	1928
Whisky (Irland)	42,4	2528
Rum und Arak (Südamerika)	42,3	1530
Wodka (Europa)	40,8	203

Tabelle 4:

Auswirkung des Verzehrs von einem Gramm Alkohol pro kg Körpergewicht in Form von Spirituosen und Weinen auf die Resorption, das Maximum und den Abbau von Alkohol von zwei Personen (Werte gemittelt) (nach Newman und Mitarbeiter, 9)

	Blutalkohol-maximum (mg/100 cc.)	Blutalkoholzu-nahme innerhalb der ersten halben Std. (mg/100 cc./Minute)	Zeitraum bis zum Erreichen des Blutalkohol-maximums (in Minuten)	Zeitraum bis zum vollständigen Alkoholabbau (in Minuten)
Scotch Whisky	162	5,4	45	594
Alkohollösung	155	5,0	45	542
Gin	158	4,1	45	579
Bourbon Whisky	153	4,0	45	540
Kalifornischer Portwein	135	1,9	120	576
Kalifornischer Burgunderwein	120	1,3	90	570

Tabelle 5:

Auswirkung des Verzehrs von 0,47 Gramm Alkohol pro kg Körpergewicht in Form von Campari und Wermut auf den Alkoholgehalt des Blutes (Durchschnittswerte von 70 Personen) (nach Goldberg und Mitarbeiter, 12)

	Campari	Wermut
Verabreichte Alkoholmenge (Gramm pro kg Körpergewicht)	0,47	0,47
Blutalkoholmaximum (Promille)	0,52	0,51
Zeitraum bis zum Erreichen des Blutalkoholmaximums (Minuten)	51	48
Alkoholstoffwechsel-Geschwindigkeit (mg/kg/Stunde)	96,3	93,0
Alkoholabbau-Geschwindigkeit (Promille/Minute)	0,00191	0,00192
Zeitraum bis zum Erreichen des Blutalkohol-Nullwertes (Minuten)	296	305

Tabelle 6:

Auswirkung des Verzehrs von 0,90 bis 1,61 ml Alkohol pro kg Körpergewicht in Form von Whisky, Sake und Bier auf den Alkoholgehalt des Blutes und des Harns (Durchschnittswerte von 15 Personen) (nach Kozu, 17)

	Blutalkoholmaximum (mg/ml)
Whisky	0,98 (nach einer Stunde)
Sake	0,99 (nach zwei Stunden)
Bier	0,58 (nach zweieinhalb Stunden)

	Harnalkoholmaximum (mg/ml)
Whisky	1,40 (nach zwei Stunden)
Sake	1,30 (nach zwei Stunden)
Bier	0,83 (nach einer Stunde)

	Verhältnis von Harnalkohol zu Blutalkohol (nach sechs Stunden)
Whisky	2,65
Sake	2,23
Bier	5,90

Tabelle 7:

Auswirkung des Verzehrs von 0,75 Gramm Alkohol pro kg Körpergewicht in Form von Whisky, Wein, Sherry und Bier auf das Blutalkoholmaximum und den Zeitpunkt, bis dieses erreicht wird (Mittelwerte von acht Personen) (nach Smith und Mitarbeiter, 21)

Getränkeart	Blutalkohol-maximum (Promille)	Zeitpunkt bis zum Erreichen des Maximums (Minuten)
Kanadischer Whisky + Ginger Ale	1,12	61
Kanadischer Whisky „pur"	1,08	57
Kanadischer Whisky plus Wasser	1,07	71
Kanadischer Whisky plus Sodawasser	1,04	51
Importierter Tafelwein	1,25	50
Kanadischer Tafelwein	1,11	75
Kanadischer Sherry	1,00	63
Bier A (A = 4,75 V/V%)	0,88	106
Bier B (A = 5,00 V/V%)	0,86	103
Bier C (A = 6,06 V/V%)	0,83	83

Tabelle 8:

Auswirkung des Verzehrs von 55 ml Alkohol in Form von Gin, Whisky und Bier auf leeren Magen und nach einem Frühstück auf das Blutalkoholmaximum von fünf jungen Männern mit einem Körpergewicht von 68 bis 79 kg (Mittelwerte) (nach Haggard und Mitarbeiter, 25)

Getränkeart	Blutalkoholmaximum (mg/ml)	
	Auf leeren Magen	Nach Frühstück
Gin, unverdünnt (126 ml)	1,01 (0,97 – 1,06)	0,41 (0,44 – 0,39)
Gin, mit Wasser auf 1000 ml verdünnt	0,92 (0,87 – 0,95)	0,36 (0,38 – 0,32)
Whisky, unverdünnt (122 ml)	0,89 (0,91 – 0,85)	0,35 (0,37 – 0,33)
Whisky, mit Wasser auf 1000 ml verdünnt	0,72 (0,76 – 0,68)	0,32 (0,35 – 0,28)
Bier (1222 ml)	0,44 (0,46 – 0,39)	0,24 (0,29 – 0,22)

Tabelle 9:

Auswirkung des Verzehrs von 0,5 Gramm Alkohol pro kg Körpergewicht in Form von Whisky, Whisky + Ginger Ale, Sherry und Ale mit hohem bzw. niedrigem Extraktgehalt auf den Blutalkohol (Durchschnittswerte von zehn Frauen und 10 Männern nach dem Verzehr der Getränke in sechs gleichen Portionen innerhalb von 60 Minuten) (nach Gardiner und Stewart, 31)

Blutalkoholanstieg (mg/100 ml) innerhalb der ersten 60 Minuten					
Verabreichte Getränke	Whisky	Whisky + Ginger Ale	Sherry	Ale mit viel Extrakt	Ale mit wenig Extrakt
Auf leeren Magen	30,8	35,5	32,5	27,9	30,7
Nach Nahrungsaufnahme	10,7	15,7	18,1	17,2	20,5

Blutalkoholgehalt (mg/100 ml) nach 90 Minuten					
Verabreichte Getränke	Whisky	Whisky+ Ginger Ale	Sherry	Ale mit viel Extrakt	Ale mit wenig Extrakt
Auf leeren Magen	34,7	33,8	35,1	32,7	33,6
Nach Nahrungsaufnahme	14,9	21,2	22,0	24,6	27,7

Blutalkoholabnahme (mg/100 ml) von 90 auf 180 Minuten					
Verabreichte Getränke	Whisky	Whisky + Ginger Ale	Sherry	Ale mit viel Extrakt	Ale mit wenig Extrakt
Auf leeren Magen	10,1	9,8	11,4	9,2	9,7
Nach Nahrungsaufnahme	3,4	7,6	8,2	9,6	10,0

Blutalkoholabnahme (mg/100 ml) von 180 auf 240 Minuten					
Verabreichte Getränke	Whisky	Whisky + Ginger Ale	Sherry	Ale mit viel Extrakt	Ale mit wenig Extrakt
Auf leeren Magen	8,1	8,1	8,9	7,5	7,4
Nach Nahrungsaufnahme	6,2	7,7	8,0	8,0	9,2

Tabelle 10:

Auswirkung der Verzehrs von 22 bzw. 44 Gramm Alkohol in Form von Whisky, Martini Cocktail und Bier auf das Blutalkoholmaximum von 112 Personen.
Gruppe A: 35 Personen mit einem Körpergewicht von 47 bis 64 kg
Gruppe B: 50 Personen mit einem Körpergewicht von 65 bis 79 kg und
Gruppe C: 27 Personen mit einem Körpergewicht von 80 bis 112 kg
(Mittelwerte)
(nach Haggard und Mitarbeiter, 18)

Getränkeart	Getränke-menge (cc.)	Alkohol-menge (g)	Personen-gruppe	Blutalkoholmaximum (mg/cc.)	
				Durchschnitts-wert	Schwankungs-breite
Whisky	61	22	A	0,54	0,48 – 0,62
			B	0,47	0,43 – 0,51
			C	0,32	0,29 – 0,42
Martini Cocktail	84	22	A	0,56	0,47 – 0,70
			B	0,51	0,42 – 0,60
			C	0,39	0,32 – o,47
Bier	661	22	A	0,29	0,24 – 0,31
			B	0,25	0,19 – 0,28
			C	0,14	0,12 – 0,26
Whisky	122	44	A	0,89	0,76 – 1,08
			B	0,84	0,67 – 0,92
			C	0,60	0,57 – 0,73
Martini Cocktail	168	44	A	0,88	0,79 – 1,12
			B	0,86	0,73 – 0,98
			C	0,62	0,56 – 0,77
Bier	1322	44	A	0,48	0,46 – 0,53
			B	0,46	0,41 – 0,49
			C	0,32	0,27 – 0,44

Tabelle 11:

Auswirkungen des Verzehrs von 0,5 Gramm Alkohol pro kg Körpergewicht in Form von Whisky, Wein und Bier innerhalb von 10 bis 15 Minuten auf den Blutalkoholgehalt (nach Trémolières und Mitarbeiter, 37)

a) Durchschnittswerte von vier Frauen und vier Männern in Lille:

Getränkeart	Blutalkohol (Promille)		Alkoholabbau (Clearence) mg/kg/Stunde
	Nach 60 Minuten des Trinkbeginns	Nach 120 Minuten des Trinkbeginns	
Whisky	0,80	0,62	45
Wein	0,66	0,51	100
Bier	0,44	0,30	208

b) Durchschnittswerte von zwei Frauen und vier Männern in Paris:

Getränkeart	Blutalkohol (Promille)			Alkoholabbau (Clearence) mg/kg/Stunde
	Bei Beginn	Nach 45 Minuten des Trinkbeginns	Nach 120 Minuten des Trinkbeginns	
Whisky (Vieux)	0,03	0,47	0,39	160
Wein	0,09	0,56	0,49	111
Bier	0,05	0,42	0,38	168

Tabelle 12:

Auswirkung des Verzehrs von einem Gramm Alkohol pro kg Körpergewicht innerhalb einer Stunde in Form von 32,6prozentigem Branntwein und 3,6prozentigem Bier (Alkoholgehalte in Gewichtsprozenten) auf den Blutalkoholgehalt und einige Körperfunktionen
(Mittelwerte von jeweils zwölf Personen) (nach Pihkanen, 51)

		Minuten nach Trinkbeginn					
	Trinkbeginn	60	90	120	150	180	240
	Blutalkoholgehalt (Promille)						
Branntwein	0,06	1,24	1,24	1,09	1,00	0,93	0,80
Bier	0,04	0,87	1,04	1,08	1,03	0,96	0,85
	Systolischer Blutdruck (mm Hg)						
Branntwein	131,7	131,2	-	130,4	-	129,2	127,1
Bier	130,0	132,5	-	123,3	-	121,7	121,1
	Schwankungsbreite (mm/Stunde)						
Branntwein	9,2	21,2	-	16,4	-	13,3	10,4
Bier	8,3	9,4	-	11,4	-	8,9	7,8
	Geschicklichkeit: Finger-Finger-Test (mm²/Stab)						
Branntwein	2,8	5,9	4,8	4,2	3,6	-	-
Bier	3,0	4,2	5,2	5,0	5,4	-	-
	Manuelle Geschicklichkeit (Santa-Ana-Test)						
Branntwein	84,3	70,3	-	77,2	-	80,1	-
Bier	72,0	68,3	-	68,7	-	70,5	-
	Geistige Leitungsfähigkeit („Square-Test“)						
Branntwein	10,8	8,2	-	7,1	-	7,2	-
Bier	6,4	6,5	-	6,2	-	6,9	-

Tabelle 13:

Auswirkung des Verzehrs von 0,5 Gramm Alkohol pro kg Körpergewicht in Form von Whisky, Wein und Bier auf einige organische Säuren und Hormone des Blutes (Mittelwerte von sechs Personen) (nach Trémolières und Mitarbeiter, 37)

Blut	Getränkeart	Trinkbeginn	45 Minuten nach Trinkbeginn	120 Minuten nach Trinkbeginn
Lactat (nmol/ml)	Whisky	1143	1343	1461
	Wein	1479	2000	1870
	Bier	1713	2040	1841
Pyruvat (nmol/ml)	Whisky	64,6	50,1	54,3
	Wein	53,7	49,0	52,2
	Bier	69,0	52,5	49,3
Beta-Hydroxybutyrat (nmol/ml)	Whisky	79	110	70
	Wein	112	123	140
	Bier	152	178	178
Acetoacetat (nmol/ml)	Whisky	25,4	12,7	12,9
	Wein	14,9	8,5	9,0
	Bier	30,3	15,6	13,7
Insulin (µU/ml)	Whisky	5,0	4,4	5,0
	Wein	8,1	7,2	7,6
	Bier	6,4	18,5	7,6
Somatotropin (Wachstums-hormon) (ng/ml)	Whisky	4,4	2,1	1,5
	Wein	5,6	4,3	1,0
	Bier	2,7	0,7	0,5

Tabelle 14:

Auswirkung des Verzehrs von 0,5 Gramm Alkohol pro kg Körpergewicht in Form von Whisky, Wein und Bier auf die Harnausscheidung und die Harnzusammensetzung (Mittelwerte von sechs Personen) (nach Trémolières und Mitarbeiter, 37)

	Getränkeart	Nach Trinkbeginn		
		0 bis 45 Minuten	45 bis 120 Minuten	120 bis 180 Minuten
Ausgeschiedene Harnmenge (ml)	Whisky	299	255	35
	Wein	296	240	66
	Bier	388	599	129
Stickstoffgehalt des Harns (g/l)	Whisky	6,2	7,9	20,4
	Wein	9,6	6,9	8,6
	Bier	5,0	1,3	4,9
Natriumgehalt des Harns (mÄquivalent/l)	Whisky	52	67	252
	Wein	129	56	121
	Bier	74	16	52
Kaliumgehalt des Harns (mÄquivalent/l)	Whisky	42	30	163
	Wein	101	28	76
	Bier	39	8	48

Tabelle 15:

a) Relatives Risiko der Sterblichkeit von japanischen Frauen und Männern durch alle Ursachen, in Abhängigkeit vom Nikotin- und Alkoholkonsum (nach Hirayama, 77)

	Alkoholabstinenz	Verzehr von Bier und Sake	Verzehr von Shochu und Whisky
Nichtraucher	1,00	0,98	1,07
Konsum von 1-19 Zigaretten pro Tag	1,24	1,30	1,41
Konsum von 20-49 Zigaretten pro Tag	1,19	1,35	1,62
Konsum von über 50 Zigaretten pro Tag	1,38	1,87	1,95

b) Relatives Risiko von japanischen Männern an Speiseröhrenkrebs zu erkranken, in Abhängigkeit vom Nikotin- und Alkoholkonsum (nach Hirayama, 77)

	Alkoholabstinenz	Verzehr von Bier und Sake	Verzehr von Shochu und Whisky
Nichtraucher	1,00	0,86	1,34
Konsum von 1-24 Zigaretten pro Tag	1,66	3,53	5,23
Konsum von über 25 Zigaretten pro Tag	1,04	1,59	6,43

c) Relatives Risiko von japanischen Männern an Prostatakrebs zu erkranken, in Abhängigkeit vom Nikotin- und Alkoholkonsum (nach Hirayama, 77)

	Alkoholabstinenz	Verzehr von Bier und Sake	Verzehr von Shochu und Whisky
Nichtraucher	1,00	1,47	2,65
Frühere Raucher	0,57	0,91	2,85
Tägliche Raucher	1,27	1,09	2,46

Anmerkung: *Das Risiko von Nichtrauchern plus Alkoholabstinenten, eine Krankheit zu erleiden, ist gleich 1,00 gesetzt!*

Tabelle 16:

Vergleich einiger deutscher untergäriger Biersorten hinsichtlich des Alkohol- und Extraktgehaltes, der alkoholischen Begleitstoffe und der Wasserstoffionenkonzentration

	Helles alkoholfreies Schankbier	Helles Schank-bier	Pilsener Lager-bier	Helles Export-bier	Helles Bock-bier	Helles Doppel-bockbier
Stammwürze (g/100 g)	7,4	7,6	11,8	12,7	16,3	18,7
Alkohol (g/kg)	3,4	23,1	40,0	43,3	56,5	67,2
Extrakt wirklich (g/kg)	66,6	30,0	40,4	43,3	55,6	70,9
Wasser (g/kg)	930,0	946,9	919,6	913,4	887,9	861,9
Verhältnis von Wasser (g) zu Alkohol (g)	273,5 : 1	41,0 : 1	23,0 : 1	21,1 : 1	15,7 : 1	12,8 : 1
Verhältnis von Extrakt wirklich (g) zu Alkohol (g)	19,6 : 1	1,3 : 1	1,0 : 1	1,0 : 1	1,0 : 1	1,06 : 1
Alkoholische Begleitstoffe (n-Propanol + Isobutanol + Amylalkohole + 2-Phenylethanol + Ethylacetat + Isoamylacetat + Acetaldehyd) (mg/l)	18,4	78,3	120,2	122,2	134,2	145,9
Wasserstoffionen-konzentration	4,62	4,47	4,48	4,51	4,61	4,72

Abbildung 1:

Anzeigenkampagne der Distillers of Canada: „Different but equal."
The Weekly Newsmagazin TIME, 1985

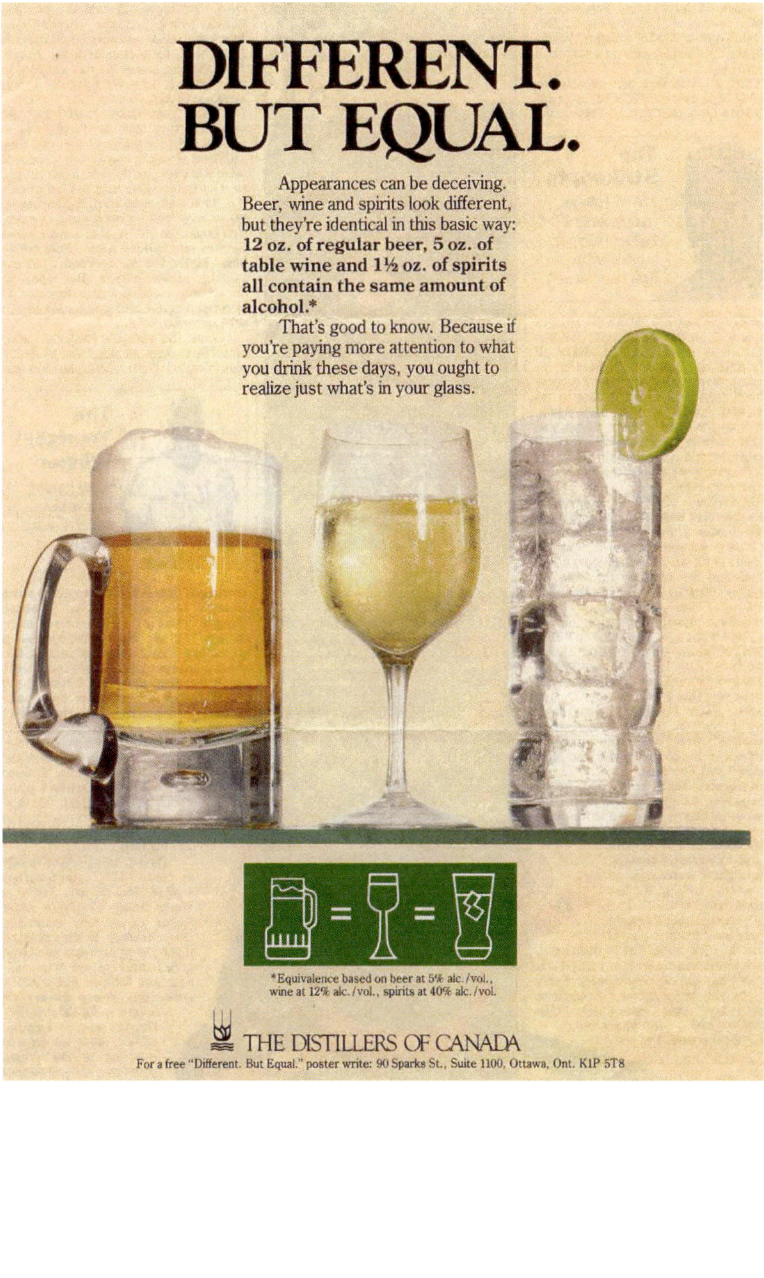

Abbildung 2:

Verlauf der Blutalkoholkurve nach Verzehr von 176 Gramm Alkohol eines 75 bis 77 kg schweren Mannes in Form einer Handelspirituose und eines stark gereinigten Alkohols (nach Haggard und Mitarbeiter, 3).

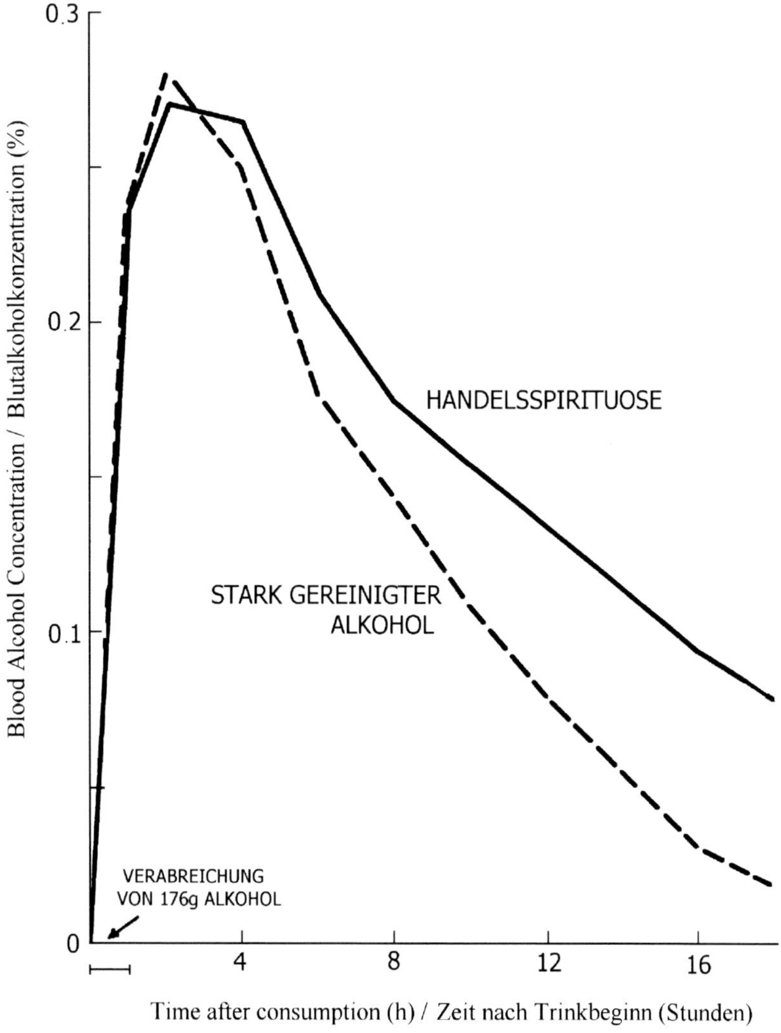

Abbildung 3:

Verlauf der Alkoholelimination bei Ratten nach Verabreichung von sechs Gramm Alkohol pro kg Körpergewicht in Form einer Handelsspirituose, eines Whiskys und eines stark gereinigten Alkohols (nach Haggard und Mitarbeiter, 3).

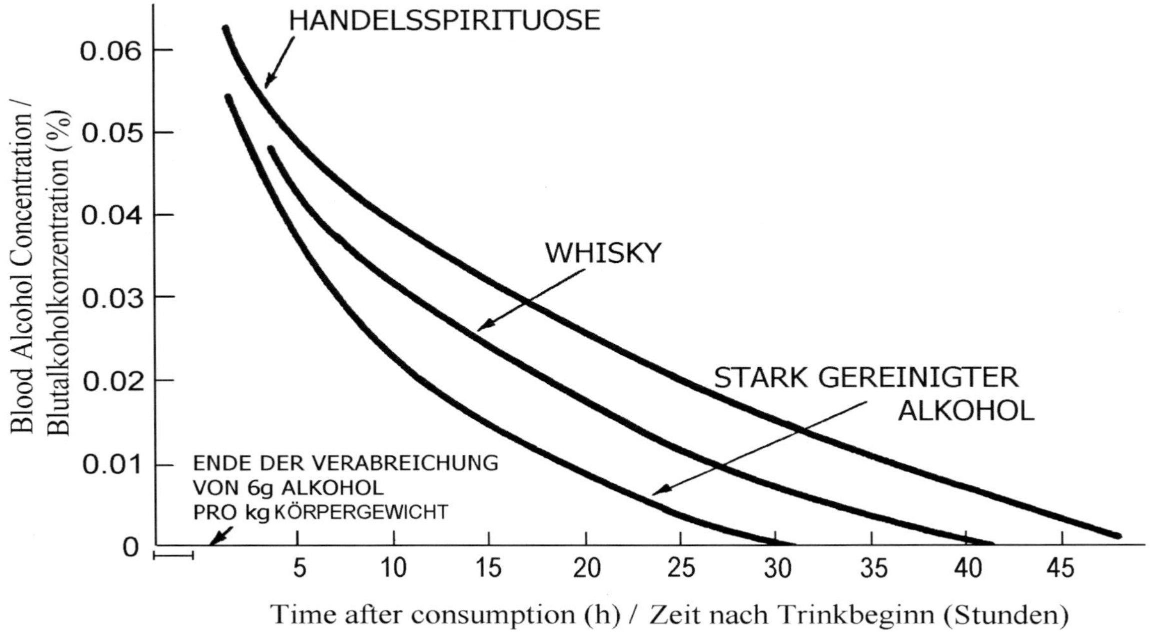

Abbildung 4:

Verlauf der Blutalkoholkurve nach Verzehr von einem ml Alkohol pro kg Körpergewicht in Form von Bourbon Whisky und von Wodka (nach Murphree und Mitarbeiter, 4) (Mehrere Personen).

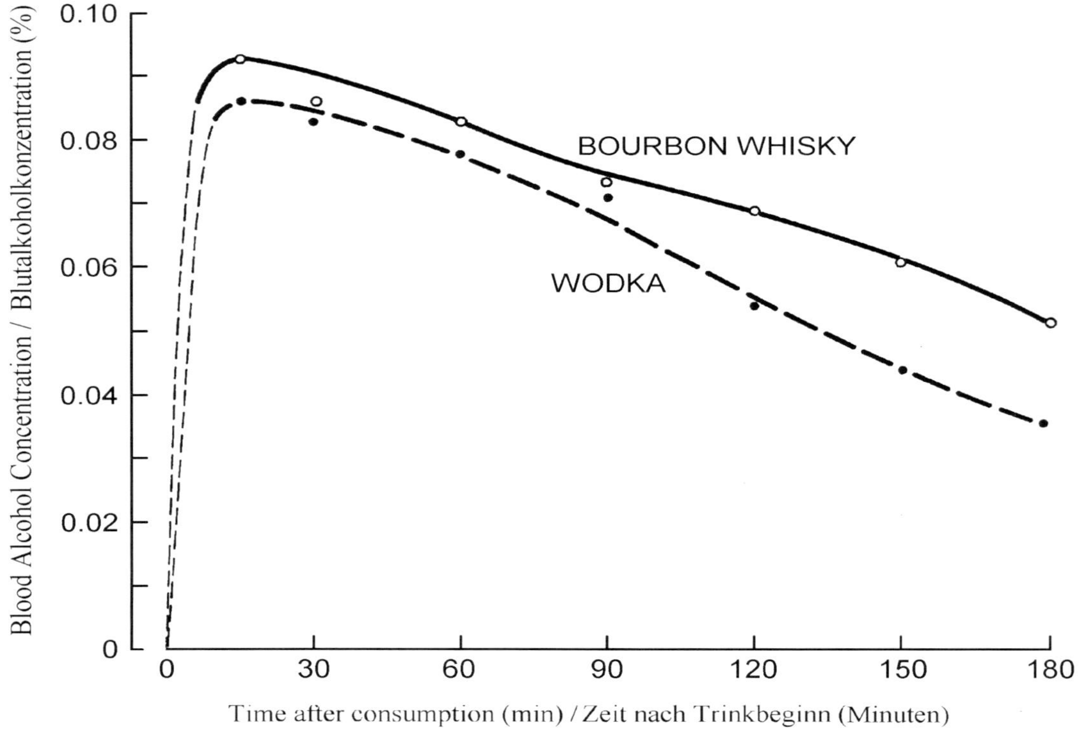

Abbildung 5:

Verlauf der Blutalkoholkurve bei Hunden nach Verabreichung von einem Gramm Alkohol pro kg Körpergewicht in Form von Caña, Whisky, Cognac, Grappa und Trinkalkohol (nach Estable und Mitarbeiter, 5).

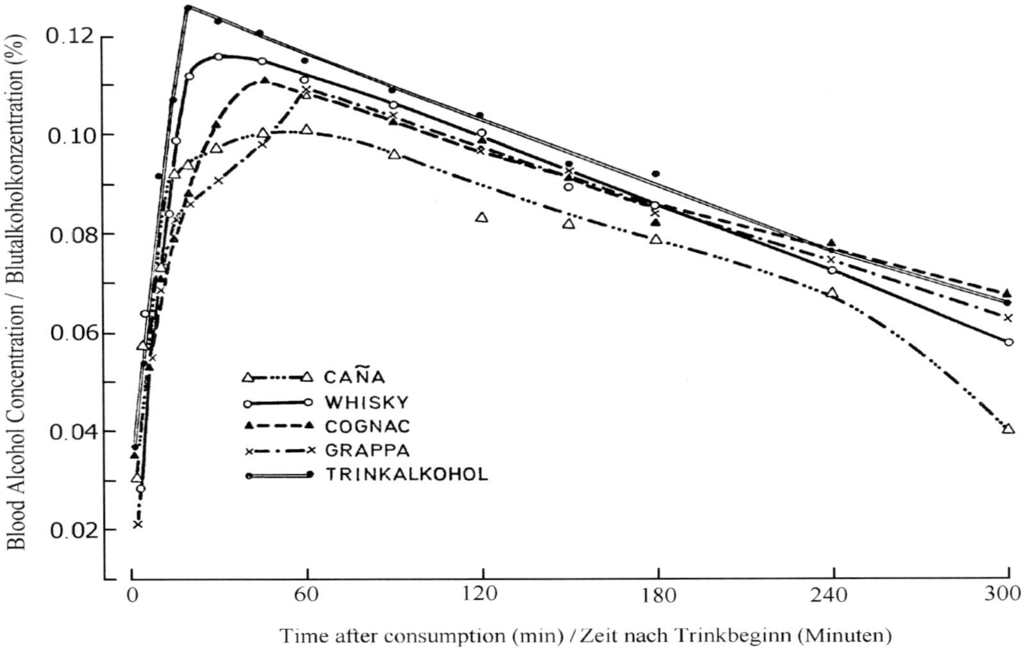

Abbildung 6:

Verlauf der Blutalkoholkonzentration nach Verzehr von 0,5 Gramm Alkohol pro kg Körpergewicht in Form eines 43%-igen, 21,5%-igen
(=zur Hälfte verdünnten) und 10,75%-igen (= auf ein Viertel verdünnten) Whiskys (nach Lereboullet, 6) (Neun Personen).

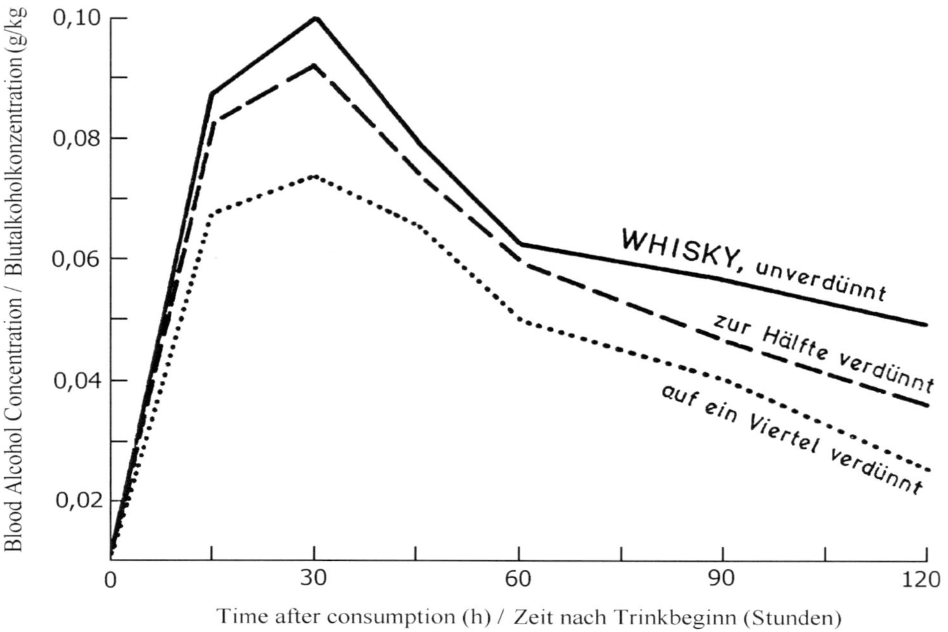

Abbildung 7:

Verlauf der Blutalkoholkurve nach Verzehr von einem Gramm Alkohol pro kg Körpergewicht in Form einer 13%-igen Alkohollösung und eines gleich starken kalifornischen Burgunderweines (nach Newman und Mitarbeiter, 8) (jeweils zwei Personen).

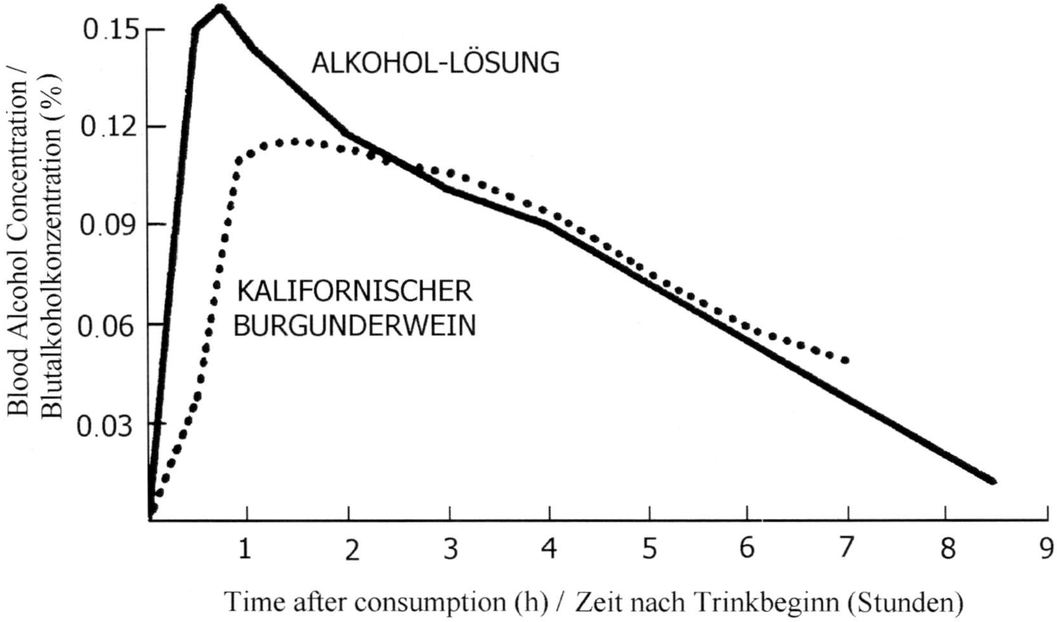

Abbildung 8:

Verlauf der Blutalkoholkurve nach Verzehr von 0,3 Gramm Alkohol pro kg Körpergewicht in Form einer 12%-igen Alkohollösung und von Weiß- und Rotwein (nach Murdock, 10) (mehrere Personen).

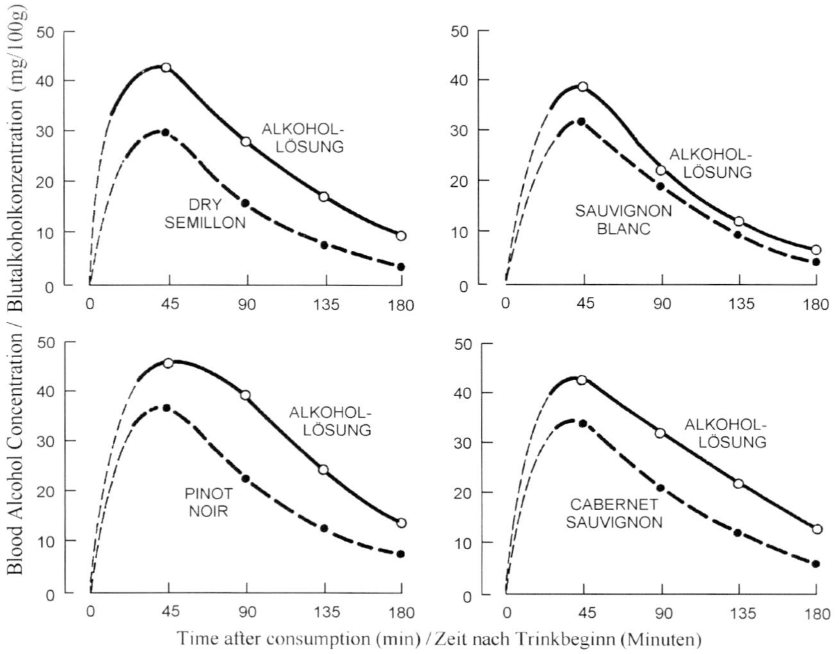

Abbildung 9:

Verlauf der Blutalkoholkurve nach Verzehr von 0.5 Gramm Alkohol pro kg Körpergewicht in Form einer 12,5%-igen Alkohollösung, eines 17%-igen Aperitifs und eines auf 12,5 % verdünnten Aperitifs (Mittelwerte von jeweils zwei Personen) (nach Lereboullet, 6).

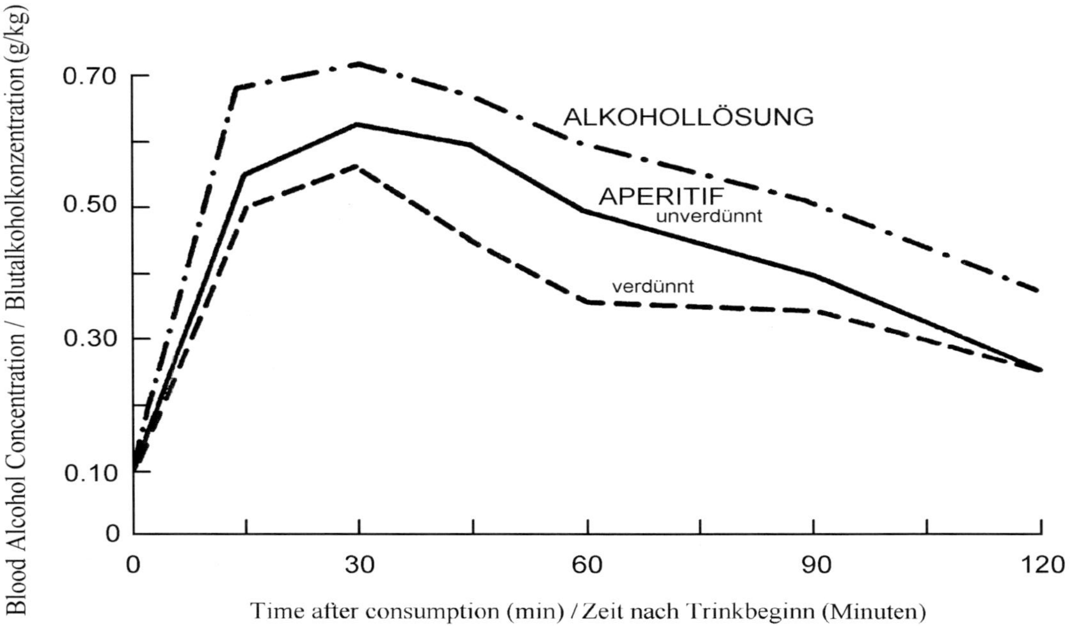

Abbildung 10:

Verlauf der Blutalkoholkurve nach Verzehr von einem Gramm Alkohol pro kg Körpergewicht in Form von Weinbrand und Kakao-Likör (Mittelwerte aus je zwei Einzelkurven) (nach Bartenbach, 11).

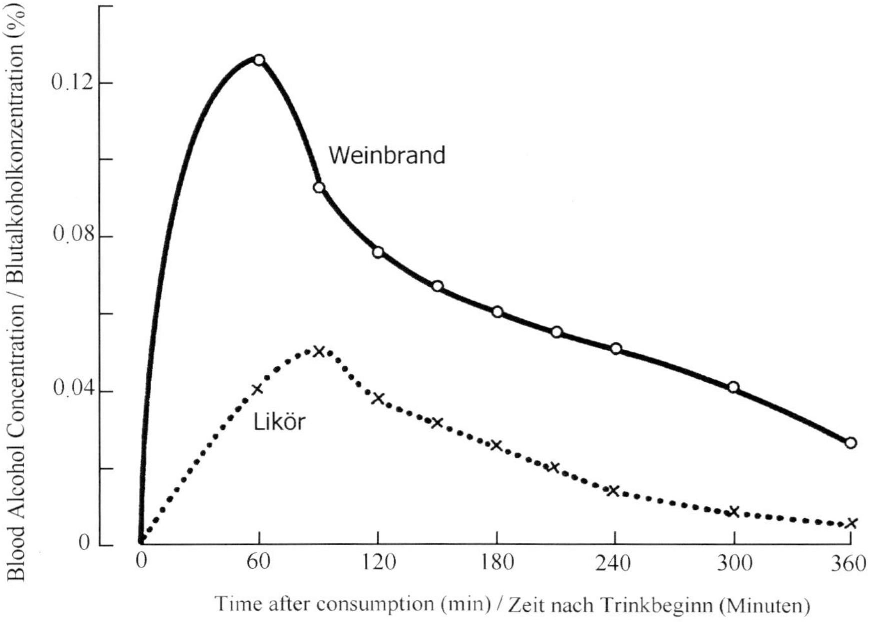

Abbildung 11:

Verlauf der Blutalkoholkurve nach Verzehr von 45 Gramm Alkohol einer 70 kg schweren Person in Form von Sekt, Weißwein und Wermut (nach Bartenbach, 11).

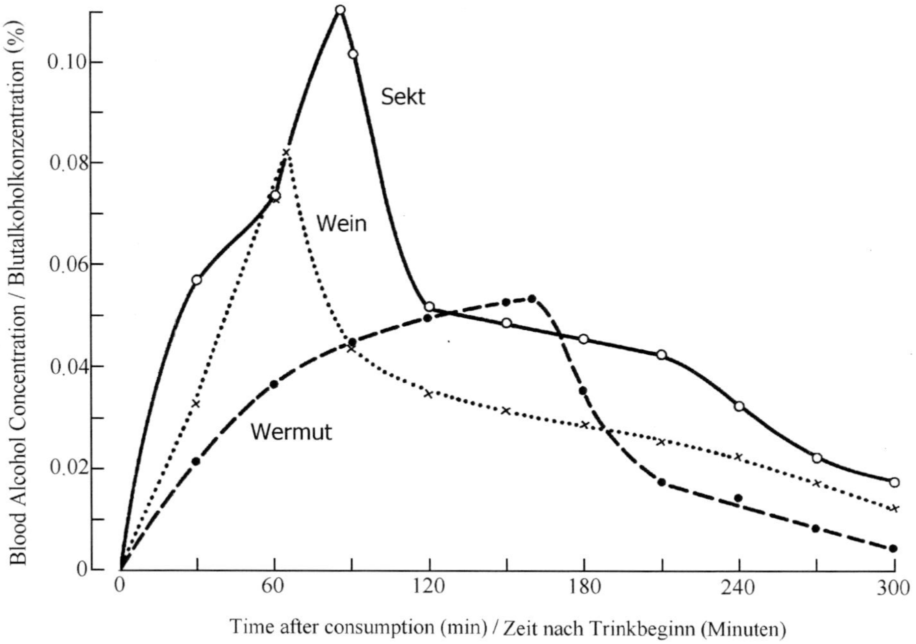

Abbildung 12:

Verlauf der Blutalkoholkurve nach Verzehr von 0,54 Gramm Alkohol pro kg Körpergewicht in Form eines 35,6%-igen Whiskys und eines 9,8%-igen Weißweines (Alkoholgehalte in Gewichtsvolumenprozenten) (nach Goldberg und Mitarbeiter, 13). (Mittelwerte von jeweils 16 Personen).

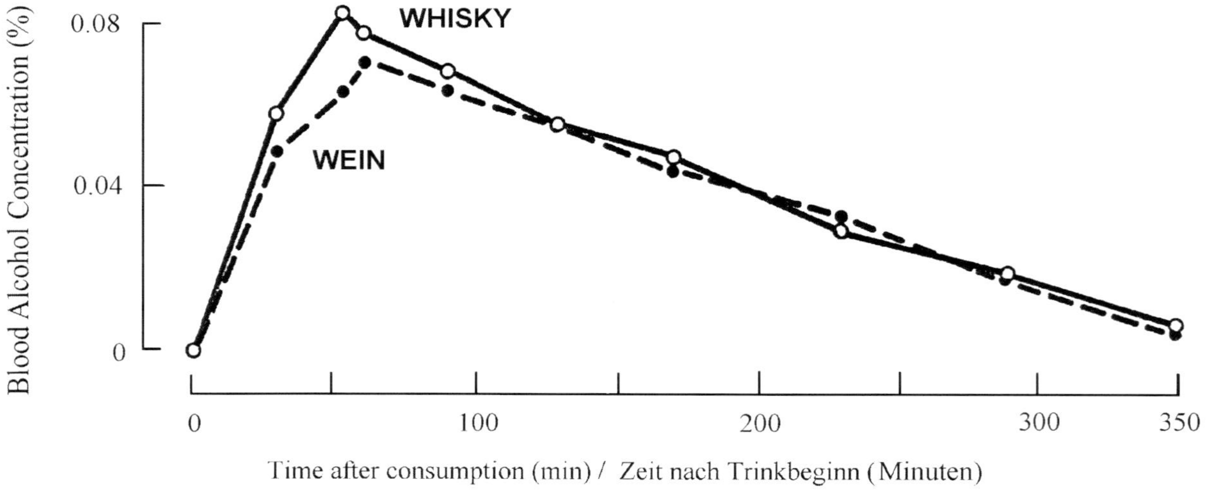

Abbildung 13:

Verlauf der Blutalkoholkurve nach Verzehr von 0,51 bzw. 0,67 Gramm Alkohol pro kg Körpergewicht in Form eines 34,5%-igen Whiskys und eines 16,9%-igen Bitter Camparis (Alkoholgehalte in Gewichtvolumenprozenten) (nach Goldberg und Mitarbeiter, 12) (jeweils 70 Personen).

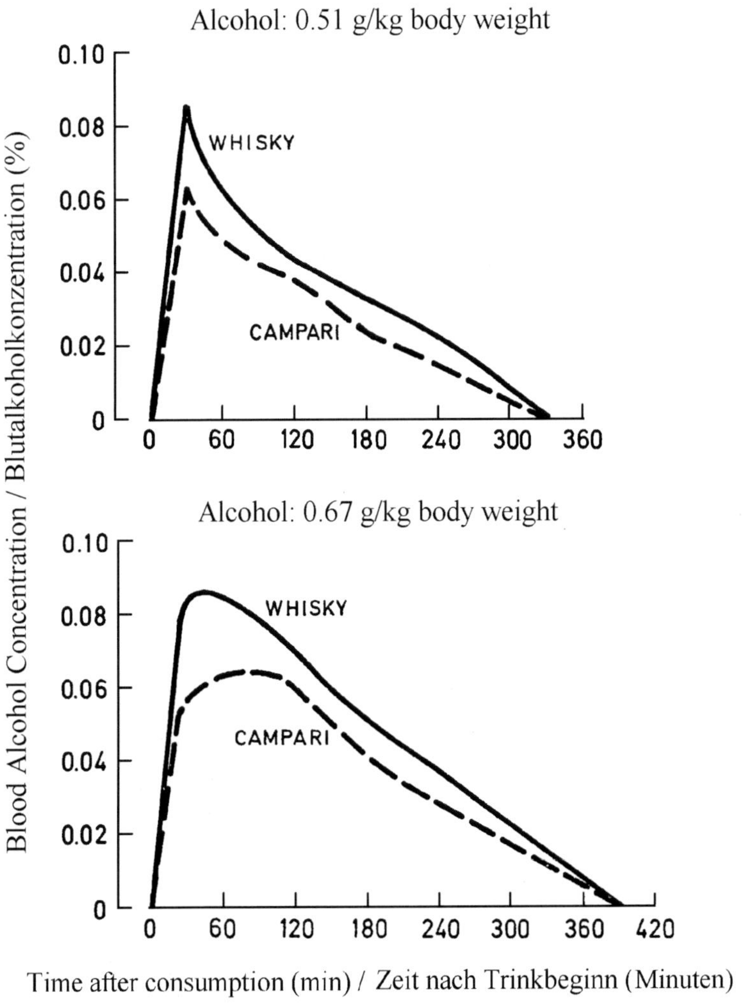

Abbildung 14:

Alkoholmaximum, Alkoholausscheidung und Alkoholstoffwechsel nach Verzehr von 0,25 bis 0,68 Gramm Alkohol pro kg Körpergewicht in Form eines 31,7%-igen Branntweins, eines 34,5%-igen Whiskys und eines 16,9%-igen Bitter Camparis (Alkoholwerte in Gewichtsvolumenprozenten) (nach Goldberg und Mitarbeiter, 12) (jeweils 10 Personen).

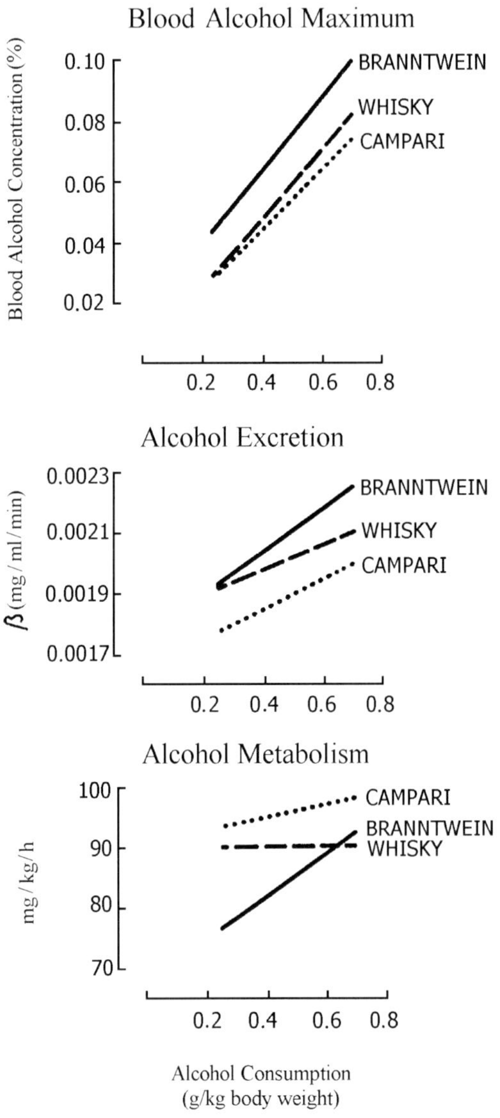

Abbildung 15:

Alkoholmaximum, Alkoholausscheidung und Alkoholstoffwechsel nach Verzehr von 0,25 bis 0,68 Gramm Alkohol pro kg Körpergewicht in Form eines 15%-igen Sherrys, eines 14%-igen Wermuts und eines 16,9%-igen Bitter Camparis (Alkoholwerte in Gewichtsvolumenprozenten) (nach Goldberg und Mitarbeiter, 12) (jeweils 10 Personen).

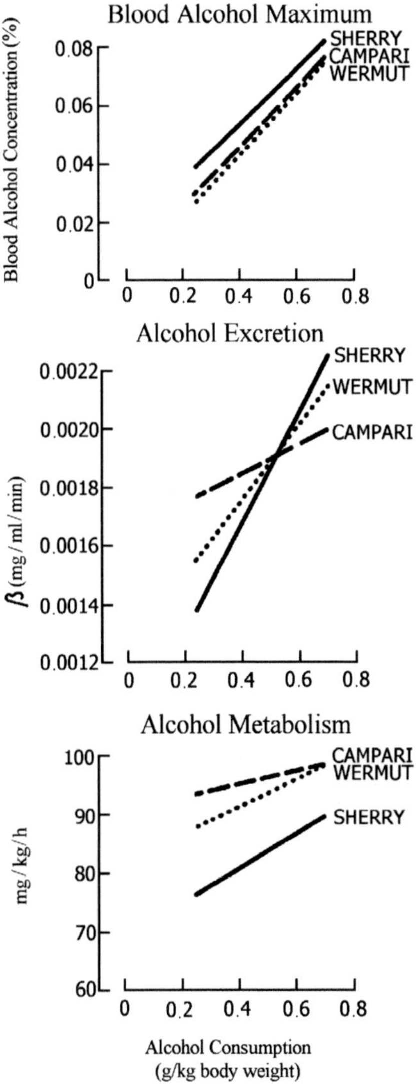

Abbildung 16:

Verlauf der Blutalkoholkurve nach Verzehr von 0,5 Gramm Alkohol pro kg Körpergewicht in Form einer verdünnten Alkohollösung und eines Bieres (Mittelwerte aus fünf Einzelkurven) (nach Jungmichel, 15).

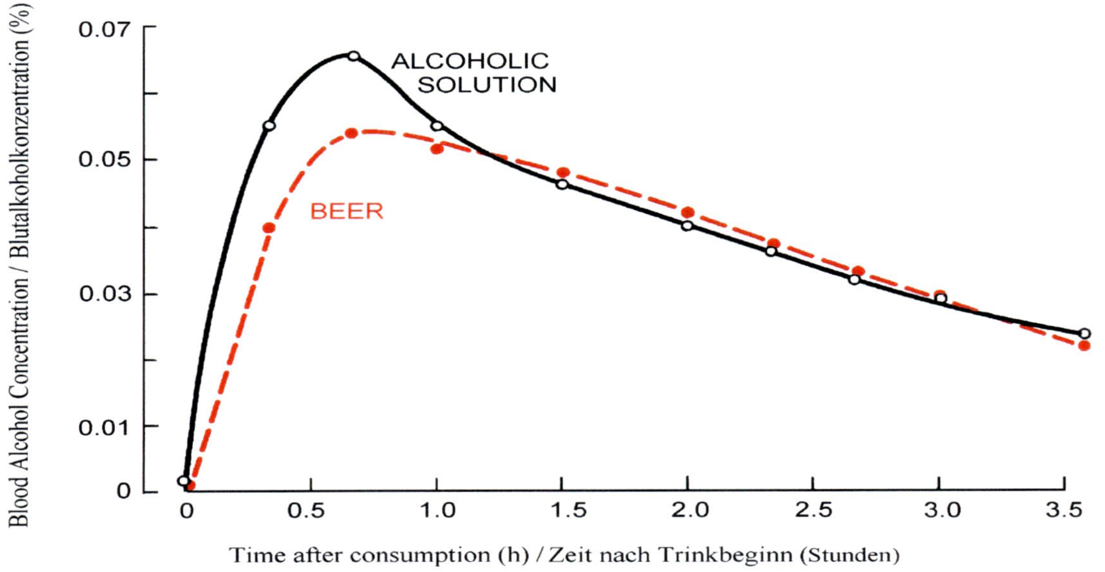

Abbildung 17:

Verlauf der Blutalkoholkurve nach Verzehr von einem Gramm Alkohol pro kg Körpergewicht in Form von finnischem Weinbrand und von Bier (Mittelwerte aus zwölf Einzelkurven) (nach Takala und Mitarbeiter, 16).

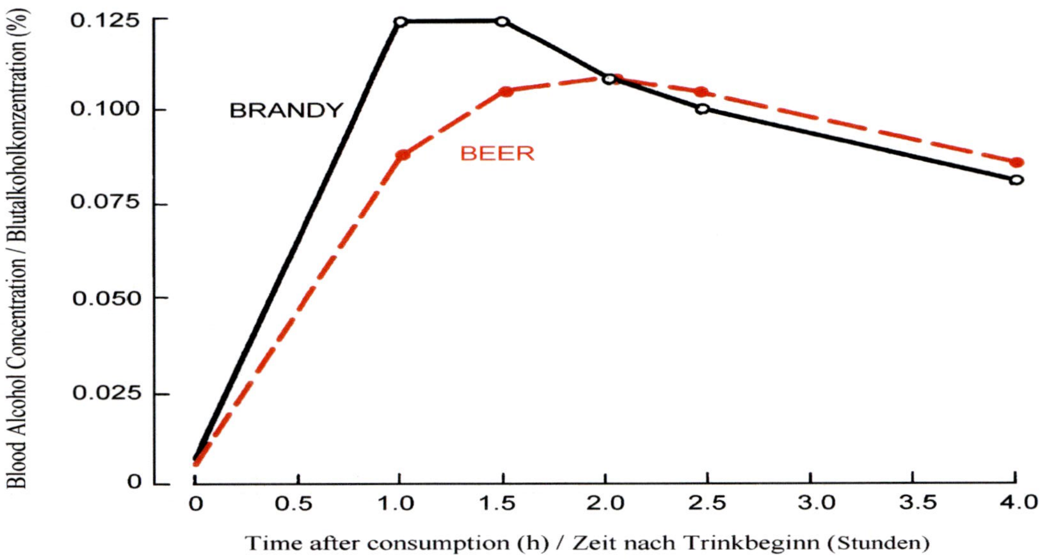

Abbildung 18:

Verlauf der Blutalkoholkurve nach Verzehr von 44 Gramm Alkohol in Form von Whiskey und von Bier durch 50 Personen (Körpergewicht zwischen 65 und 79 kg) (nach Haggard und Mitarbeiter, 18).

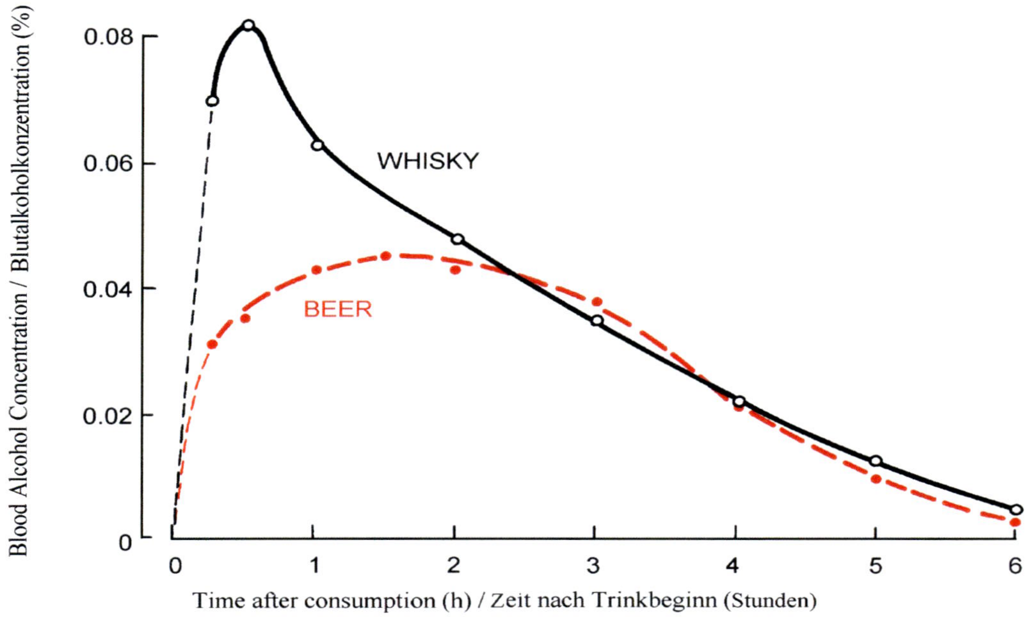

Abbildung 19:

Verlauf der Blutalkoholkurve bei Hunden nach Verabreichung von 50 cc. Alkohol in Form von 28,5%-igem Whisky (174 cc.), 5,5%-igem Extra Stout (910 cc.) und 3,9%-igem Eagle Stout (1282 cc.) (Alkoholwerte in Volumenprozent) (nach Mellanby, 19).

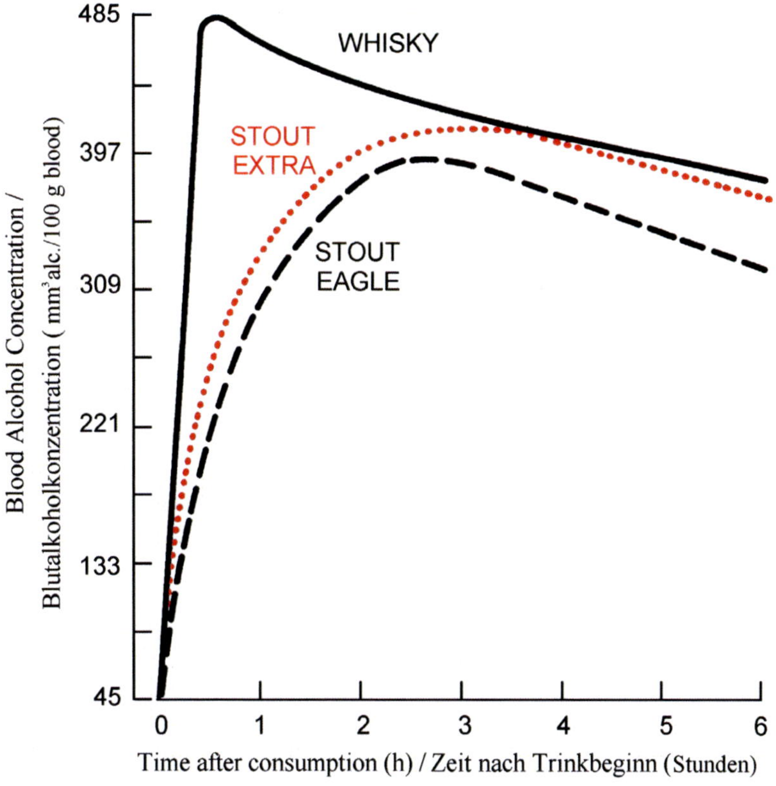

Abbildung 20:

Verlauf der Blutalkoholkurve nach Verzehr von 0,75 Gramm Alkohol pro kg Körpergewicht in Form von Wodka und von Bier (Mittelwerte aus 25 Einzelkurven) (nach Mallach, 20).

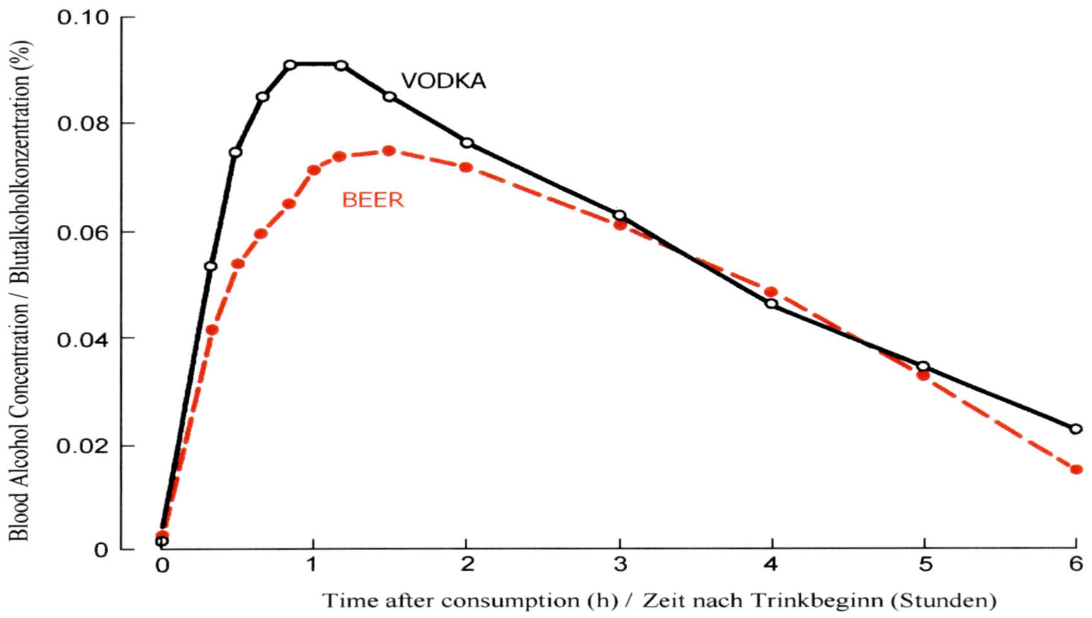

Abbildung 21:

Verlauf der Blutalkoholkurve nach Verzehr von 0,75 Gramm Alkohol pro kg Körpergewicht in Form von kanadischem Whisky plus Ginger Ale und von Bier (Mittelwerte aus acht Einzelkurven) (nach Smith und Mitarbeiter, 21).

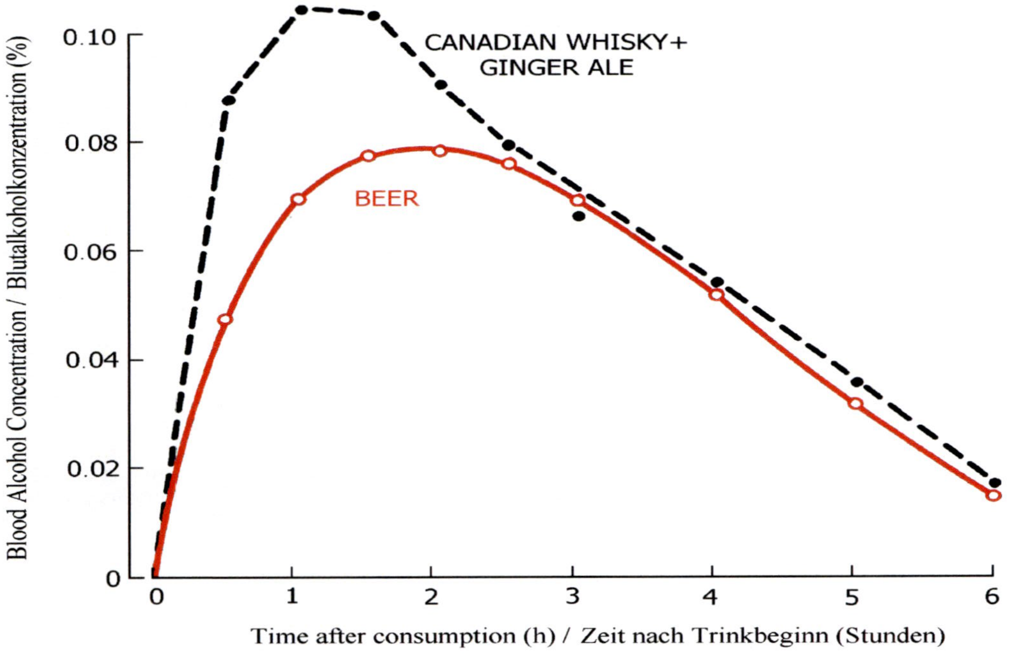

Abbildung 22:

Zusammenhänge zwischen der konsumierten Alkoholmenge (0,25; 0,50; 0,75; 1,0 und 1,5 Gramm pro kg Körpergewicht) in Form von kanadischem Whisky plus Ginger Ale und von Bier, dem Blutalkoholmaximum und dem Zeitraum bis zum Erreichen des Blutalkoholmaximums (Mittelwerte von acht Personen) (nach Smith und Mitarbeiter, 21).

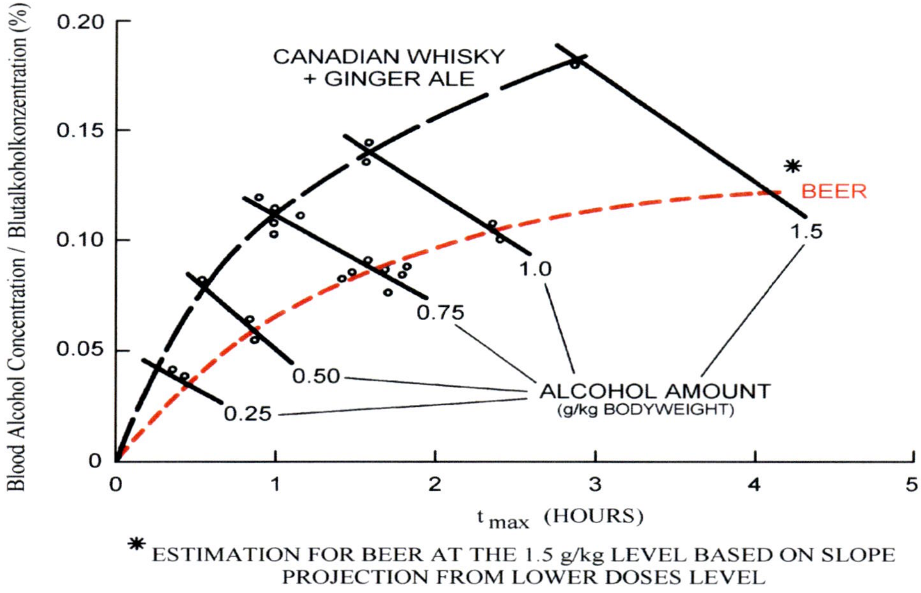

Abbildung 23:

Verlauf der Blutalkoholkurve nach Verzehr von 0,5 Gramm Alkohol pro kg Körpergewicht in Form einer 12,5%-igen Alkohollösung, eines 11%-igen Weines und eines 5,5%-igen Bieres (nach Lereboullet, 22) (jeweils 13 Personen).

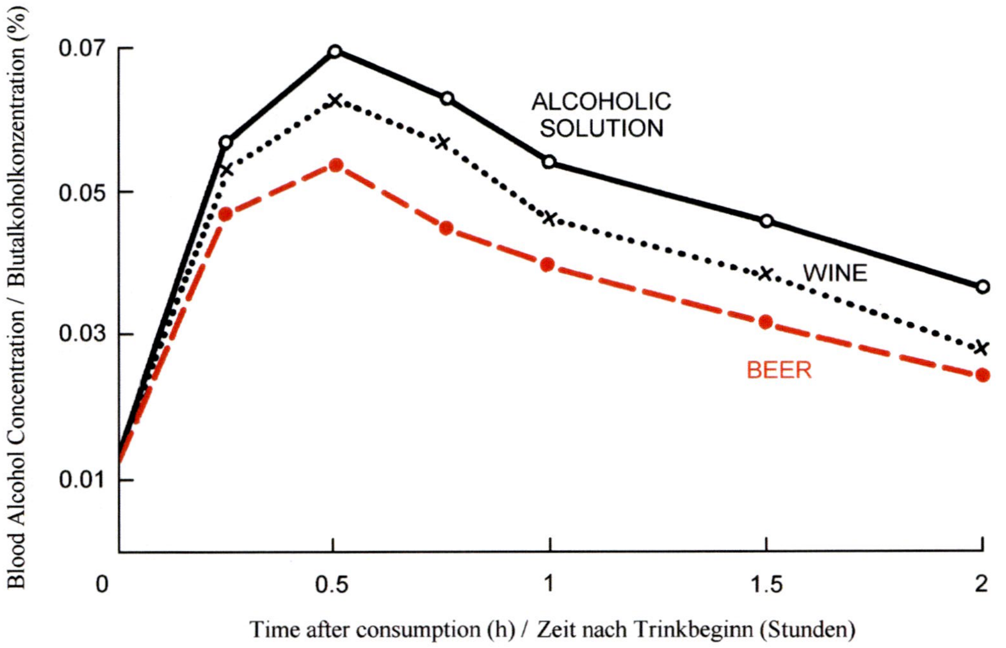

Abbildung 24:

Verlauf der Blutalkoholkurve nach Verzehr von 34,6 Gramm Alkohol einer 54 kg schweren Person in Form von Bier, verdünntem Alkohol (Grog) und einer Spirituose (Branntwein) (nach Bjerver und Mitarbeiter, 24).

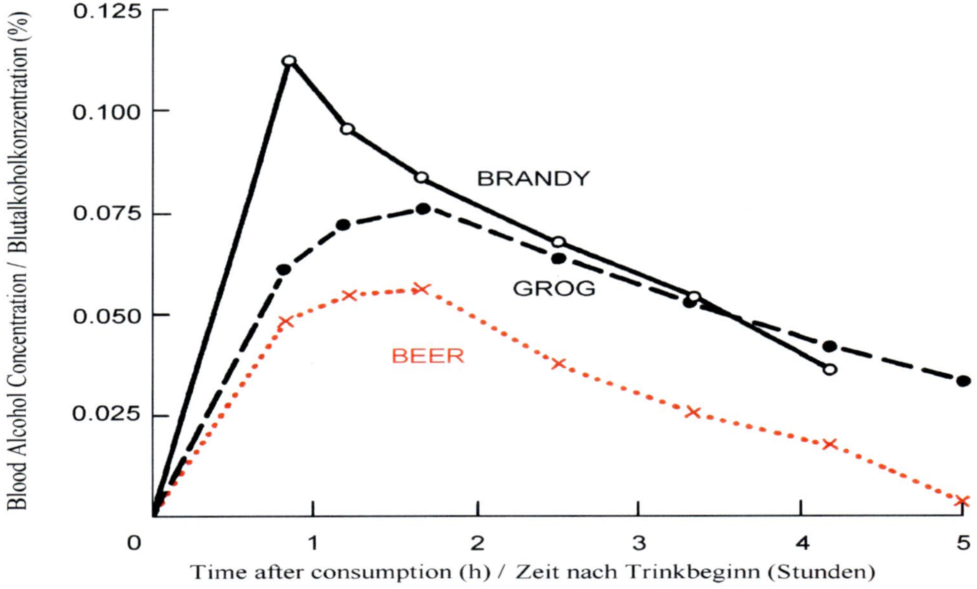

Abbildung 25:

Verlauf der Blutalkoholkurve nach Verzehr unterschiedlicher Alkoholmengen (0,358 Gramm, 0,447 Gramm und 0,596 Gramm jeweils pro kg Körpergewicht) in Form von Whisky und Bier (nach Myrsten, 26) (mehrere Personen).

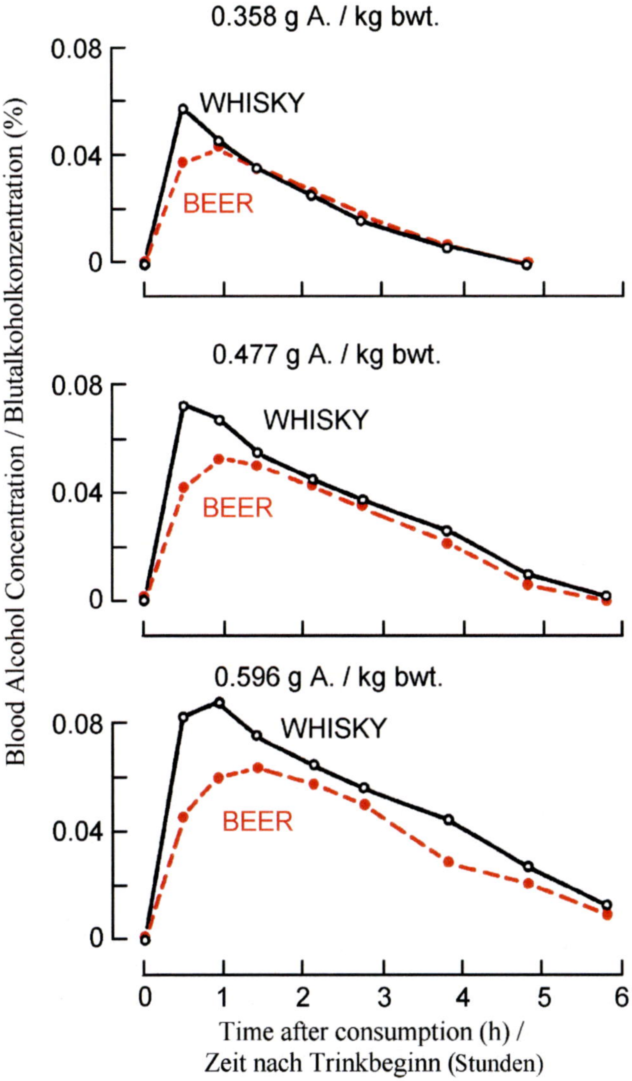

Abbildung 26:

Verlauf der Blutalkoholkurve nach Verzehr von 0,5 Gramm Alkohol pro kg Körpergewicht in Form einer Spirituose und eines „Einfachbieres", einer Spirituose und eines „Schankbieres" und einer Spirituose und eines „Vollbieres" (nach Goldberg, 27 und 28).

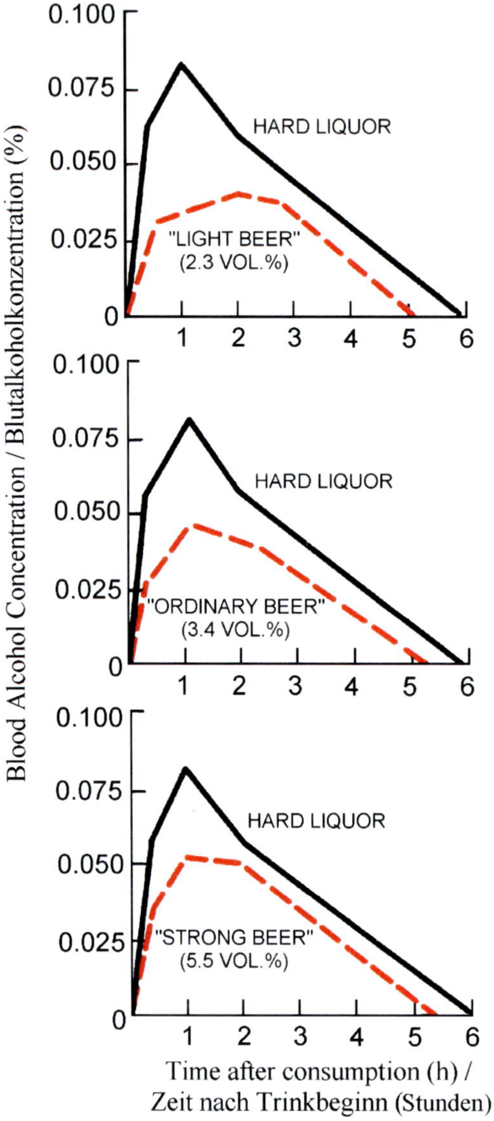

Abbildung 27:

Verlauf der Blutalkoholkurve nach Verzehr von 96 ccm Alkohol auf leeren Magen in Form eines mit Sodawasser verdünnten Whiskys, einer achtprozentigen Alkohollösung und eines fünfprozentigen Bieres (nach Southgate und Mitarbeiter, 32).

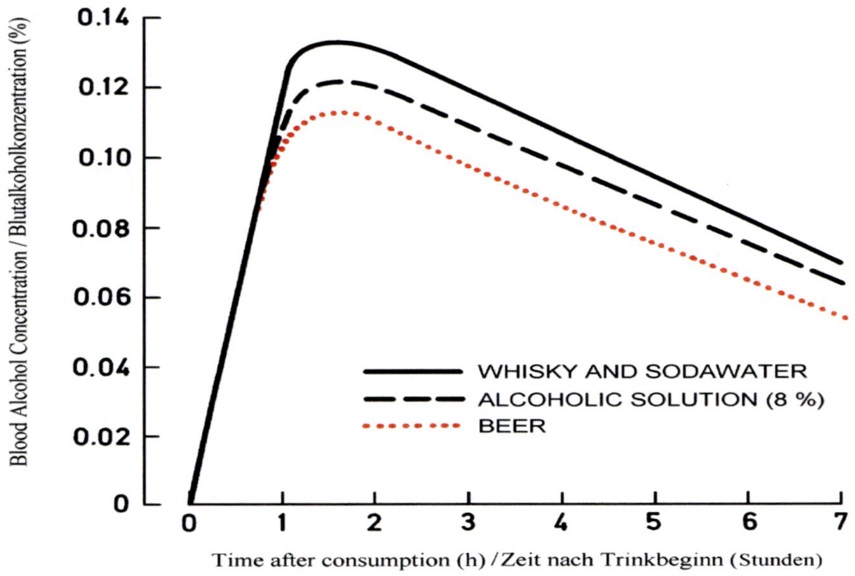

Abbildung 28:

Verlauf der Blutalkoholkurve nach Verzehr von jeweils 0,3 und 0,5 Gramm Alkohol pro kg Körpergewicht in Form einer Spirituose und eines Bieres von drei verschiedenen Biergattungen (nach Goldberg, 33).

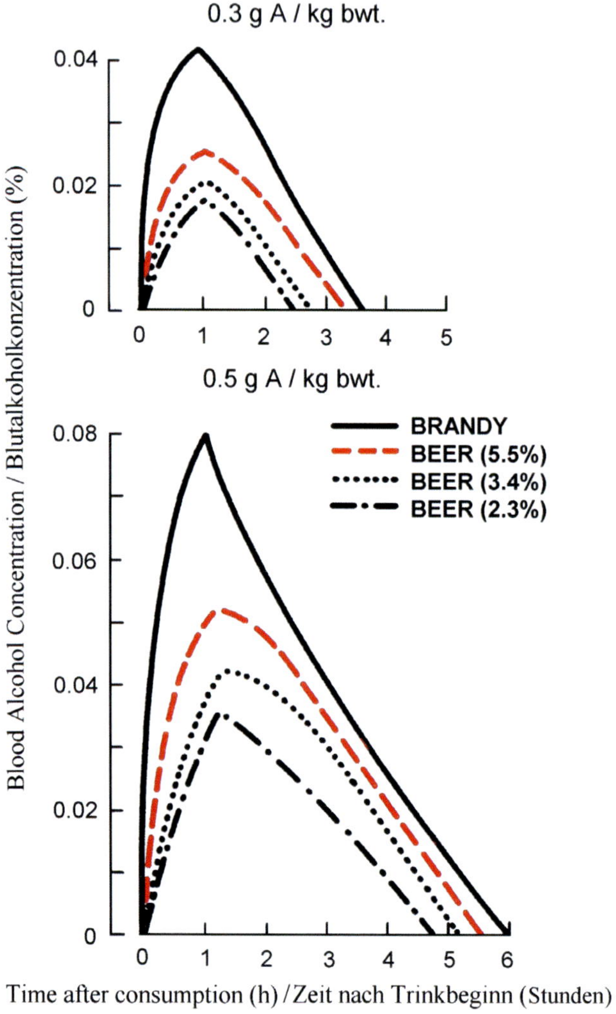

Abbildung 29:

Verlauf der Blutalkoholkurve nach Verzehr von jeweils einem Gramm Alkohol pro kg Körpergewicht in Form von Doppelkorn, Wein und Bier (nach Wojahn, 36).

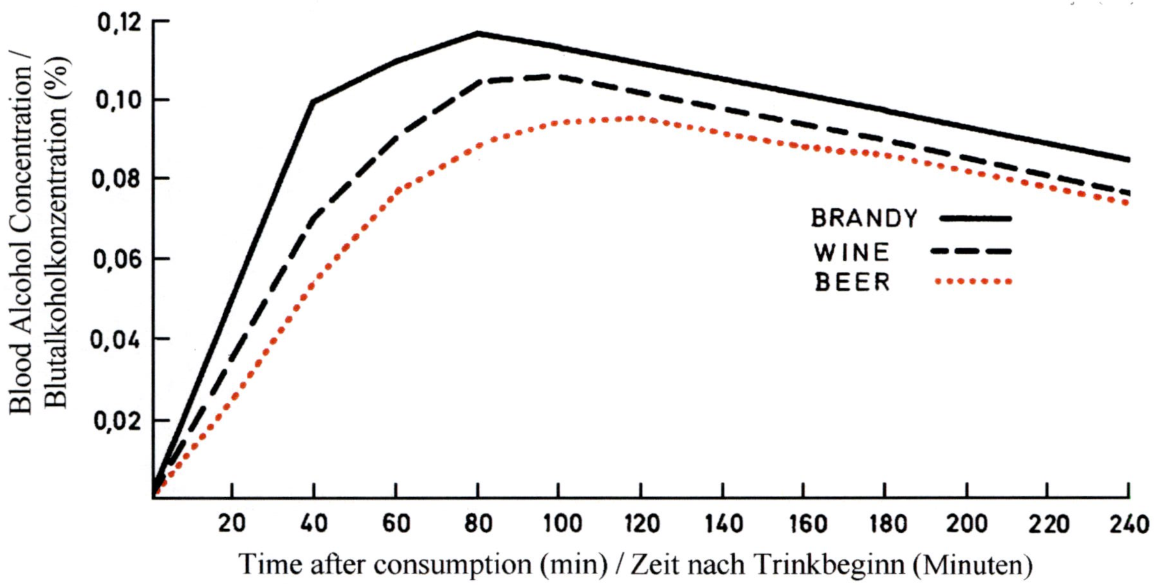

Abbildung 30:

Verlauf der Blutalkoholkurve nach Verzehr von jeweils 0,8 Gramm Alkohol pro kg Körpergewicht in Form von Gin bzw. Wodka, von Whisky, Dessert- und Tafelwein und von Bier (nach Leake und Mitarbeiter, 38).

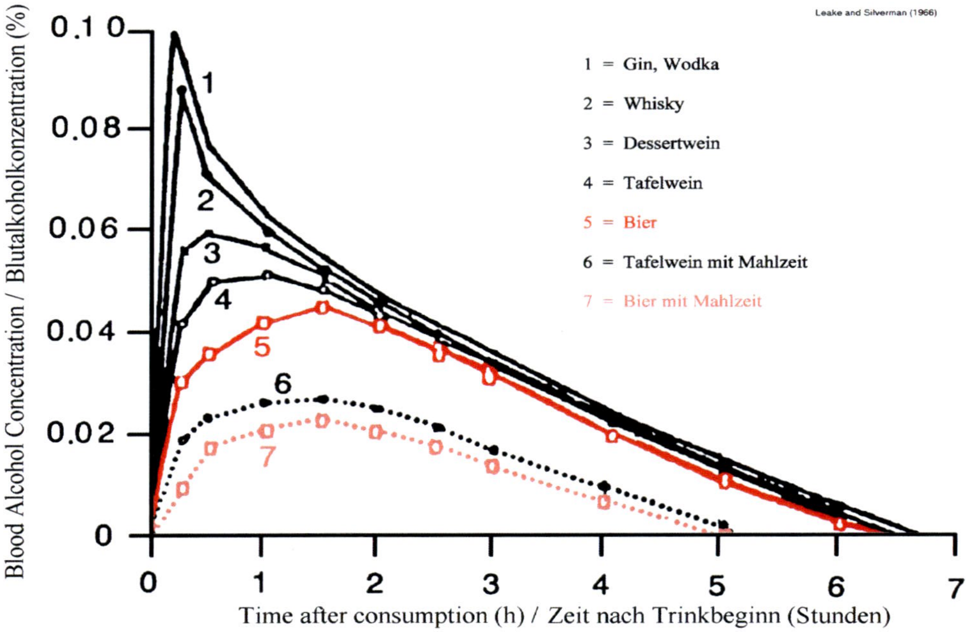

Abbildung 31:

Blutalkoholmaximum nach Verzehr von 0,5 Gramm Alkohol pro kg Körpergewicht in Form von Bier, Wein, Aperitif, Champagner und Whisky (nach Lereboullet, 6 und 22).

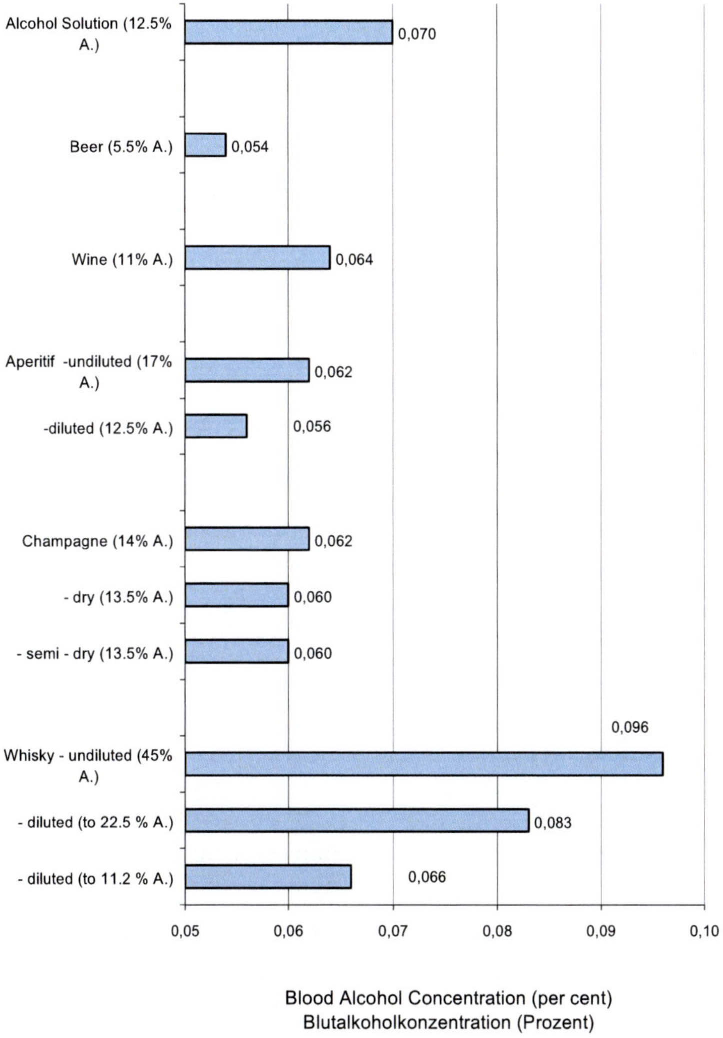

Abbildung 32:

Verlauf der Blutalkoholkurve des Menschen nach Verzehr von 0,5 Gramm Alkohol pro kg Körpergewicht in Form von Branntwein, „starkem Wein", „leichtem Rotwein", schwedischem Starkbier (5,5 Volumenprozent Alkohol), „leichtem Weißwein", schwedischem Mellanöl (3,4 Volumenprozent Alkohol) und alkoholärmerem Bier (2,3 Volumenprozent Alkohol) (nach Goldberg, 1959).

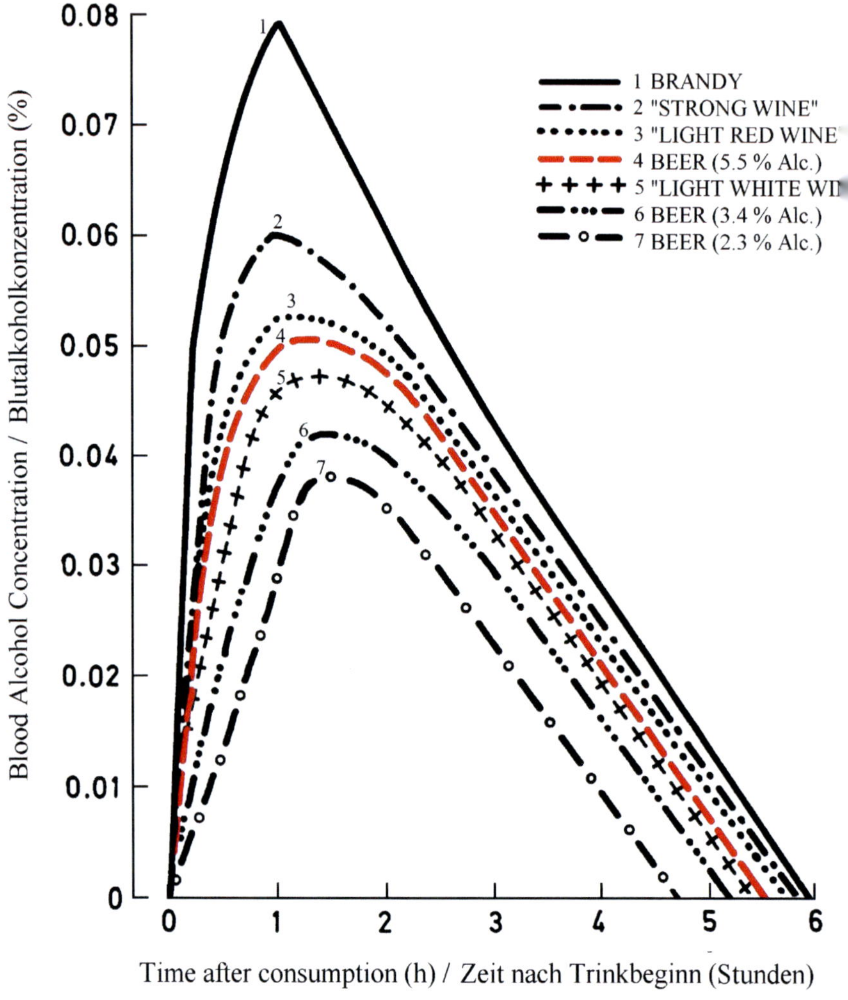

Abbildung 33:

Verlauf der Blutalkoholkurve nach Verzehr von 0,3 Gramm bzw. 0,5 Gramm Alkohol pro kg Körpergewicht innerhalb einer halben Stunde in Form von schwedischem Einfach-, Schank- und Vollbier (nach Goldberg, 27 und 33).

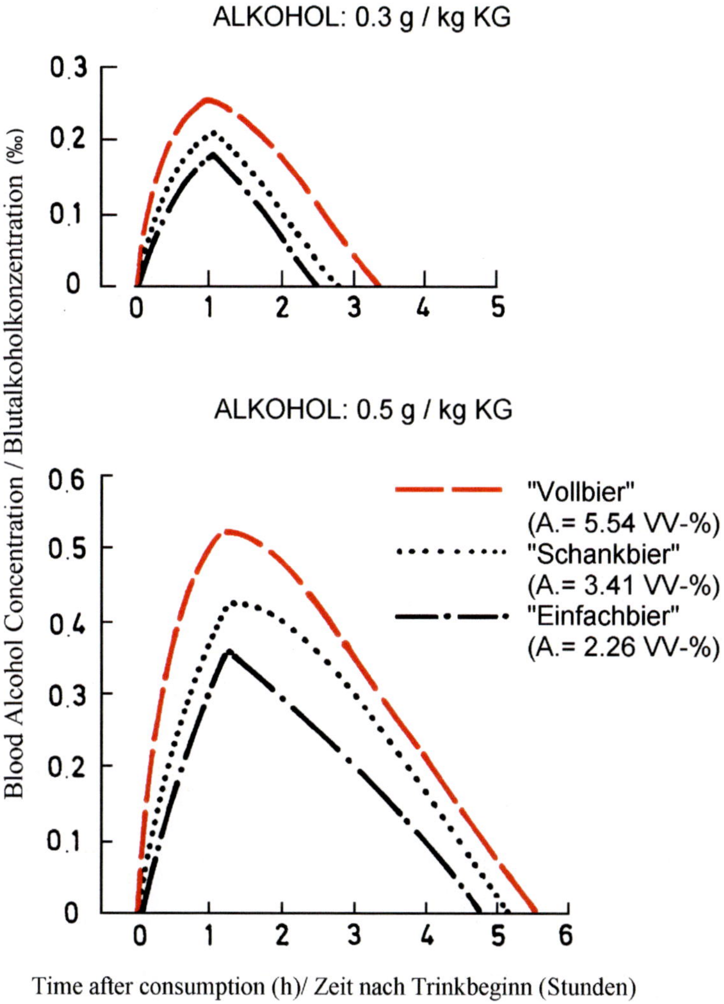

Abbildung 34:

Verlauf der mittleren Blutalkoholkurve bei zehn Männern nach Verzehr von sechsmal 285 ml australischer Leichtbiere (Tooth LA, Tooheys Lite und Carlton Light) innerhalb einer Stunde (nach Perl und Mitarbeiter, 39).

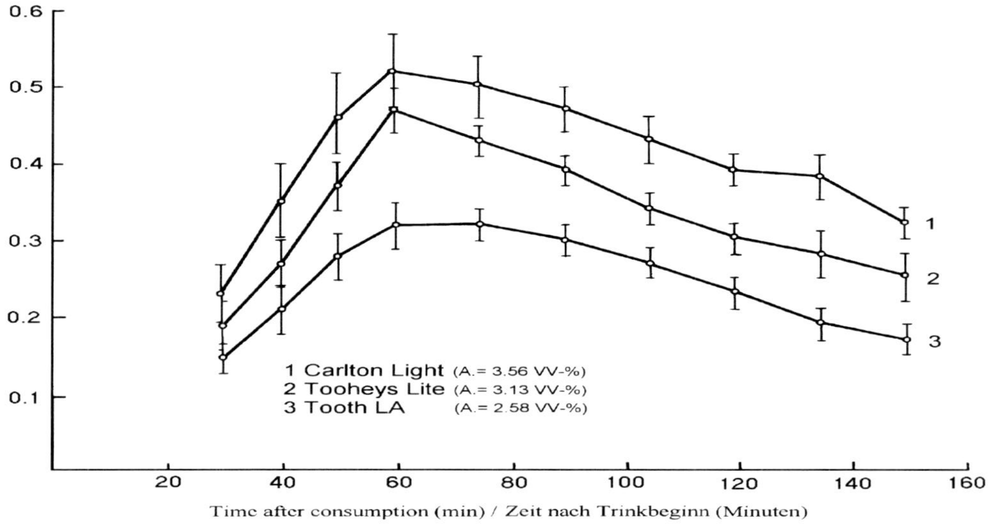

Abbildung 35:

Verlauf der mittleren Blutalkoholkurven bei vier Personen nach Verzehr von fünfmal 0,5 Liter untergärigem Schankbier bzw. von fünfmal 0,5 Liter dunklem Lagerbier (jeweils 0,5 Liter pro Stunde) (nach Wuermeling und Mitarbeiter, 42).

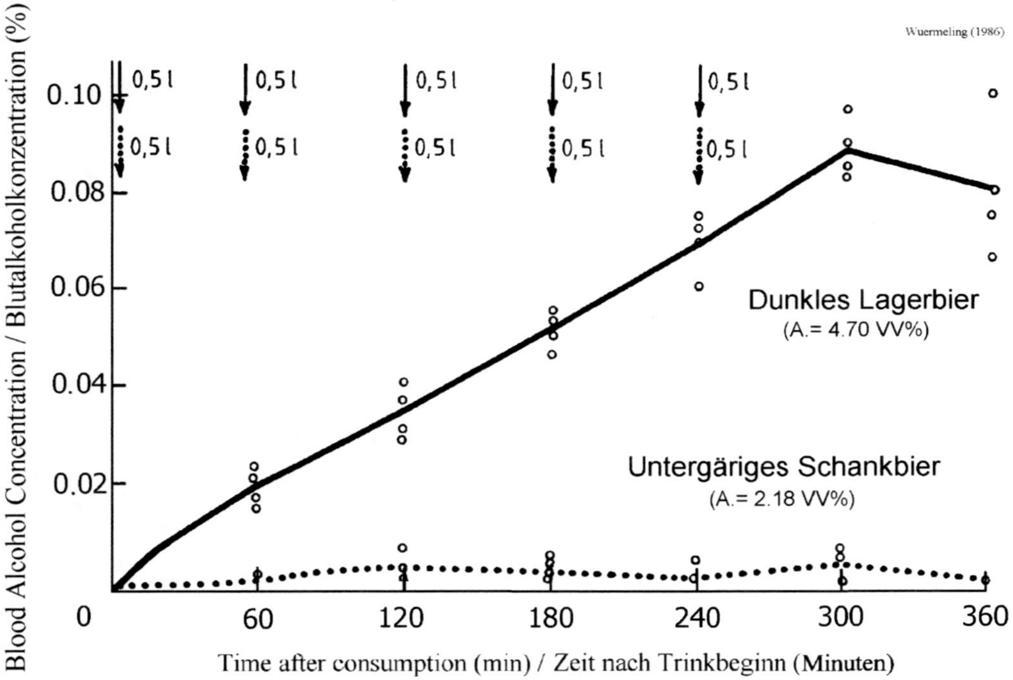

Abbildung 36:.

Anstieg der mittleren Blutalkoholkonzentration bei 130 Personen nach Verzehr von dreimal 0,5 Liter Vollbier (mit 5,5 Volumenprozent Alkohol) (jeweils 0,5 Liter pro 30 Minuten) bzw. von dreimal 0,5 Liter Leichtbier (mit 3,0 Volumenprozent Alkohol) (jeweils 0,5 Liter pro 30 Minuten) (nach Walzl und Hlatky, 82).

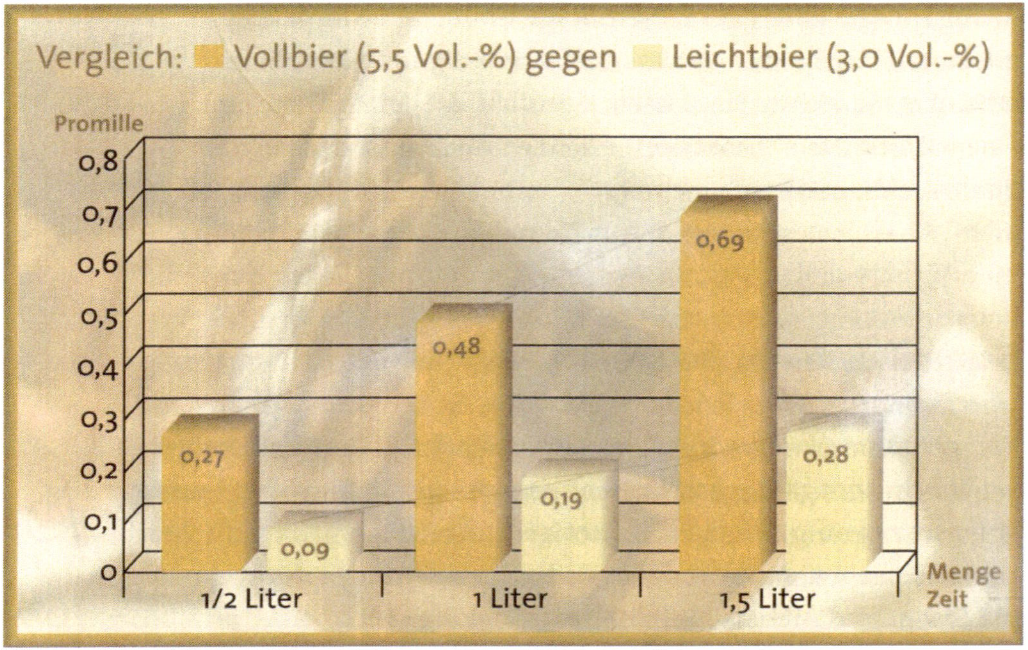

Abbildung 37:

„Statometer"-Ergebnisse (als Ausdruck der Schwankungen des Körpers) vor dem Verzehr und nach dem Konsum von 0,75 Gramm Alkohol pro kg Körpergewicht in Form von Bier und kanadischem Whisky (Mittelwerte von acht Personen) (nach Smith und Mitarbeiter, 21 und Dussault und Mitarbeiter, 49).

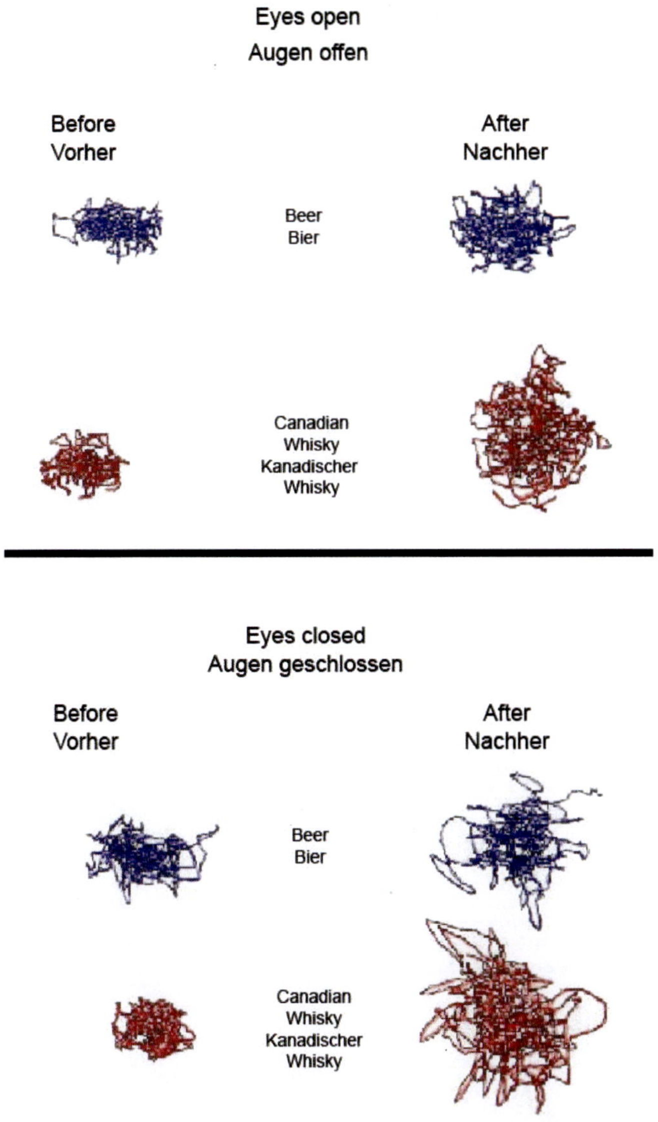

Abbildung 38:

Prozentuale Änderungen in den Seitenschwankungen des Körpers (von links nach rechts) nach Verzehr von 0,75 Gramm Alkohol pro kg Körpergewicht in Form von Bier und kanadischem Whisky + Ginger Ale (Mittelwerte von acht Personen) (nach Smith und Mitarbeiter, 21 und Dussault und Mitarbeiter, 49).

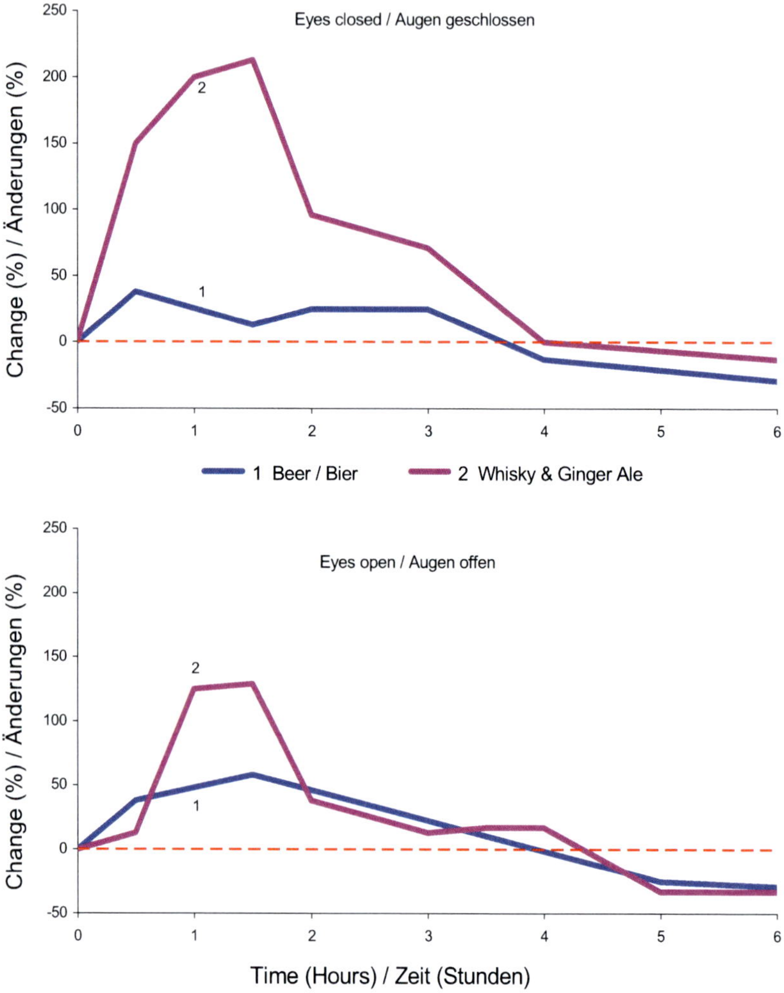

Abbildung 39:

Prozentuale Änderungen in den „pfeilartigen" Schwankungen des Körpers (von vorne nach rückwärts) nach Verzehr von 0,75 Gramm Alkohol pro kg Körpergewicht in Form von Bier und kanadischem Whisky + Ginger Ale (Mittelwerte von acht Personen) (nach Smith und Mitarbeiter, 21 und Dussault und Mitarbeiter, 49).

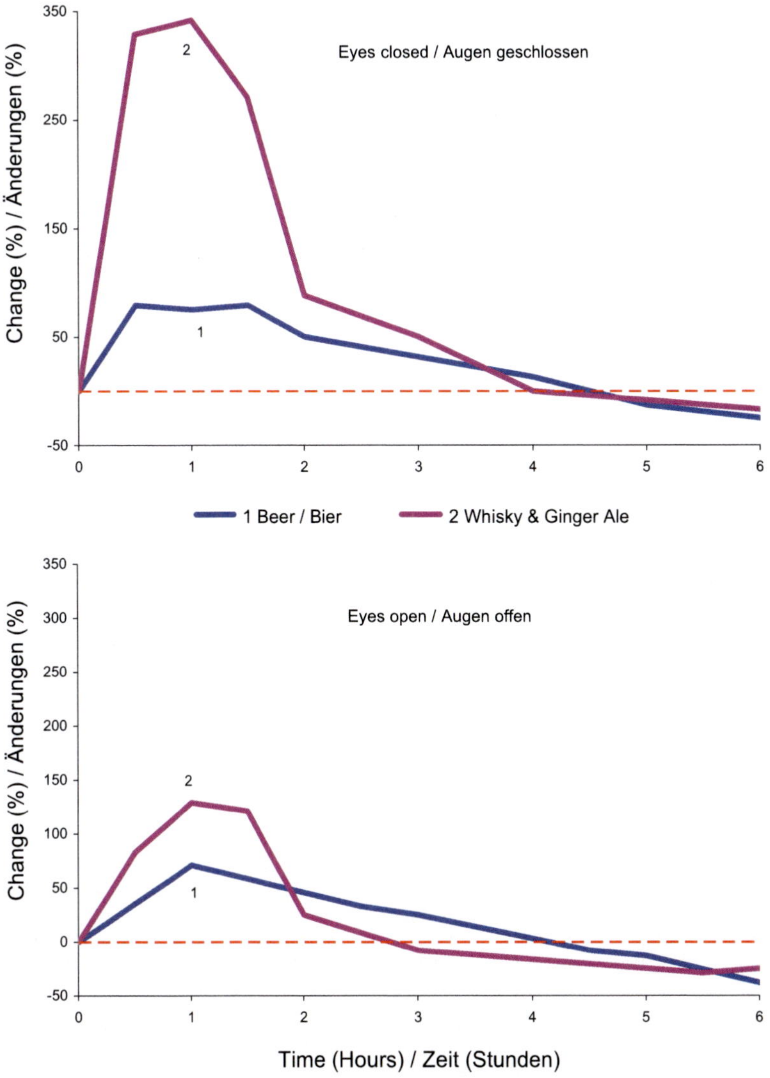

Abbildung 40:

Verlauf des alkohol-induzierten Lagen-Nystagmus (PAN) und der Blutalkoholkonzentration (BAK) bei 80 gesunden Männern nach Verabreichung gleicher Alkoholmengen (0,7 g/kg Körpergewicht) in Form von Whisky und Wein (nach Goldberg, 53).

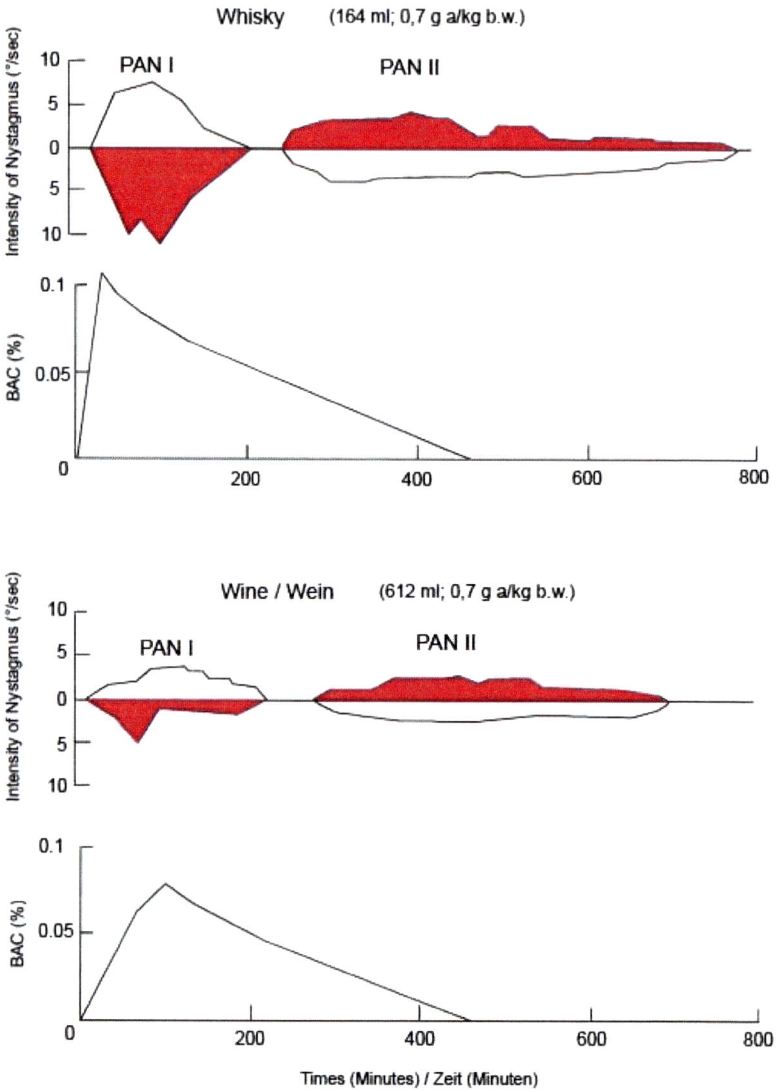

Abbildung 41:

Verlauf des alkohol-induzierten Lagen-Nystagmus (PAN) und der Blutalkoholkonzentration (BAK) bei 80 gesunden Männern nach Verabreichung gleicher Alkoholmengen (0,7 g/kg Körpergewicht) in Form von Whisky und Bier (nach Goldberg, 53).

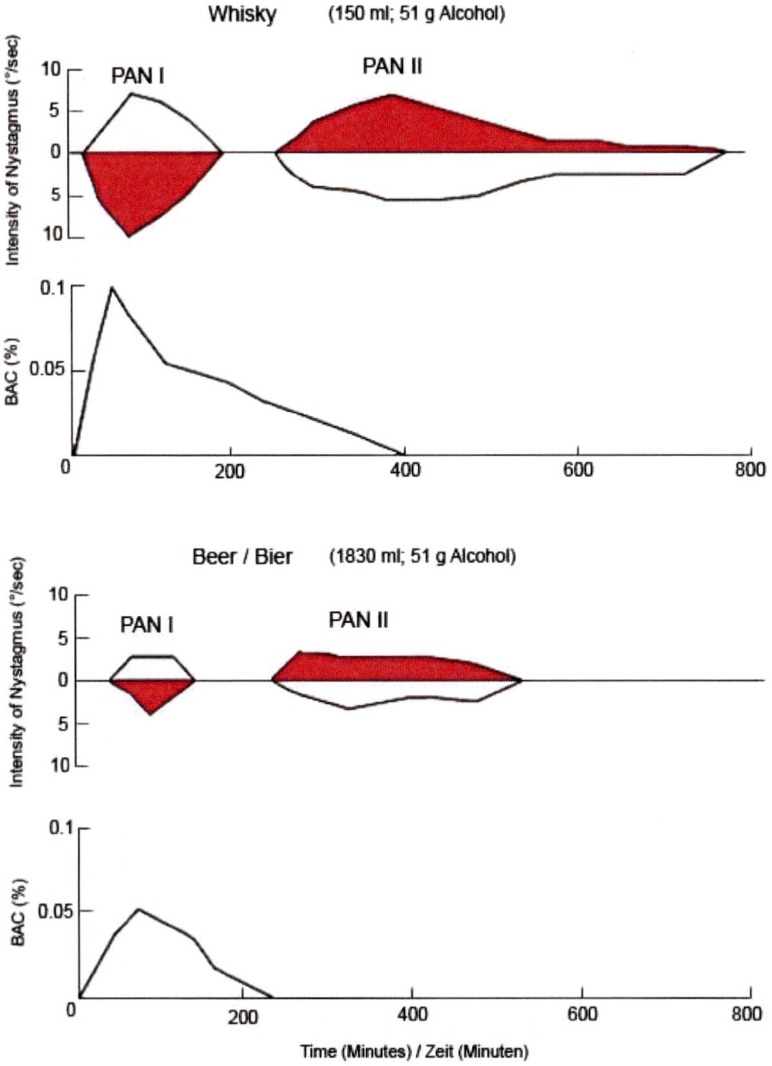

Abbildung 42:

Häufigkeit der Erkrankungen von kanadischen Männern in Abhängigkeit vom Verzehr von Bier, Wein, Spirituosen und anderen alkoholischen Getränken (nach Richman und Mitarbeiter, 81).

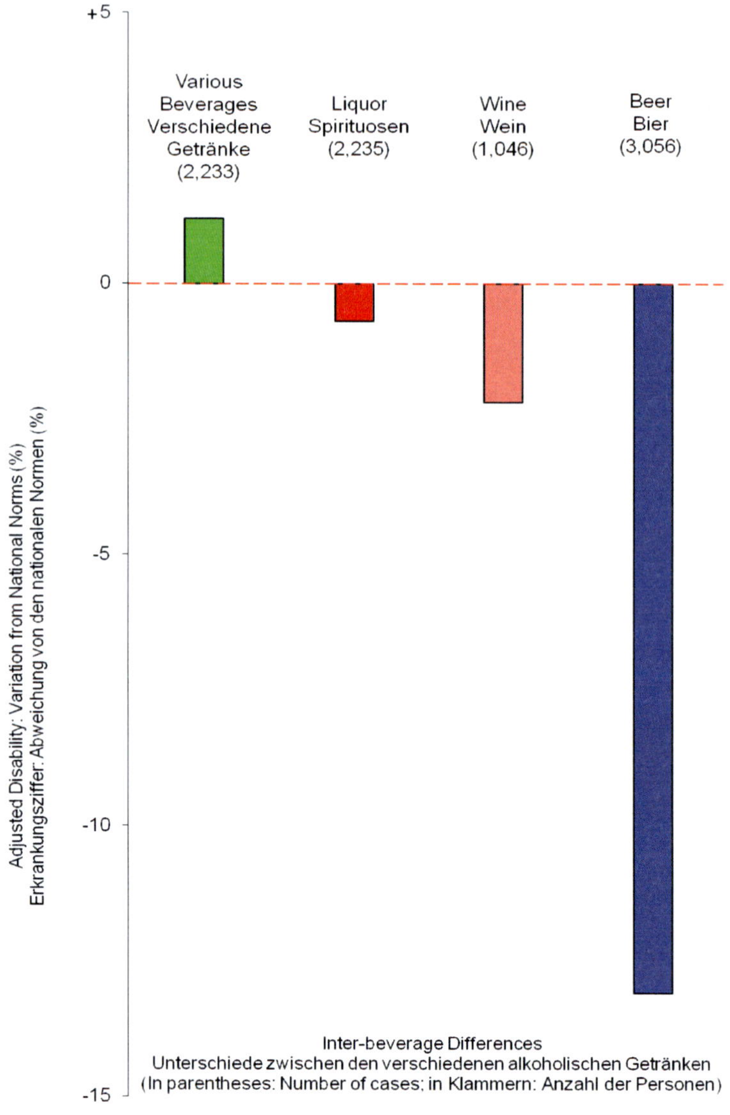

Abbildung 43:

Magen des Menschen mit Speiseröhre, Zwölffingerdarm und Zwerchfell

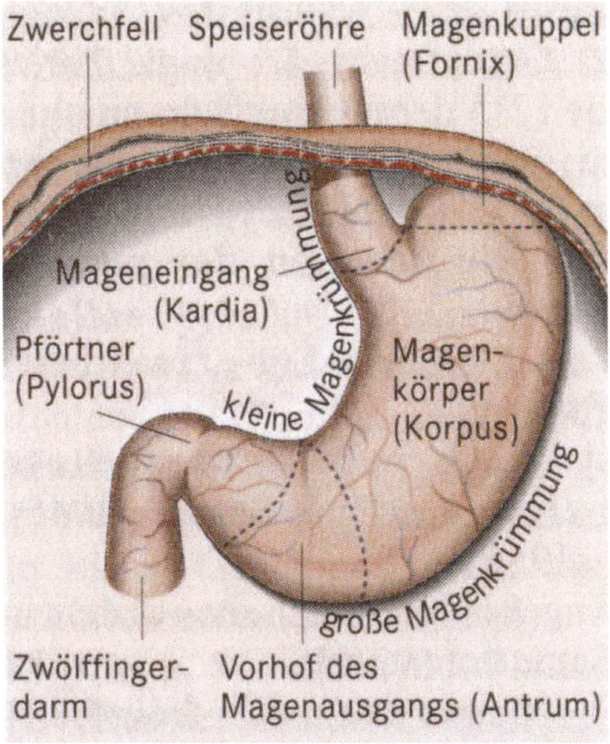

Magen, sackartige Erweiterung des Verdauungskanals zwischen Speiseröhre und Dünndarm, in der oberen Bauchhöhle unter dem Zwerchfell. Der Eingang heißt **Magen-Mund** (Cardia), der durch einen Ringmuskel verschließbare Ausgang ist der **Pförtner** (Pylorus). Die Drüsen der Magenschleimhaut liefern den **Magen-Saft**, der neben Schleim vor allem Salzsäure, Pepsin, Lipase und Lab enthält. Durch die Magenbewegungen (Peristaltik) wird der Magen-Inhalt gemischt und durch den Pförtner von Zeit zu Zeit in den Darm entleert. Die Magen-Verdauung einer gewöhnlichen Mahlzeit dauert 2 bis 3 Stunden.

Quelle: Paulick, S. (redaktionelle Leitung): „Der Brockhaus in einem Band". F. A. Brockhaus, Leipzig, 2002, Seite 571

Abbildung 44:

Oben: Schematische Darstellung des Verlaufes der Blutalkoholkonzentration.

Links: Ein unmittelbarer Übergang des Alkohols vom Magen in den Dünndarm (bei Verzehr hochprozentiger Alkoholika) ergibt einen schnellen Alkoholanstieg und ein hohes Alkoholmaximum.

Rechts: Ein längerer Aufenthalt des Alkohols im Magen (bei Verzehr von Bier mit einer großen Flüssigkeitsmenge) führt zu einem deutlich langsameren Alkoholanstieg und einem wesentlich niedrigeren Alkoholmaximum.

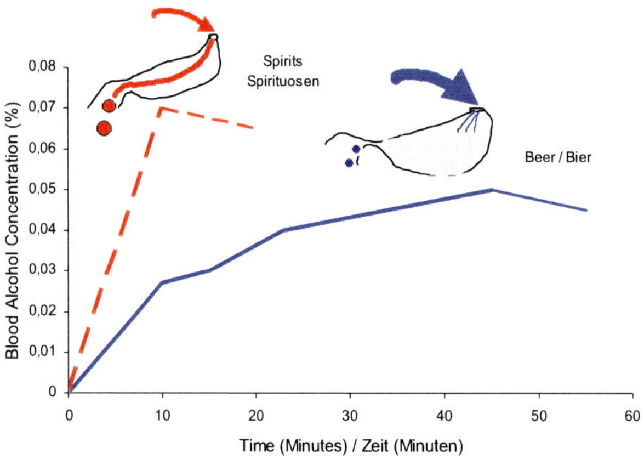

Unten: Schematische Darstellung des Alkoholüberganges vom Magen in den Dünndarm.

Links: Konzentrierter Alkohol fließt ohne Verzögerung vom Magen in den Dünndarm und erscheint schnell im Blut.

Rechts: Wegen der großen Flüssigkeitsmenge verengt sich der Magenpförtner, der Alkohol des Bieres diffundiert mehr von der Oberfläche des Magens in den Dünndarm und erscheint - auch wegen der nicht-alkoholischen Begleitstoffe – später und unvollständig im Blut (modifiziert nach Lereboullet, 75).

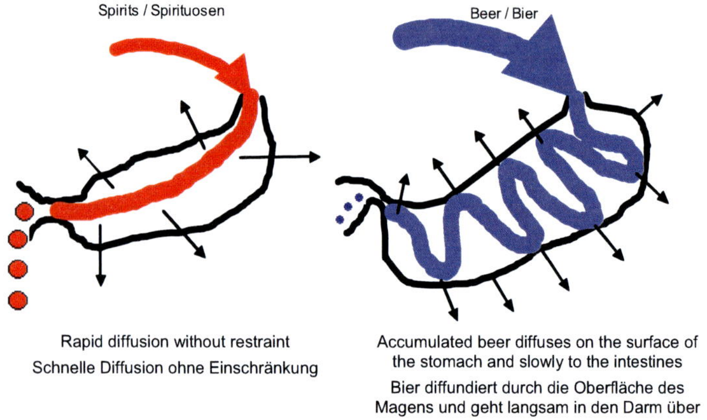

Nachdruck aus Brauindustrie 66 (Nr. 20):1639 – 1640, 1981

Bier als Bereicherung natriumarmer Diäten

A. Piendl, Weihenstephan

Zusammenfasssung

a) Erhöhter Natriumverzehr kann den Blutdruck erhöhen.

b) Streng natriumarme Lebensmittel dürfen nicht mehr als 40 Milligramm Natrium pro 100 Gramm enthalten.

c) Bier weist im Durchschnitt 3,5 Milligramm Natrium pro 100 Milliliter auf.

d) Maßvoller Biergenuss kann natriumarme Diäten bereichern.

(Die Originalarbeit enthält 3 Tabellen und 7 Literaturstellen.)

Nachdruck aus Brauindustrie 66 (Nr. 23/24): 1923 – 1925, 1981

Bier ein niacinreiches Lebensmittel

A. Piendl und K. Müller, Weihenstephan

Zusammenfassung

a) Nach den Richtlinien der Deutschen Gesellschaft für Ernährung (DGE) beträgt die wünschenswerte Zufuhr an dem B-Vitamin Niacin für den erwachsenen Menschen (Mann oder Frau) 12.000 Mikrogramm pro Tag.
b) Aufgrund von Untersuchungen an 192 Proben (unter- und obergärige Schank-, Voll- und Starkbiere) enthält deutsches Bier im Durchschnitt 8.114 Mikrogramm Niacin pro Liter.
c) Mit dem Verzehr von 1 Liter Bier werden 67 Prozent (= zwei Drittel) des täglichen Niacinbedarfs gedeckt.
d) Wird ein größerer Teil des Malzes durch Rohfrucht (Reis und Mais) ersetzt, verringert sich der Niacingehalt des Bieres.

(Die Originalarbeit enthält 3 Tabellen und 23 Literaturstellen.)

PS: Mittlerweile wurde der Tagesbedarf für Niacin auf 16,5 Milligrammäquivalente angehoben (Mann/Frau: 19 bis über 65 Jahre, 70 kg Körpergewicht). Bei einem Vorkommen von 7.733 Milligramm Niacin in 1 Liter Pilsener Bier beträgt die Bedarfsdeckung durch den Genuß dieses Bieres 46,9 Prozent.

Nachdruck aus Brauindustrie 71 (Nr. 5): 205 – 206, 208 – 209, 1986 und 71 (Nr. 8): 502 – 507, 1986

Bier als Bereicherung von Diäten bei Bluthochdruck

A. Piendl und I. Wagner, Weihenstephan

Zusammenfassung

a) Besteht beim Menschen ein erhöhter Blutdruck über längere Zeit, werden Herz und Blutgefäße überfordert und geschädigt. Die Arterien verhärten, das Herz kann nicht mehr genügend Leistung erbringen, so dass es zu Schlaganfall und Herzinfarkt kommen kann.

b) Den Ernährungsfaktoren kommt für das Zustandekommen wie auch für die Therapie des Bluthochdrucks große Bedeutung zu. Folgende Diätprinzipien sind für die Behandlung der essentiellen Hypertonie von großer Bedeutung:

- Verminderung der Natriumzufuhr,
- Erhöhung der Kaliumzufuhr und
- verminderte Energiezufuhr (bei bestehendem Übergewicht).

c) Bier enthält im Durchschnitt zwischen 10 und 73 Milligramm Natrium pro Liter. Nach den Richtlinien der Deutschen Gesellschaft für Ernährung und der Weltgesundheitsorganisation ist dieses Getränk als "streng natriumarm" einzustufen. Der Gesamtnatriumgehalt einer Tageskost wird nur in unbedeutender Weise erhöht, wenn Bier zusammen mit einer natriumarmen Diät verabreicht wird. Andererseits ist der Kaliumgehalt des Bieres hoch, so dass sich ein günstiges Verhältnis von Kalium zu Natrium ergibt. Liegt keine anders geartete Grundkrankheit vor, kann Bier Diäten bei Bluthochdruck bereichern. Hopfenbitterstoffe und Alkohol tragen - bei maßvollem Biergenuss - wegen der sedativ hypnogenen Wirkung zusätzlich dazu bei, Übererregbarkeiten abzubauen.

d) Das Getränk der Wahl stellt alkoholfreies Bier dar: Es ist streng natriumarm, beinhaltet nur Spuren von Alkohol, ist arm an Kalorien, enthält reichlich Bitterstoffe und stillt den Durst in vortrefflicher Weise. Aber auch alle übrigen Biere sind streng natriumarm und können wegen ihrer Geschmacksvielfalt eintönige salzarme Diäten aufwerten.

(Die Originalarbeit enthält 3 Abbildungen, 7 Tabellen und 65 Literaturstellen.)

Nachdruck aus Brauindustrie 71 (Nr.3/4): 118 – 120, 122 – 124, 1986

Bier als Bereicherung von Kostformen bei Wassersucht?

A. Piendl und I. Wagner, Weihenstephan

Zusammenfassung

a) Wassersucht (= Ödem) ist eine krankhafte Ansammlung von Flüssigkeiten in den Gewebsspalten z. B. der Haut und Schleimhäute. Wassersucht kann u.a. bei Herzkrankheiten, Nierenleiden, Leberzirrhosen, Venenentzündungen, Diabeteserscheinungen, Vergiftungen und allergischen Krankheiten auftreten. Bei schweren Ödembildungen kommt es zu einer allmählichen Erlahmung des Stoffwechsels der betroffenen Organe.

b) Möglichkeiten zu einer Begrenzung der Wassersucht sind unter anderem die Einhaltung natriumarmer Diäten und die Verabreichung harntreibender Arzneimittel (Diuretika). Während die natriumarme Diät nebenwirkungsfrei ist, zeigen Diuretika mehr oder weniger starke Nebenwirkungen.

c) Bier ist mit 4,3 Milligramm Natrium pro 100 Milliliter ein streng natriumarmes Lebensmittel. Als natürliches Diuretikum fördert es die Entwässerung der Gewebe und die Ausschwemmung harnpflichtiger Verbindungen. Auch die lymphsteigernde Wirkung ist beträchtlich.

d) Wegen des sehr niedrigen Natriumwertes und der diuretischen und lymphsteigernden Eigenschaften des Bieres kann dieses Getränk durchaus Kostformen bereichern, die bei Wassersucht angezeigt sind. Vorwiegend ist hier an die alkoholfreien, alkoholärmeren und kalorienärmeren Biersorten und Biergattungen zu denken.

(Die Originalarbeit enthält 2 Abbildungen, 4 Tabellen und 37 Literaturstellen.)

Nachdruck aus Brauindustrie 70 (Nr. 17):1550 – 1552, 1554 – 1556, 1558, 1985

Wassergehalt des Menschen und Hypoosmolarität bei Bierüberkonsum

A. Piendl und I. Wagner, Weihenstephan

Zusammenfassung

a) Der Wassergehalt eines erwachsenen Menschen beträgt, bezogen auf das Körpergewicht, 50 bis 70 Prozent.

b) Das Körperwasser ist unterschiedlich auf die einzelnen Räume verteilt. Fast die Hälfte befindet sich im Intrazellulärraum, während nur 20 Prozent extrazellulär vorliegen.

c) Wasser ist der am häufigsten vorkommende anorganische Bestandteil der Organismus. Die physiologischen Aufgaben des Wassers sind wie folgt: Wasser ist als Strukturbestandteil an Proteine, Nukleinsäuren und Polysaccharide gebunden; Wasser dient als Lösungs- und Transportmittel von Salzen, Aminosäuren und Zuckern; Wasser wirkt als Reaktionspartner bei der Tätigkeit von Hydrolasen und Hydratasen; Wasser ist für die Bildung körpereigener Verdauungssäfte unerläßlich; Wasser besitzt eine große Oberflächenspannung, welche für die kapillare Strömung des Blutes verantwortlich ist; Wasser bestimmt den normalen Turgor der Gewebe und Wasser ist Mittel zur Steuerung des Wärmehaushaltes.

d) In gemäßigtem Klima beträgt die tägliche Wasseraufnahme beziehungsweise die tägliche Wasserausscheidung bis zu 2750 ml für einen 70 kg schweren Menschen. Die Deutsche Gesellschaft für Ernährung empfiehlt für den Erwachsenen eine Wasserzufuhr von 20 bis 45 ml Wasser pro kg Körpergewicht und Tag. Die Deckung des Wasserbedarfes erfolgt vorwiegend über die Aufnahme von Getränken und fester Nahrung.

e) Pilsener Lagerbier beinhaltet 92 Gramm Wasser pro 100 Gramm. Wegen der niedrigen Natrium- und Chloridwerte des Bieres (Pilsener Lager: 1,39 mval Natrium pro Liter und 5,20 mval Chlorid pro Liter) kann die mit dem Bier zugeführte Flüssigkeitsmenge aber nur unzureichend gebunden werden.

f) Bei übermäßigem Bierkonsum (z. B. 5 Liter pro Tag über einen längeren Zeitraum) kann es zu einer Hypoosmolarität, Hyponatriämie, Hypochlorämie und Hypokalämie des Serums kommen (= Absinken der Osmolarität und des Natrium-, Chlorid- und Kaliumspiegels des Serums unter die jeweiligen Normwerte). Klinisch äußert sich die Hypoosmolarität in Erscheinungen wie Müdigkeit, Schwäche, Kopfschmerzen, Teilnahmslosigkeit, Ruhelosigketi und in fortgeschrittenem Zustand in Muskelzuckungen und Muskelkrämpfen. Wird der Biergenuß vorübergehend ausgesetzt und anschließend auf ein normales Maß zurückgeführt (0,5 bis 1 Liter Bier pro Tag) und zugleich natriumnormale Kost verzehrt, läßt sich die „Biertrinkerhypoosmolarität" überwinden.

(Die Originalarbeit enthält 2 Abbildungen, 7 Tabellen und 42 Literaturstellen.)

Nachdruck aus Getränkefachgroßhandel Nr. 4: 56, 58-60, 62-66, 1990

Über die technologische und physiologische Bedeutung der Kohlensäure (CO2) von Getränken

A. Piendl und J. Aumann, Weihenstephan

Zusammenfassung

Im ersten Teil wird die technologische Bedeutung des Kohlendioxids erörtert. Diese wirkt sich günstig auf die mikrobiologische Haltbarkeit und den Geschmack aus und verleiht den Getränken Rezenz und Frische.

Im zweiten Teil wird die physiologische Bedeutung aufgezeigt. Kohlendioxid begünstigt die Durchblutung der Mundschleimhaut, fördert die Speichelbildung, bewahrt den Magen vor Verkühlung, regt die Salzsäurebildung der Magenschleimhaut an, beschleunigt die Entleerung des Magens und fördert die Ausscheidung harnpflichtiger Substanzen durch die Niere. Eine geringfügige Erhöhung des CO_2-Partialdrucks (in der einzuatmenden Luft) wirkt sich auf den Skelett- und Herzmuskel, die Gehirndurchblutung und das Nervengewebe, den Kreislauf und die Atmung positiv aus. Für aktiv tätige Menschen und damit auch für Sportler hat der CO_2-Gehalt viele Vorteile.

Im dritten Teil wird auf die Voreingenommenheit gegenüber der „Kohlensäure" eingegangen. Die wirklichen Ursachen von diesbezüglichen Blähungen und Magen-Darm-Beschwerden liegen

- in krankheitsbedingten Störungen,
- im vermehrten Luftschlucken und
- im gestörten Abbau der Darminhalte und nicht so sehr im Verzehr des Kohlendioxids.

Bis heute ist keine echte Unverträglichkeit des Kohlendioxids bekannt. Die Vorzüge der CO_2-haltigen Getränke übertreffen somit die vermeintlichen Nachteile bei weitem.

(Die Originalarbeit enthält 2 Abildungen, 1 Tabelle und 116 Literaturstellen.)

Nachdruck aus Getränkefachgroßhandel Nr. 11/12: 22-24, 26-29, 1989

Über den osmotischen Druck von Getränken

A. Piendl, J. Rösch, C. Schuster und A. Jawansky, Weihenstephan

Zusammenfassung

Eine Vielzahl von Getränken wurde auf osmotischen Druck untersucht. Getränke mit einer Osmolalität von 245 bis 335 mOsmol/kg wurden als isotonisch bewertet; Getränke mit weniger als 200 mOsmol/kg als hypotonisch und Getränke mit mehr als 380 mOsmol/kg als hypertonisch eingestuft:

- Heilwässer, Mineralwässer, Tafelwässer und Brausen sind hypotonisch;
- Fruchtsäfte, Fruchtnektare, Limonaden, Fruchtsaftgetränke, Malzgetränke, Malz-Limonade-Mischgetränke und die normalen alkoholischen Biere sind hypertonisch.
- Die Sportgetränke sind zum größten Teil isotonisch, einige hypotonisch und mehrere auch hypertonisch.
- Die alkoholfreien Biere schließlich sind überwiegend isotonisch, einige wenige auch hypotonisch.

Weitere Untersuchungen sind erforderlich, bevor allgemeingültige Aussagen möglich sind.

(Die Originalarbeit enthält 9 Tabellen und 7 Literaturstellen.)

Nachdruck aus Getränkefachgroßhandel Nr. 3: 44, 46-48, 50, 1990

Über den osmotischen Druck der Körperflüssigkeiten

A. Piendl, Weihenstephan

Zusammenfassung

Das Blut des menschlichen Körpers weist im Durchschnitt eine Osmolalität von 290 mOsmol/kg auf. Ähnliche Werte – mit natürlichen Schwankungen nach unten und oben – ergeben sich für den Darmsaft, das Fruchtwasser, die Galle, das Kammerwasser, den Liquor cerebrospinalis, den Magensaft, die Muttermilch, den Pankressaft, die Tränen und die Synovialflüssigkeit. Speichel und Schweiß sind dagegen hypotonisch, Fäzes und Harn andererseits stark hypertonisch.

Für die Osmolalität des Blutes sind in abnehmender Reihenfolge folgende Inhaltsstoffe verantwortlich: Natrium, Chlorid, Bicarbonat, Harnstoff, Kalium, Glucose, Calcium, Magnesium, Phosphat und Sulfat.

Elektrolytmangel und Wasserüberschuß führen zu Hypoosmolalität, Elektrolytüberschuß und Wassermangel ergeben eine Hyperosmolalität des Blutes.

Sportgetränke sollen u. a. mit dazu beitragen, die normale Osmolalität der Körperflüssigkeiten bei körperlichen Belastungen weitgehend aufrechtzuerhalten.

(Die Originaltarbeit anhält 2 Tabellen und 40 Literaturstellen.)

Nachdruck aus Brauindustrie 70 (Nr. 13): 1234-1236, 1238 und (Nr. 15): 1390-1396, 1985

Durststillung durch Biergenuß

A. Piendl und I. Wagner, Weihenstephan

Zusammenfassung

a) Von Durst spricht man, wenn ein Organismus 0,5 bis 0,8 Prozent seines Gewichtes an Wasser verloren hat.

b) Es wird zwischen drei verschiedenen Durstformen unterschieden: Einmal Durst als Folge der Dehydratation der extrazellulären und intrazellulären Flüssigkeit, dann Durst als Folge der Dehydratation der extrazellulären Flüssigkeit bei gleichzeitiger intrazellulärer Hydratation und schließlich Durst als Folge der Dehydratation der intrazellulären Flüssigkeit und Hydratation der extrazellulären Flüssigkeit.

c) Zu „Bier als Durststiller" ist folgendes festzustellen: Bier enthält einmal reichlich Wasser (so das Pilsener Lagerbier 920 Gramm pro 1000 Gramm). Für die Durststillung ist weiterhin eine wasserreiche Kalorienzufuhr erwünscht. Beim Pilsener Bier treffen auf 1 Kilokalorie 2 Gramm Wasser. Beim Schankbier und alkoholfreien Bier sind es sogar 3 bis 5 Gramm Wasser pro 1 Kilokalorie. Günstig wirken sich auch die im Bier vorkommenden Mineralstoffe aus. Das Pilsener Bier enthält rund 670 Milligramm Kationen und rund 1400 Milligramm Anionen pro Liter. Auch die kühle Trinktemperatur des Bieres wird als ausgesprochen durststillend empfunden. Bei kalten Getränken geht die Magenentleerung langsamer vor sich als bei warmen. Die herabgeminderte Körpertemperatur durch das kalte Getränk verlangsamt die Wasserbewegung vom Magen in den Dünndarm. Aufgrund der langsameren Magen-Darm-Passage des kalten Getränks ergibt sich ein stärkerer Spannungszustand des Magens und eine schnellere Durststillung. Auch Bieren mit einer niedrigeren Osmolarität (wie z. B. den alkoholfreien Bieren und Schankbieren) kann eine langsamere Darmentleerung und eine schnellere Vermittlung des Durststillungssignals zugesprochen werden als Bieren mit einer hohen Osmolarität wie z. B. den Starkbieren. Schließlich begünstigt auch die schnelle Resorbierbarkeit der Wassermoleküle und Mineralstoffe des Bieres die Durststillung.

d) Maßvolle Biermengen von 0,5 bis 1 Liter stillen Durstgefühle nach dem Genuß hypertoner Speisen. Auch Wasser- und Elektrolytverluste bei normalem Schwitzen können zufriedenstellend ausgeglichen werden. Große Biermengen oder auch der Verzehr von sehr reichlich Bier zusammen mit Spirituosen sind für die Durststillung dagegen weniger geeignet. Wegen des niedrigen Natriumgehaltes des Bieres findet an der Niere nur eine geringe Rückresorption von Natrium und Wasser statt. Zusätzlich wird freies Wasser zusammen mit Natrium während der Diurese ausgeschieden, wodurch sich ein weiterer Kochsalzverlust ergibt. Auch der Durst eines Hitzeungewohnten, eines sportlich Untrainierten und eines Hitzearbeiters kann durch Bier allein wenig gestillt werden. In allen diesen Fällen kommt es infolge starker Schweißverluste zu einem kochsalzverarmten Organismus. Dieser Organismus verfügt nicht über genügend Natrium und Chlorid, um das mit Bier reichlich zugeführte Wasser zu binden. Deshalb ist neben Biergenuß der Verzehr von z. B. Salzbrezeln und Salzstangen oder anderen relativ natriumreichen Lebensmitteln zur Gewohnheit geworden, um die geringen Natriummengen des Bieres auszugleichen.

(Die Originalarbeit enthält 2 Abbildungen, 4 Tabellen und 73 Literaturstellen.)

Nachdruck aus Brauindustrie 70 (Nr. 11): 1082-1084, 1086-1087, 1985

Biergenuß und Diurese

A. Piendl und I. Wagner, Weihenstephan

Zusammenfassung

a) Unter Diurese versteht man die Ausscheidung von Harn durch den Körper.

b) Der Verzehr von normalem Bier führt zu einer deutlich stärkeren Harnausscheidung als der Konsum einer vergleichbaren Wassermenge. Dasselbe trifft auch für ungehopftes Bier zu, während unvergorener Malzextrakt + Branntwein + Wasser und Branntwein und Wasser eine ähnlich niedrige Diurese wie Wasser ergeben. Mit dem Harn werden vorwiegend Abbauprodukte der stickstoffhaltigen Lebensmittel abgeschieden.

c) Verschiedene phenolische Verbindungen, organische Säuren, Nucleinsäurebausteine und Gärungsprodukte des Bieres fördern die Bierdiurese, während Äthanol und Hopfen diesbezüglich nur eine untergeordnete Rolle spielen.

d) Mit der stärkeren Diurese nach Biergenuß geht eine erhöhte Ausscheidung an Natrium durch den Organismus (und eine geringere Ausscheidung an Kalium) einher, was sich letztlich günstig auf die Ausschwemmung von Ödemen (= größere Ansammlung von Wasser in den Geweben) auswirkt.

e) Bei sehr starkem Biergenuß (etwa fünf Liter Pro Tag und mehr) kann es zwar zu einer erhöhten Harnosmolarität (größere Konzentration der im Harn gelösten Stoffe) kommen, bei normalem Bierverzehr sind aber pathologische Veränderungen auszuschließen.

f) Da die Biere zum Teil recht unterschiedlich zusammengesetzt sind (ob alkoholfrei oder Starkbier oder ob untergärig oder obergärig), lassen die einzelnen Biergattungen, Arten und Typen durchaus unterschiedliche Diuresen erwarten.

(Die Originalarbeit enthält 4 Abbildungen, 1 Tabelle und 22 Literaturstellen.)

Nachdruck aus Brauindustrie 67 (Nr. 9): 578-579, 582-584, 586, 588, 590, 1982

Über die Wirkungslosigkeit sogenannter Promillesenker und Ernüchterungsmittel

A. Piendl und U. Heintz, Weihenstephan

Zusammenfassung

a) In den letzten vier Jahrzehnten wurden wiederholt chemische und physikalische Mittel angeboten, die zu einer schnelleren Ernüchterung nach Alkoholüberkonsum führen sollten.
b) Folgenden Mitteln wurden derartige Wirkungen unterstellt: Arzneimittel (Aspirin, Veronal, Pyramidon, Chinin, Insulin, Gardan und Neutrasol), Kaffee und Coffein, Coca-Cola, Pekasin, Gothania-Pastillen, Elektrovit, Polysan, Contra, Bacchantyn, Activit, Choko aus Milch, Sobaro, Mobiletten, Almi, Alsaver, Promill Ex und einer Fructose-Askorbinsäure-Mischung (= „Promillesenker").
c) Alle diese Mittel erwiesen sich für die Belange des Alltags als unbrauchbar. Promillesenker und Ernüchterungsmittel gibt es bis heute nicht.
d) Der menschliche Körper verstoffwechselt im Durchschnitt 100 Milligramm Alkohol pro kg Körpergewicht pro Stunde bzw. 0,1 bis 0,15 Alkoholpromille pro Stunde. „Diese Alkoholmenge wird so gleichmäßig abgebaut wie eine Kerze verbrennt", eine Beeinflussung ist nicht möglich.

(Die Originalarbeit enthält 37 Literaturstellen.)

Nachdruck aus Brauindustrie 71 (Nr. 20): 1341-1342 und (Nr. 21): 1535-1540, 1986

Über die alkohol-kobalt-bedingte Herzmuskelerkrankung von Biertrinkern („Quebec'sche Biertrinker-Myokardiopathie") – Ein Rückblick

A. Piendl und P. Kurz, Weihenstephan

Zusammenfassung

a) Ende der fünfziger und Mitte der sechziger Jahre wurden mehreren belgischen, kanadischen und amerikanischen Bieren zu Verbesserung der Schaumhaltbarkeit Kobaltchlorid und Kobaltsulfat zugesetzt.

b) Schon kurze Zeit nach der Zugabe dieses Schwermetalls kam es bei verschiedenen Biertrinkern zu einer spezifischen Schädigung des Herzmuskels, die in die Medizingeschichte als „Quebec'sche Biertrinker-Myokardiopathie" eingegangen ist.

c) In Quebec starben 20 Biertrinker von 48 betroffenen Personen, in Omaha 11 von 28, in Minneapolis 2 von 16 und in Löwen 1 von 24 Personen.

d) Eingehende klinische, ultramikroskopische, radiologische und elektrokardiographische Untersuchungen ergaben eine bis zu dieser Zeit unbekannte synergistische negative Wirkungen zwischen Alkohol und Kobalt in den Zellen verschiedener Organe, vor allem in denen des Herzens. Die Folge war unter anderem eine zehnfache höhere Kobaltablagerung im Herzmuskel, die wiederum zu reversiblen und irreversiblen Herzschäden mit Todesfolgen durch Herzschock und Herzversagen führte.

e) Es wird angenommen, daß ein ähnliches abträgliches Zusammenwirken zum Beispiel auch zwischen Alkohol und Arsen, Alkohol und Selen und Alkohol und Cadmium besteht.

(Die Originalarbeit enthält 1 Abbildung, 12 Tabellen und 52 Literaturstellen.)

Nachdruck aus Der Deutsche Arzt 25 (Nr. 4): 13, 1979

Nitrosamine im Bier. Korrektur eines „Schönheitsfehlers“

A. Piendl, Weihenstephan

Im Deutschen Krebsforschungszentrum Heidelberg wurden in den letzten 2 Jahren 3000 Lebensmittel auf Nitrosamine untersucht.

Nitrosamine entstehen, wenn Amine und bestimmte anorganische Stickstoffverbindungen wie Nitrat, Nitrit und Stickoxide miteinander reagieren. In Tierversuchen haben sich diese Verbindungen – in stark erhöhten Mengen dem Futter beigemischt – als karzinogen erwiesen.

Was das Vorkommen von Nitrosaminen betrifft, wurden bisher mehr oder weniger große Mengen in Wurst, Fleisch, Käse, Speck, Schinken, Fische und in alkoholischen Getränken gefunden, des weiteren auch in Kosmetika, Arzneimitteln und vor allem in Rauchwaren. Nitrosamine kommen auch in der freien Natur vor, so in Luft, Wasser und Boden. Selbst der menschliche Körper bildet sie in beträchtlichen Mengen. (Quelle: International Agency for Research on Cancer, Lyon, 1978, S. 125-175).

Bezüglich des Vorkommens in Bier, wurde in Heidelberg im Durchschnitt ein Nitrosamingehalt von 1,3 Mikrogramm pro Liter ermittelt (1 Mikrogramm ist der millionste Teil eines Grammes). Von den hellen Bieren wie Pils, Export und Lager, die bekanntlich den größten Marktanteil haben, waren 38 Prozent praktisch nitrosaminfrei, 34 Prozent enthielten weniger als 1,5 und nur 28 Prozent mehr als 1,5 Mikrogramm pro Liter.

So gering diese Gehalte auch waren, stellten sie dennoch einen gewissen Schönheitsfehler dar, den es zu beseitigen galt. Deshalb wurde in der Zusammenarbeit mit der Fakultät für Brauwesen der TU München-Weihenstephan eine Ursachenstudie gestartet, um die Quelle dieser Umwelt-Schadstoffe herauszufinden. Hierbei zeigte sich sehr bald, daß weder Reinigungs- und Filterhilfsmittel noch Hefe, Brauwasser oder Hopfen dafür in Frage kamen, sondern daß vielmehr das Malz der Nitrosaminträger war.

Beim Herstellungsprozeß des Malzes war dafür wieder ein Teilvorgang verantwortlich, nämlich das Trocknen, in der Fachsprache auch als Darren bezeichnet.

In einer Sofortmaßnahme wurde mittlerweile der Darrprozeß technologisch so umgestaltet, daß die Reaktionsmöglichkeiten zwischen den Stickoxiden der Trocknungsluft und den Aminen des Malzes unterbunden werden. Die im Laufe des Monats Januar 1979 erzeugten Malze und eingebrauten Biere sind deshalb als nitrosaminfrei anzusehen. In einem Langzeitprogramm wird in Zusammenarbeit mit den Brennstofflieferanten und Brennerherstellern untersucht, wie man im optimalen Falle den Verbrennungsvorgang von Öl und Gas so steuern kann, daß die Bildung von Stickoxiden auf das niedrigst mögliche Maß abgesenkt werden kann.

Die Problematik „Nitrosamine im Bier" ist ein schönes Anschauungsbeispiel, wie ein Problem erkannt, eingegrenzt und kurzfristig auch gelöst werden konnte.

Nachdruck aus Getränkefachgroßhandel Nr. 3: 14, 16, 18-20, 22-23, 1988

Getränkeverzehr und sportliche Leistung. 1: Umfrage unter deutschen Hochleistungssportlern der Ausdauersportarten und der Ausdauersportarten mit erheblichem Krafteinsatz

A. Piendl, M. Lustnauer und F. Kiel, Weihenstephan

Zusammenfassung

a) Deutsche Hochleistungssportler der Ausdauersportarten und der Ausdauersportarten mit erheblichem Krafteinsatz wurden über ihren Getränkekonsum befragt.

b) Bevorzugte Getränke nach dem Training und Wettkampf sind u. a. Mineraldrinks, Mineralwässer, Bier, Tee und Limonaden. Etwa die Hälfte der Sportler trinkt in der Spielpause ein Getränk. Die Getränke sollten vor allem durststillend und erfrischend wirken. Bei den meisten Sportlern beträgt der Getränkekonsum an Trainings- und Wettkampftagen über 2 Liter pro Tag. Sie sind von der leistungssteigernden, zumindest von der leistungserhaltenden Wirkung der Elektrolytgetränke und Mineraldrinks überzeugt.

c) Über 95 Prozent der Sportler dieser beider Sportarten stehen einem maßvollen Biergenuß positiv gegenüber. Radler (Bier-Limonade-Mischung), Pilsener, Weizen, normales Helles und Malztrunk werden bevorzugt getrunken. Bier wird geschätzt, weil es entspannt, beruhigt, den Durst stillt und den Schlaf begünstigt, aber auch, weil es ein reines und natürliches Getränk ist. Bier wird vorwiegend am Abend vor einem Wettkampf und zwei bis drei Stunden nach Beendigung des Wettkampfes getrunken, jedoch nicht unmittelbar vor, während oder nach einer sportlichen Tätigkeit. Die Hälfte der befragten Sportler dieser beiden Sportarten findet die vermehrte Bereitstellung des deutschen Braugewerbes an Malzgetränken (Malzbieren) und alkoholfreien Bieren sinnvoll.

(Die Originalarbeit enthält 14 Tabellen und 1 Literaturstelle.)

Nachdruck aus Getränkefachgroßhandel Nr. 5: 42, 44-46, 48-50, 52, 1988

Getränkeverzehr und sportliche Leistung. 2: Umfrage unter deutschen Hochleistungssportlern der Schnellkraftsportarten und der nichtklassifizierbaren Sportarten

A. Piendl, M. Lustnauer und F. Kiel, Weihenstephan

Zusammenfassung

a) Deutsche Hochleistungssportler der Schnellkraftsportarten und der nichtklassifizierbaren Sportarten wurden über ihren Getränkekonsum befragt.

b) Bevorzugte Getränke nach dem Training und Wettkampf sind Mineralwässer, Mineraldrinks, Fruchtsäfte, Bier, Milch, Tee und Kaffee. Nur etwa ein Drittel trinkt während der Spielpause ein Getränk. Die Getränke sollten vor allem den Durst stillen, erfrischen und beleben. Bei den meisten Sportlern dieser beiden Sportarten beträgt der Getränkekonsum zwischen 1 bis 2 Liter und mehr pro Tag. Ein großer Teil ist von der leistungssteigernden bzw. leistungserhaltenden Wirkung der Elektrolytgetränke überzeugt.

c) 87 Prozent (Schnellkraftsportarten) bzw. 75 Prozent (nichtklassifizierbaren Sportarten) stehen einem maßvollen Biergenuß positiv gegenüber. Bevorzugt getrunken werden Pilsener, normales Helles, Alt, Kölsch, Radler und Malztrunk. Bier ist beliebt, weil es den Durst stillt, den Schlaf begünstigt, entspannt, beruhigt und erfrischt. Bier wird gern am Abend vor dem Wettkampf getrunken, manche trinken es grundsätzlich erst nach Beendigung der sportlichen Tätigkeit. 39 bzw. 58 Prozent der befragten Sportler der Schnellkraftsportarten finden die Bemühungen des Braugewerbes gut, vermehrt Malzgetränke (Malzbiere) und alkoholfreie Biere anzubieten

(Die Originalarbeit enthält 14 Tabellen und 1 Literaturstelle.)

Nachdruck aus Getränkefachgroßhandel Nr. 9: 18-20, 22-24, 26, 28, 1998

Getränkeverzehr und sportliche Leistung. 3: Umfrage unter deutschen Hochleistungssportlern der Kampfsport- und Kraftsportarten und der Spielsportarten

A. Piendl, M. Lustnauer und F. Kiel, Weihenstephan

Zusammenfassung

a) Deutsche Hochleistungssportler der Kampfsport- und Kraftsportarten und der Spielsportarten wurden über ihren Getränkeverzehr befragt.

b) Mineraldrinks, Mineralwässer, Bier, Limonaden, Cola, Tee und Radler sind bevorzugte Getränke nach dem Training und Wettkampf. Über 50 bzw. 75 Prozent der Sportler greifen während der Spielpause und des Wettkampfes zu einem Getränk. Der Tageskonsum beträgt über 1,5 bis über 2 Liter. 75 Prozent der Sportler glauben an eine leistungssteigernde Wirkung der Elektrolytgetränke.

c) Je 95 Prozent der Sportler der Kampfsport- und Kraftsportarten wie auch der Spielsportarten stehen einem maßvollen Biergenuß wohlwollend gegenüber. Bevorzugt werden getrunken Pilsener, Weizen/Weiße, Radler, Alt, normales Helles und Kölsch. Die Sportler dieser beiden Sportarten schätzen Bier, weil es den Schlaf begünstigt, den Durst stillt, entspannt, beruhigt und erfrischt, aber auch, weil es ein reines und natürliches Getränk ist und die Geselligkeit fördert. Die genossene Biermenge liegt überwiegend im Bereich zwischen 0,3 und 0,5 Liter pro Tag. 38 Prozent der befragten Sportler der Kampfsport- und Kraftsportarten und 31 Prozent der Sportler der Spielsportarten unterstützen die Bemühungen des Braugewerbes, vermehrt Malzgetränke und alkoholfreie Biere auf dem Markt anzubieten.

(Die Originalarbeit enthält 14 Tabellen und 2 Literaturstellen.)

Nachdruck aus Brauindustrie 68 (Nr. 12): 862-864, 866, 1983

Physiologische Eigenschaften der organischen Säuren des Bieres.
1: Acetat

A. Piendl und I. Wagner, Weihenstephan

Zusammenfassung

a) Die wichtigste Aufgabe des Acetats im Intermediärstoffwechsel besteht in der Bildung von aktivierter Essigsäure.
b) Die physiologische Bedeutung des Acetats erstreckt sich auf die Endoxidation, Glykogensynthese, Magenperistaltik und Speichelwirkung. Für die Absonderung von Speichel und die im Mund ablaufenden Verdauungsvorgänge ist das Acetat des Bieres als günstig zu bewerten.
c) Deutsches Pilsener Lagerbier weist im Durchschnitt 132 mg Acetat pro Liter auf. Ähnliche Mengen beinhalten Hell Lager, Hell Export, hefehaltiges Weizen und Malztrunk. Acetatreicher sind Bock-, Rauch- und Nährbier, acetatärmer Diät-Bier, Alt, Kölsch, obergäriges Schankbier, alkoholfreies Bier und die Bier-Mix-Getränke.
d) Das Acetat des Bieres wird zum überwiegenden Teil von der Hefe bei der Gärung gebildet. Würze und Malz enthalten geringe Mengen davon.

(Die Originalarbeit enthält 2 Abbildungen, 3 Tabellen und 29 Literaturstellen.)

Nachdruck aus Brauindustrie 68 (Nr. 16): 1205-1208, 1983

Physiologische Eigenschaften der organischen Säuren des Bieres.
2: Pyruvat

A. Piendl und I. Wagner, Weihenstephan

Zusammenfassung

a) Pyruvat verbindet im Intermediärstoffwechsel den Kohlenhydratabbau mit dem Citratzyklus; es ist wichtig für die Gluconeogenese und die Alaninsynthese; Pyruvat dient auch als Substrat für die Zellen des Gehirn- und Nervengewebes.
b) In physiologischer Hinsicht hat Pyruvat Bedeutung als antiketogener Wirkstoff und für die Steuerung der Glycolyse in den Erythrozyten. Mit dem Bierpyruvat wird dem menschlichen Organismus ein wertvolles Substrat zur Verfügung gestellt, das wichtige Stoffwechselvorgänge anregt. Das Pyruvat des Bieres ist als bekömmlich zu bewerten.
c) Deutsches Pilsener Lagerbier enthält im Durchschnitt 62 mg Pyruvat pro Liter. Ähnliche Mengen weisen auch Export, Märzen, Heller Bock und Alt auf. Pyruvatärmer sind Diätbier, Kölsch, Weizen, Schank-, Rauch- und Nährbier, Malztrunk, alkoholfreies Bier und Bier-Mix-Getränke.
d) Das Pyruvat des Bieres stammt vorwiegend vom Stoffwechsel der Hefe. Malz und Würze enthalten nur geringe Mengen an Brenztraubensäure.

(Die Originalarbeit enthält 2 Abbildungen, 1 Tabelle und 38 Literaturstellen.)

Nachdruck aus Brauindustrie 68 (Nr. 20): 1520, 1522-1524, 1526, 1528, 1983

Physiologische Eigenschaften der organischen Säuren des Bieres.

3: L(+)-Lactat und D(-)-Lactat

A. Piendl und I. Wagner, Weihenstephan

Zusammenfassung

a) Milchsäure fällt im Intermediärstoffwechsel als Abbauprodukt der Kohlenhydrate an. L(+)-Lactat und D(-)-Lactat werden auch als Gärungsprodukte der Milchsäurebakterien im Darm und in der Schleimhaut gebildet.

b) Die physiologische Bedeutung der Milchsäure erstreckt sich auf Herz, Haut und den Magen-Darm-Bereich. Für den Herzmuskel stellt L(+)-Lactat ein wichtiges Substrat der Energielieferung dar. Lactat ist auch ein wirkungsvoller natürlicher Schutz des Körpers gegen Infektionen, weshalb es bei Hauterkrankungen therapeutisch genutzt wird. Oral aufgenommenes Lactat wirkt antibakteriell, regt die Darmbewegung an und aktiviert Pepsin. Die Milchsäure des Bieres ist als ein günstiger Inhaltsstoff zu bewerten. Milchsäurereiche Biere, vor allem an L(+)-Lactat und weniger an D(-)-Lactat, sind vorteilhaft.

c) Deutsches Pilsener Lagerbier enthält im Durchschnitt 36 mg L(+)-Lactat und 45 mg D(-)-Lactat. Ähnliche Mengen weisen Hell Lager, Hell Export und Malztrunk auf, während Dunkel Export, Märzen, Diätbier, Starkbier, untergäriges Schankbier, alkoholfreies Bier und hefefreies Weizen mehr Milchsäure beinhalten. Besonders reich an L(+)-Lactat und D(-)-Lactat sind die obergärigen Weißbier-Schankbiere.

d) Ein Teil des Lactats ist im Malz und in der Würze vorgebildet, ein Teil wird von der Hefe bei der Hauptgärung ausgeschieden und bei der Ausreifung wieder verwertet. Der Milchsäuregehalt des Bieres kann durch biologische Säuerung der Würze und die Verwendung von Sauermalz angehoben werden.

(Die Originalarbeit enthält 3 Abbildungen, 4 Tabellen und 64 Literaturstellen.)

Nachdruck aus Brauindustrie 69 (Nr. 1): 36-38, 40, 1984

Physiologische Eigenschaften der organischen Säuren des Bieres. 4: L-Malat

A. Piendl und I. Wagner, Weihenstephan

Zusammenfassung

a) L-Malat wird auf biochemischem Wege im Citratzyklus gebildet und dort auch wieder abgebaut.

b) Oral zugeführtes Malat wird vom Körper vollständig resorbiert und schnell verstoffwechselt. Es liefert reichlich Energie und wirkt auf das Säure-Basen-Gleichgewicht alkalisierend. Die Äpfelsäure des Bieres ist für den Organismus als gut verträglich und insgesamt bekömmlich anzusehen.

c) Deutsches Pilsener Lagerbier enthält im Durchschnitt 86 mg L-Malat pro Liter. Ähnliche Mengen weisen Hell Export, Märzen, Alt und Kölsch auf. Einen höheren Spiegel haben Starkbiere und einen niedrigeren Gehalt Diät-, Schank-, Rauch-, Weizen- und Nährbiere, weiterhin alkoholfreie Biere und die Malzgetränke.

d) Etwa ein Viertel bis die Hälfte des Malats stammt vom Malz und der Würze, der übrige Teil wird von der Hefe bei der Gärung ausgeschieden. Weizen-Malz beinhaltet weniger Malat als Pilsener Malz, während amerikanische und kanadische Gersten beträchtlich höhere Malatwerte als europäische Braugersten aufweisen.

(Die Originalarbeit enthält 2 Abbildungen, 4 Tabellen und 50 Literaturstellen.)

Nachdruck aus Brauindustrie 69 (Nr. 8): 559-560, 562, 564-566 und (Nr. 10): 731-734, 1984

Physiologische Eigenschaften der organischen Säuren des Bieres.
5: Citrat

A. Piendl und I. Wagner, Weihenstephan

Zusammenfassung

a) Citrat wird als Zwischenprodukt des Citratzyklus gebildet und dient als Bindeglied von drei Stoffwechselwegen (Kohlenhydrat-, Fett- und Eiweißstoffwechsel) bei der vollständigen Oxidation der Nährstoffe.

b) Mit der Nahrung aufgenommenes Citrat wird vom Körper schnell verwertet und liefert reichlich Energie. Es fördert die Speichelsekretion und begünstigt die Calciumresorption aus dem Darm. Die alkalisierende Eigenschaft des Citrats und die diuretische Wirkung des Bieres wirken – bei maßvollem Genuß – der Bildung von Harnsteinen entgegen. Die Citronensäure ist insgesamt als ein wertvoller physiologischer Inhaltsstoff des Bieres anzusehen.

c) Deutsches Pilsener Lagerbier enthält im Durchschnitt 184 mg Citrat pro Liter. Ähnliche Mengen weisen Hell Lager, Export, Märzen, Rauchbier, Alt, Kölsch, hefefreies Export-Weizen und hefehaltiger Weizen-Bock auf. Weniger Citrat beinhalten Diätbier, Schankbier, alkoholfreies Bier, hefehaltiges Export-Weizen und Nährbier. Wesentlich mehr Citrat ergeben die Starkbiere, besonders citratreich sind die Bier-Mix-Getränke Radler und Russen.

d) Das Citrat des Bieres stammt das ausschließlich aus dem Malz. Wird ein Teil des Braumalzes durch Reis und Mais ersetzt, fällt der Citratspiegel des Bieres ab. Weizen-Malz beinhaltet weniger Citrat als Gersten-Malz. Europäische Braugersten ergeben niedrigere Malzcitratgehalte als kanadische und vor allem amerikanische Braugersten.

(Die Originalarbeit enthält 3 Abbildungen, 6 Tabellen und 103 Literaturstellen.)

Nachdruck aus Brauindustrie 69 (Nr. 19): 1429-1432, 1984

Physiologische Eigenschaften der organischen Säuren des Bieres.
6: Gluconat

A. Piendl und I. Wagner, Weihenstephan

Zusammenfassung

a) Gluconat entsteht als Oxidationsprodukt der Glucose im Pentosephosphatzyklus.

b) Eisengluconat und Eisenphosphogluconat werden als Antianämiepräparate verabreicht, Calciumgluconat wird zur Behandlung von Kalkmangelkrankheiten benutzt. Das Delta-Lacton der Gluconsäure wird wegen der langsamen Säuerung unter anderem bei der Rohwurststreifung und bei bestimmten Sauermilcherzeugnissen eingesetzt. Die physiologische Bedeutung des Gluconats ist zwar noch unvollkommen aufgeklärt, es darf aber angenommen werden, daß diese Verbindung für den Menschen gut verträglich und das Vorkommen im Bier als günstig zu bewerten ist.

c) Deutsches Pilsener Lagerbier enthält im Durchschnitt 45 mg Gluconat pro Liter. Ähnliche Mengen weisen Hell Export, Diätbier, Rauchbier, Alt, Kölsch, Nährbier und Malztrunk auf. Weniger Gluconat beinhalten alkoholfreies Bier und hefefreies Weizenbier, während Märzen und Starkbier reicher an dieser Säure sind.

d) Das Gluconat des Bieres stammt fast ausschließlich aus dem Malz. Wird ein Teil des Braumalzes durch Reis oder Mais ersetzt, fällt der Gluconatspiegel ab. Weizen-Malz und Pilsener Lager-Malz beinhalten weniger Gluconat als das Wiener und Münchner Lager-Malz. Mälzereitechnologie, Gerstensorte und Gerstenart haben einen großen Einfluß auf den Gluconatgehalt des Malzes.

(Die Originalarbeit enthält 1 Abbildung, 4 Tabellen und 20 Literaturstellen.)

Nachdruck aus Brauindustrie 69 (Nr. 22): 1783-1788, 1984

Physiologische Eigenschaften der organischen Säuren des Bieres.
7: Oxalat

A. Piendl und I. Wagner, Weihenstephan

Zusammenfassung

a) Oxalsäure wird im Intermediärstoffwechsel vorwiegend aus Glycin und Ascorbinsäure gebildet. Sowohl die endogen gebildete als auch die exogen zugeführte Oxalsäure wird mit dem Harn weitgehend ausgeschieden. Oxalat per se ist ein physiologisch unwirksames Stoffwechselprodukt, die klinische Bedeutung rührt aber von der extremen Schwerlöslichkeit des Calciumoxalates und dessen Rolle bei der Entstehung von Nierensteinen her.

b) Die Oxalsäureausscheidung im Harn beträgt bei gesunden Personen bei normaler Kost etwa 10 bis 40 mg pro Tag. Oxalat bindet das im Darm vorhandene Calcium und setzt damit die Resorptionsrate und die Verfügbarkeit von Calcium herab. Gerade für Patienten mit einem Calciummangel ist eine calciumreiche und oxalatarme Kost angebracht, da dadurch die Ausscheidung von Harnoxalat und die Bildung von Calciumoxalatsteinen zurückgedrängt werden kann.

c) Bier ist im Vergleich zu vielen anderen Lebensmitteln oxalatarm, calciumreich und natriumarm. Auch die harntreibende Wirkung nach Bierkonsum ist beträchtlich. Deshalb dürfte bei maßvollem Biergenuß das Oxalatvorkommen des Bieres physiologisch unbedenklich sein.

d) Deutsches Pilsener Lagerbier enthält 12 mg Oxalat pro Liter. Ähnliche Werte weisen Hell Lager, Hell Export, alkoholfreies Bier und hefefreies Export-Weizen auf, während Alt, Kölsch, hefehaltiges Export-Weizen und Berliner Weiße oxalatärmer sind.

e) Das Oxalat des Bieres stammt vorwiegend aus dem Malz. Wird ein Teil des Malzes durch Reis und Mais ersetzt, verringert sich der Oxalatspiegel der Würze. Auch längere Keimzeiten beim Mälzen ergeben niedrigere Oxalatgehalte.

f) Eine lückenlose brautechnologische Bestandsaufnahme dieser Verbindung ist erforderlich. Aus technologischen und physiologischen Gründen sind möglichst niedrige Oxalatwerte im Bier anzustreben.

(Die Originalarbeit enthält 9 Tabellen und 56 Literaturstellen.)

Nachdruck aus Brauindustrie 67 (Nr. 13): 851 – 852, 854 – 856, 1982

Alkoholische Getränke und ältere Menschen.

Teil 1: Untersuchungen am Cushing Hospital, Norristown State Hospital und Boston State Hospital

A. Piendl und U. Kugel, Weihenstephan

Zusammenfassung

a) In den letzten 15 Jahren wurde am Cushing Hospital, Norristown State Hospital und Boston State Hospital in den Vereinigten Staaten die Bedeutung von Bier und Wein für ältere Menschen untersucht.
b) Ohne Ausnahme wirkte sich ein maßvoller Verzehr der beiden Getränke auf das Patientenverhalten vorteilhaft aus.
c) Die günstigen Wirkungen waren unter anderem folgende: größere Zufriedenheit, verbessertes Allgemeinbefinden, erhöhte Gesprächsbereitschaft mit anderen Patienten und dem Personal, zunehmende Gruppenaktivität, größere Eigeninitiative und gesteigerte Geselligkeit.

(Die Originalarbeit enthält 1 Abbildung und 14 Literaturstellen.)

Nachdruck aus Brauindustrie 67 (Nr. 15): 964 – 967, 1982

Alkoholische Getränke und ältere Menschen.

Teil 2: Weitere amerikanische Studien

A. Piendl und U. Kugel, Weihenstephan

Zusammenfassung

a) In mehreren Krankenhäusern, Altersheimen und Pflegestätten der Bundesstaaten Kalifornien, Illinois, Massachusetts, Washington, Iowa und Michigan wurde der Stellenwert alkoholischer Getränke für ältere Menschen untersucht.

b) Die günstigen Erscheinungen eines maßvollen Alkoholverzehrs waren bei den Personen wie folgt: ausgeprägtere Gruppendynamik, höherer Sozialisationsgrad, größerer Appetit, besseres Schlafverhalten, Absenkung des Blutdrucks und Rückgang des Arzneimittelverbrauches.

c) Eine Verabreichung von Bier und Wein erscheint, gerade im Rahmen einer Soziotherapie, zur Verringerung von Beruhigungs- und Schlafmitteln und zur Verbesserung der Patient-Patient- und Patient-Personal-Beziehung sinnvoll zu sein.

d) In keiner Untersuchung traten unerwünschte Nebenwirkungen des Alkoholverzehrs auf, deshalb nimmt in den USA seit 1967 die Zahl der Krankenhäuser und Altersheime ständig zu, die älteren Menschen auf Wunsch Bier und Wein anbieten.

(Die Originalarbeit enthält 13 Literaturstellen.)

Nachdruck aus Brauindustrie 67 (Nr. 19): 1204 – 1206, 1982

Alkoholische Getränke und ältere Menschen.

Teil 3: Umfragen unter deutschen praktischen Ärzten

A. Piendl und U. Kugel, Weihenstephan

Zusammenfassung

a) In einer Umfrage wurden die Meinungen von 100 deutschen praktischen Ärzten über den Einsatz alkoholischer Getränke in der Geriatrie erfragt. Von 100 versandten Fragebögen waren 58 auswertbar.

b) Ein maßvoller Verzehr von Bier und Wein durch ältere Menschen wird vor allem aus psychologischen Gründen empfohlen.

c) Von den medizinischen Wirkungen der Getränke kommt den beruhigenden, schlaffördernden, gefäßerweiternden und harntreibenden Eigenschaften die größte Bedeutung zu.

d) Die Verabreichung von 1 bis 2 Glas Bier oder Wein pro Tag kann insbesondere zur Verbesserung der seelischen Ausgeglichenheit, zur Förderung der zwischenmenschlichen Beziehung und zur Verschönerung des Lebensabends älterer Menschen beitragen.

e) Ein Verzehr alkoholischer Getränke ist vor allem in geselliger Runde, vor dem Schlafengehen und zu Mahlzeiten zu empfehlen.

f) Für ältere Menschen sind Bier, Rotwein, Tee und Frucht- und Gemüsesäfte offensichtlich besonders bekömmlich.

g) In Krankenhäusern könnten alkoholische Getränke bei Mahlzeiten vorwiegend zur Anregung des Appetits, zur Stärkung körperlich geschwächter Patienten und zur größeren Zufriedenheit der älteren Menschen mit dem Alltag eingesetzt werden.

(Die Originalarbeit enthält 8 Tabellen.)

Nachdruck aus Brauindustrie 67 (Nr. 20): 1267 – 1268, 1270, 1982

Alkoholische Getränke und ältere Menschen.
Teil 4: Umfrage unter Ärzten von deutschen gerontopsychiatrischen Krankenhausabteilungen

A. Piendl und U. Kugel, Weihenstephan

Zusammenfassung

a) In einer Umfrage wurden die Meinungen von Ärzten von deutschen gerontopsychiatrischen Krankenhaus-Abteilungen über die Bedeutung von Bier und Wein für ältere Menschen erfragt. Von den 50 versandten Fragebögen waren 19 auswertbar.
b) Ein sehr maßvoller Bier- und Weinverzehr (0,33 bis 0,1 Liter pro Tag) kann durchaus zum allgemeinen Wohlbefinden älterer Menschen beitragen und zwar aus sozialen, psychologischen, medizinischen und ernährungsphysiologischen Gründen.
c) Die medizinischen Vorteile betreffen vor allem die beruhigenden, gefäßerweiternden, schlafbegünstigenden, verdauungsfördernden und harntreibenden Wirkungen von Bier und Wein.
d) Eine Verabreichung alkoholischer Getränke kann die Gruppendynamik, Geselligkeit und soziale Interaktion älterer Menschen begünstigen und die Beziehungen von Patient zu Patient und von Patient zu Pflegepersonal verbessern. Schlafmittel und Psychopharmaka können mehr oder weniger stark abgesetzt werden.
e) Von den verschiedenen Rehabilitationstherapien scheint die Soziotherapie am ehesten den Verzehr eines alkoholischen Getränkes zuzulassen und zu einer Verbesserung im Verhältnis von Patient zu Therapeut zu führen.
f) Da der Anteil ehemaliger alkoholabhängiger Menschen in den geronto-psychiatrischen Kliniken relativ hoch sein kann, sind alkoholische Getränke mit großer Umsicht zu verabreichen.

(Die Originalarbeit enthält 20 Literaturstellen.)

Nachdruck aus Brauindustrie 68 (Nr. 5): 295 – 296, 298, 300 – 301, 1983

Alkoholische Getränke und ältere Menschen.

Teil 5: Der physiologische Stellenwert von Wein und Bier in der Geriatrie

A. Piendl und U. Kugel, Weihenstephan

Zusammenfassung

Ein maßvoller Verzehr von Bier und Wein kann für ältere Menschen folgende Vorzüge aufweisen:

a) Steigerung des Appetits.
b) Förderung der Verdauung.
c) Ausgleich eines Flüssigkeits- und ernährungsphysiologischen Mangels.
d) Bereitstellung von Energie.
e) Abführende Wirkung.
f) Bereicherung von Diäten (kochsalzarme und Diabetiker-Kost).
g) Erweiterung der Gefäße.
h) Harntreibende Wirkung.
i) Anregende Wirkung des Organismus (Förderung der Drüsensekretion, der Atmungsorgane und des Blut- und Lymphkreislaufes).
j) Keimtötende Wirkung.
k) Schlafbegünstigende Wirkung.
l) Beruhigende Wirkung.
m) Stimmungshebende Wirkung.
n) Günstige Wirkungen bei Grippe, Erkältung, Fieber, Asthma und Diarrhöe.

Der Verabreichung maßvoller Mengen von Bier und Wein an Krankenhaus- Patienten kommt aus ernährungsphysiologischen noch mehr aber aus psychologischen Gründen große Bedeutung zu.

(Die Originalarbeit enthält 67 Literaturstellen.)

Nachdruck aus Brauindustrie 68 (Nr. 10): 693 – 696, 698, 1983

Alkoholische Getränke und ältere Menschen.

Teil 6: Alkoholverzehr von deutschen Männern und Frauen verschiedener Altersstufen – Bedingungsgeflecht der Langlebigkeit

A. Piendl und U. Kugel, Weihenstephan

Zusammenfassung

a) Die Gruppe der 36- bis 50-jährigen deutschen Männer und Frauen konsumiert am meisten Bier, Wein und Spirituosen. Der Gesamtverzehr an Alkohol erreicht mit 52,7 Gramm pro Tag bei den Männern und 21,7 Gramm pro Tag bei den Frauen einen Höhepunkt. Jüngere und ältere Menschen trinken weniger.

b) Ältere Menschen (ab 50 Jahre) schränken der Verzehr von Bier, Wein, Gin, Whisky, alkoholfreien und bitteren Erfrischungsgetränken wesentlich stärker ein als den Konsum von Likör, klaren Schnaps, Obstschnaps, Branntwein, Wodka, Rum, Magenbitter und Mineralwasser.

c) Männer trinken in allen Altersstufen mehr als Frauen.

d) Die Langlebigkeit eines Menschen wird von vielen verschiedenen Größen beeinflusst, so von erblichen und ökologischen Faktoren, von der Persönlichkeitsstruktur, Intelligenz und Verhaltensweise, von der Schulbildung, vom Beruf und vom sozioökonomischen Status, von der Ernährung, Gesundheitsvorsorge und Hygiene.

e) Aufgrund von Befragungen älterer Menschen, Erfahrungsberichten von Ärzten und Ergebnissen neuerer Untersuchungen ist ein sehr maßvoller Alkoholverzehr nicht nur nicht negativ, sondern im Gegenteil positiv für die Langlebigkeit zu bewerten.

(Die Originalarbeit enthält 4 Tabellen und 1 Abbildung.)

PS: Seit Anfang der 1980er-Jahre ist der Alkoholverzehr laufend zurückgegangen.

Nachdruck aus Brauindustrie 71 (Nr. 22): 1616 – 1618, 1620 – 1622, 1986

Über den Alkoholgehalt von Lebensmitteln, alkoholfreien Getränken, Körperflüssigkeiten und Körperorganen

A. Piendl und B. Vasel, Weihenstephan

Zusammenfassung

a) Brot, Milch und Obst enthalten mehr oder weniger große Mengen Äthanol und alkoholische Begleitstoffe (Aromastoffe). Dafür ist das Vorhandensein von Kohlenhydraten, die Anwesenheit von Hefen und Bakterien und das Stattfinden der alkoholischen Gärung bei der Zubereitung dieser Lebensmittel verantwortlich.

b) Auch Obstsäfte, Süßmoste und Nektare wie auch Wasser und Erde können Alkohol aufweisen, da Mikroorganismen in der freien Natur immer reichlich vorkommen und auch kohlenhydrathaltige Verbindungen weit verbreitet sind.

c) Auch Körperflüssigkeiten und Körperorgane von gesunden und alkoholabstinenten Menschen und Tieren weisen Äthanol und alkoholische Begleitstoffe auf. Diese rühren hauptsächlich vom Stoffwechsel der Darmflora her.

d) Eine absolute Alkoholfreiheit gibt es in der belebten Natur offensichtlich nicht. Die vorkommenden Alkoholmengen sind aber in den allermeisten Fällen so gering, dass sie physiologisch wirkungslos sind und deshalb vernachlässigt werden können.

(Die Originalarbeit enthält 14 Tabellen und 40 Literaturstellen.)

PS: Die deutschen alkoholfreien Biere und Malzgetränke beinhalten nicht mehr als 0,5 Milliliter Alkohol pro 100 Milliliter, so dass sie zu Recht als alkoholfrei bezeichnet werden können.
Früher lag die Grenze bei 0,5 Gramm Alkohol pro 100 Gramm Bier.

Nachdruck aus Brauindustrie 74 (Nr. 9): 1119 – 1120, 1122 – 1124, 1126, 1989 und Brewing and Beverage Industry International No. 1: 56-60, 62-65, 1990

Ernährungsphysiologische Vergleichsuntersuchungen von Vollmalzbieren und Rohfruchtbieren

A. Piendl, Weihenstphan

Zusammenfassung

1. Vitamine

1.1 Niacin

Biochemie: Niacin ist beteiligt am Auf- und Abbau von Kohlenhydraten, Alkoholen, Proteinen und Fettsäuren; hat Bedeutung für die Blutbildung und die Funktion der Verdauungsorgane, des Nervensystems, des Leberschutzes und der Haut, nimmt Einfluss auf die Synthese von Lipiden, besonders auf das Cholesterin.

Mangelerscheinungen: Nervosität, Reizbarkeit, Schlaflosigkeit, Kopfschmerzen, Müdigkeit, Entzündungen und Durchfall. Bei zunehmendem Mangel kommt es zu Pellagra, die auch heute noch in Afrika auftritt. Pellagra ist durch Veränderungen der Haut, durch chronische Entzündungen von Schleimhäuten und des Verdauungstraktes sowie durch Störungen des zentralen Nervensystems charakterisiert.

Physiologie: Mit dem Verzehr von 1 Liter Bier kann folgender Niacinbedarf pro Tag gedeckt werden

- mit Bier aus 100 % Malz: 61,5 % und
- mit Bier aus Rohfrucht (75 % Malz+25 % Reis bzw. Mais): 47,9 %.

Technologie: In großer Menge bereits in der Braugerste vorhanden; normale Weichgrade, längere Keimzeiten und höhere Keimtemperaturen ergeben eine Niacinanhäufung im Malz. Die Brauereihefe absorbiert etwas Niacin bei der Gärung. Ungemälzte Rohfrucht liefert nur einen sehr bescheidenen Niacinbeitrag zum Bier.

Wird Braumalz z.B. durch 25 % Rohfrucht ersetzt, fällt der Niacinspiegel des Bieres um 22 % ab. Der Unterschied im Niacingehalt zwischen deutschen Pilsener Bieren und ausländischen Rohfrucht-Lagerbieren beträgt 30 %.

1.2 Pyridoxin

Biochemie: Ist als Coenzym am Aminosäuren- und Eiweißstoffwechsel und - zusammen mit Fettsäuren - an der Synthese von Nucleinsäuren beteiligt; hat Bedeutung für den Gewebestoffwechsel der Leber und der Haut, für das Nervensystem, die Muskeltätigkeit, die Blutbildung und die Verwertung von essentiellen Fettsäuren.

Mangelerscheinungen: Beeinträchtigungen von Haut, Schleimhäuten, Nervensystem und Blutbildung, möglicherweise auch Beziehungen zur Bildung von Karies und Oxalatsteinen im Harntrakt.

Physiologie: Mit dem Verzehr von 1 Liter Bier kann folgender Pyridoxinbedarf pro Tag gedeckt werden

- mit Bier aus 100 % Malz: 31,6 % und
- mit Bier aus Rohfrucht (75 % Malz + 25 % Reis bzw. Mais): 20,4 %.

Technologie: In großer Menge bereits in der Braugerste vorhanden. Höhere Weichgrade, längere Keimzeiten und wärmere Keimtemperaturen führen zu hohen Pyridoxinwerten des Malzes. Die Hefe absorbiert etwas Pyridoxin während der Gärung. Ungemälzter Reis und Mais sowie Stärke, Zucker und Sirup liefern nur einen vernachlässigbaren Beitrag zum Pyridoxinvorkommen im Bier.

Wird Braumalz z.B. durch 25 % Rohfrucht ersetzt, sinkt der Pyridoxinspiegel des Bieres um 35 % ab. Der Unterschied im Pyridoxingehalt zwischen deutschen Pilsener Bieren und ausländischen Rohfrucht-Lagerbieren beträgt 40%.

1.3 Pantothensäure

Biochemie: Beteiligt am Auf- und Abbau von Fettsäuren, Carotinoiden, Sterinhormonen, am Stoffwechsel von Eiweiß und Aminosäuren, am Übergang der Abbauprodukte der Glykolyse in den Citratzykllis und an der Bildung von Porphyrinen.

Mangelerscheinungen: Treten nur bei einseitiger Ernährung auf: Störungen des allgemeinen Wohlbefindens (Kopfschmerzen, Schlafstörungen, Übelkeit), graue Haare, Hautkrankheiten, Beschwerden im Verdauungstrakt und an den Herzgefäßen und Depressionen und Anfälligkeit gegen Streßsituationen.

Technologie: Der Pantothensäuregehalt des Bieres ist im wesentlichen durch Braugerste und Braumalz vorgegeben. Während der ersten Keimtage steigt der Gehalt im Malz an. Während der Gärung und Lagerung kommt es nur zu unmerklichen Aufnahmen oder auch Abgaben durch die Hefe. Bei Verarbeitung von Reis, Mais und

Hirse in ungekeimtem Zustand oder auch in Form von Grieß, Flocken und Stärke geht nur wenig Pantothensäure in das Bier über.

Wird Malz z.B. durch 25 % Rohfrucht ersetzt, fällt der Pantothensäuregehalt im Bier um rund 7 % ab, während der diesbezügliche Unterschied zwischen deutschen Pilsener Bieren und ausländischen Rohfrucht-Lagerbieren 19 % beträgt.

2. Mineralstoffe

2.1 Magnesium

Biochemie: Aktivierung von Enzymvorgängen; Bildung des Magnesium-ATP-Komplexes; Aktivierung von Aminosäuren und Succinat; Erregungsüberleitung von Nerv zum Muskel; notwendig für den Eiweißabbau.

Mangelerscheinungen: Wachstumsstörungen, Verhaltensstörungen, Schwäche und Krämpfe.

Physiologie: Mit dem Verzehr von 1 Liter Bier kann folgender Magnesiumbedarf pro Tag gedeckt werden

- mit Bier aus 100 % Malz: 41,7 % und
- mit Bier aus Rohfrucht (75 % Malz+25 % Reis oder Mais):31,3 %.

Technologie: In großer Menge bereits in der Braugerste vorhanden. Höhere Weichgrade und längere Keimzeiten beim Mälzen führen zu magnesiumreichen Malzen. Auch das Brauwasser enthält größere Magnesiumgehalte. Die Bierhefe absorbiert nur wenig Magnesium während der Haupt- und Nachgärung. Ungemälzter Reis und Mais wie auch Stärke und Sirup liefern nur einen sehr begrenzten Beitrag zum Magnesiumvorkommen im Bier.

Wird Braumalz z.B. durch 25 % Rohfrucht ersetzt, verringert sich der Magnesiumspiegel im Bier um 25 %. Der Unterschied zwischen deutschen Pilsener Bieren und ausländischen Rohfrucht-Lagerbieren beträgt 20 %.

2.2 Phosphor

Biochemie: Ist Bestandteil von Knochen und Zähnen; aber auch von Nucleinsäuren; beteiligt am Aufbau von Enzymen und des Blutpuffersystems; verantwortlich für Speicherung und Übertragung von Energie.

Mangelerscheinungen: Schwäche, Demineralisation der Knochen und Calciumverlust.

Physiologie: Mit dem Verzehr von 1 Liter Bier kann folgender Phosphorbedarf pro Tag gedeckt werden

- mit Bier aus 100 % Malz: 38,8 % und
- mit Bier aus Rohfrucht (75 % Malz + 25 % Reis und Mais):31,7 %.

Technologie: Wesentliche Einflussgrößen sind Braugerste und Brauwasser. Höhere Weichgrade, normale Keimtemperaturen und längere Keimzeiten führen beim Mälzen zu phosphorsäurereichen Malzen. Aus ungemälztem Reis und Mais gehen offensichtlich nur sehr geringe Phosphorsäuregehalte in das Bier über.

Wird Braumalz z.B. durch 25 % Rohfrucht ersetzt, fällt der Phosphorspiegel um 18 % ab. Der Unterschied im Phosphorgehalt zwischen deutschen Pilsener Bieren und ausländischen Rohfrucht- Lagerbieren beträgt 32 %.

2.3 Kalium

Biochemie: Aufrechterhaltung des intrazellulären osmotischen Druckes; wichtig für Bioelektrizität der Zellmembranen; notwendig für Enzymwirkungen gerade des Kohlenhydratstoffwechsels.

Mangelerscheinungen: Muskelschwäche und Lähmungen.

Physiologie: Kaliumreichtum und Natriumarmut des Bieres sind mitverantwortlich für Diurese; auch günstig für Hypertonie- und Ödemtherapien und für die Herzinfarktprophylaxe.

Technologie: In großer Menge bereits in der Braugerste vorhanden. Mittlere Weichgrade und Keimtemperaturen beim Mälzen geben kaliumreiche Malze. Auch das Brauwasser beinhaltet Kalium. Während der Gärung nimmt die Hefe geringe Mengen an Kalium aus der Würze auf. Ungemälzte Rohfrucht (Reis, Mais und Hirse), Stärke und Sirup liefern nur einen sehr geringen Beitrag zum Kaliumhaushalt des Bieres.

Wird Braumalz z.B. durch 25 % Rohfrucht ersetzt, fällt der Kaliumspiegel des Bieres um 19 % ab. Der Unterschied im Kaliumgehalt zwischen deutschen Pilsener Bieren und ausländischen Rohfrucht-Lagerbieren beträgt 27 %.

3. Organische Säuren

3.1 Citrat

Biochemie: Wird als Zwischenprodukt des Citrat-Zyklus gebildet und dient als Bindeglied von drei Stoffwechselwegen (Kohlenhydrat-, Fett- und Eiweißstoffwechsel) bei der vollständigen Oxidation der Nährstoffe.

Physiologie: Mit der Nahrung aufgenommenes Citrat wird vom Körper schnell verwertet und liefert reichlich Energie. Es fördert die Speichelsekretion und begünstigt die

Calciumresorption aus dem Darm. Die alkalisierende Eigenschaft des Citrats und die diuretische Wirkung des Bieres wirken - bei maßvollem Genuss - der Bildung von Harnsteinen entgegen.

Technologie: Das Citrat des Bieres stammt fast ausschließlich aus dem Malz. Der Braugerste und Mälzereitechnologie kommt ein überragender Einfluss auf die Bildung dieser organischen Säure im Malz und damit auf das Vorkommen im Bier zu, während Gärung und Reifung von untergeordneter Bedeutung sind. Ebenso liefert die Verarbeitung von ungemälzter Rohfrucht nur einen geringen Beitrag zum Citrat-Vorkommen im Bier.

Wird Braumalz z.B. durch 25 % Rohfrucht ersetzt, fällt der Citratspiegel des Bieres um rund 21 % ab. Der Unterschied zwischen deutschen Pilsener Bieren und ausländischen Rohfrucht-Lagerbieren beträgt 16 %.

3.2 Gluconat

Biochemie: Entsteht als Oxidationsprodukt der Glucose im Pentosephosphat-Zyklus.

Physiologie: Eisengluconat und Eisenphosphogluconat werden als Antianämiepräparate verabreicht; Calciumgluconat wird zur Behandlung von Kalkmangelkrankheiten benutzt. Gluconsäure ist die Hauptsäure des Honigs. Die physiologische Bedeutung ist zwar insgesamt noch unvollkommen aufgeklärt, es darf aber angenommen werden, dass diese Säure physiologisch gut verträglich und das Vorkommen in Lebensmitteln als günstig zu bewerten ist.

Technologie: Das Gluconat des Bieres stammt überwiegend aus dem Malz. Braugerste und Mälzereitechnologie haben einen großen Einfluss auf die Entstehung dieser organischen Säure, während Gärung und Ausreifung des Bieres ohne sichtbare Auswirkungen sind.

Wird Braumalz z.B. durch 25 % Rohfrucht ersetzt, verringert sich der Gluconatspiegel des Bieres um rund 9 %. Der Unterschied im Glukonatgehalt zwischen deutschen Pilsener Bieren und ausländischen Rohfrucht-Lagerbieren beträgt 33 %.

3.3 Acetat

Biochemie: Die wichtigste Aufgabe besteht im Intermediärstoffwechsel in der Bildung von aktivierter Essigsäure.

Physiologie: Hat Bedeutung für die Glykogensynthese, Magenperistaltik und Speichelwirkung. Acetat sorgt für eine gründliche Vorverdauung der

Nahrungsbestandteile im Mund. Es regt den Speichelfluss und die Aktivität und Sekretion von Amylase an.

Technologie: Das Acetat des Bieres stammt zum überwiegenden Teil von der Hefe bei der Gärung. Würze und Malz enthalten nur geringe Mengen davon.

Wird Malz durch einen größeren Anteil von Rohfrucht ersetzt, verringert sich das Acetatvorkommen im Bier, vermutlich wegen einer gehemmten Bildung bei der Gärung infolge des verringerten Aminosäuren- und Vitamingehaltes der Rohfruchtwürzen. Im vorliegenden Falle ging der Acetatgehalt des Bieres bei Ersatz von Malz durch 25 % Rohfrucht um rund 18 % zurück. Der Unterschied zwischen deutschen Pilsener Bieren und ausländischen Rohfrucht-Lagerbieren macht 32 % aus.

4. Phenolische Verbindungen

Biochemie: Die im Bier vorkommenden phenolischen Verbindungen lassen sich in Monophenole und Polyphenole unterteilen. Zu den Monophenolen zählen Phenol und Cresol. Die Polyphenole sind im Bier in monomerer und polymerer Form vorhanden. Zur monomeren Form zählen phenolische Säuren, Flavonole, Flavonolglycoside, Catechine, Anthocyanogene und Cumarine. Alle phenolischen Verbindungen, die in den organischen Systemen Pflanze, Tier und Mensch eine biologische Funktion erfüllen, werden als "Bioflavanoide" bezeichnet. Sie sollen besonders enzymatische Reaktionen, an denen Hydrolasen, Kinasen und Hydroxylasen beteiligt sind, hemmen. Bisher sind im Bier über 35 phenolische Einzelverbindungen nachgewiesen worden.

Physiologie: Einigen Polyphenolen wird ein günstiger Einfluss auf die Tätigkeit des Herzens, den Magen-Darmtrakt, die Blutgerinnung, den Blutdruck und die Diurese zugeschrieben. Andere Phenole wirken desinfizierend, lokalanästhetisierend und regen über das Riechepithel die Verdauungssekretion an. Auch die Anthocyanogene - noch zutreffender die einzelnen niedermolekularen Substanzen - sind hoch wirksam. Sie wirken bakterienabtötend und resorptionsfördernd für Magnesium, Kupfer und Eisen. Außerdem regen sie die Herztätigkeit an und wirken krampflösend auf die glatte Muskulatur des Darmes. Sie verbessern ferner das Sehvermögen durch Förderung der Sehstoffbildung und beeinflussen als Redoxkomponenten die Normalisierung der Zellatmung.

Technologie: Die phenolischen Substanzen des Bieres stammen zu etwa 75 % aus dem Malz und zu 25 % aus dem Hopfen. Ungemälzte Rohfrucht, Stärke und

Zuckersirup liefern offensichtlich nur einen untergeordneten Beitrag zum Vorkommen der phenolischen Verbindungen im Bier.

Wird Malz z.B. durch 25 % Rohfrucht ersetzt, nehmen die Gesamt-Polyphenole im Bier um 32 % und die Anthocyanogene um 14 % ab. Zwischen den deutschen Pilsener Bieren und ausländischen Rohfrucht-Lagerbieren beträgt der Unterschied für die Polyphenole 31 % und für die Anthocyanogene 26 %. - Die niedrigere Hopfengabe bei Rohfruchtverarbeitung führt zusätzlich zu einer Verringerung an Polyphenolen und Anthocyanogenen im Bier.

5. Eiweissverbindungen

Biochemie: Unter anderem von Bedeutung für Enzymsynthesen, Stoffwechselsteuerungen und die Aufrechterhaltung des intrazellulären pH-Wertes der Organe und Gewebe.

Physiologie: U.a. Beeinflussung der Leistungsfähigkeit, Infektabwehr, Wundheilung und des Langzeitgedächtnisses. Tagesbedarf an Protein einer erwachsenen Person: 0,9 Gramm Eiweiß pro kg Körpergewicht. Bier ist zwar kein eiweißreiches Lebensmittel, dennoch sind fast alle essentiellen, halbessentiellen und nichtessentiellen Aminosäuren in mehr oder weniger großer Menge vorhanden. - Rohprotein ist der summarische Ausdruck für alle stickstoffhaltigen Verbindungen; Prolin stellt eine halbessentielle Aminosäure dar, während der freie Aminostickstoff die Summe aller niedermolekularen Verbindungen einschließt.

Technologie: Der Eiweißgehalt eines Bieres stammt zu etwa 85 % aus dem Würze- und Malzprotein und zu 15 % aus dem bei der Gärung ausgeschiedenen Hefeprotein. Unvermälzte Rohfrucht wie Reis, Mais und Hirse, aber auch Stärke- und Zuckersirup, sind vorrangig Kohlenhydratquellen. Sie bringen nur wenige Eiweißsubstanzen in das Bier ein.

Wird ein Teil des hochgelösten Braumalzes durch Rohfrucht ersetzt, fällt der Eiweißspiegel des fertigen Bieres entsprechend ab. Im vorliegenden Falle verringert sich bei Verwendung von 25 % Rohfrucht der Rohproteingehalt um 27 %, der Prolinwert um 32 % und der freie Aminostickstoffgehalt um 37 %. Die entsprechenden Unterschiede zwischen den deutschen Pilsener Bieren und ausländischen Rohfrucht-Lagerbieren sind 34 %, 34 % und 48 %.

6.Gärungsnebenprodukte (Höhere Alkohole)

Biochemie: Isobutanol ist ein höherer aliphatischer Alkohol; Amylalkohol ist die Summe der zwei höheren aliphatischen Alkohole 2-Methylbutanol-1 und 3- Methylbutanol-1; 2-Phenyläthanol ist ein höherer aromatischer Alkohol.

Physiologie und Pharmakologie: Ein erhöhter Gehalt eines Getränkes an höheren Alkoholen führt zu

- Veränderungen in den physiologischen Reaktionsfähigkeiten: stärkere Vergiftung, höheres Schlafbedürfnis, stärkeres und länger anhaltendes Augenzittern (Nystagmus) und stärkere Beeinflussung der Hirnstromtätigkeit, außerdem zu
- Veränderungen in den Verhaltensreaktionen: Beeinträchtigung der Aggressionsbeantwortung, Verminderung der Leistungsfähigkeit, stärkerer psychomotorischer Leistungsabfall, größere Wagnisübernahme und höhere Risikobereitschaft.

Äthanol und alkoholische Begleitstoffe wirken im Verbund potenzierend und führen zu erhöhten und länger anhaltenden giftigen, berauschenden und betäubenden Erscheinungen. Deshalb ist es sehr wünschenswert, dass ein alkoholisches Getränk einen möglichst niedrigen Gehalt an Alkohol und alkoholischen Begleitstoffen (besonders in Form der Fuselalkohole) aufweist. Ein gewisses sortentypisches Niveau an alkoholischen Begleitstoffen ist zwar erwünscht, damit eine Biersorte den erforderlichen charakteristischen Geschmack und Geruch erhält, erhöhte Gehalte sollten aber aus Gründen der Bekömmlichkeit (Kopfschmerzen und Kater) und des Anreizes zum Weitertrinken vermieden werden.

Technologie: Die höheren Alkohole entstehen während der Gärung und Ausreifung des Bieres durch die Brauereihefe. Die Bildung ist eng mit dem Stoffwechsel von Kohlenhydraten, Mineralstoffen und Vitaminen, vor allem aber mit dem Aminosäuren-Metabolismus verbunden. Werden der Brauereihefe mit der Würze zu wenig Aminosäuren angeboten - wie dies bei Verarbeitung eines größeren Anteils von Reis, Mais und Hirse, aber auch von Stärke und Zuckersirup der Fall ist - muss die Hefe diese Eiweißbausteine intrazellulär selbst aufbauen, um einen geregelten Stoffwechsel aufrechtzuerhalten, wachsen und sich vermehren zu können. Der intrazelluläre Auf-, Um- und Abbau der Aminosäuren in der Hefe ist eng mit der Bildung höherer Alkohole verknüpft. So führt in der Würze ein

- Valinmangel zu mehr Isobutanol,

- ein Isoleucinmangel zu mehr 2- Methylbutanol-1,
- ein Leucinmangel zu mehr 3- Methylbutanol-1 und
- ein Phenylalaninmangel zu mehr 2-Phenyläthanol

im fertigen Bier.

Wird Braumalz z.B. durch 25 % Rohfrucht ersetzt, steigt im Bier der Gehalt an Isobutanol um rund 37 % an, der der Amylalkohole um 19 % und der des 2-Phenyläthanols um 97 %. Die Unterschiede zwischen den deutschen Pilsener Bieren und ausländischen Rohfrucht-Lagerbieren sind mit 63 %, 32 % und 123 % noch beträchtlich höher. Natürlich spielt hier auch die Auswahl der Hefe, die Gärführung (insbesondere die Gärtemperatur und Gärzeit) und die Ausreifung des Bieres eine nachhaltige Rolle.

7. Bitterstoffe

Biochemie: Hopfen (Humulus Lupulus) ist eine zweihäusige Kletterpflanze aus der Familie der hanfartigen Gewächse. Der wichtigste Inhaltsstoff ist das gelbe Pulver "Lupulin". Beim Kochen der Würze gehen die Humulone in Isohumulone über, die deutlich bitterer schmecken als die Ausgangsverbindungen. Daneben gibt es noch eine Reihe von Bitterstoff-Abkömmlingen, so dass in 1 Liter Bier bis zu 400 Milligramm Hopfensubstanzen - im weitesten Sinne - vorhanden sein dürften.

Physiologie: Wirken sedativ, hypnogen und bakteriostatisch; auch als Amarum aromaticum (Förderung der Verdauung, Absonderung von Magensaft und Anregung des Appetits). Die Bitterstoffe regen reflektorisch die Sekretion der Speicheldrüsen und Verdauungsdrüsen intensiv an. Dabei soll die abgesonderte Sekretmenge der Zahl der Bittereinheiten in etwa proportional sein. Ein höherer Bitterwert bedeutet also eine stärkere verdauungsfördernde Wirkung des Bieres. Zusammenfassend lässt sich sagen: Hopfen wirkt als ein mildes Beruhigungsmittel und als ein appetitanregendes Bittermittel. Die Bitterstoffe tragen auch mit dazu bei, dass Bier frei ist von krankheitserregenden Mikroorganismen.

Technologie: Bier ist das einzige Getränk, das Hopfenbitterstoffe enthält. Unterschieden wird zwischen Bitterhopfen und Aromahopfen. Rohfruchtbiere vertragen offensichtlich weniger Hopfen, 100-%-Malzbiere dagegen verlangen - wegen der stärkeren Vollmundigkeit und des malzig-süßen Charakters, der durch die reichliche Verarbeitung von Malz bedingt ist - wesentlich größere Hopfengaben. Alle deutschen hellen und untergärigen Vollbiere (Hell Lager, Hell Export, Diät-Pilsener und Pilsener) beinhalten mehr Hopfen als die ausländischen Rohfrucht- Lagerbiere. Die hopfenreichsten deutschen Biere sind bekanntlich die Pilsener Biere. Der Unterschied zwischen dieser Biersorte und den ausländischen Rohfrucht-Lagerbieren beträgt 43 %.

Tabelle: Gegenüberstellung der Unterschiede in den Inhaltsstoffen von 100 % Malzbieren, Rohfruchtbieren, deutschen Pilsener Lagerbieren und ausländischen Lagerbieren eines Weltbiersortiments. (Alle Werte auf 11 % Stammwürze bezogen.)

	Modellbiere			Handelsbiere		
	a) aus 100% Braumalz	b) aus 75% Malz + 25% Rohfrucht	Prozentuale Veränderung von a zu b	c) Deutsche Pilsener Lagerbiere	d) Ausländische Rohfrucht-Lagerbiere	Prozentuale Veränderung von c zu d
Anzahl der untersuchten Biere	3	5	-	30	164-167	-
Vitamine						
- Niacin (µg/l)	7.377	5.750	-22,1%	7.378	5.161	-30,0%
- Pyridoxin (µg/l)	538	346	-35,7%	590	354	-40,0%
- Pantothensäure (µg/l)	1.633	1.523	-6,7%	1.505	1.214	-19,3%
Mineralstoffe						
- Magnesium (mg/l)	100	75	-25,0%	98	78	-20,4%
- Gesamt-Phosphor (mg/l)	291	238	-18,1%	290	196	-32,4%
- Kalium (mg/l)	405	326	-19,5%	469	342	-27,1%
Organische Säuren						
- Citrat (mg/l)	153	121	-20,9%	166	139	-16,3%
- Gluconat (mg/l)	82	75	-8,5%	42	28	-33,3%
- Acetat (mg/l)	129	106	-17,8%	125	85	-32,0%
Phenolische Verbindungen						
- Gesamt-Polyphenole (mg/l)	201	137	-31,8%	157	109	-30,6%
- Anthocyanogene (mg/l)	35	30	-14,3%	42	31	-26,2%
Eiweißverbindungen						
- Rohprotein (g/l)	4,8	3,5	-27,1%	4,7	3,1	-34,0%
- Prolin (mg/l)	335	228	-31,9%	401	265	-33,9%
- Freier Aminostickstoff (mg/l)	84	53	-36,9%	133	69	-48,1%
Gärungsnebenprodukte (höhere Alkohole)						
- Isobutanol (mg/l)	12,0	16,4	+36,7%	8,2	13,4	+63,4%
- Amylalkohole (mg/l)	63,5	75,8	+19,4%	52,0	68,5	+31,7%
- 2-Phenyläthanol (mg/l)	21,3	41,9	+96,7%	16,8	37,5	+123,2%
Bittereinheiten (BE)	-	-	-	31,0	17,7	-42,9%

Herzog Wilhelm IV. und das Reinheitsgebot für Bier aus dem Jahre 1516

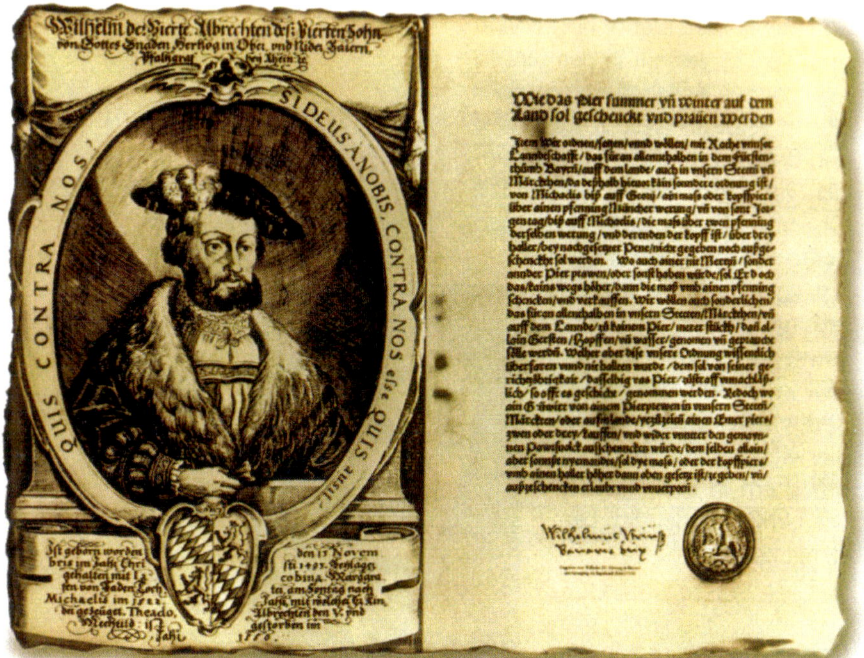
SI DEUS A NOBIS, CONTRA NOS QUIS CONTRA NOS
Wie das Pier summer vñ winter auf dem Land sol geschenckt vnd prauen werden

„Wir wollen auch sonderlichen, daß füran allenthalben in unseren Städten, Märkten und auf dem Lande zu keinem Bier mehr Stücke als allein Gerste, Hopfen und Wasser genommen und gebraucht werden sollen“.

World Health Organization

Responsible drinking guidelines[i]

Responsible or low risk: Level at which drinking is unlikely to cause health problems	**Men** Three units per day, with a maximum of 21 units per week spread throughout the week (including at least two alcohol-free days per week) **Women** Two units per day with a maximum of 14 units per week spread throughout the week (including at least two alcohol-free days per week)
Hazardous or increased risk: Level at which there is an increasing risk of problems such as raised blood pressure, stroke, liver cirrhosis	**Men** 3–7 units per day, or 22–49 units/week **Women** 2–5 units per day, or 15–35 units/week
Harmful or definitely dangerous: Sustained drinking at this level is likely to cause physical, mental, social problems	**Men** 7+ units per day, or 50+ units per week **Women** 5+ units per day, or 35+ units per week

Source: Medical Council for Alcohol Abuse

Alcohol content of alcoholic drinks:

Beers, lagers, cider
Ordinary strength (3.5 or 4% ABV)
1 pint = 2 units
1 large can (500 ml) = 2 units

Table Wine
1 small glass white (8 or 9% ABV) = 1 unit
1 small glass red (11 or 12% ABV) = 1.5 units
1 large glass (175 ml) red (12%) = 2 units
1 bottle = 7–10 units
1 x 75 cl bottle of 12% proof red = 9 units
1 x 75 cl bottle of 9% proof white = 7 units

Extra strong beers, lagers, cider
Extra strong (8 or 9 % ABV)
1 pint = 4 units
1 can = 4 units

Spirits
1 x standard measure = 1 unit
1 x 75cl bottle of spirits = 28 units

Alco-pops
1 x 330 ml bottle (5%) = 1.5 units
1 x 20cl bottle (13.5%) = 2.7 units

1 unit = 8 g or 10ml (1 cl) of pure alcohol
ABV = Percentage of alcohol by volume
To work out the exact number of units in a drink, multiply the volume of the drink (in ml) by the %ABV and divide by 1000.

---

[i] Adapted, with permission, from Andrews G, Jenkins R, eds. *Management of Mental Disorders (UK Edition)*. Sydney: World Health Organization Collaborating Centre for Mental Health and Substance Abuse, 1999. Distributed for the publishers in the UK by IN 2 Mail Ltd, Fax: +44 (0)1252 322315; PO Box 55, Aldershot, Hampshire GU12 4FP.

Source: WHO guide: www.mentalneurological-primarycare.org

International Center for Alcohol Policies (32 countries worldwide)

International Drinking Guidelines
(last updated September 2004)

Country	Source	Recommendations			
		Men	**Women**	**Standard Drink**	**Suggested/Other**
Australia	National Health & Medical Research Council	not to exceed 4 units/day (40g/day), not to exceed 28 units/week (280g/week)	not to exceed 2 units/day (20g/day), not to exceed 14 units/week (140g/week)	10g	Guidelines recommend not drinking more than 1-2 drinks/hour and 1-2 alcohol-free days/week. Lists special populations that should not drink, including pregnant women and youth.
Austria	Federal Ministry for Labour, Health & Social Affairs	24g/day	16g/day	20g	Hazardous limit (unacceptable risk for health consequences) defined as 60g/40g alcohol per day. Based on British "Sensible Drinking Guidelines."
Canada	Centre for Addiction & Mental Health and Addictions Research Foundation	not to exceed 2 units/day (27.2g/day), not to exceed 14 units/week (190g/week)	not to exceed 2 units/day (27.2g/day), not to exceed 9 units/week (122g/week)	13.6g	
	Health Canada - Sante Canada				Moderate drinking means no more than 1 drink a day, and no more than 7 drinks a week. More than 4 drinks on one occasion, or more than 14 drinks a week is a risk to health and safety. If you are pregnant or breast-feeding, avoid alcohol.
Czech Republic	National Institute of Public Health	24g/day	16g/day		
Denmark	National Board of Health	21 units/week (252g/week)	not to exceed 14 units/week (168g/week)	12g	Recommend that children under the age of 15 should not drink.
Finland	Oy Alko AB	not to exceed 15 units/week (165g/week)	not to exceed 10 units/week (110g/week)	11g	

France	Ministry of Health, Family & Persons with Disablility	not to exceed 20g/day	not to exceed 20g/day	12g/beer, 8g/wine	National Program for Health & Nutrition (PNNS): La sante vient en mangeant. Those who drink should reduce their consumption. Pregnant women should not drink. Do not drink and drive.
	National Academy of Medicine	not to exceed 5 units/day (60g/day)	not to exceed 3 units/ day (36g/day)	12g	
Hong Kong	Department of Health & Social Security	not to exceed 3-4 units/day, not to exceed 21units/week	not to exceed 2-3 units/day, not to exceed 14 units/week	1 unit = glass/wine or pint/beer	
Iceland	Alcohol and Drug Abuse Prevention Council				Advice that pregnant women abstain from alcohol during pregnancy and breast feeding since no safe consumption level exists
Indonesia	Ministry of Health				National Dietary Guidelines state: avoid drinking alcoholic beverages.
Ireland	Department of Health	21 units/week (210g/week)	14 units/week (140g/week)	10g	
Israel	Ministry of Education, Psychological & Counselling Services				Recommended: pregnant women not drink; students not drink more than one unit at a time; avoid alcohol if taking medication.
Italy	Ministry for Agriculture & Forestry and National Institute for Food & Nutrition	not to exceed 2-3 units/day (24-36g/day)	not to exceed 1-2 units/day (12-24g/day)	12g	Nutritional Guidelines: Linee guida per una sana alimentazione italiana
Japan	Ministry of Health, Labor & Welfare	1-2 units/day (19.75-39.5g/day)		19.75g	
Luxembourg	Ministry of Health				No limits specified, refrain from drinking and driving.
The Netherlands	Stichting Verantwoord Alcoholgebruik	not to exceed 3 units/day (29.7g/day)	not to exceed 2 units/day (19.8g/day)	9.9g	Advise not to drink at least 2 days within a week. Avoid alcohol when pregnant, driving or operating machinery and if an adolescent. Women with a low body weight are advised to drink less than the recommended daily limit.

New Zealand	Alcohol Liquor Advisory Council (ALAC)	not to exceed 3 units/day (30g/day), not to exceed 21units/ week (210g/week)	not to exceed 2 units/day (20g/day), not to exceed 14 units/week (140g/week)	10g	Should not exceed 6 units/day (60g/day) for men, 4 units/day (40g/day) for women on special one time drinking occasion.
Norway	Directorate for Health & Social Welfare				Recommend situational abstinence, such as when driving, during pregnancy, at work or in the company of children and young people.
	Allcokutt				Allcokutt suggests: Never to drink on an empty stomach or an empty head. Give a message when someone has got enough. Show respect to people who do not drink alcohol. Remember that women do hold less alcohol than men. Listen to experienced professionals. Be on guard against drinking-pressure, even among your best friends. Remember time and place where you should not drink alcohol. Never drink alone. Quit in good time, it's never a shame to say no. Don't drink as an adolescent.
Philippines	Department of Health				National Dietary Guidelines state: for a healthy lifestyle and good nutrition, exercise regularly, do not smoke and avoid drinking alcoholic beverages.
Poland	State Agency for Prevention of Alcohol Related Problems	2 units/day (20g/day) up to 5 times/week (not to exceed 100g/week)	1 unit/day (10g/day) up to 5 times/week (not to exceed 50g/week)		Not official guidelines, based on WHO recommendations. Suggest two alcohol free days/week.
Portugal	National Council on Food and Nutrition	2-3 units/day (28-42g/day)	1-2 units/day (14-28g/day)	14g (unofficial)	Based only on wine consumption.
Romania	Ministry of Health	not to exceed 32.5g beer/day or 20.7g wine/day	not to exceed 32.5g beer/day or 20.7g wine/day		
Singapore	Ministry of Health				National Dietary Guidelines state: Limit alcohol intake to not more than 2 standard drinks a day (about 30g alcohol).
Slovenia	Institute of Public Health of Slovenia	not to exceed 20g/day and not to exceed 50g/drinking occasion	not to exceed 10g/day and not to exceed 30g/drinking occasion		

South Africa	South African National Council on Alcoholism & Drug Dependence	not to exceed 21 units/week (252g/week)	not to exceed 14 units/week (168g/week)		
Spain	Ministry of Health and Spanish Institute for the Investigation of Beverage Alcohol	not to exceed 3 units/day (30g/day)	not to exceed 3 units/day (30g/day)	10g	Wine officially considered as an integral part of a Mediterranean diet.
	Basque Country: Department of Health & Social Security	not to exceed 70g/day	not to exceed 70g/day		
	Catalonia: Central Authority	not to exceed 4-5 units/day (32-50g/day)	not to exceed 4-5 units/day (32-50g/day)	8-10g	
Sweden	Swedish Research Council	not to exceed 20g/day	not to exceed 20g/day		Recognised that a moderate alcohol intake may have certain positive medical effects.
Switzerland	Swiss Federal Commission for Alcohol Problems and Swiss Institute for the Prevention of Alcohol & Drugs Problems	not to exceed 2 units/day (not to exceed 24g/day)	not to exceed 2 units/day (not to exceed 24g/day)	10-12g	Lists exceptional drinking guidelines: not to exceed 4 units/event, not to exceed 1 unit/hour. No alcohol for youngsters; no alcohol during sports; no alcohol whilst operating machinery or before driving. Females have to be particularly cautious.
Thailand	Ministry of Public Health				National Dietary Guidelines state: avoid or reduce the consumption of alcoholic beverages.
United Arab Emirates	Ministry of Health				No official guidelines. Alcohol available in hotels to guests and visitors. Expatriate residents must posess a liquor permit, available to non-Muslims. Retail outlets sell only to permit holders for personal consumption. Providing alcohol to others is forbidden.
United Kingdom	Department of Health	3-4 units/day (24-32g/day), not to exceed 21 units/week (168g/week)	2-3 units/day (16-24g/day), not to exceed 14 units/week (112g/week)	8g	Advises women who are pregnant or who are trying to get pregnant to drink no more than 1 - 2 units of alcohol per week. Recognize that moderate drinking for men over 40 and postmenopausal women confer health benefits including, lower risk of coronary heart disease, ischemic stroke and gallstones.
	Scottish Executive	3-4 units/day (not to exceed 32g/day)	2-3 units/day (not to exceed 24g/day)	8g	Uses "Sensible Drinking Guidelines" as part of national alcohol strategy.

United States	Department of Agriculture and Department of Health & Human Services	1-2 units/day (14-28g/day), not to exceed 14 units/week (196g/week)	1 unit/day (14g/day), not to exceed 7units/week (98g/week)	14g	Nutrition and your health: Dietary guidelines for Americans (5th ed.) Recognize that moderate drinking may lower the risk of coronary heart disease, among men over 45 and women over 55; Exceeding moderate consumption can raise the risk for accidents, high blood pressure, stroke, violence, suicide, birth defects and certain cancers; A safe level of alcohol intake has not been established for women at any time during pregnancy; Avoid drinking before, or when driving; Consume alcohol with food, to slow absorption.
	National Institute of Alcohol Abuse and Alcoholism (NIAAA)	not to exceed 4 units/day (56g/day), not to exceed 14units/week (196g/week)	not to exceed 3 units/day (42g/day), not to exceed 7units/week (98g/week)	14g	not to exceed 3 units/day (42g/day), not to exceed 7units/week (98g/week)
	American Heart Association	not to exceed 2 units/day (28g/day)	not to exceed 1 unit/day (14g/day)	14g	AHA Dietary Guidelines

Source: International Center for Alcohol Policies ICAP Report 14; International Drinking Guidelines (www.icap.org/publications/report14.html and www.icap.org/PolicyIssues/DrinkingGuidelines/GuidelinesTable/tabid/204/Def...)

Responsible Consumption of Beer

U.S Department of Agriculture
U.S Department of Health and Human Services

If you drink alcoholic beverages, do so in moderation

BOX 16

WHAT IS MODERATION?

Moderation is defined as no more than one drink per day for women and no more than two drinks per day for men.

Count as a drink—

- 12 ounces of regular beer (150 calories)
- 5 ounces of wine (100 calories)
- 1.5 ounces of 80-proof distilled spirits (100 calories)

Remember that the extra calories in alcoholic beverages can contribute to weight gain.

(1U.S. ounce = 28.35g)

Who should not drink?

Some people should not drink alcoholic beverages at all. These include:

- Children and adolescents.
- Individuals of any age who cannot restrict their drinking to moderate levels. This is a special concern for recovering alcoholics and people whose family members have alcohol problems.
- Women who are trying to conceive or who are pregnant. Major birth defects, including fetal alcohol syndrome, have been attributed to heavy drinking by the mother while pregnant. While there is no conclusive evidence that an occasional drink is harmful to the fetus or to the pregnant woman, a safe level of alcohol intake during pregnancy has not been established.
- Individuals who plan to drive or take part in activities that require attention or skill. Most people retain some alcohol in the blood up to 2–3 hours after a single drink.
- Individuals using prescription and over-the-counter medications. Alcohol may alter the effectiveness or toxicity of medicines. Also, some medications may increase blood alcohol levels or increase the adverse effect of alcohol on the brain.

ADVICE FOR TODAY

If you drink alcoholic beverages, do so in moderation, with meals, and when consumption does not put you or others at risk.

Source: Calloway, D.H.: „Nutrition and Your Health: Dietary Guidelines for Americans“. U.S Department of Agriculture, U.S Department of Health and Human Services, Washington, D.C., 1995, 45 pages

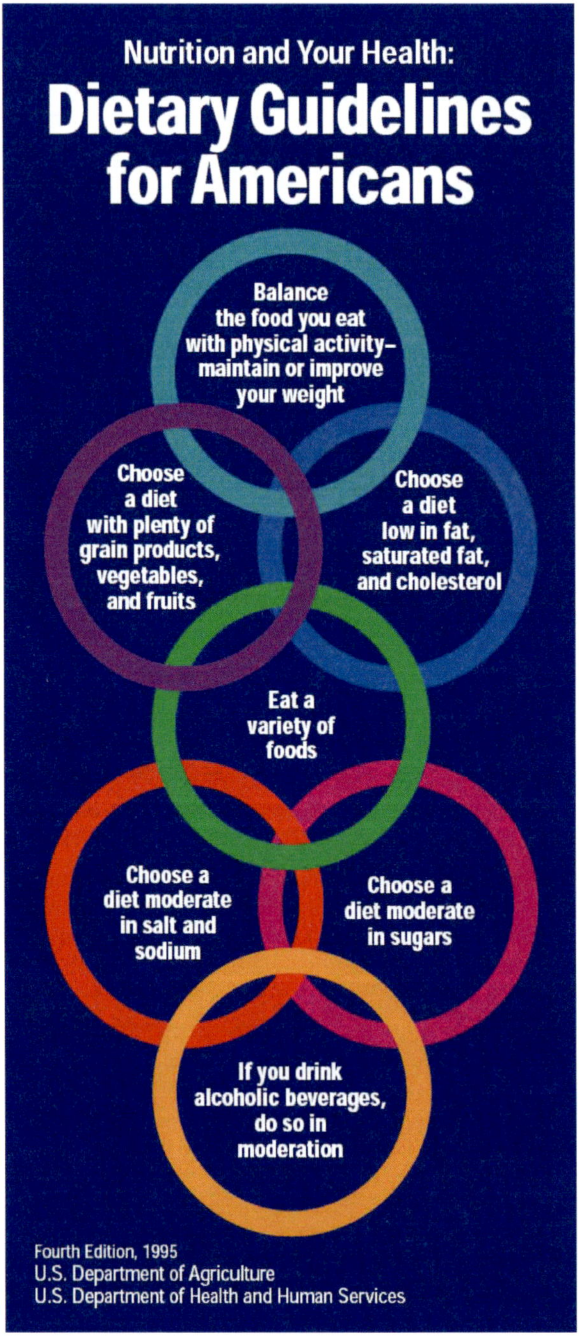
Nutrition and Your Health:
Dietary Guidelines for Americans
Balance the food you eat with physical activity– maintain or improve your weight
Choose a diet with plenty of grain products, vegetables, and fruits
Choose a diet low in fat, saturated fat, and cholesterol
Eat a variety of foods
Choose a diet moderate in salt and sodium
Choose a diet moderate in sugars
If you drink alcoholic beverages, do so in moderation
Fourth Edition, 1995
U.S. Department of Agriculture
U.S. Department of Health and Human Services

Responsible Consumption of Beer
Anheuser – Busch Companies, Inc.

Source: Anheuser – Busch Companies At A Glance, 2004, page 3 and Making Friends, Making a Difference,2004, page 20 (www.anheuser-busch.com)

Promoting Responsibility

As the world's largest brewer, Anheuser-Busch has a vested interest in ensuring that its beers are consumed as intended: responsibly and by adults.

Promoting responsible drinking is nothing new for Anheuser-Busch. As early as the turn of the last century, the company used the tag line "Budweiser Means Moderation" in its advertising.

Since 1982, Anheuser-Busch and its independent wholesalers have invested more than $430 million in initiatives designed to combat all forms of alcohol abuse. These programs, which are brought to life in virtually every community where Anheuser-Busch wholesalers do business, include designated-driver campaigns, training for people who sell and serve alcohol, programs designed to help parents talk with their children about underage drinking, and efforts to encourage college students to respect the law. These initiatives are working.

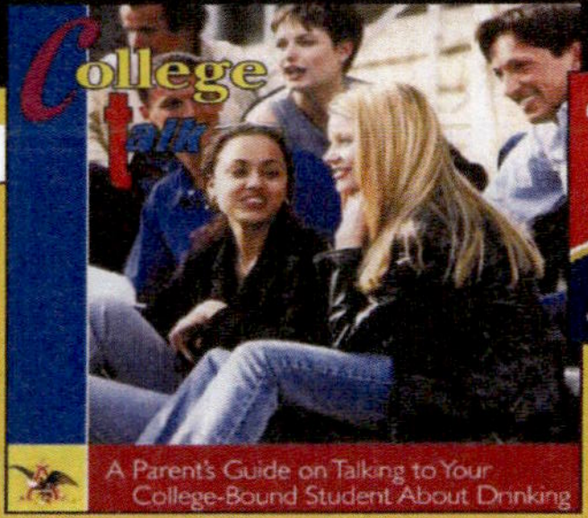

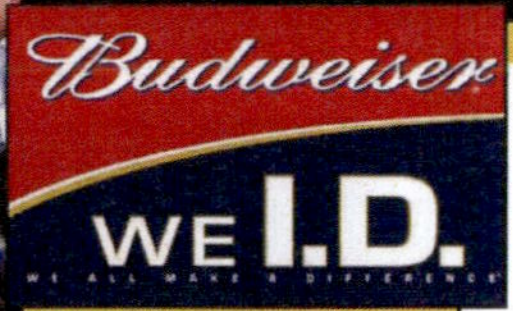

The U.S. Department of Transportation reports that since 1990, drunk-driving fatalities are down 25% among the general population and teen drunk-driving fatalities are down 35%.

In addition, government studies indicate that underage drinking continues its long-term decline. The Monitoring the Future Study, which is sponsored by the U.S. Department of Health and Human Services, reports that "all measures of 8th, 10th and 12th grade alcohol use were down in 2002 compared to 2001." According to Professor Lloyd Johnston, the University of Michigan psychologist who led the study, "the downturn in alcohol in 2002 was striking."

The Anheuser-Busch "We All Make A Difference" campaign salutes parents, teachers, law enforcement officers, cab drivers, waiters and waitresses, and everyone who has contributed to these improvements.

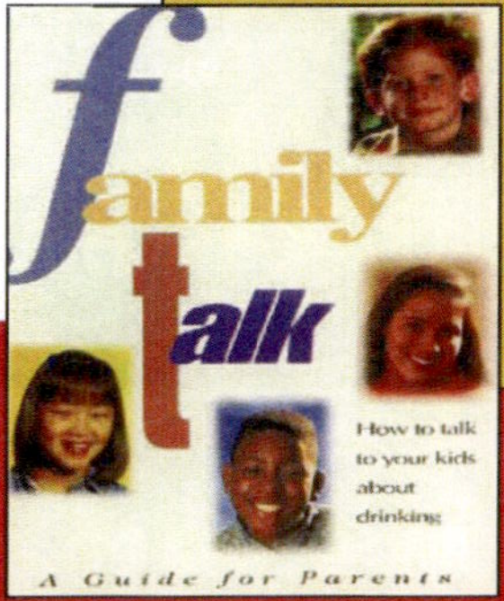

The Family Talk program helps prevent underage drinking by encouraging open, honest communication between parents and children. Developed by an advisory panel of education, family counseling, child psychology and alcohol treatment professionals, the Family Talk parent guide is distributed free to parents and educators by Anheuser-Busch and its national network of wholesalers.

WE ALL MAKE A DIFFERENCE
THANKS FOR DRINKING RESPONSIBLY

Check us out at:
www.beeresponsible.com

3

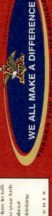

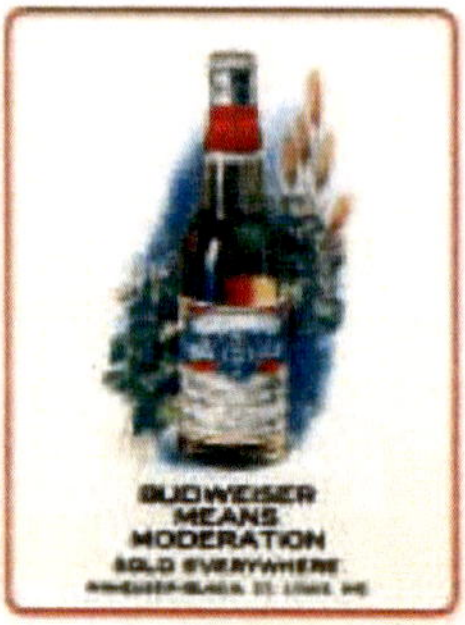

BUDWEISER MEANS MODERATION

Anheuser-Busch always has maintained that beer adds to life's enjoyment when consumed as intended: responsibly by adults. In fact, the company has remained at the forefront of alcohol awareness and education initiatives since the early 1900s, when it ran a series of ads encouraging Americans to drink responsibly.

Wholesalers have served as integral partners in these efforts. Together, Anheuser-Busch and its wholesalers have invested more than $375 million to implement alcohol awareness programs to fight drunk driving, help retailers spot fake IDs and encourage parents to talk to their kids about drinking.

WE ALL MAKE A DIFFERENCE

In 1999, Anheuser-Busch launched "We All Make a Difference," a campaign that evolved from the company's well-recognized "Know When to Say When" and "Let's Stop Underage Drinking Before It Starts" campaigns of 1982 and 1990, respectively. "We All Make a Difference" reinforces personal responsibility and reminds consumers of the progress made against alcohol abuse, drunk driving and underage drinking.

On the college front, Anheuser-Busch works through the National Social Norms Resource Center to underwrite programs at several universities that embrace social norms marketing, a proven approach that stresses most college students of legal age drink responsibly if they choose to drink.

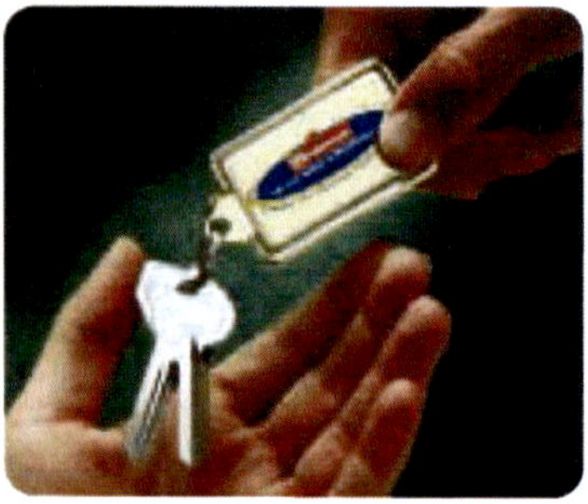

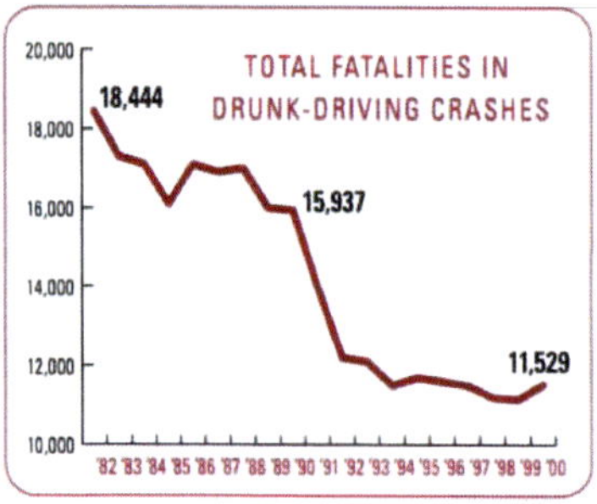

Source: National Highway Traffic Safety Administration, U.S. Department of Transportation, 2001.

POSITIVE TRENDS IN THE FIGHT AGAINST ALCOHOL ABUSE

Dramatic reductions in underage drinking and drunk driving over the past 20 years indicate community-based programs, partnerships and personal responsibility messages, such as those supported and developed by Anheuser-Busch, are working.

The University of Michigan's Monitoring the Future Study reports the percentage of high-school seniors having a drink in the past month dropped 29 percent from 1982 to 2001. According to the U.S. Department of Transportation, drunk-driving fatalities declined 37 percent from 1982 to 2000, and the number of people killed in teen drunk-driving crashes declined a remarkable 62 percent during that same period.

Responsible Consumption of Beer

Carlsberg A/S

EXTRACT FROM CARLSBERG BREWERIES' CODE OF MARKETING PRACTICE

As part of our social responsibility programme, we support efforts to encourage responsible drinking of alcohol by adults. This must be reflected in all our communication and interaction with consumers and customers – in particular, in our marketing communication.

Our Code of Marketing Practice must always be applied along any local regulations:

- For all alcoholic brands by all European operations where Carlsberg Breweries have managerial control, plus any joint venture/associated companies nominated by Group Management.
- Globally for Carlsberg, Tuborg and Tetley (international) brands for all marketing materials.

Fundamental principles across markets and brands:

'Enjoying responsibly' is the overall essence of our communication philosophy for our brands in a social context. Our beer and alcoholic beverage brands are there to offer consumers refreshment and social enjoyment. They should be consumed responsibly by adults.

This means:

- Be legal, decent, honest and truthful. Legal restrictions vary from market to market. We will always operate within those legal boundaries, but we will go further by adding our own company code of conduct across markets.
- Position all brands towards adults and responsible consumption.

Our Code of Marketing Practice specifically addresses key areas of potential alcohol misuse:

- General misuse and excessive consumption
- Drinking and driving
- Underage drinking
- Misrepresentation

Source: Carlsberg A/S Annual Report 2003, page 44-45 (www.carlsberg.com)

Responsible Consumption of Beer

Heineken N.V.

Enjoy Heineken responsibly

As a brewing company we are acutely aware of the risk posed by alcohol, particularly when consumed irresponsibly. The basis of our Alcohol Policy is our conviction that our beers, when consumed responsibly, fit in with a positive lifestyle. We do, however, recognise that some people consume our products at the wrong time, for the wrong reasons or in the wrong quantities. We are committed to raising consumer awareness about responsible consumption and what exactly this means.

In 2004 we became the first alcohol company in the world to link a responsibility message on bottles, cans and secondary packaging with a dedicated alcohol education website. This site, *www.enjoyheinekenresponsibly.com* allows consumers to find information on the effects of alcohol, read guidelines on responsible drinking and be directed via links to other organisations with more specialised knowledge on the subject. The label bearing the website and message will appear on every Heineken bottle around the world.

We are committed to promoting our products in a responsible way to consumers above the legal drinking age. We do not want advertisements that may be seen by consumers to condone in any way the abuse of alcohol, particularly our brands. We therefore work continuously to strengthen the basis of responsible marketing and see this as a permanently ongoing process. Efforts in this area in 2004 included a new on-line training course for senior commercial management, designed to deepen their understanding of our guidelines on responsible commercial communication.

In addition, we are developing programmes that promote responsible drinking and help prevent alcohol abuse. Through partnerships with industry organisations such as the International Center for Alcohol Policies, the Amsterdam Group of international alcohol beverage producers and the European trade association Brewers of Europe, we develop international programmes that can be tailored to the specific cultural and linguistic needs of each separate market.

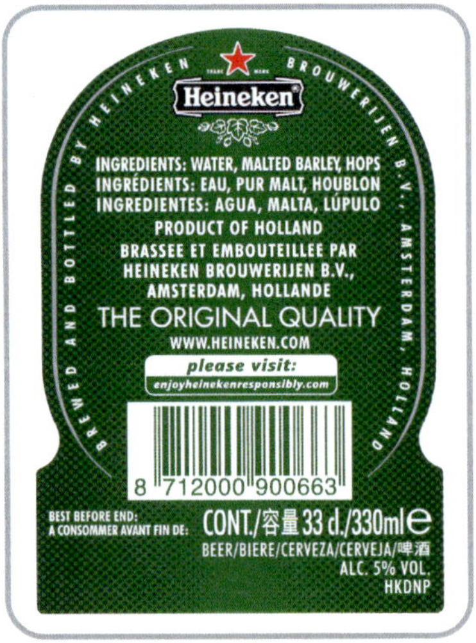

In 2004 we fine-tuned our thinking on how best to convey responsible consumption messages in our brand communication.

In Italy we developed an award winning 'responsibility' TV commercial called 'Pensaci' - think about it - that addresses the theme of drink-driving in an innovative and thought-provoking manner.

And of course, our Alcohol Policy also includes those within our own organization. Our Cool@Work programme, which sets out for new employees the principles of responsible consumption is a vital part of the education process. We have also developed a special training for our sales force, which recognises the special conditions under which they operate. In future, we plan to introduce the alcohol and work programme to companies that have recently joined the Heineken Group.

Source: Heineken N.V. Annual Report 2004, page 33-35 (www.heinekeninternational.com)

Responsible Consumption of Beer

InBev NV

Corporate Responsibility

InBev's vision is to move from Biggest to Best, and our mission is to create enduring bonds with our consumers.

Both are closely linked to trust, which is earned. Honesty and transparency are instrumental in developing and maintaining trust. InBev is a new company, but we also have a long heritage—stretching back over 600 years—of which we are proud. Corporate Responsibility will be a key part of our legacy for the future.

It is critical for us to even more effectively manage the risks we face, and make our business even more efficient. Good corporate citizenship can strengthen our reputation, help build new markets and increase loyalty to InBev's brands.

Our position on our products is clear: beer is an authentic, natural product which should be savored. It plays an important role in friendships, quality of life and is interwoven in the fabric of modern society. At the same time, we also acknowledge that when consumed irresponsibly, our products can have a negative impact on both individuals and society. Such impacts include drinking-and-driving, underage drinking and alcohol-related antisocial behavior. Personal choice plays a large role, presenting us with opportunities to educate consumers with the facts and to offer them guidance as to how to enjoy our products in moderation.

We plan to fully integrate Corporate Responsibility into all aspects of our business. Our initial task is to develop a global coordinated approach for the whole of InBev, and our early actions have focused on this. But we realize that over the long term, we need to continue to explore opportunities to improve our Corporate Responsibility activities.

Source: InBev Annual Report 2005, page 42-43 (www.inBev.com)

SABMiller plc

SABMiller Code of Commercial Communication for Alcohol Beverages

The object of the Code is to provide guidance for the commercial communication of alcohol beverages. As such, the Code is in addition to all regulatory and/or self-regulatory requirements, which may already exist in a particular country.

Commercial communication includes advertising in all media (including the internet and text messaging), packaging, promotions, produ placement, merchandising and sponsorship.

1. Commercial communication must:
   - be legal, decent, honest and truthful and conform to accepted principles of fair competition and good business practice
   - be in keeping with local cultural values
   - be prepared with a due sense of social responsibility and be based on principles of fairness and good faith
   - comply with all regulatory requirements
   - not be unethical or otherwise impugn human dignity or integrity
   - be mindful of sensitivities relating to culture, gender, race and religion
   - not employ themes, images, symbols or figures, which are likely to be considered offensive, derogatory or demeaning
2. Commercial communication may not be directed at persons under the legal drinking age (or in countries without a legal drinking age, to persons under the age of 18).
3. Commercial communication will not incorporate images of people who are, or look as if they are, under the legal drinking age pertainin to the particular market (or in countries without a legal drinking age, to persons under the age of 18), unless there is no suggestion tha they have just consumed, are consuming or are about to consume alcohol.
4. Commercial communication may not employ characters or icons which have unique appeal to children.
5. Commercial communication may not feature or encourage irresponsible, risky or excessive drinking.
6. Commercial communication may not portray persons in a state of intoxication nor in any way suggest that intoxication is acceptable.
7. Commercial communication may not encourage the choice of a product because of its higher alcohol content or intoxicating effect. Factual information for the guidance of consumers about alcoholic strength may be included, dependent on existing regulatory requirements.
8. Commercial communication may not depict or suggest consumption of alcohol beverages under circumstances that are generally regarded as irresponsible, improper or illegal, e.g. before or during any operation requiring sobriety, skill or precision.
9. Commercial communication may not depict or include pregnant women.
10. Commercial communication may not have an association with violent or anti-social imagery or behaviour, or with illicit drugs or drug culture.
11. Commercial communication may not imply that alcohol beverage consumption is essential to business, academic, sporting or social success.
12. Commercial communication may not present refusal, abstinence or moderate consumption in a negative light.
13. Commercial communication may not claim that alcohol has curative qualities, nor offer it expressly as a stimulant, sedative or tranquillis
14. Commercial communication may not portray nudity or suggest that alcohol beverages can contribute directly to sexual success or seduction.

Source: SABMiller plc Corporate Accountability Report 2004, page 8-11 (www.sabmiller.com)

Responsible Consumption of Beer

Scottish & Newcastle plc

Let us drink beer in moderation

The key challenge for S&N is the promotion of responsible consumption of alcohol. Moderate drinking provides social and health benefits for the majority of the drinking population. However, there is a growing focus, both from regulators and within the industry, on the harm caused both to the individual and to society by the irresponsible consumption of alcoholic drinks, including beer.

S&N has been actively engaged across the business either meeting directly with regulators or working alongside various industry organisations to ensure that initiatives are evidence based and utilise examples of good practice from around the world. We are working to protect the interests of our shareholders by ensuring the best environment for S&N to do business but also to ensure that we act as good corporate citizens for the benefit of all our stakeholders.

In the EU the Commission will produce a report this year on "alcohol, health and the economy", which will examine the economic and social burden of alcohol and its promotion in member states. S&N has been working to ensure that we meet the concerns of the Commission both within the existing EU as well as the new members states that will join in 2004.

In the area of marketing we are working to ensure that the industry as a whole is doing all that it can to uphold existing guidelines and codes and where necessary to strengthen them. This year we have worked with The Amsterdam Group to produce a new set of common standards, accompanied by a comprehensive manual for their implementation, and with the Brewers of Europe to produce new guidelines for commercial communications.

S&N's wishes to maximise market share, whilst marketing and promoting brands in a responsible manner and believes the current regulatory environment mainly supports this approach. However, we believe that this will only continue if the whole industry works together and observes both the spirit as well as the letter of all relevant guidelines and the codes of practice that underpin them. As a market leader we believe we should take a lead and show responsibility in the areas where we have direct influence, in particular in marketing, advertising and promotion.

A new Responsible Marketing Strategy has been launched in Scottish Courage to support our group alcohol policy. The strategy includes a code that is designed to ensure that S&N's products and marketing activity do not:

- Target underage drinkers.
- Encourage the illegal, irresponsible or excessive consumption of alcohol.
- Imply that alcohol is a route to social or sexual success.

Following the code's successful launch in Scottish Courage, it will be rolled out across the Group.

Source: Scottish & Newcastle plc Report and Accounts, December 2003, page 25 (www.scottish-newcastle.com)

BIER
BEWUSST
GENIESSEN.
DIE DEUTSCHEN BRAUER.

DON'T
DRINK
AND
DRIVE

Brauer-Kodex

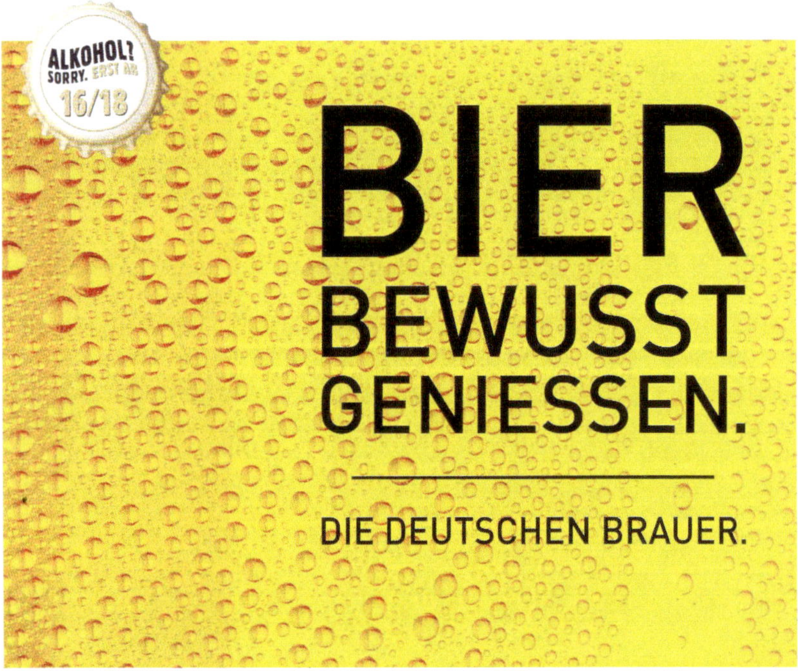

Die deutschen Brauer
Deutscher Brauer-Bund e.V.

Quelle: Die deutschen Brauer, Berlin, Juli 2007 (info@brauer-bund.de. www.deutsches-bier.net)

Die deutschen Brauer fördern ausschließlich den bewussten, verantwortungsvollen Genuss alkoholhaltiger Getränke im Allgemeinen und des Kulturgutes Bier im Besonderen. Sie wissen sich hierbei in enger Übereinstimmung mit der gesamten europäischen Brauwirtschaft. Gemeinsam mit den anderen Herstellern alkoholhaltiger Getränke, den Absatzmittlern in Handel und Gastronomie und Werbewirtschaft halten sie sich an die gemeinsam vereinbarten geltenden Regeln zur freiwilligen Selbstkontrolle.

Sie unterwerfen sich zudem einem Verhaltenskodex, der bewusst über die gesetzlichen und bisherigen freiwillig gesteckten Rahmenbedingungen für den Handel mit und die Bewerbung von Bier hinausgeht.

Der Kodex ist verbindlich für alle im Deutschen Brauer-Bund zusammengeschlossenen Brauereien und für ihre Mitarbeiterinnen und Mitarbeiter. Wir setzen uns ein für seine Durchsetzung bei unseren Partnern in Vertrieb, Handel und Gastronomie.

Die Deutschen Brauer erklären:

1. Bier ist – bewusst genossen - ein Getränk, das für Lebensfreude, Geselligkeit, Lebensqualität und Gesundheit steht. Missbräuchlich konsumiert birgt es vielfältige Risiken für den Konsumenten und sein Umfeld. Wir bekennen uns zu einem verantwortungsvollen Umgang mit alkoholhaltigen Getränken und beteiligen uns aktiv an der Bekämpfung des Alkoholmissbrauchs.

2. Bier – verantwortungsvoll genossen – kann einen Beitrag zur Lebensfreude leisten. Dennoch gibt es Lebensbereiche, wie die Teilnahme am Straßenverkehr oder gefahrgeneigte Tätigkeiten am Arbeitsplatz, und Lebensumstände, wie die Einnahme von Medikamenten oder eine Schwangerschaft, die mit dem Alkoholkonsum nicht vereinbar sind. Wir setzen uns dafür ein, dass der Alkoholkonsum unterbleibt, wenn er für den Betroffenen oder für Dritte eine besondere Gefährdung darstellt.

3. Bier dient dem Wohlsein. Wir stellen uns gegen exzessiven Alkoholkonsum und wehren uns gegen eine Darstellung, in der schnelles oder übermäßiges Trinken anerkannt und belohnt wird. Wir sind gegen jede Verharmlosung von übermäßigem Konsum von Alkohol und halten es nicht für akzeptabel, betrunken zu sein.

4. Bier ist ein seit Jahrhunderten legal hergestelltes Erzeugnis, dessen Abgabe an Erwachsene und Jugendliche vom vollendeten 16. Lebensjahr an keinen rechtlichen Beschränkungen unterliegt. Sein Charakter als alkoholisches Getränk unterwirft uns jedoch einer besonderen gesellschaftlichen Verantwortung bei unseren Marketing- und Promotionsmaßnahmen.
   Deshalb verzichten wir auf die Bewerbung unserer Produkte speziell gegenüber Jugendlichen, die eines besonderen Schutzes vor den negativen Folgen übermäßigen Alkoholkonsums bedürfen.
   Wir bekennen uns zu den geltenden Jugendschutzbestimmungen und erteilen einer Abgabe von Bier an unter 16-jährige durch Handel oder Gastronomie eine klare Absage. Wir wirken mit an entsprechenden Informationen und Aufklärung.

5. Bei Marketing- und Informationsmaßnahmen verzichten wir auf eine Abwertung von Geschlecht, ethnischer Herkunft oder Religion unter Bezugnahme auf den Alkoholkonsum wie auch auf eine Abwertung von Abstinenz oder Mäßigung. Wir erwecken im Rahmen der kommerziellen Kommunikation nicht den Eindruck, dass Alkoholkonsum zu Erfolg in Gesellschaft, Beruf, Bildung, Sport oder auf sexuellem Gebiet verhilft.

6. Gewalt, sexuelle Übergriffe und unsoziales Verhalten als Folgen exzessiven Alkoholkonsums werden von uns nicht toleriert. Wir erklären unsere Bereitschaft, aktiv an der Bekämpfung des Alkoholmissbrauchs mitzuwirken und den Einsatz solcher Instrumente zu unterstützen, die zur Erreichung dieses gemeinsamen Ziels geeignet sind.
   Die deutschen Brauer treten aktiv dafür ein, dass über die Einhaltung der bestehenden gesetzlichen Vorgaben wie des Jugendschutzgesetzes oder der Promillevorschriften im Straßenverkehr hinaus ein missbräuchliches und schädliches Konsumverhalten verhindert wird. Wir bieten gesellschaftlichen Gruppen (z.B. Straßenverkehrs- und Automobilvereinigungen, Elterninitiativen, Ernährungs- und Medienvereinigungen usw.) sowie staatlichen Stellen und Behörden in Bund, Ländern und Gemeinden auch im Rahmen von Allianzen unsere Mitarbeit an, um Jugendliche und Erwachsene zu einem verantwortungsvollen Umgang mit alkoholhaltigen Getränken zu befähigen, sich der Risiken und schädlichen Folgen übermäßigen Alkoholkonsums frühzeitig bewusst zu werden und so bereits die Entstehung alkoholbedingter Schäden im Vorfeld wirksam zu bekämpfen und letztlich zu verhindern.

Quelle: Die deutschen Brauer, Berlin, Juli 2007 (info@brauer-bund.de. www.deutsches-bier.net)

Verantwortungsvoller Genuß von Bier

Die deutschen Brauer

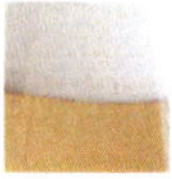

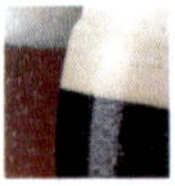

„Bier, Gesundheit, Lebensfreude“

Memorandum der deutschen Brauer
zum verantwortungsgerechten Konsum von Bier

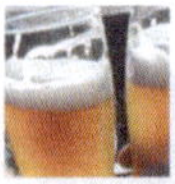

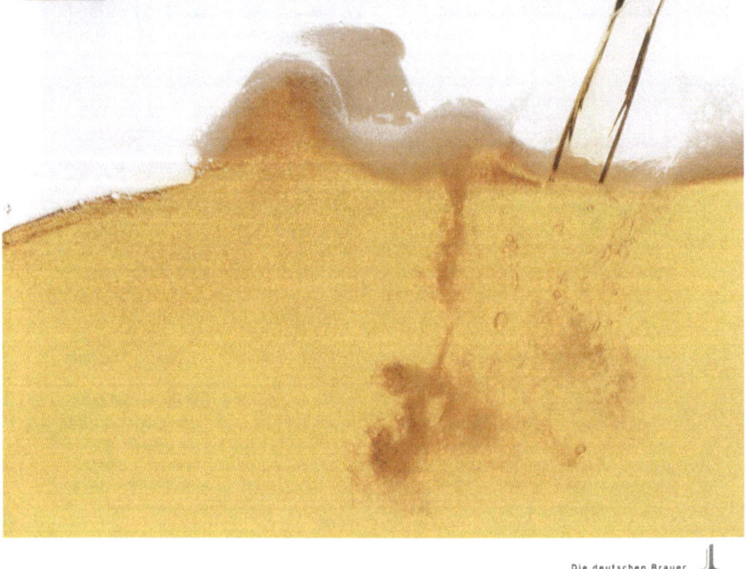

Die deutschen Brauer

Quelle: Die deutschen Brauer, Deutscher Brauer-Bund e.V., Berlin, Juli 2005, 3 Seiten (www.deutsches-bier.net)

Trinken im Allgemeinen und der Genuss von Bier im Besonderen ist eine erlebte Handlung, bei der eine Reihe von Bedürfnissen und Motivationen einbezogen sind. Es ist nicht allein der Durst. Vielmehr treten vielfältige vitale, individuelle und soziale Motivationen hinzu.

Nach Brillat-Savarin „ist es eines der Vorrechte des Menschen, dass er trinken kann, ohne Durst zu haben." Seit jeher erfüllt Bier neben der Stillung des Durstes das Bedürfnis nach

- Genuss,
- Erfrischung,
- Anregung und Belebung,
- Entspannung und Auflockerung.

Bier nimmt dabei eine gesellschaftliche Funktion ein und hat wegen seiner hohen gesellschaftlichen Bedeutung einen besonderen Platz in unserer Kultur. An seiner Popularität hat sich bis heute nichts geändert. Dabei ist Bier von einem Grundnahrungsmittel immer mehr zu einem Genussmittel avanciert. In ihm verdichten sich Lebensweise und Selbstverständnis.

Die Erlebnisweise von Bier wird vor allem durch den Geschmack, die durstlöschende und die entspannende Wirkung bestimmt. Letztlich ist das Image von Bier im hohen Maße dynamisch. Damit nimmt Bier eine einmalige Stellung unter den Getränken ein mit einem breit angelegten Genussrahmen.

Bier ist bei einer ganzheitlichen Betrachtung ein gesundes Lebensmittel. Es ist für seine wohltuende und gesundheitsfördernde Wirkung bekannt. Bier entfaltet günstige Wirkungen auf Blutdruck, Elektrolythaushalt, Blutzucker, Fettstoffwechsel und Blutgerinnung.

Folgende Vorteile sind im Rahmen eines moderaten Bierkonsums zu nennen:

- Bier verringert das Risiko von Herz-Kreislauf-Erkrankungen und Herzinfarkt.
- Bier hat eine blutverdünnende Wirkung und wirkt damit der Bildung von Blutgerinnseln entgegen.
- Bei maßvollem Genuss von Bier kommt es zu vermindertem Auftreten von Altersdiabetes.
- Ein reduziertes Risiko ist bei der Bildung von Gallensteinen festzustellen.
- Eine schützende Wirkung für die Knochen stellt sich ein.
- Maßvoller Biergenuss verringert Stress und Anspannung und erhöht das Wohlgefühl.

Damit kann Bier als ein hochwertiges Getränk mit gesundheitsfördernden Eigenschaften und als ein Lebensmittel mit einem als positiv zu bewertenden Anteil an essentiellen Nähr- und Schutzstoffen angesehen werden. Bei maßvollem Umgang lassen sich deshalb mit dem Konsum von Bier die Wunschbereiche „Genuss und Gesundheit" miteinander verbinden.

Der Konsum von Bier steht für Genuss und Lebensqualität, Geselligkeit und Kommunikation.

Die deutschen Brauer setzen auf den verantwortungsvollen und moderaten Konsum von Bier, wie ihn die meisten Menschen in Deutschland auch praktizieren. Der weitaus überwiegende Teil der Bevölkerung entscheidet verantwortungsbewusst. Weder für diese Menschen noch für ihre Umgebung ist ein solcher Konsum schädlich.

Die positiven Eigenschaften von Bier werden nicht aufgehoben durch fehlgeleitete Trinkgewohnheiten einzelner. Diese gehen zurück auf das individuelle Verhalten von Menschen, das meist komplexe Ursachen hat, für die die Brauwirtschaft nicht verantwortlich zeichnet.

Die deutsche Brauwirtschaft hat gleichwohl ein erhebliches Interesse daran, dass Bier verantwortungs- und situationsgerecht genossen wird. Deshalb bringt sie sich mit ein, einen verantwortungsbewussten Umgang mit alkoholhaltigen Getränken zu fördern.

Allerdings ohne Zwang staatlicher Verordnungen. Deshalb werden die deutschen Brauer auch künftig mit sinnvollen und effizienten Aktionen aufklären. Denn nur

- ein breites Bewusstsein für einen verantwortungsvollen Umgang mit alkoholhaltigen Getränken,
- die dauerhafte Förderung der Eigenverantwortung sowie
- die Kompetenz des Verbrauchers, mit den mit Alkohol verbundenen Risiken adäquat umgehen zu können,

werden Missbrauch dauerhaft verhindern können.

Vor diesem Hintergrund verabschieden die im Deutschen Brauer-Bund zusammengeschlossenen deutschen Brauer das nachfolgende Memorandum:

Memorandum

1. Bier ist ein Lebensmittel, das gesunde Lebensfreude verspricht.
2. Die deutschen Brauer wenden sich gegen jeden Versuch, ihre Produkte in die Nähe illegaler Substanzen zu rücken oder ihre Vermarktungsfreiheit einzuschränken.
3. Die deutschen Brauer erkennen an, dass in bestimmten Lebenssituationen kein Alkohol genossen werden sollte, wie z. B. im Straßenverkehr, bei gefahrgeneigter Arbeit, während der Schwangerschaft und Stillzeit, von Kindern und Jugendlichen und in Zusammenhang mit der Einnahme von Medikamenten. Die deutschen Brauer fordern und fördern fundierte Aufklärung zu diesem gezielten Verzicht auf Alkoholkonsum in bestimmten Lebenssituationen.
4. Die deutschen Brauer verhindern durch eine verantwortungsvolle Gestaltung ihrer Werbung, dass Darstellungen oder Aussagen in der kommerziellen Kommunikation für ihre Erzeugnisse als Aufforderung zum Missbrauch oder zum schädlichen Konsum von Bier oder als Ansprache von Kindern und Jugendlichen missverstanden werden können.
5. Die deutschen Brauer unterstützen die Einhaltung der vom Gesetzgeber bestimmten Altersgrenzen beim Konsum und der Abgabe von alkoholhaltigen Getränken an Kinder und Jugendliche.
6. Die deutschen Brauer erklären sich ausdrücklich weiterhin zur aktiven Kooperation auf Landes-, Bundes- und europäischer Ebene bereit, mit Politik, Institutionen der Gesundheitsförderung und anderen mehr, um Aktivitäten zu bündeln und neue Aktionen zu stärken.

Die deutschen Brauer
Juni 2005

Anzeigenserie (von 1991 bis 1993):

„Unser Bier mit Verstand genießen".

Die deutschen Brauer.

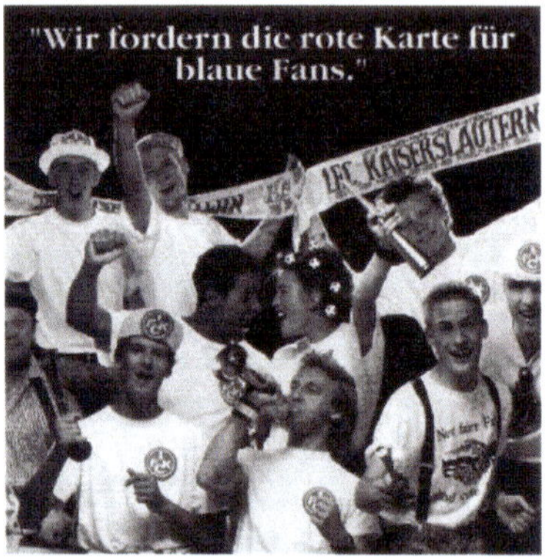
"Wir fordern die rote Karte für blaue Fans."
1.FC KAISERSLAUTERN

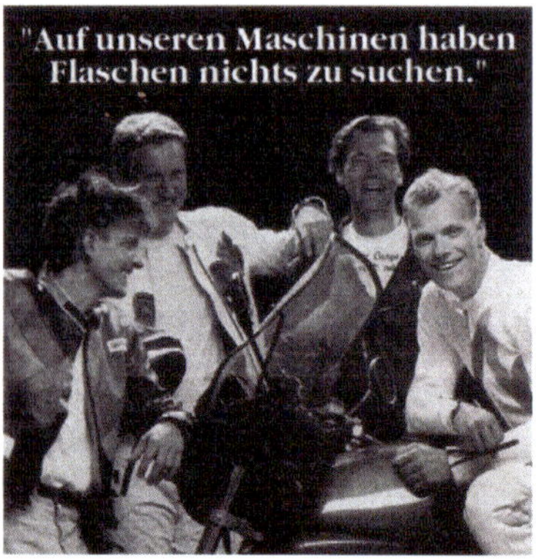
"Auf unseren Maschinen haben Flaschen nichts zu suchen."

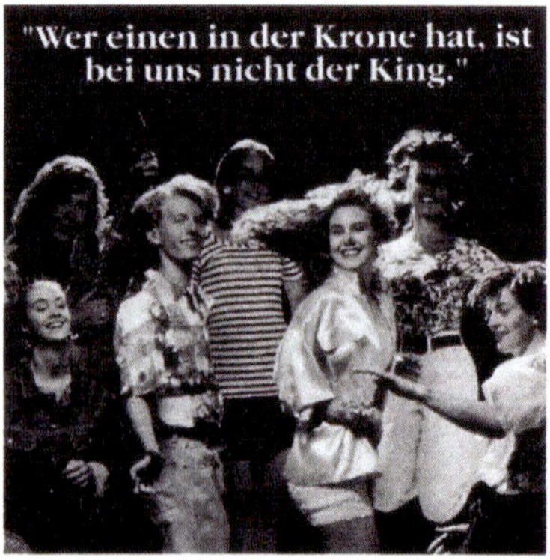
"Wer einen in der Krone hat, ist bei uns nicht der King."

Unser Bier – mit Verstand genießen.

Unter diesem Motto wirbt der Deutsche Brauer-Bund für den vernünftigen Umgang mit Bier.

In einer bundesweiten Anzeigen-Kampagne wenden wir uns seit 1990 vor allem an jugendliche Diskothekenbesucher, Fußball-Fans und Verkehrsteilnehmer. Im Vordergrund steht dabei immer der Appell an die Eigenverantwortung der Biertrinker.

Wenn Sie mehr über unsere Anzeigenkampagne wissen wollen, schreiben Sie uns:

Die deutschen Brauer.

Gesellschaft für Öffentlichkeitsarbeit der Deutschen Brauwirtschaft, Annaberger Straße 28, 5300 Bonn 2.

Anzeigenserie (seit 1983):

„Alles zu seiner Zeit. Und alles in Maßen“.

Die deutschen Brauer.

Alles zu seiner Zeit. Und alles in Maßen.

Stefan G. ist 13 Jahre.

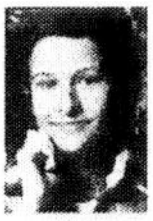

Kindern ist der Genuß von alkoholhaltigen Getränken in der Öffentlichkeit grundsätzlich verboten. Wer also unter 14 Jahren ist, bekommt nur alkoholfreie Getränke ausgeschenkt.

Gabriele S. ist 15 Jahre.

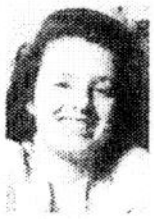

14- und 15jährige dürfen in Begleitung eines Erziehungsberechtigten ein Glas Bier, Wein oder Sekt trinken. Nicht aber, wenn sie allein oder zusammen mit Gleichaltrigen eine Gaststätte besuchen. Erziehungsberechtigt sind in diesem Fall Personen über 21 Jahre, die mit Zustimmung der Eltern den Jugendlichen zur Betreuung in ihre Obhut genommen haben.

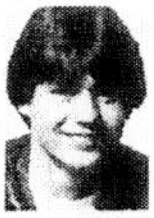

Frank F. ist 17 Jahre.

Ab 16 Jahren darf sich der Jugendliche allein Bier, Wein oder Sekt bestellen.

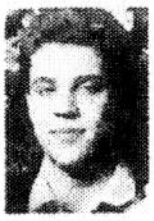

Detlef R. ist 18 Jahre.

Hochprozentiges wie Weinbrand, Korn oder Whisky darf erst Jugendlichen ab 18 Jahren ausgeschenkt werden.

„Wohl bekomm's“, sagen Bierfreunde, wenn sie miteinander anstoßen. Sie wissen, was sie damit meinen: Daß Bier wohl bekommt. Und daß Bier ein Genuß ist, solange man es in Maßen genießt.

Doch auch Genießen will gelernt sein. Dies gilt besonders für junge Menschen, die gerade beginnen, eigene Gewohnheiten auszubilden. Wie bei so vielem in ihrer Entwicklung, so sollten sie auch an den Genuß langsam herangeführt werden.

Hier zeigt sich, wie wichtig und richtig das „Gesetz zum Schutz der Jugend in der Öffentlichkeit“ ist. Es schützt Kinder vor zu frühem Konsum. Und führt Jugendliche stufenweise – also ihrer Entwicklung entsprechend – an alkoholhaltige Getränke heran. Mit dem richtigen Getränk zur richtigen Zeit.

Diese Regelung ist in Ordnung und hat sich bewährt. Nur weil einige wenige sich nicht immer daran halten, sollte man Gesetze nicht auf dem Rücken aller anderen verschärfen.

Doch unsere Gastwirte und ihre Mitarbeiter halten sich nicht nur an das Gesetz. Sie tun noch mehr. Sie halten den Finger drauf, wenn junge Menschen aufgrund des Gesetzes zwar trinken dürfen. Aber die Gefahr besteht, daß sie dabei das Maß verlieren.

Diese Verantwortung unserer Jugend gegenüber beweist die Gastronomie täglich. Und das wird auch in Zukunft so bleiben.

Zum Schutz der Jugend. Zum Nutzen der Jugend.

Zum Schutz der Jugend.
Zum Nutzen der Jugend.

Wem von diesen Vieren würden Sie ein Bier zapfen?

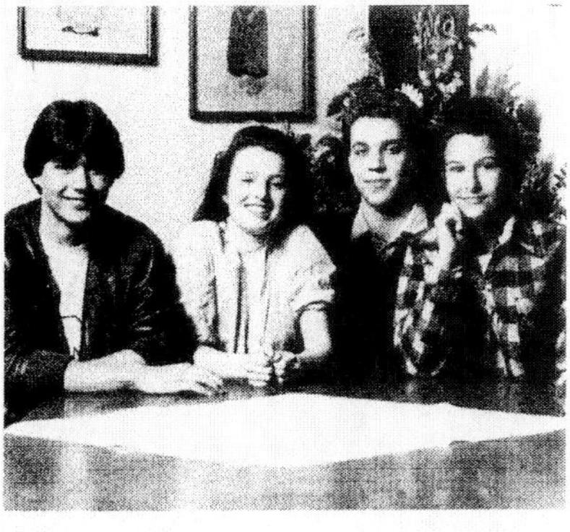

Frank Gabriele Detlef Stefan

Eine Initiative der Deutschen Brauer.

Anzeigenserie (von 1980 bis 1981):

„Wir halten Maß“.

Die deutschen Brauer.

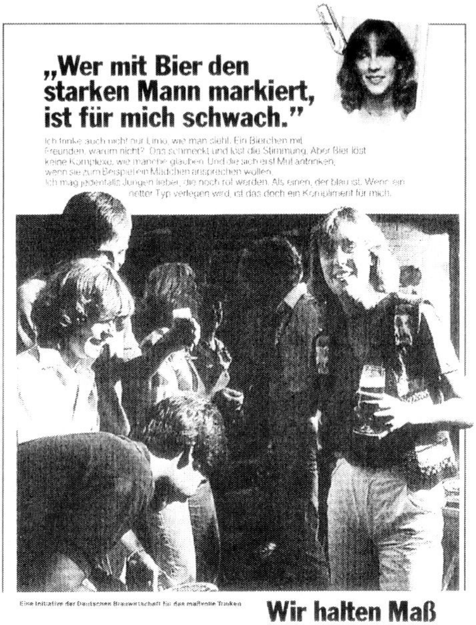

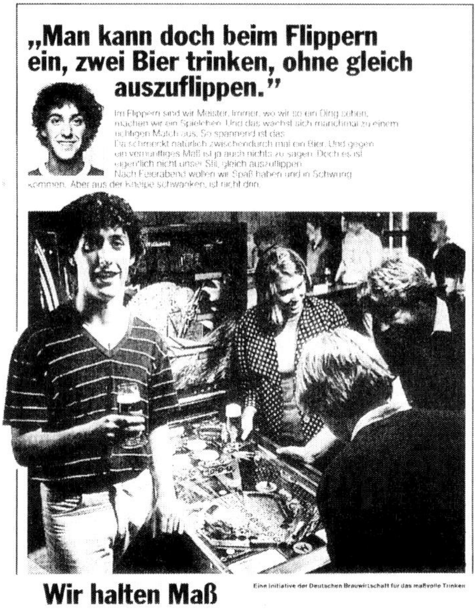

Anzeigenserie

(seit Ende der 1970er Jahre):

„Für das maßvolle Trinken“.

Die deutschen Brauer.

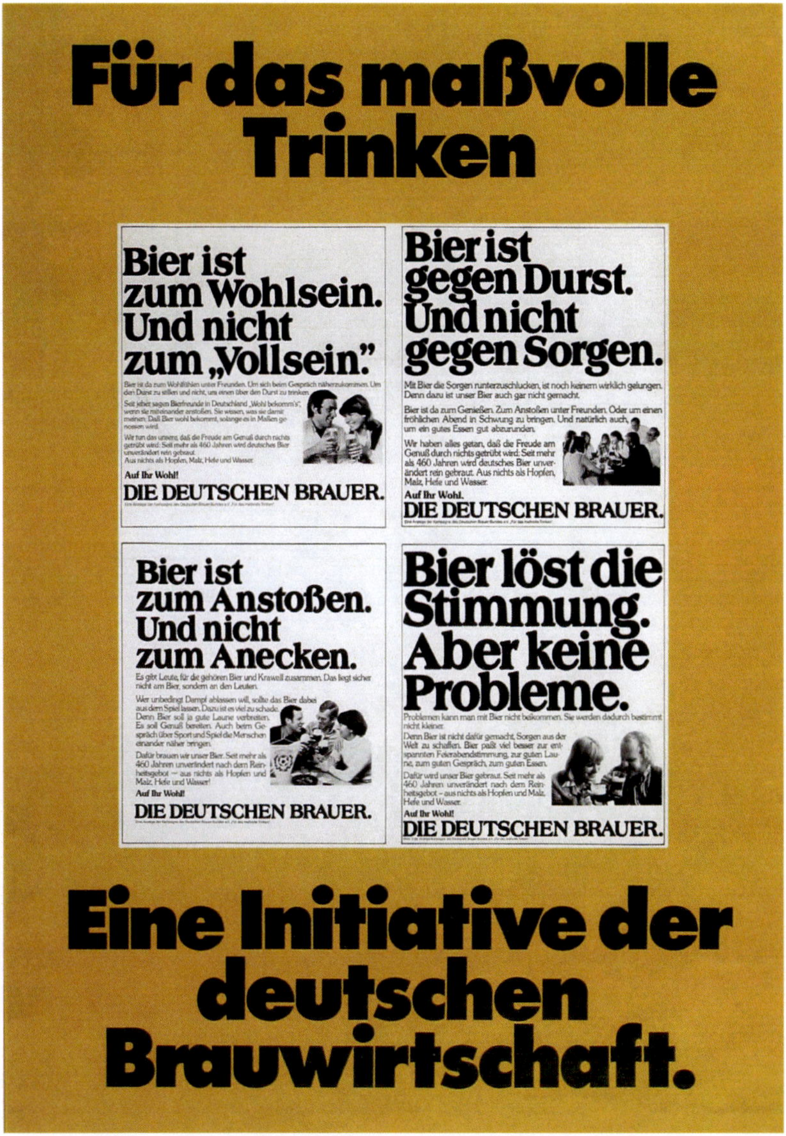

Plakat (seit 1978)

„Jugendschutzgebiet“.

Bundesministerium für Jugend, Familie, Frauen und Gesundheit; Deutscher Hotel- und Gaststättenverband; Zentralausschuß des Lebensmitteleinzelhandels und Die deutschen Brauer.

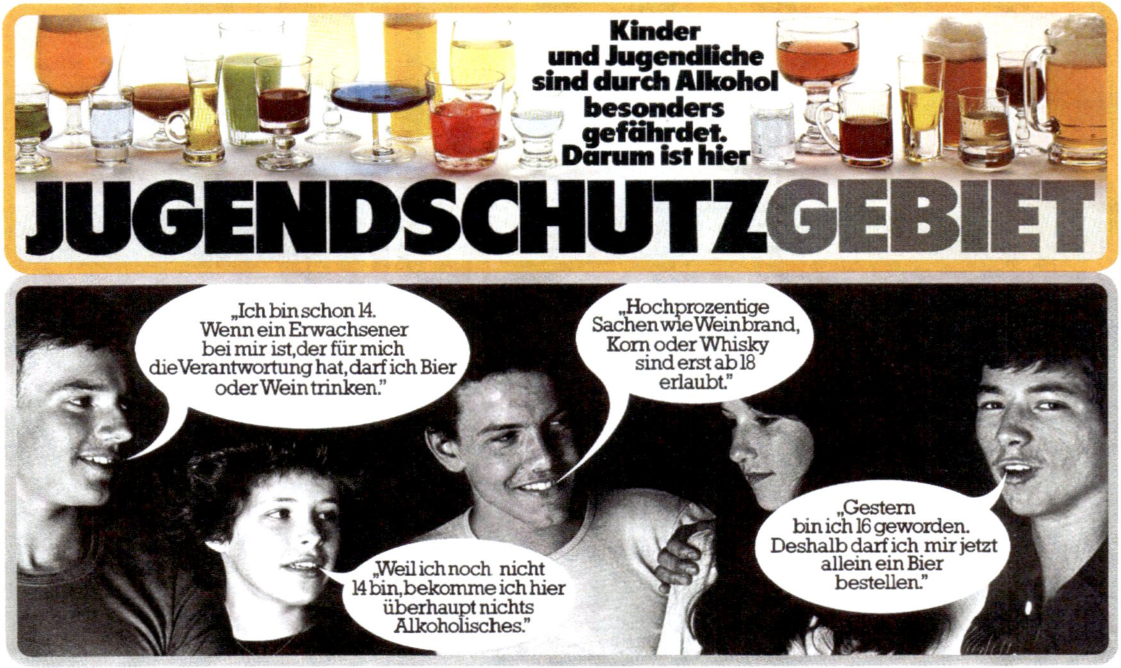
Kinder und Jugendliche sind durch Alkohol besonders gefährdet. Darum ist hier
JUGENDSCHUTZGEBIET
„Ich bin schon 14. Wenn ein Erwachsener bei mir ist, der für mich die Verantwortung hat, darf ich Bier oder Wein trinken.“
„Weil ich noch nicht 14 bin, bekomme ich hier überhaupt nichts Alkoholisches.“
„Hochprozentige Sachen wie Weinbrand, Korn oder Whisky sind erst ab 18 erlaubt.“
„Gestern bin ich 16 geworden. Deshalb darf ich mir jetzt allein ein Bier bestellen.“

Biere mit Zukunft –
hopfen- und polyphenolreich, hefehaltig und naturbelassen?

Die Bedeutung des Bieres als Lebens- und Genussmittel steht außer Frage. So wie sich das Bier heute darstellt, so zum Beispiel in Form des Pilsener Lagerbieres – und dies gilt auch für das Alt-, Kölsch- und Weizenbier und die übrigen Sorten – lässt sich die Zusammensetzung wohl nicht weiter optimieren. Sind wir damit gewissermaßen am „Ende der Brauereitechnologie" angelangt, oder kann man den Genuß-, Gesundheits- und Umweltwert in Form von speziellen Bieren doch noch steigern, wenn man neueste Erkenntnisse der Physiologie umsetzen wollte?

- **Hopfen**

  „Hopfen ist ein mildes Beruhigungsmittel und ein appetitanregendes Bittermittel". Die bakteriostatischen und antibiotischen Eigenschaften des Hopfens sind lange bekannt (Übersichtsarbeiten von Piendl und Schneider, 1981 und Piendl und Biendl, 2000). Seit Ende der neunziger Jahre sind viele neue Erkenntnisse hinzugekommen. Einige wenige Beispiele:

  - Prenylierte Flavonoide der Hopfens – einschließlich Xanthohumol – weisen antikanzerogene Eigenschaftenn auf (Miranda und Mitarbeiter, 1999).
  - „I tell people they can't cure their diseases by drinking beer alone – but it might just help" (Buhler, 2000).
  - Xanthohumol ist 200mal wirksamer als Resveratrol (Frank, 2001).
  - Xanthohumol shows anti-HIV-1 activity (Wang und Mitarbeiter, 2004).
  - Iso-alpha-acids and xanthohumol show antiviral activity (Buckwold und Mitarbeiter, 2004).
  - Xanthohumol exhibits strong antioxidant and free radical scavenging properties (Colgate und Mitarbeiter, 2007).
  - All the knowledge of xanthohumol combined suggests that it is a substance with a very broad spectrum of activities and various preventive mechanisms (Gerhäuser und Mitarbeiter, 2002 und Gerhäuser und Frank, 2004).
  - ‚Xanthohumol: To your good health' (Stevens und Mitarbeiter, 2004).
  - 8-Prenylnaringenin als oestrogene Substanz des Hopfens ist das potenteste identifizierte Phytoestrogen (Schaefer, 2004).

Wenn man von diesen Ergebnissen, die meistens in vitro und in Tierversuchen gewonnen wurden, auch nicht voreilig auf den Menschen schließen soll, lässt sich doch festhalten, dass hohe Hopfengehalte (mit hohen Werten an Xanthohumol und verwandten Substanzen) im Bier physiologisch günstig zu bewerten sind.

- **Polyphenole**

  Die Polyphenole der Lebensmittel weisen ein besonders breites Spektrum an gesundheitlichen Eigenschaften aus. Es gibt viele Hinweise, dass sie
  - antikanzerogen,
  - antimikrobiell,
  - antioxidativ,
  - antithrombotisch,
  - immunmodulierend,
  - entzündungshemmend,
  - blutdrucksteuernd- und
  - blutglucoseregulierend

  wirken (Watzl und Leitzmann, 1999).

  Für einige Phenolsäuren wurde in vitro nachgewiesen, dass sie Bindungen mit aktivierten krebsauslösenden Substanzen eingehen sowie die Bindungsstellen für Kanzerogene an der Desoxyribonucleinsäure (DNS) „verdecken“, wodurch eine Krebsauslösung gehemmt wird. Weiterhin verfügt der Körper über verschiedene Schutzmechanismen, um reaktive Sauerstoffmoleküle und Radikale zu inaktivieren. Die Polyphenole sind mengenmäßig die häufigsten und wirksamsten Antioxidantien in Lebensmitteln pflanzlicher Herkunft (Ho und Mitarbeiter, 1992, Huang und Mitarbeiter, 1992 und Papas, 1999).
  Auch hier wird man festhalten dürfen, dass polyphenolreiche Biere physiologisch von Vorteil sind.

  Die Polyphenole des Bieres stammen zu etwa 80 Prozent aus dem Malz und zu 20 Prozent aus dem Hopfen. Das Pilsener Lagerbier weist im Durchschnitt 147 Milligramm pro Liter auf. Dieser Gehalt lässt sich - in speziellen Bieren - erheblich steigern. Dunkle Gerstenmalze enthalten zum Beispiel deutlich mehr Polyphenole als helle Gerstenmalze. Es ist auch anzunehmen, dass sich die Hopfensorten im Polyphenolvorkommen erheblich unterscheiden. Bei der

Verarbeitung der Rohstoffe sollten die Polyphenole weitgehend erhalten bleiben und nicht einer (forcierten) Filtration und Stabilisierung zum Opfer fallen, damit das Bier möglichst lange physikalisch haltbar ist und besonders "weich" schmeckt.

- **Hefe**

  „Die Frische ist kein leerer Wahn". Die Frische des Bieres hängt unter anderem mit dem Verhältnis von oxidierenden zu reduzierenden Substanzen zusammen. Redoxträger der Würze und des Bieres sind zum Beispiel Kohlenhydrate, Melanoidine, Bitterstoffe, Polyphenole und organische Säuren, während molekularer Sauerstoff und andere „Oxidationsäquivalente" Oxidationen fördern. Die natürlichsten und einfachsten Reduktionsmittel sind aktive Hefezellen, die zum einen Oxidationen unterbinden, zum anderen selbst „reduktiv" tätig sind. Die Schlussfolgerung wäre hier, das Bier nicht zu filtrieren, sondern die jungen und aktiven Hefezellen im Bier zu belassen. – Solche Biere vertragen im Übrigen auch höhere Bitterstoff- und Polyphenolwerte.

  Kräusen-, Zwickl-, Keller- und naturtrübe Biere enthalten zwischen 0,5 bis 5 Millionen Hefezellen/Milliliter Bier.

  (Es ist bisher nicht endgültig entschieden, ob im Magen-Darmtrakt des Menschen die intakte Hefe des Bieres aufgeschlossen oder doch unverändert wieder ausgeschieden wird.)

- **Naturbelassenheit**

  Begriffe wie Natürlichkeit und Naturnähe spielen in den Überlegungen über neuzeitliche Ernährungsbedürfnisse eine immer wichtigere Rolle. Was man unter „naturbelassen" versteht, ist noch nicht endgültig definiert. Nach einer schweizerischen Umfrage unter Konsumenten beruht die Wertschätzung naturbelassener Lebensmittel hauptsächlich auf zwei Vorstellungen: Einerseits möchten sich die Verbraucher umweltfreundlich verhalten, andererseits halten sie naturbelassene Lebensmittel für gesünder als die herkömmlich erzeugten. Durch folgende Merkmale sollten sich naturbelassene Lebensmittel auf jeden Fall auszeichnen:

  - umweltgerecht erzeugt,
  - keine chemisch-synthetischen Zusatzstoffe enthaltend,
  - ohne Gentechnik hergestellt,

- schonend verarbeitet und
- nicht weit transportiert (Wessels und Mitarbeiter, 1996).

Wenn ein Bier aus einheimischen Rohstoffen erzeugt wird, eventuell sogar aus Rohstoffen des ökologischen Anbaus, wenn das Bier nur schwach filtriert wird oder ganz unfiltriert bleibt und wenn ein solches Bier eventuell nur vom Fass ausgeschenkt wird oder nur in der Braustätte oder in Gaststätten oder Abholmärkten angeboten wird, die sich „rund um den Schornstein" der Brauerei befinden, sind dies ebenfalls wichtige Gesichtspunkte, die zur Naturbelassenheit beitragen.

Laut des Zukunftsinstituts von Matthias Horx unterscheiden die Konsumenten von Morgen (LOHAS = Lifestyle of Health and Sustainability) in ihrem Lebensstil immer weniger zwischen gesund und genussvoll. „Sie fordern Ökoprodukte, die lecker sind und wünschen sich kulinarische Besonderheiten mit Nachhaltigkeitssiegel" (N. N., 2006).

- **„Gute Beispiele verderben schlechte Sitten"**

  Die hier angeführten Überlegungen sind keine theoretischen Vorstellungen, sondern in der Praxis manchmal schon verwirklicht. Bei der Untersuchung von deutschen Bieren fanden wir als sehr bitterstoff- und polyphenolreiche Biere (bei einem gegebenen Stammwürzegehalt) unter anderem die Uerige-Biere aus Düsseldorf (Tabelle 1 und 2). Vorsorglich verarbeitet diese obergärige Hausbrauerei ausschließlich Doldenhopfen, damit alle wertvollen Inhaltsstoffe des Hopfens im fertigen Bier erhalten bleiben und nicht bei der „Veredelung" verloren gehen. Die Biere werden zudem sehr schonend filtriert (Gewährleistung der Haltbarkeit: vier Wochen). Über die Hälfte des Bieres wird in der Gaststätte verzehrt, der übrige Teil in nächster Umgebung.

  Anzuführen sind auch die Biere von Gasthausbrauereien, die fast immer unfiltriert bleiben und zudem in der eigenen Gaststätte getrunken werden, aber auch die handelsüblichen naturbelassenen alkoholfreien Biere sowie die hefehaltigen Schank- und Leichtbiere, hefehaltigen hellen und dunklen Vollbiere und hefehaltigen Pilsener-, Weizen-, Alt-, Rauch- und Starkbiere. Optimiert nach den jüngsten – und noch zu erwartenden – physiologischen Erkenntnissen lässt sich der Gesundheitswert des Bieres erheblich steigern. – Die Brauereitechnologie geht also weiter.

Tabelle 1:

Bitterstoffe und Gesamt-Polyphenole von deutschen untergärigen Bieren.

Biersorte	**Unter-suchungs-zeitraum**	**Anzahl der Biere**	**Stamm-würze (°P) Ø**	**Bitterstoffe (BE) (EBC) Ø**	**Gesamt-Polyphenole (mg/l) (EBC) Ø**
• Alkoholfreies helles Schankbier	2000-2003	2	7,2	26,3	71
• Alkoholfreies Pilsener Bier	2001	1	4,7	27,5	161
• Helles Schankbier (hefefrei)	1997-2003	4	8,7	19,5	101
• Helles Schankbier (hefehaltig)	1998	1	8,2	16,0	116
• Helles Vollbier	1997-2004	15	11,6	18,9	160
• Dunkles Vollbier	1997-2003	5	11,8	20,5	166
• Pilsener Bier	1997-2005	49	11,5	26,4	147
• Helles Exportbier	1997-2003	11	12,7	21,1	158
• Dunkles Exportbier	1997-2005	10	12,7	19,6	217
• Helles Märzenbier	1997-2006	9	13,4	18,4	176
• Dunkles Märzenbier	1997-2005	8	13,3	22,8	225
• Helles Bockbier	1997-2003	5	16,5	26,7	178
• Dunkles Bockbier	1997-1998	4	16,6	22,5	225
• Helles Doppelbockbier	1997	1	18,0	32,5	169
• Dunkles Doppelbockbier	1998-2003	3	18,4	21,5	277
• Eisbock (dunkel)	1997	1	24,1	19,0	183
• Rauchbier (Vollbier)	1998	1	11,8	20,5	177

• Rauchbier (Märzenbier)	1997	1	13,4	33,5	226
• Rauchbier (Bockbier)	1997	1	17,1	37,0	232
• Ungespundetes hefehaltiges dunkles Vollbier	1997-1998	2	12,5	35,8	184
• Nährbier (hefefrei)	2000	1	12,6	13,0	148
• Diät-Vollbier (hefefrei)	1998-2004	5	9,5	24,3	133
• Diät-Schankbier (hefefrei)	1997	1	7,5	27,0	107
• Helles Kellerbier (hefehaltig)	1997-2005	5	12,3	20,9	201
• Dunkles Kellerbier (hefehaltig)	2005	1	12,9	26,0	244
• Schwarzbier (hefefrei)	2000-2005	12	12,0	20,0	217
• Dunkles Pilsener Bier (hefefrei)	1997-2003	4	11,6	27,6	134
• Kräusenbier (hell und hefehaltig)	1997-1998	3	11,8	26,8	145
• Hefehaltiges Pilsener Bier	1998-2003	5	11,7	28,7	210
• Zwicklbier (hell und dunkel)	1997-2003	6	11,6	20,3	201
• Braunbier (dunkel und hefefrei)	1997-2005	6	11,9	20,4	183
• Drybier (Vollbier) (hefefrei)	1997-2003	3	11,5	26,2	143
• Drybier (Schankbier) (hefefrei)	1997	2	8,6	28,3	85
• Icebier (hefefrei)	1997	1	11,8	25,0	66

• Zoiglbier (hell und hefehaltig)	2002-2003	2	11,9	25,3	220
• Zoiglbier (dunkel und hefehaltig)	1998	1	12,0	20,0	195
• Landbier (hell und hefefrei)	2003	2	11,7	22,0	190
• Landbier (dunkel und hefefrei)	1997-2003	7	11,9	20,2	186
• Oktoberfestbier (hell)	1998	1	13,8	23,0	110
• Oktoberfest Märzen	1998	1	13,6	18,5	153
• Doppelbockbier (dunkel und hefehaltig)	2001	1	20,7	29,5	406

Tabelle 2:

Bitterstoffe und Gesamt-Polyphenole von deutschen obergärigen Bieren

Biersorte	**Untersuchungszeitraum**	**Anzahl der Biere**	**Stammwürze (°P) Ø**	**Bitterstoffe (BE) (EBC) Ø**	**Gesamt-Polyphenole (mg/l) (EBC) Ø**
• Alkoholfreies helles hefehaltiges Weizenschankbier	2006	1	7,3	16,0	84
• Alkoholfreies dunkles hefefreies Weizenvollbier	2002	1	6,4	13,0	184
• Helles hefehaltiges Weizenschankbier	2003	2	7,8	7,5	85
• Helles hefefreies Weizenschankbier	2003	1	7,7	10,0	85
• Helles hefehaltiges Weizen-Leichtbier (als Vollbier eingebraut)	1997	1	6,5	17,5	103
• Helles hefehaltiges Weizenbier	1997-2003	11	12,4	13,0	106
• Dunkles hefehaltiges Weizenbier	1997-2003	15	12,4	11,1	118
• Helles hefefreies Weizenbier	2005	1	12,5	13,0	63

• Dunkles hefehaltiges Weizenbockbier	1997-2003	4	17,0	12,4	125
• Dunkles hefehaltiges Weizendoppel-bockbier	2000	1	18,0	14,0	145
• Hefehaltige Berliner Weisse (Schankbier)	2001-2003	2	7,4	3,5	98
• Helles hefehaltiges Rauchbier-Weizen	1998	1	12,3	11,0	92
• Dunkles hefehaltiges Rauchbier-Weizen	1998	1	13,3	18,5	120
• Alkoholfreies Kölschbier (Vollbier)	1998	1	4,7	21,0	157
• Leichtes Kölschbier (Vollbier)	2000	1	8,4	23,0	151
• Kölschbier	1997-2002	6	11,4	19,0	121
• Alkoholfreies Altbier (Vollbier)	2001	1	4,5	32,0	141
• Leichtes Altbier (Schankbier)	2000	1	7,8	25,0	97
• Altbier (hefefrei)	1997-2001	3	11,2	28,0	171
• Altbier (hefehaltig)	1998	1	12,0	24,0	210
• Dampfbier (dunkel und hefefrei)	1997	2	12,2	20,5	167
• Porter (hefefrei)	2001-2006	5	14,1	24,6	240
• Mumme (dunkel und hefefrei)	2002	1	11,8	25,0	273
• Gose (hell und hefefrei)	2001-2003	2	11,5	10,8	90

• Steinbier	1997	1	11,3	27,5	184
• Steinweizen	1998	1	11,5	20,0	129
• Caramel (dunkel und hefefrei)	2003	1	11,8	9,5	146
• Caramel (dunkel und hefehaltig)	2003	1	11,3	7,5	94
• Helles hefefreies Schankbier	1998	1	7,8	23,0	102
• Dunkles hefefreies Schankbier	1998	1	7,8	20,5	145
• Alkoholfreier Malztrunk	1995-2003	6	11,6	7,3	106
• Hefehaltiges Kölner Wießbier	1998	2	11,3	21,5	169
• Hefehaltiges Dinkelbier (hell und dunkel)	1997-2003	5	12,3	11,8	145
• Hefehaltiges Emmerbier (hell und dunkel)	1997-2005	3	12,3	16,8	135
• Hefehaltiges Haferbier (hell)	2006	1	12,4	13,5	163
• Hefehaltiges Roggenbier (dunkel)	2000	1	12,2	11,5	140
• Hefehaltiges Einkornbier (hell)	2004	1	12,2	9,0	125
• Berliner Weisse (Schankbier), mit Schuss	2001	2	7,5	4,0	97
• Xan Hefeweißbier	2004	1	13,0	21,0	148
• Uerige Alt, Dat leckere Dröppke	1997	1	11,5	51,5	279
• Uerige Alt, Sticke	1997	1	14,5	50,5	326

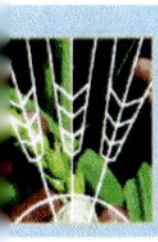

Wissenschaftszentrum Weihenstephan
Lehrstuhl für Technologie der Brauerei I
S. Wunderlich, A. Zürcher, W. Back
TECHNISCHE UNIVERSITÄT MÜNCHEN

Mehr Xanthohumol im Bier für mehr Gesundheit?

Einleitung

Xanthohumol ist ein Hopfeninhaltsstoff, der eine Vielzahl von gesundheitsfördernden Eigenschaften aufweist. Es wirkt z. B. entzündungshemmend, antimikrobiell und kann gegen Osteoporose eingesetzt werden. Neueste Erkenntnisse weisen das Xanthohumol als potentiell krebschemopräventive Substanz aus. Da Bier traditionell mit Hopfen hergestellt wird, liegt es nahe sich mit dieser Substanz im Bier näher auseinanderzusetzen. Zwischen dem Lehrstuhl für Technologie der Brauerei I der Technischen Universität München-Weihenstephan, dem Deutschen Krebsforschungszentrum, Heidelberg und dem Institut für Pharmakognosie und Analytische Phytochemie der Universität des Saarlandes, Saarbrücken wurde deshalb ein Gemeinschaftsprojekt initiiert mit dem Ziel, die Bedeutung brautechnologischer Einflussgrößen auf den Xanthohumolgehalt im Bier herauszufinden, das Xanthohumol angereicherte Bier zu analysieren und die Testung relevanter Inhaltsstoffe auf biologische Wirkungen durchzuführen.

Brautechnologische Untersuchungen

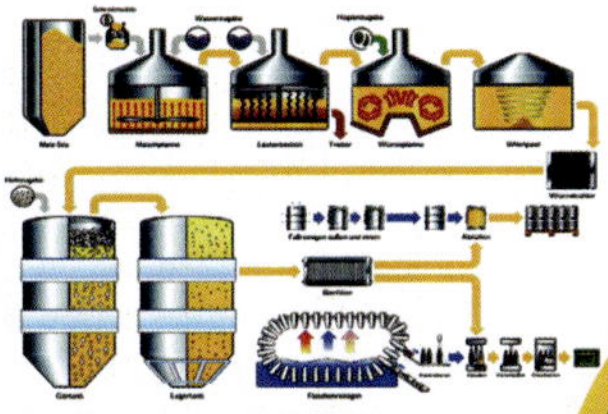

Abb. 1: Der Brauprozess [Quelle: Gesellschaft für Öffentlichkeitsarbeit der Deutschen Brauwirtschaft e. V.]

Xanthohumol ist ein Bestandteil des Hopfens, der im Brauprozess nach dem Reinheitsgebot beim Kochen der Würze in die Würzpfanne zudosiert wird. Herkömmlicher Hopfen enthält max. 1,1 % Xanthohumol. Durch spezielle Extraktionsverfahren kann jedoch die Hopfenindustrie verschiedene Hopfenprodukte zur Verfügung stellen, die einen Xanthohumolgehalt von bis zu 80 % aufweisen.

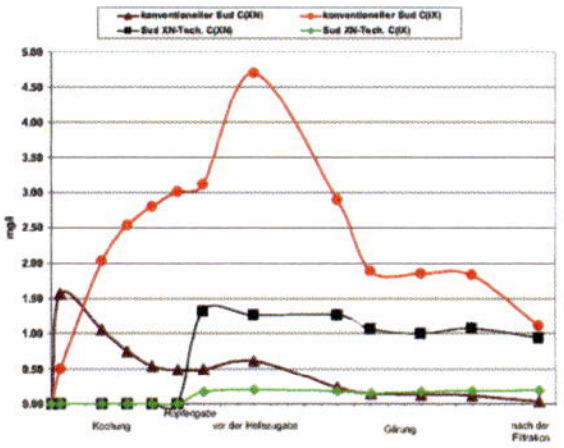

Abb. 2: Vergleich von Xanthohumol- und Isoxanthohumolgehalten bei der Herstellung eines Bieres nach konventioneller Verfahrensweise und nach „XAN-Technologie"

In Brauversuchen konnte festgestellt werden, dass Xanthohumol beim Kochen nach konventioneller Verfahrensweise (atmosphärisch, 100°C) zu Isoxanthohumol isomerisiert.

Die Isomerisierung korreliert mit der Kochdauer und der Temperatur (siehe Abb. 2 braune und rote Punkte). Weitere Verluste treten während der Gärung (insbesondere am 1. und 2. Gärtag) und der Filtration auf, so dass bei der Herstellung eines konventionellen Bieres max. 0,2 mg Xanthohumol/l Bier erreicht werden können.
Durch Anwendung eines speziellen Brauverfahrens nach dem Reinheitsgebot ist es gelungen, die angesprochenen Verluste zu minimieren, so dass das 10-30fache an Xanthohumolgehalt im fertigem Bier erreicht werden kann (siehe Abb. 2 dunkel- und hellgrüne Punkte).

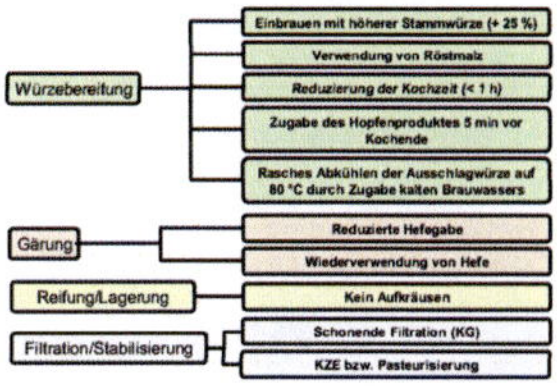

Abb. 3: Prinzip der „XAN-Technologie"

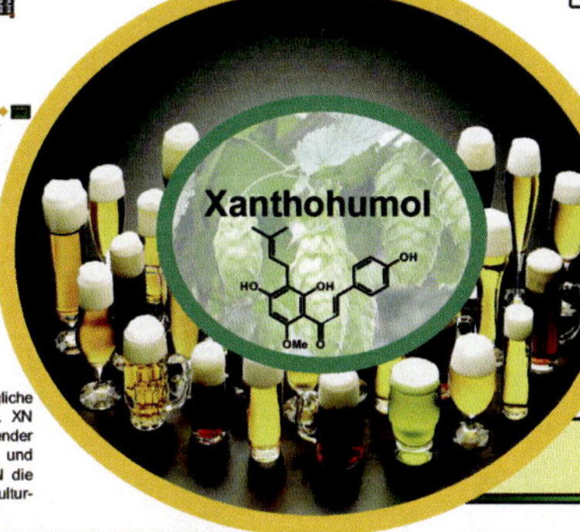

Bei der so genannten "XAN-Technologie" kommt es v. a. darauf an, das xanthohumolreiche Hopfenprodukt erst kurz vor dem Ende der Kochung der Würze hinzuzufügen und diese dann rasch abzukühlen. Röstmalz, die Wiederverwendung der Hefe und eine schonende Filtration sind weitere technologische Maßnahmen zur Anreicherung von Xanthohumol im Bier.

Die nach der "XAN-Technologie" hergestellten Biere zeichnen sich nicht nur durch ihren erhöhten Xanthohumolgehalt aus. Sie weisen zudem eine hohe Geschmacks- und Schaumstabilität auf und besitzen eine frische, feinherbe Hopfennote.

Krebsforschung

In einer Reihe von *in vitro* screening Assays wurde eine mögliche anti-carcinogene Wirksamkeit von Xanthohumol untersucht. XN zeigte ein ungewöhnlich breites Spektrum hemmender Mechanismen während der Initiations-, Promotions- und Progressionsphase der Carcinogenese. Ferner hemmte XN die Ausbildung präneoplastischer Läsionen in einem Organkultur-Modell.

In vitro screening-Assays

		Xanthohumol	Quercetin
	Anti-initiierendes Potential		
Modulation des Fremdstoff-Metabolismus	Hemmung der **Cyp1A** Aktivität (IC_{50})[a]	0.02 µM	0.026 µM
	Induktion of **NAD(P)H:Chinon Reduktase** in Hepa1c1c7 Maus Hepatom Zellen (CD)[b]	1.70 µM	2.60 µM
Antioxidative und Radikal-Fänger Aktivität	$ORAC_{OH}$ (Trolox Einheiten bei 1 µM)	8.9	3.4
	$ORAC_{ROO}$ (Trolox Einheiten bei 1 µM)	2.9	2.7
	$O_2^{-\bullet}$ Radikal Fänger Aktivität, HL-60 (IC_{50})	2.6 µM	>100 µM
	$O_2^{-\bullet}$ Radikal Fänger Aktivität, X/XO (IC_{50})	27.7 µM	34.2 µM
	Anti-promovierendes Potential		
Anti-inflammatorische Mechanismen	Hemmung der **Cox-1** Aktivität (IC_{50})	16.6 µM	>100 µM
	Hemmung der **Cox-2** Aktivität (IC_{50})	41.5 µM	n. b.
	Hemmung der LPS-verm. **iNOS** Induktion in Raw 264.7 Maus Makrophagen (IC_{50})	12.9 µM	19.8 µM
Anti-östrogene Eigenschaften	Hemmung der **Östrogen-abhängigen AP Induktion** in Ishikawa Zellen (IC_{50})	6.6 µM	n. b.
	Hemmung der **Aromatase** Aktivität (IC_{50})	2.3 µM	2.8 µM
	Anti-progressives Potential		
Zellwachstumshemmende Aktivität	Induktion von **Zelldifferenzierung** in HL-60 Zellen	Max. bei 6.25 µM	n. b.
	Hemmung der **DNA Polymerase α** (IC_{50})	23.0 µM	4.0 µM

Organkulturmodell (MMOC)

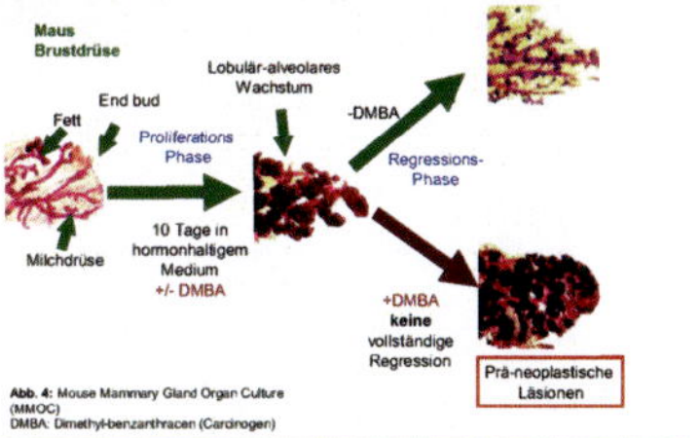

Abb. 4: Mouse Mammary Gland Organ Culture (MMOC)
DMBA: Dimethyl-benzanthracen (Carcinogen)

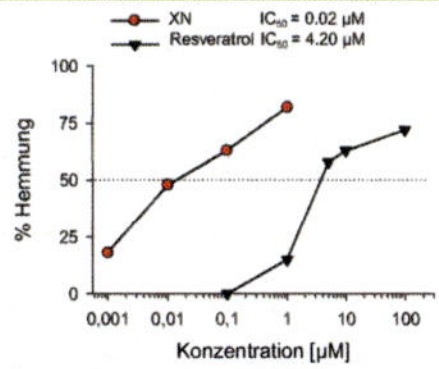

Abb. 5: Hemmung prä-neoplastischer Läsionen

Ausblick

Die vielversprechenden Ergebnisse der Untersuchungen zur Krebs-Chemoprävention haben uns veranlasst, weiterführende Studien zu planen. So soll der Metabolismus von Xanthohumol im Tierversuch und beim Menschen untersucht werden. Interessant dabei ist die Frage, ob die biologischen Effekte des Xanthohumols unterschiedlich sind, wenn die Substanz als Reinsubstanz oder in Bier verabreicht wird. Dabei gilt es insbesonders die Wechselwirkung von anderen sekundären Pflanzeninhaltsstoffen im Bier und den Einfluss des Alkohols auf die Pharmakokinetik zu betrachten. Der Lehrstuhl für Technologie der Brauerei I wird deshalb weiter den Verbleib von Xanthohumol im Bier untersuchen und Grenzen der Anreicherung erforschen. Dabei liegt das Augenmerk, neben dem Gehalt an Xanthohumol im filtriertem Bier, auf der chemisch-physikalischen, mikrobiellen und geschmacklichen Stabilität der Biere. Auch die Anreicherung von Xanthohumol in alkoholfreien Bieren wird weiter unter der Berücksichtigung der brautechnologischen Eigenschaften verfolgt.

Finanziert wird dieses Projekt von der Wissenschaftsförderung der Deutschen Brauwirtschaft e. V. (Projekt B81) und der Deutschen Forschungsgemeinschaft (DFG)

Abteilung für Toxikologie und Krebsrisikofaktoren
Deutsches Krebsforschungszentrum Heidelberg
N. Frank, R. Hussong, C. Gerhäuser

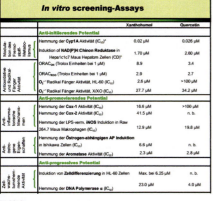

Lehrstuhl für Technologie der Brauerei I

Wissenschaftszentrum Weihenstephan

TECHNISCHE UNIVERSITÄT MÜNCHEN

WEIHENSTEP
Lehrstuhl für Techn
der Brauerei I

Entwicklung spezieller Brauverfahren zur Anreicherung von Xanthohumol und Folsäure in Bier

Industriekooperation der TUM mit der Staatsbrauerei Weihenstephan

Aufgabenstellung:

- Xanthohumol (XN) und Folsäure (B9) sind Bierinhaltsstoffe mit vielseitigen, ernährungsphysiologisch bedeut Wirkungen. Bei der konventionellen Bierherstellung werden sie mehr oder weniger, z.B. durch Isomerisierung (X Isoxanthohumol während der Kochung) oder auch Filtration, ausgeschieden (max. 0,2 mg XN/l bzw. 85 µg B9/l in deutschen Handelsbieren). Unter Berücksichtigung des deutschen Reinheitsgebots sollen großtechnisch umset Anreicherungstechnologien entwickelt werden.

Lösungsansatz:

- In Laborversuchen wurden chemisch-physikalische (Temperatur, pH-Wert, etc.) und brautechnologische (Mä Hopfengabe, etc.) Einflussfaktoren auf die Wiederfindung von XN bzw. B9 untersucht.

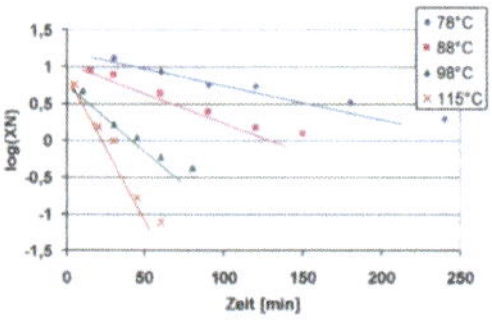

Abb. 1: XN Halbwertzeiten bei unterschiedlicher Temperatur und Heißhaltezeit [2]

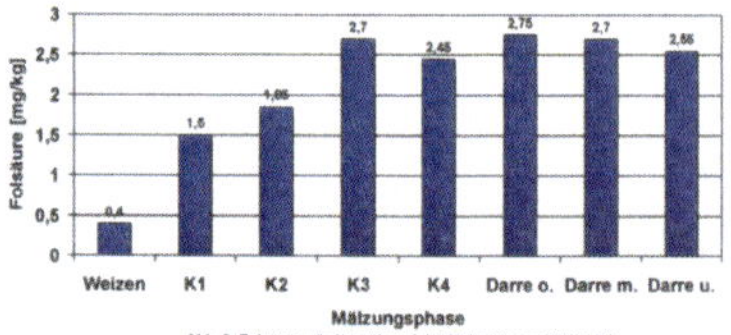

Abb. 2: Folsäuregehalte während der Mälzung von Weizen [1]

- Die Ergebnisse wurden in Brauversuchen im Klein- und Pilotsudmaßstab umgesetzt und technologisch verbessert.
- Es entwickelten sich schließlich, u.a. auch nach Versuchen im Praxismaßstab in verschiedenen Brauereien, die „ Technologie und die „Folsäure"-Technologie.

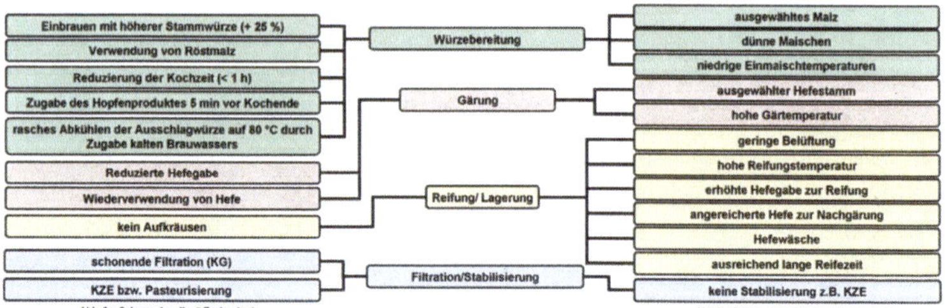

Abb. 3a: Schema der „Xan"-Technologie

Abb 3b: Schema der „Folsäure"-Technologie

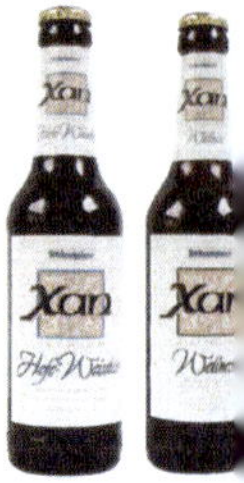

- Die „Xan"-Technologie ermöglicht dabei XN Gehalte in hellen unfiltrierten Bieren bis ca. 3 mg XN/l und in dunklen Bieren über 10 mg XN/l.
- Mit der „Folsäure"-Technologie werden Gehalte bis 200 µg/l (entspricht 50% der empfohlenen Tagesdosis) erreicht.

Ergebnis:

- In Zusammenarbeit zwischen der TUM, der Staatsbrauerei Weihenstephan und Döhler Darmstadt wurden neue Produkt den Namen „Xan"-Hefeweißbier und „Xan"-Wellness (eine alkoholfreies Biermischgetränk) entwickelt, die seit Mai 20(bayerischen Einzelhandel erhältlich sind.
- Die Produkte zeichnen sich durch einen erhöhten XN- und B9-Gehalt im Vergleich zu herkömmlichen Getränken aus.
- Die Technologien sind in jeder Brauerei umsetzbar.

[1] Walker, C.J.; Herrmann, M.; Faulkner, A.; Back, W.: *Investigations on the folate content of Bavarian wheat beers.* In: *Proceedings of the European Brewing Convention Congress*, Dublin, Ireland (2003), S. 1358-1363
[2] Zürcher, A.: *Stabilität wertgebender Hopfenbestandteile bei der Bierbereitung.* Vortrag Rohstoffseminar 2004

Kontakt: Prof. Dr.-Ing. Werner Back ☎ +8161-713261 e-mail: Werner.Back@wzw.tum.d
Dipl.-Ing. Sascha Wunderlich ☎ +8161-715271 e-mail: Sascha.Wunderlich@wzw.
Dipl.-Ing. Markus Herrmann ☎ +8161-713662 e-mail: Markus.Herrmann@wzw.t

www.weihenstephaner.de

Figure:

Free Radicals and Antioxidants (after N. N., 2002)

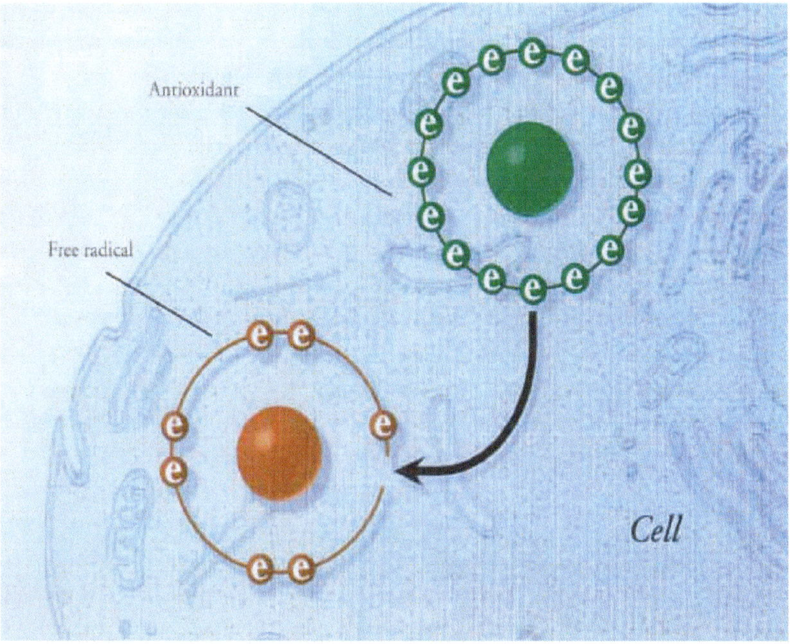

„When oxygen is used by cells, by-products called free radicals are naturally formed. Free radicals are molecules with a missing electron. Simply put, free radicals „want“ their full share of electrons. They will take electrons from vital cell structures, causing damage and leading to disease. Antioxidants are able to donate electrons. Nutrients such as vitamin C, vitamin E, or betacarotene are antioxidants that block some of this damage by donating electrons to stabilize and neutralize the harmful effects of free radicals“.

Figure:

Steps in the Development of Cancer. Antioxidants, other substances in food, and the body's protective mechanism may repair damage to cells and halt the progression of cancer (after Brown, 2002)

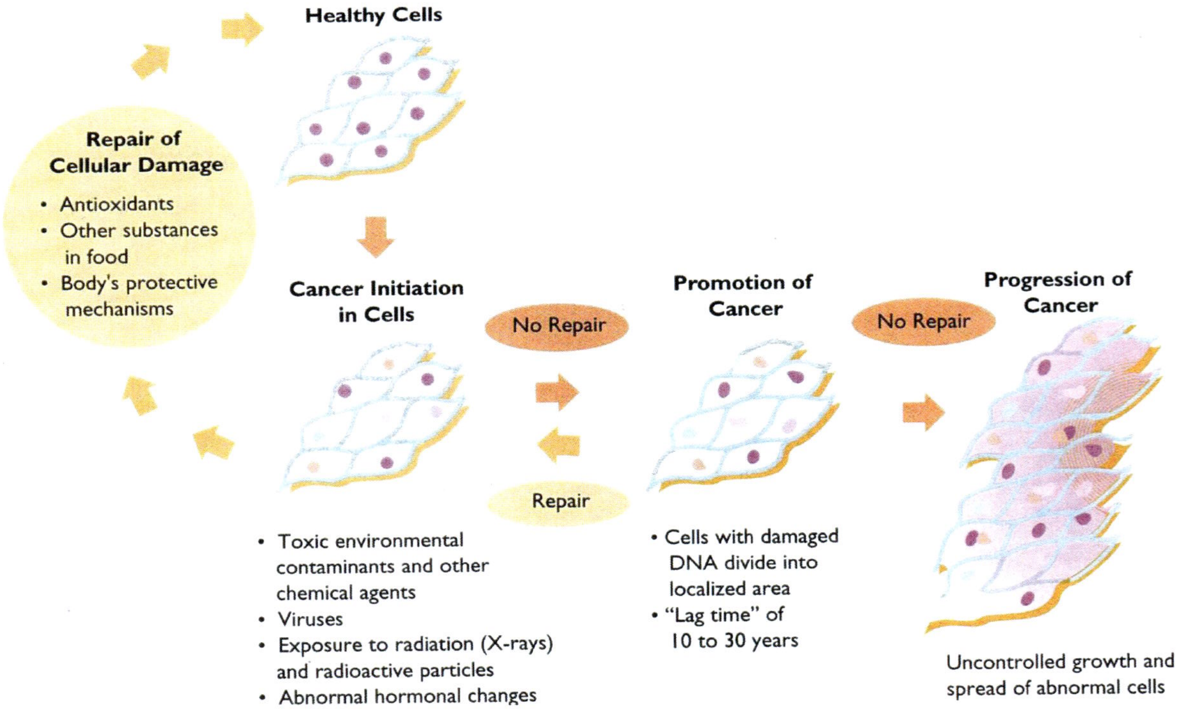

Figure:

Cellular Carcinogenesis and Mechanisms Relevant for Cancer Prevention (after Gerhäuser and Frank, 2003)

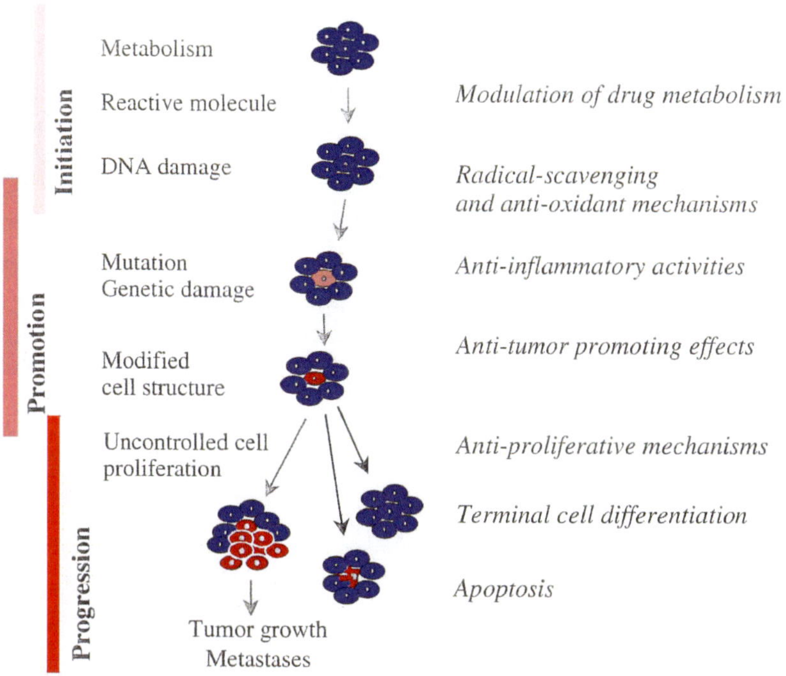

„The development of cancer is a multistage process (initiation, promotion and progression) ... This cascade of events offers a variety of targets for chemopreventive intervention to prevent or inhibit the slow process of cellular changes from early genetic lesions to tumor development. Well-established molecular mechanisms of chemoprevention include modulation of drug metabolism, radical-scavenging and anti-oxidant mechanisms, anti-inflammatory activities, anti-tumor promoting effects and anti-proliferative mechanisms, as well as induction of terminal cell differentiation and apoptosis of cancer-prone cells".

Figure:

Interplay of Nutrients and Genes (after Underwood, Adler and Toma, 2005)

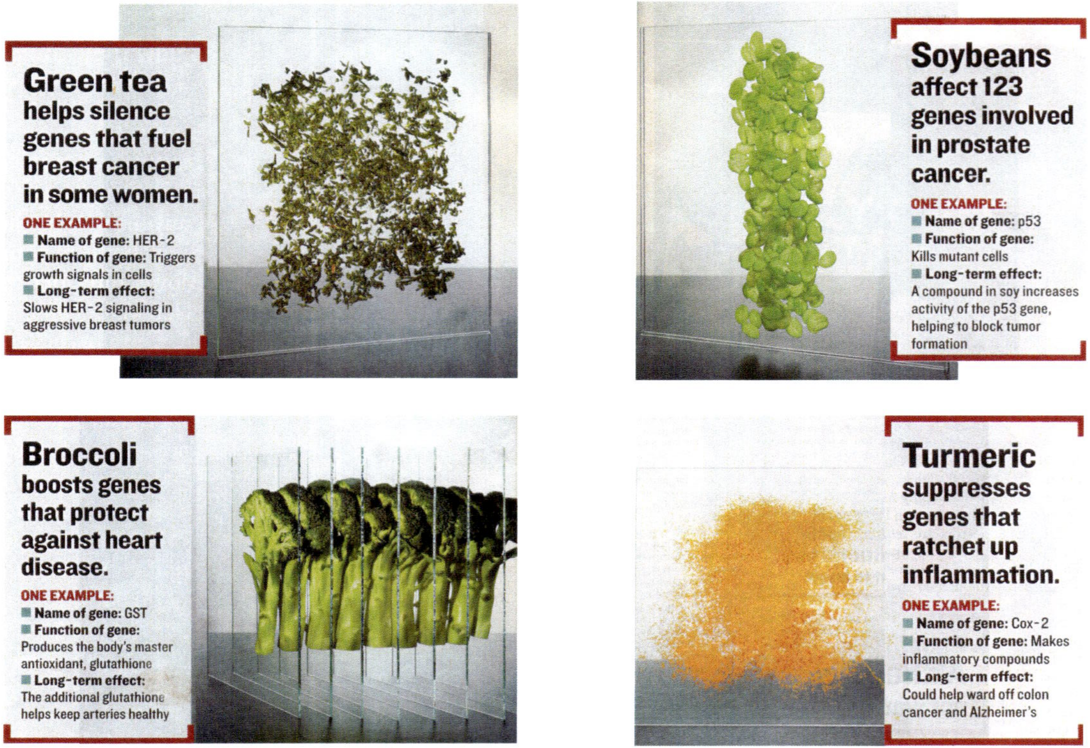
Green tea helps silence genes that fuel breast cancer in some women.
ONE EXAMPLE:
Name of gene: HER-2
Function of gene: Triggers growth signals in cells
Long-term effect: Slows HER-2 signaling in aggressive breast tumors
Soybeans affect 123 genes involved in prostate cancer.
ONE EXAMPLE:
Name of gene: p53
Function of gene: Kills mutant cells
Long-term effect: A compound in soy increases activity of the p53 gene, helping to block tumor formation
Broccoli boosts genes that protect against heart disease.
ONE EXAMPLE:
Name of gene: GST
Function of gene: Produces the body's master antioxidant, glutathione
Long-term effect: The additional glutathione helps keep arteries healthy
Turmeric suppresses genes that ratchet up inflammation.
ONE EXAMPLE:
Name of gene: Cox-2
Function of gene: Makes inflammatory compounds
Long-term effect: Could help ward off colon cancer and Alzheimer's

Figure:

Cellular and Molecular Targets of Polyphenols against Cardiovascular Diseases (after Curin and Andriantsitohania, 2005)

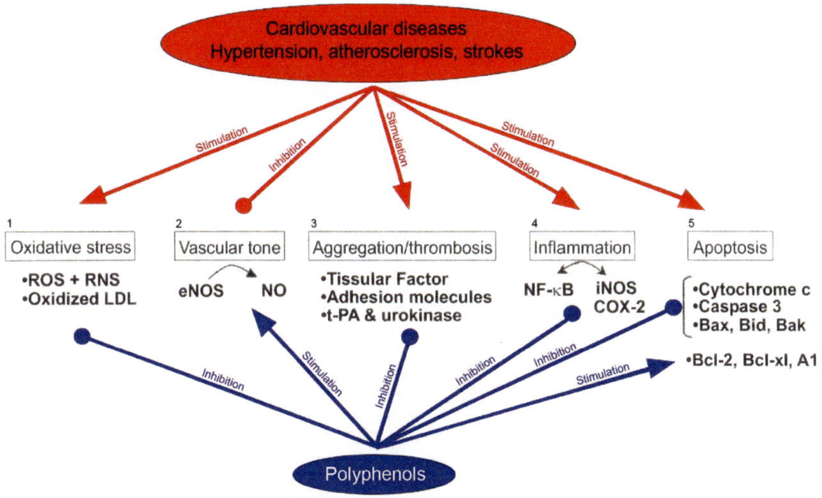

„Polyphenols exhibit antioxidant and free radical scavenging activities (1), can lower the blood pressure (vascular tone) (2) and inhibit platelet aggregation and the development of athero-thrombotic process (3). Polyphenols show an anti-inflammatory action (4), exert protective effects against apoptosis, but can also induce apoptosis of tumor cells (5) ... Polyphenols may give a hopeful picture of the future and may represent a new class of medicinal products against cardiovascular diseases".

(Abbreviations:

• ROS - Reactive Oxygen Species; • RNS – Reactive Nitrogen Species; • LDL – Low-Density Lipoprotein; • eNOS – endothelial Nitric Oxide Synthase; • NO – Nitric Oxide; • t-PA – tissue Plasminogen Activator; • NF-kappaB – Nuclear Factor-kappaB; • iNOS – inducible Nitric Oxide Synthase; • COX2 – Cyclooxygenase-2; • Bax, Bid, Bak-pro-apoptic factors and • Bcl-2, Bcl-xl and A1-protective proteins.)

Abbildung:

Argumente, die für regionale Produkte (RP) sprechen. Umfrage 2003 unter Mitarbeitern der Distelhäuser Brauerei und Endverbrauchern aus dem direkten und indirekten Umfeld der Brauerei (zwei EDEKA-Märkte in Tauberbischofsheim und Wertheim)
(Quelle: Schürholz, 2004)

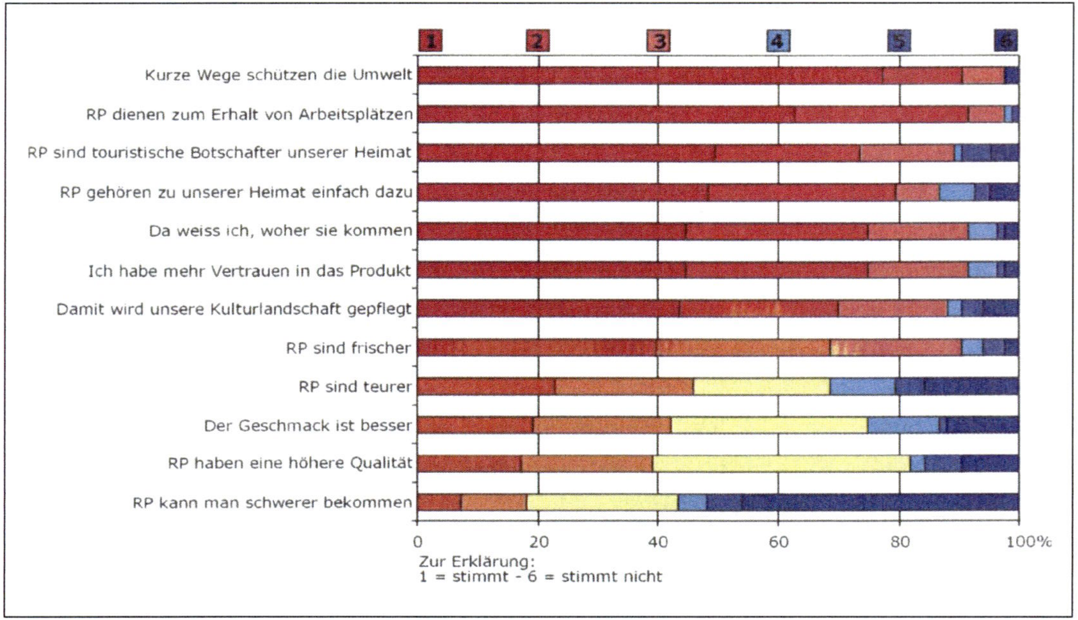

Ziele und Möglichkeiten der Intensivierung regionaler Wirtschaftsverflechtungen

(Ermann, 1998 und Meißner, 2002)

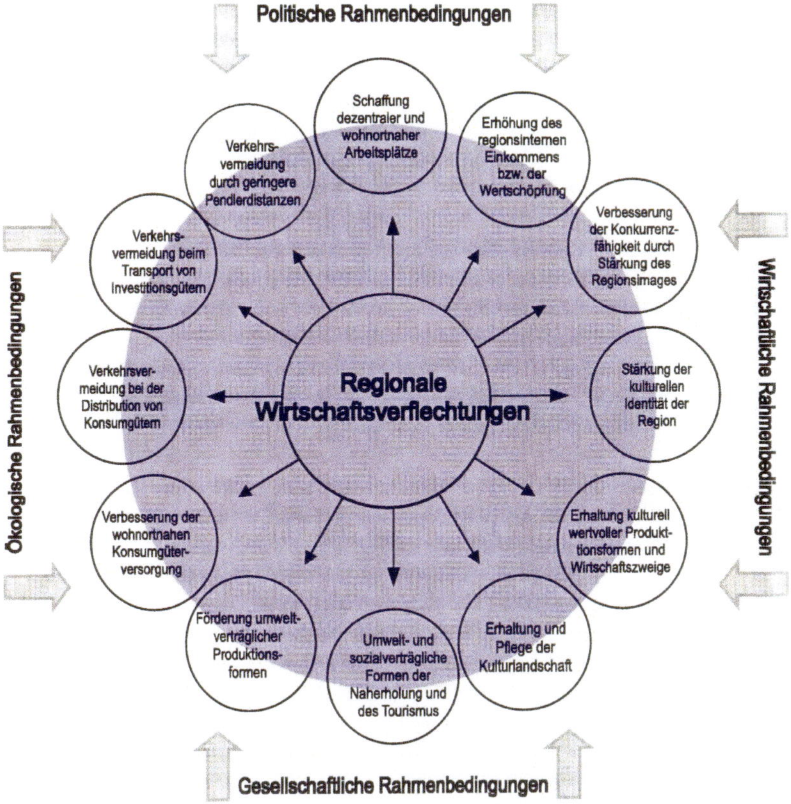

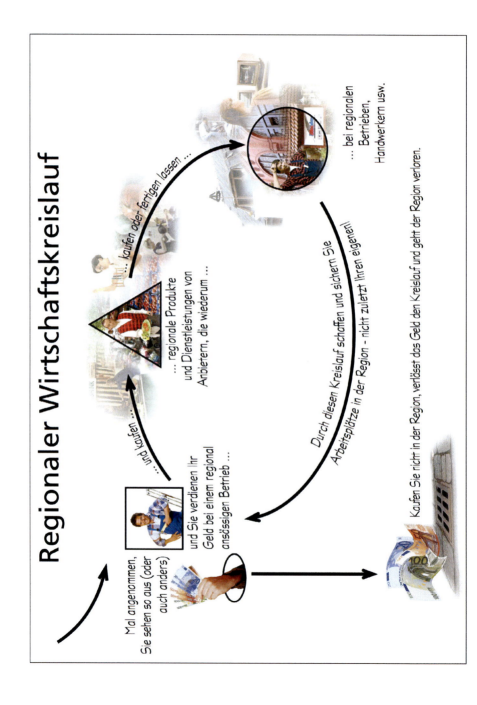
Regionaler Wirtschaftskreislauf
Mal angenommen, Sie sehen so aus (oder auch anders)
und Sie verdienen Ihr Geld bei einem regional ansässigen Betrieb ...
... und kaufen ...
... regionale Produkte und Dienstleistungen von Anbietern, die wiederum ...
... kaufen oder fertigen lassen ...
... bei regionalen Betrieben, Handwerkern usw.
Durch diesen Kreislauf schaffen und sichern Sie Arbeitsplätze in der Region - nicht zuletzt Ihren eigenen!
Kaufen Sie nicht in der Region, verlässt das Geld den Kreislauf und geht der Region verloren.

Die Brauer mit Leib und Seele

(Kumpf und Eisler, 2007)

Die zehn Grundsätze für „besseres Bier"

1. Die Verantwortung für den Brauvorgang liegt bei uns als Brauereiinhaber persönlich.
2. Ausschließlich unabhängige und inhabergeführte Familien-Brauereien.
3. Verwendung ausschließlich von Braugetreide von Landwirten aus der Region, die ihre Felder nach den Richtlinien des integrierten, kontrollierten Anbaus bewirtschaften. Der Hopfen stammt aus den Anbaugebieten von Tettnang oder aus der Hallertau.
4. Bierbrauen mit klassischer Gärung und kalter Reifung unter Verzicht auf Druck und Wärme als beschleunigende Faktoren. Ökologische Grundsätze sollen dabei so weit wie möglich beachtet werden.
5. Die Qualität der Biere wird regelmäßig von der Staatlichen Brautechnischen Prüf- und Versuchsanstalt Weihenstephan kontrolliert.
6. Bekenntnis zur Frische der Biere und konsequenter Verzicht auf konservierende Maßnahmen und weite Transportwege.
7. Abfüllung der Biere ausschließlich in umweltfreundliche Mehrweggebinde.
8. Mitarbeiterinnen, Mitarbeiter und Inhaber pflegen und fördern den persönlichen Kontakt zu den Kunden.
9. Das unternehmerische Handeln ist von der Verantwortung für die Region geprägt.
10. Förderung der Biervielfalt, gepflegte Gastlichkeit und Bierkultur.

Zur Einhaltung dieser zehn Regeln verpflichten sich die „Brauer mit Leib und Seele".

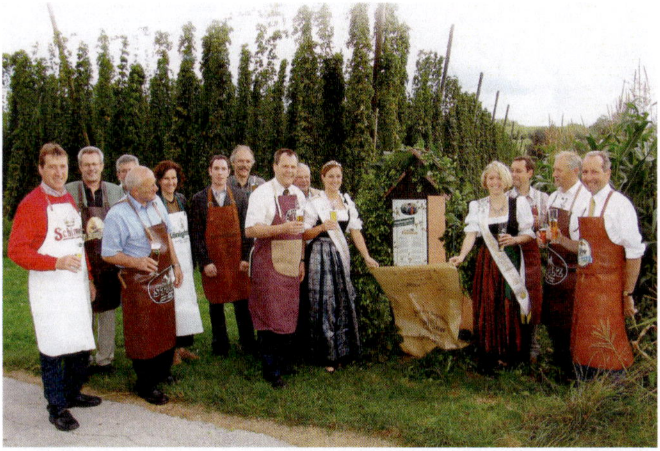

Biersortiment der Neumarkter Lammsbräu Gebr. Ehrnsperger in D-92318 Neumarkt

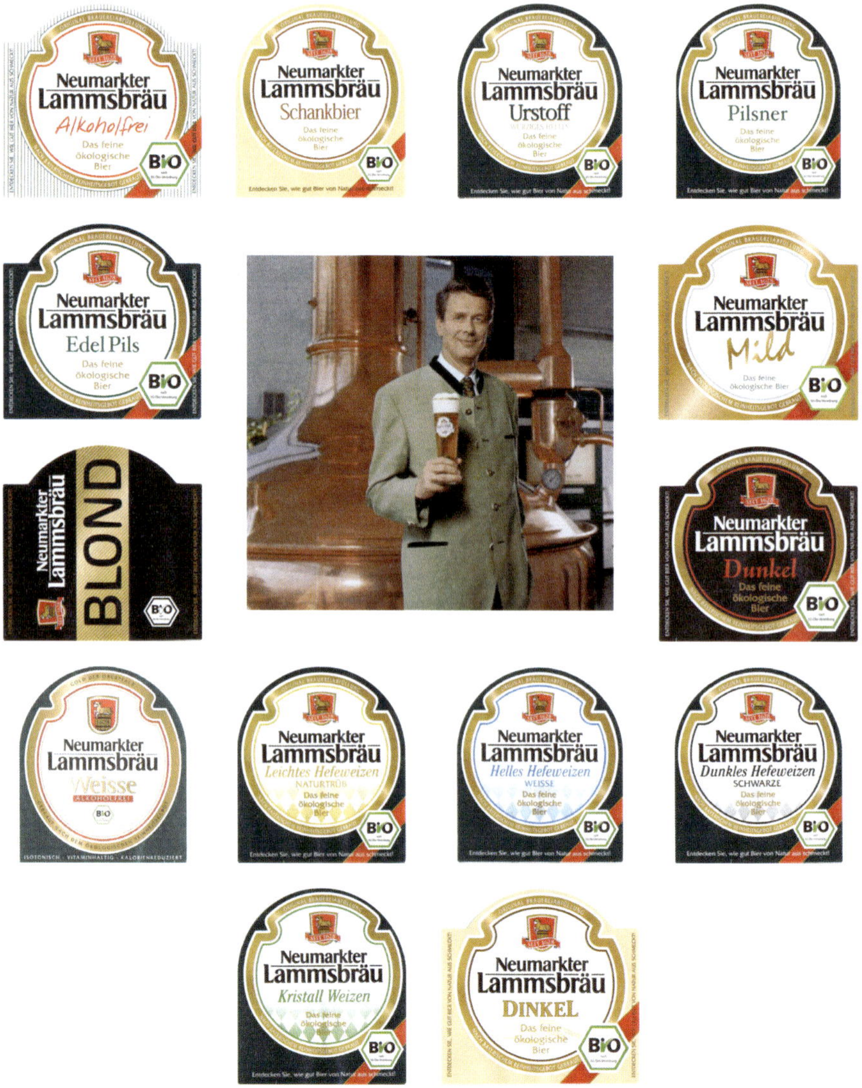

Deutsche Keller-, Kräusen-, Zwickl- und naturtrübe Biere 2006 eine Auswahl

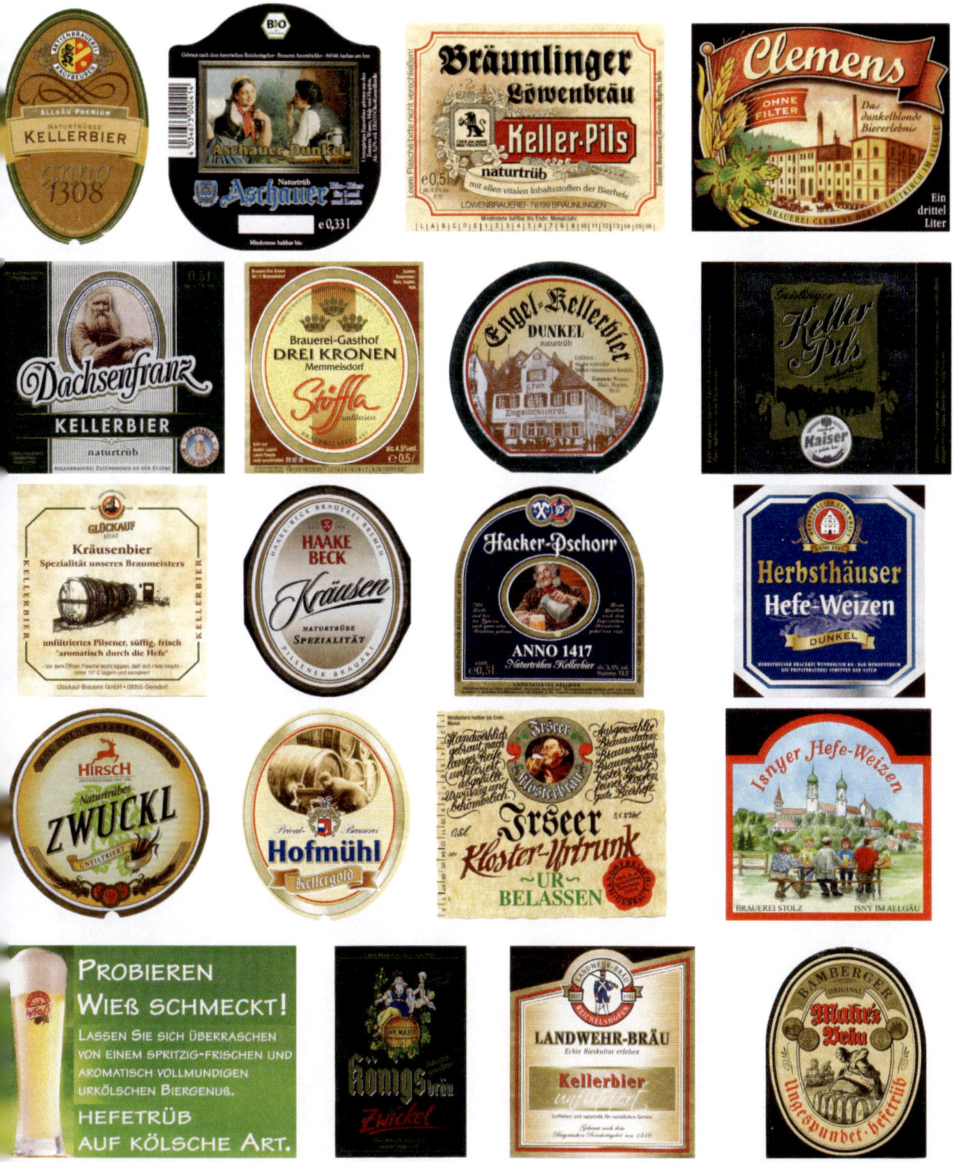

Deutsche Keller-, Kräusen-, Zwickl- und naturtrübe Biere 2006 eine Auswahl

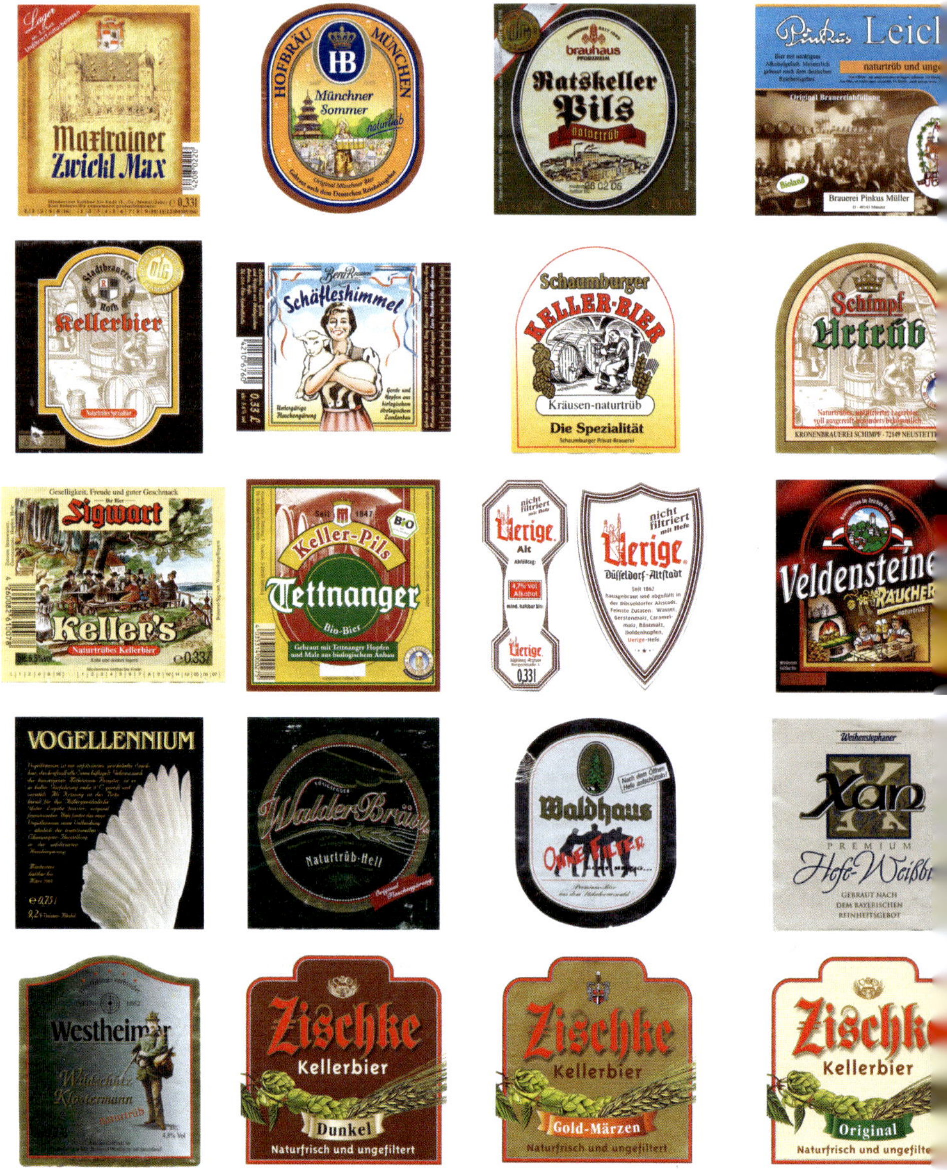

Weiterführende Literatur:

Adlercreutz, H.:
„Phytoestrogens and prevention of cancer“, in „Food Factors for Cancer Prevention“ (Ohigashi, H., Osawa, T., Terao, J., Watanabe, S., und Yoshikawa, T.: (Editors).
Springer, Tokyo, 1997, Seite 587 bis 592
("Lignans and isoflavonoids: Two groups of cancer-protective compounds; biological effects. Phytoestrogens: Breast, prostatic and colon cancer and other anticancer effects" ... 69 references)

Adlercreutz, H., und Mazur, W.:
„Phyto-oestrogens and Western diseases“.
Annals Medicine 29: 95 bis120, 1997
("... Phyto-oestrogens in man; biological effects and mechanism of action; epidemiology; phyto-oestrogens and cancer, heart disease, menopause and osteoporosis" ... 356 references.)

Ahmad, A,. Asad, S. F., Singh, S., und Hadi, S. M.:
„DNA breakage by resveratrol and Cu(II): Reaction mechanism and bacteriophage inactivation“.
Cancer Letters 154: 29 bis 37, 2000
(„1. Resveratrol forms a complex with Cu(II) reducing it to Cu(I) ... 2. Redox cycling of copper leads to generation of various reactive oxygen species, which serve as proximal DNA cleaving and bacteriophage inactivating agents. These results place resveratrol in a class of plant derived polyphenolic antioxidants such as flavonoids and tannins, which also exhibit prooxidant DNA damaging properties ... Resveratrol as a lead compound has implications for the development of novel antitumor and cancer chemopreventive agents“ ... 38 references.)

Albini, A., Dell'Eva, R., Vené, R., Ferrari, N., Buhler, D.R., Noonan, D.M., und Fassina, G.:
"Mechanisms of the antiangiogenic activity by the hop flavonoid xanthohumol [XN]: NF-kappaB and Akt as targets".
FASEB Journal 20: 527 bis 529, 2006
("Principal findings: 1. XN inhibition of angiogenesis in vivo. 2. Oral administration of XN inhibits angiogenesis in vivo. 3. Oral administration of XN prevents vascular tumor growth in vivo. 4. Effects of XN on tumor and endothelial cell growth, survival, and apoptosis. 5. XN inhibits migration and invasion of endothelial and tumor cells and the formation of endothelial networks. 6. XN inhibits translocation and activation of NF-kappaB and growth-induced Akt phosphorylation ... Our data show, that XN is a potent orally available antiangiogenic, antitumoral, chemopreventive agent

whose collective properties place it in the realm of angioprevention agents ... The levels of XN in beer indicate that a daily intake of numerous litres might be necessary to attain significant chemoprevention effects. Therefore, enrichment of XN in beer during brewing and/or the isolation of XN administered as a dietary supplement will be needed for future trials"...)

Alt, A.P.:
"Untersuchung von Bier und seinen Inhaltsstoffen auf potentielle krebspräventive Aktivität".
Dissertation, Universität des Saarlandes, Saarbrücken, 2001, 303 Seiten
(„Mit dem Chalcon Xanthohumol [XN] wurde nicht nur ein bedeutender Hopfeninhaltsstoff, sondern vielmehr die aus krebspräventiver Sicht, interessanteste Verbindung dieser Art isoliert. XN zeigte in mehreren Testsystemen herausragende Ergebnisse … Die Frage, ob Bier krebspräventiv wirkt, bleibt trotz der positiven Testergebnisse offen. Es konnte gezeigt werden, dass in Bier potentielle krebspräventive Verbindungen wie XN enthalten sind. Allerdings sind die vorliegenden Konzentrationen dieser Substanz, wie auch der meisten anderen sekundären Inhaltsstoffe, im Bier so gering, dass eine therapeutisch wirksame Dosis durch täglichen Verzehr bei weitem nicht erreicht werden kann … Ob eine Anwendung von XN oder dem dazugehörigen Rohstoff Hopfen im Rahmen der Chemoprävention von Krebs sinnvoll ist, sollte nach Auswertung weiterer in vivo-Untersuchungen entschieden werden. Eine Anwendung entweder in reiner Form als pflanzliches Arzneimittel oder aber als Zusatz in Nahrungs- oder auch Nahrungsergänzungsmitteln erscheint allerdings denkbar"… 166 Literaturstellen.)

Arimoto-Kobayashi, S., Sugiyama, C., Harada, N., Takeuchi, M., Takemura, M, und Hayatsu, H.:
"Inhibitory effects of beer and other alcoholic beverages on mutagenesis and DNA adduct formation induced by several carcinogens".
Journal Agricultural Food Chemistry 47: 221 bis 230, 1999
("Beer showed inhibitory effects against several heterocyclic amines, a group of carcinogens produced on cooking proteinaceous foods ... Because ethanol itself has no effect at its concentration in beer, substances derived from the fermentation processes and/or from raw materials must be the cause of these antimutagenic effects"... 33 references.)

Aviram, M., und Fuhrman, B.:
„Polyphenolic flavonoids inhibit macrophage-mediated oxidation of LDL and attenuate atherogenesis".
Atherosclerosis 137, Supplement S 45 bis S 50, 1998
(„Effect of LDL enrichment with flavonoids on its oxidation. Effect of LDL enrichment with flavonoids on its aggregation. Effect of macrophage enrichment with flavonoids on their ability to oxidize LDL … The present review summarizes our current data on the aspects of the antiatherogenic potential of polyphenolic flavonoids" … 36 references.)

Back, W.:
"Enhancing the levels of xanthohumol [XN] in beer".
Brauwelt International 21: 251, 2003
("Techniques such as hopping five minutes before the end of wort boiling, rapid wort cooling and serial repitching of the yeast could all enhance XN levels in beer. Using such procedures a "XAN" beer has been brewed which retains high XN levels and still meets the requirement of the Purity Law".)

Back, W.:
"Hopfen: Ernährungsphysiologisch wertvolle Inhaltsstoffe. ‚XAN Wellness Alkoholfrei' und ‚XAN Hefe-Weißbier': Ein wahrer Wohlgenuß".
Hopfenrundschau International 2004/2005, Seite 52 bis 53

Back, W.:
„Staatsbrauerei Weihenstephan bringt XAN-Bier auf den Markt".
Brauerei-Forum 19 (Nr. 5): 124, 2004

Back, W.:
„Von der Geschichte zur Zukunft der Biere. Eine visionäre Betrachtung", in „Jungbrunnen Bier. Gesunder Genuss" (Walzl, M., und Hlatky, M.)
Verlagshaus der Ärzte, A-1010 Wien, 2004, Seite 134 bis 145

Back, W., Franz, O., und Nakamura, T.:
"Antioxidative potential of beer. Significance for beer quality and nutritional–physiological properties compared to other beverages".
Brauwelt International 20: 270 bis 272, 274 bis 279, 2002
(21 references.)

Baer-Dubowska, W., Bartoszek, A., und Malejka-Giganti, D.: (Editors)
„Carcinogenic and Anticarcinogenic Food Components".
CRC Taylor & Francis, Boca Raton/ FL, 2006, 393 Seiten

Barnes, S.:
„Phyto-oestrogens and osteoporosis: what is a safe dose?"
British Journal Nutrition 89: Supplement 1: S 101 bis S 108, 2003

(„In summary, a daily dose of 50 mg of isoflavones consumed orally should be considered safe for most population groups. It may also be reasonable to extend this limit of safety to 2 mg/kg body weight per day (150 mg/day) in clinical trials where there is careful monitoring of the participating patients. This higher dose may prove to be necessary to prevent osteoporosis" … 85 references.)

Basly, J.-P., Marre-Fournier, F., Le Bail, J.-C., Habrioux, G., und Chulia, A. J.:
„Estrogenic/antiestrogenic and scavenging properties of (E)- and (Z)-resveratrol".
Life Sciences 66: 769 bis 777, 2000

(„Health benefit properties of resveratrol:

- Cardiovascular diseases
  - inhibition of platelet aggregation and coagulation;
  - eicosanoid synthesis alteration;
  - lipoprotein metabolism modulation.
- Cancer
  - chemopreventive activity;
  - anti-mutagenic effect against TrP-P-1;
  - antiproliferative effect on human breast epithelial cells;
  - ribonucleotide reductase inhibition;
  - apoptotic cell death in HL 60 human leukemia cell line;
  - cyclooxygenase-2 transcription and activity inhibition in phorbol ester-treated human mammary epithelial cells" …

23 references.)

Basu, T. K., Temple, N. J., und Garg, M. L.: (Editors)
„Antioxidants in Human Health and Disease".
CAB International, New York/ NY, 1999, 450 Seiten

Baxter, E. D., und Walker, C. J.:
„Beer and health research".
European Brewery Convention, Procedings 2001, paper 9, 9 pages

(„A review paper. Importance of hops, vitamins, minerals, antioxidants, alcohol, beer and malt" … 84 references.)

Bertelli, A. A. E., Baccalini, R., Bataglia, E., Falchi, M., und Ferrero, M. E.:
„Resveratrol inhibits TNFalpha-induced endothelial cell activation".
Thérapie 56: 613 bis 616, 2001

(„Resveratrol, used at the concentrations present in human plasma following moderate wine consumption, was demonstrated to be an inhibitor of the adhesion molecule expression by tumour necrosis factor alpha-stimulated endothelial cells. In addition, resveratrol significantly prevented the cytokine-induced vascular leakage ... Our results (both in vitro and in vivo) may explain some aspects of the anti-inflammatory effects of resveratrol" ... 14 references.)

Bertelli, A. A. E., Giovannini, L., Giannessi, D., Migliori, M., Bernini, W., Fregoni, M., und Bertelli, A.:
"Antiplatelet activity of synthetic and natural resveratrol in red wine".
International Journal Tissue Reactions 17: 1 bis 3, 1995
("The antiaggregating effect of the phytoalexin resveratrol, alone or associated with red wine, and polyphenols has been evaluated in vitro at different concentrations on platelet-rich plasma from healthy volunteers. Resveratrol at the concentration of 3.56 microgram/l was able to lower platelet aggregation by 50.3 ± 1.83%. Red wine containing 1.2 milligram/l of natural trans-resveratrol and 3.6 gram/l of polyphenols diluted 1000-fold (final resveratrol concentration: 1.2 microgram/l) inhibited platelet aggregation by 41.9 ± 2.11%. By adding resveratrol to the wine up to a concentration of 1.2 microgram/l, inhibition was raised to 78.5 ± 4.70%. These results suggest that the antiaggregating activity of resveratrol is related to its concentration in wine ... Resveratrol is present in European wines in quantities up to 4.69 milligram/l (1993)" ... 12 references.)

Bertl, E.:
„Inhibition of angiogenesis by potential cancer chemopreventive agents – Establishment of a human in vitro anti-angiogenesis assay and mechanistic evaluation of potent inhibitors".
Dissertation der Medizinischen Fakultät der Universität Heidelberg, Heidelberg, 2005, 141 Seiten
(„Two chemopreventive compounds, xanthohumol [XN] from Humulus lupulus L. (hop) and sulforaphane (SFN), an isothiacyanate derived from cruciferous vegetabels (Brassicaceae), were selected for more detailed investigation of their angiopreventive potential and mechanisms involved in inhibition of angiogenesis ... XN and SFN were identified as potent anti-endothelial agents inhibiting endothelial proliferation, migration and differentiation at low halfmaximal inhibitory concentrations ... Subcutaneous application of XN for 7 and 14 days potently inhibited tumor growth and reduced the size of the established tumours as well as of functional vessel density (in SCID mice) ... These findings strongly suggest that these chemopreventive agents represent attractive lead structures that should be further explored for prevention of angiogenesis and tumour development in animal models and pre-/clinical trials" ... 205 references.)

Bertl, E., Becker, H., Eicher, T., Herhaus, C., Kapadia, G., Bartsch, H., und Gerhäuser, C.:
„Inhibition of endothelial cell functions by novel potential cancer chemopreventive agents".

Biochemical Biophysical Research Communications 325: 287 bis 295, 2004

(„Endothelial cells play a major role in tumor-induced neovascularization and bridge the gap between a microtumor and growth factors such as nutrients and oxygen supply required for expansion ... Isoxanthohumol, isolated from products generated during beer brewing, shows a strong reduction of capillary growth... This inhibitory effect on endothelial cell function might contribute to the potential chemopreventive and anti-angiogenic activities of this compound"... 42 references.)

Bhat, K. P. L., Lantvit, D., Christov, K., Mehta, R. G., Moon, R. C., und Pezzuto, J. M.:

„Estrogenic and antiestrogenic properties of resveratrol in mammary tumor models".

Cancer Research 61: 7456 bis 7463, 2001

(„Our data suggest that resveratrol may have beneficial effects if used as a chemopreventive agent for breast cancer" ... 53 references.)

Bhat, K. P. L., und Pezzuto, J. M.:

„Resveratrol exhibits cytostatic and antiestrogenic properties with human endometrial adenocarcinoma (Ishikawa) cells".

Cancer Research 61: 6137 bis 6144, 2001

(„Our data suggest resveratrol exerts an antiproliferative effect in Ishikawa cells, and the effect may be mediated by both estrogen-dependent and –independent mechanisms" ... 52 references.)

Bhattacharya, S., Virani, S., Zavro, M., und Haas, G. J.:

„Inhibition of Streptococcus mutans and other oral Streptococci by hop (Humulus lupulus L.) constituents".

Economic Botany 57: 118 bis 125, 2003

(„We report the inhibition of the causative agents of dental caries, Streptococcus mutans and other oral streptococci, by the antimicrobially active ingredients of the hop plant. The hop constituents studied were purified beta acid, xanthohumol, iso-alpha acid and tetra iso-alpha acid. Cruder hop extracts were also investigated ... We found that all tested hop constituents inhibited the Streptococci ... Antimicrobial activity of hop constituents was found to be greater than other plant products such as thymol, nerol, cinnamon oil, oil of clove, menthal and eucalyptol. The possibilities of using hop constituents in mouthwashes are discussed" ... 40 references.)

Biendl, M.:

„Aktuelle Entwicklungen in der Hopfenforschung".

Hopfenrundschau International 1999, Seite 60 bis 67

(„Downstreamprodukte; Anwendungen von Hopfen außerhalb der Brauerei; gesundheitlich positive Eigenschaften von Flavonoiden und Prenylflavonoiden“... 17 Literaturstellen.)

Biendl, M.:
„Anticancerogene Aktivität – ein neuer Aspekt bei Hopfeninhaltsstoffen“.
Brauindustrie 84 (Nr. 9): 502 bis 504, 506 bis 507, September 1999
(„Alpha- und Beta-Säuren; Xanthohumol und Isoxanthohumol; Bier und Anticancerogenität?“ ... 24 Literaturstellen.)

Biendl, M.:
„Bier als ‚funktionelles Getränk' dank Xanthohumol“ oder „Xanthohumol in der aktuellen Forschung“.
Brauwelt 143: 1750, 2003

Biendl, M.:
„Bier – bitter und gesund“.
Brauwelt 146: 1051 bis 1053, 2006
(„Isoxanthohumol und Osteoporose“ und „Iso-Alpha-Säuren und metabolisches Syndrom“ ... 11 Literaturstellen.)

Biendl, M.:
„Commercial hop extracts rich in xanthohumol“.
Proceedings of the Scientific Commission of the International Hop Growers' Convention, Tettnang/Germany, 2007, Seite 41 bis 44
(„Pure resin extract resulting from large scale extraction of hops with ethanol can serve as a suitable starting material to produce hop extracts rich in xanthohumol and other prenylflavonoids. Such extracts could constitute innovative ingredients of functional food or food supplements. First nutraceuticals as well as a functional drink with hop extracts rich in xanthohumol have been introduced on the market recently“ ... 10 references.)

Biendl, A.:
„Estrogenic activity of hop components. Status review“.
Brauwelt International 22: 24 bis 25, 28, 2004

Biendl, M.:
„Pharma-Industrie setzt auf Prenylflavonoide“.
Brauerei-Forum 20 (Nr. 4): 93 bis 94, 2005

(„Xanthohumol [1 mg/l] zur Krebsprävention, Isoxanthohumol [3 mg/l] als Antiaging-Mittel und 8-Prenylnaringenin [unter 0,5 mg/l] zur Linderung klimakterischer Beschwerden".)

Biendl, M.:
„Polyphenole – Pflanzeninhaltsstoffe mit Vermarktungspotential".
Hopfenrundschau International 2005/2006, Seite 22 bis 27 und Seite 81
(„Ernährungsphysiologische Bedeutung von Polyphenolen ... Polyphenolreiche Nahrungsergänzungsmittel und funktionelle Lebensmittel ... Polyphenole als Wirkstoffe pflanzlicher Arzneimittel ... Hopfen-Polyphenole und ihre Wirkungen ... Entwicklung und Vermarktung erster polyphenolreicher Hopfenprodukte ... Gesundheitsförderndes Potenzial von Hopfen: Alpha-Säuren, Beta-Säuren, Iso-Alpha-Säuren, Xanthohumol und 8-Prenylnaringenin".)

Biendl, M.:
„Untersuchungen zum Xanthohumol-Gehalt [XN] in Hopfen.
Hopfenrundschau International 2002/2003, Seite 72 bis 75
(„Den höchsten absoluten XN-Gehalt eines Sortiments weltweit bedeutender Hopfenprovenienzen weist die Sorte ‚Taurus' aus dem Anbaugebiet Hallertau auf" ... 5 Literaturstellen.)

Biendl, M.:
„Verfahren zur Isolierung von Xanthohumol [XN] aus Hopfen".
Hopfenrundschau International 2003/2004, Seite 60 bis 64
(„Die Entwicklung des vorgestellten Isolierungsverfahrens stellt einen wichtigen Beitrag zur möglichen Erweiterung des Verwendungsspektrums von XN auf den Gebieten Wellness und Gesundheit dar" ... 11 Literaturstellen.)

Biendl, M., Eggers, R., Czerwonatis, N., und Mitter W.:
„Investigations into the production of a xanthohumol-enriched hop product".
Proceedings of the World Brewing Congress, Orlando/ FL, 2000, 2 pages
(„Analysis of xanthohumol [XN]. Fate of XN during hop extraction. Extraction with supercritical carbon dioxide. High pressure spray extraction. Results of the extraction trials. Possible applications for the XN-enriched hop product. Brewing trials with the XN-enriched hop product" ... 9 references.)

Biendl, M., Methner, F.-J., Stettner, G., und Walker, C. J.:
„Brauversuche mit einem xanthohumolreichen Hopfenprodukt".
Brauwelt 144: 236 bis 237, 240 bis 241, 2004
(7 Literaturstellen.)

Biendl, M., Mitter, W., Peters, U., und Methner, F.-J.:

„Use of a xanthohumol-rich hop product in beer production".
Brauwelt International 20: 39 bis 42, 2002
(10 Literaturstellen.)

Biendl, M., und Pinzl, C.:
„Arzneipflanze Hopfen".
Deutsches Hopfenmuseum Wolnzach, Wolnzach, 2007, 127 Seiten
(„Botanik – Was ist Hopfen? Geschichte der Arzneipflanze Hopfen. Etablierte Anwendungen im medizinischen Bereich. Wirkungspotenziale einzelner Hopfen-Inhaltsstoffe. Hopfen in der Bierbrauerei. Vom Anbau des Hopfens. Die Verarbeitung zu Hopfenprodukten" … 84 Literaturstellen.)

Biendl, M., und Walker, C.:
„The effects of Stout and Porter brewing technology on levels of the hop compound, xanthohumol".
Scandinavian Brewer's Review 61 (No. 4): 20 bis 22, August 2004
(„Range of xanthohumol between 0.1 and 1.2 mg and isoxanthohumol between 0.2 and 3.3 mg/litre beer" … 3 Literaturstellen.)

Boekhout, T., und Robert, V.: (Editors)
„Yeasts in Food. Beneficial and Detrimental Aspects".
Behr's … Verlag, Hamburg, 2003, 488 Seiten

Bohr, G.:
„Bioaktivitätsgeleitete Untersuchungen und Methodenentwicklung zur Nitratreduktion an Gerbstoffextrakten aus Hopfen (Humulus lupulus L.)".
Dissertation, Universität des Saarlandes, Saarbrücken, 2005, 283 Seiten
(„Unterschiedliche Themenkomplexe wurden bearbeitet: einerseits die Isolierung von reinen Alpha-Säuren im Gramm-Maßstab, andererseits die bioaktivitätsgeleitete Isolierung und Strukturaufklärung von „unspezifischen" Hopfenbitterstoffen und phenolischen Verbindungen innerhalb des Hopfengerbstoffes. Den Schwerpunkt der Arbeit bildete die Methodenentwicklung zur Nitratentfernung aus dem Gerbstoffextrakt" … 119 Literaturstellen.)

Bohr, G., Gerhäuser, C., Knauft, J., Zapp, J., und Becker, H.:
„Anti-inflammatory acylphloroglucinol derivatives from hops (Humulus lupulus)".
Journal Natural Products 68: 1545 bis 1548, 2005
(„Here we describe results of the phytochemical analysis and biological testing of a polyphenol-enriched hop extract, which led to the isolation and structure elucidation of four

monoacylphloroglucinol-glucopyranosides and one aglycon with anti-inflammatory activity. The inhibitory potential of the glucosides decreased with increasing length of the acyl side chain“ ... 25 references.)

Bourne, L., Paganga, G., Baxter, D., Hughes P., und Rice-Evans, C.:
„Absorption of ferulic acid from low-alcohol beer“.
Free Radical Research 32: 273 bis 280, 2000
(„We report on the bioavailability of ferulic acid from beer [1 vol.% alcohol] ... The results show that ferulic acid is absorbed with a peak time for maximal excretion of ca. 8 hours. These findings are consistent with the uptake of ferulic acid from dietary sources, such as tomatoes, and suggest that ferulic acid is more bioavailable than individual dietary flavonoids and phenolics sofar studied“ ... 49 references.)

Bowe, J., Li, X. F., Kinsey-Jones, J., Heyerick, A., Brain, S., Milligan, S., und O'Byrne, K.:
„The hop phytoestrogen, 8-prenylnaringenin [8-PN], reverses the ovariectomy-induced rise in skin temperature in an animal model of menopausal hot flushes“.
Journal Endocrinology 191: 399 bis 405, 2006
(„The present study showing the ability of 8-PN to reverse the thermoregulatory disturbances in ovariectomised rats, together with the encouraging clinical reports that 8-PN is effective in alleviating menopausal symptoms, suggests that further studies of 8-PN as a potential alternative therapy to hormone replacement therapy are warranted“ ... 46 references.)

Brandt, L. A.:
„Natural hops flavour offers food protection“.
Prepared Foods 89 (11): 224, November, 2000

Bråkenhielm, E., Cao, R., und CaO, Y.:
„Suppression of angiogenesis, tumor growth, and wound healing by resveratrol, a natural compound in red wine and grapes“.
FASEB Journal 15: 1798 bis 1800, 2001
(„Our results demonstrate for the first time that resveratrol acts as an angiogenesis inhibitor when administered orally. Consequently, it inhibits angiogenesis-dependent physiological and pathological processes including wound healing and tumor growth. Its antiangiogenic mechanisms involve direct inhibition of capillary endothelial cell growth via suppression of the phosphorylation of the mitogen-activated kinase“...)

Bravo, L.:
„Polyphenols: Chemistry, dietary sources, metabolism, and nutritional significance.“

Nutrition Reviews 56: 317 bis 333, 1998
(A review paper with 149 references.)

Brosch, B.:
„Bier auf der Wellness-Welle. Weihenstephan setzt auf eine neue Technologie und positioniert XAN-Biere".
Biergroßhandel Nr. 5: 26 bis 27, 2004

Brosch, B.:
„Bio-Bier präsentierte sich auf der BioFach innovativ und geschmacklich exzellent".
Biergroßhandel Nr. 3: 44 bis 46, 2003

Brosch, B.:
„Bio-Getränke bieten gesunden Genuß aus reinsten Zutaten – und sind im Kommen".
Biergroßhandel Nr. 1: 12 bis 16, 2004

Brown, J. E.: (Herausgeberin)
„Diet and cancer", in „Nutrition Now".
Wandsworth/Thomson Learning, Belmont/CA, 2002, Seite 22-1 bis 22-8

Buckwold, V. E., und 19 Mitarbeiter:
„Antiviral activity of hop constituents against a series of DNA and RNA viruses".
Antiviral Research 61: 57 bis 62, 2004
(„In summary, iso-alpha-acids and xanthohumol were shown to have a low-to-moderate antiviral activity against several viruses. These hop constituents might serve as interesting lead compounds from which more active anti-hepatitis C virus, anti-Rhino and anti-herpesvirus antiviral agents could be synthesized" … 17 references.)

Buhler, D.:
„Beer found to contain potent antioxidants".
Hopfenrundschau International 2000, Seite 70
(„Hops contain substances known as prenylated flavonoids. They are a better source of antioxidants than red wine, green tea and soy products. They help prevent high cholesterol, heart disease, cancer and Alzheimer's disease".)

Burkhardt, S., Reiter, R. J., Tan, D.-X., Hardeland, R., Cabrera J., und Karbownik, M.:

„DNA oxidatively damaged by chromium(III) and H_2O_2 is protected by the antioxidants melatonin, N(1)-acetyl-N(2)-formyl-5-methoxykynuramine [AFMK], resveratrol and uric acid“.

International Journal Biochemistry Cell Biology 33: 775 bis 783, 2001

(„Each of the four above mentioned scavengers markedly reduced in vitro the DNA damage in a concentration-dependent manner … Melatonin, AFMK and resveratrol may have additionally utility in protecting against the environmental pollutant Cr. The protective effects against Cr(III)-induced carcinogenesis may relate to their direct hydroxyl radical scavenging ability … The implication is that these three antioxidants may reduce the incidence of Cr-related cancers“ … 48 references.)

Callemien, D., Counet, C., Cawet, Q., und Collin, S.:

„Hop as a determinant nutrition key for health?“

European Brewery Convention, Proceedings 2003, paper 137, 8 pages

(„We detected for the first time resveratrol in hop cultivars. The occurrence is varying between 5.1 and 39.9 ppm“ … 31 references.)

Callemien, D., Jerkovic, V., Rozenberg, R., und Collin, S.:

„Hop as an interesting source of resveratrol for brewers: Optimization of the extraction and quantitative study by liquid chromatography/atmospheric pressure chemical ionization tandem mass spectrometry“.

Journal Agricultural Food Chemistry 53: 424 bis 429, 2005

(„The discovery of resveratrol in hop pellets highlights the potential health-promoting effect of moderate beer consumption. Here, we have optimized a quantitative extraction procedure for resveratrol in hop pellets … It appears that Tomahawk hop pellets (T 90, harvest 2002) contain 0.5 ppm trans-resveratrol, 2 ppm trans-piceid, no cis-resveratrol, and 0.9 ppm cis-piceid“ … 27 references.)

Carbó, N., Costelli, P., Baccino, F. M., López-Soriano, F. J., und Argilés, J. M.:

„Resveratrol, a natural product present in wine, decreases tumour growth in a rat tumour model“.

Biochemical Biophysical Research Communications 254: 739 bis 743, 1999

(„Resveratrol administration to rats inoculated with a fast growing tumour … caused a very significant decrease (25%) in the tumour cell content … It is suggested that resveratrol causes apoptosis in the tumour cell population“ … 26 references.)

Carusi, D.:

„Phytoestrogens as hormone replacement therapy: An evidence-based approach".
Prime Care Update Obstetrics/ Gynecologists 7: 253 bis 259, 2000
(„How do phytoestrogens work? Phytoestrogens and menopausal symptoms. Phytoestrogens and osteoporosis prevention. Phytoestrogens and cardiac risk factors. Phytoestrogens and breast cancer. Phytoestrogens and endometrical cancer. Pills or protein? … Although data regarding the use of isoflavone extracts are incomplete, dietary supplementation (with soy foods) appears to be a safe and possibly beneficial option for postmenopausal women … Prospective studies of both soy foods and isoflavone extracts in postmenopausal women will be most helpful in defining the best quantity and form of phytoestrogen to use" … 65 references.)

Casaschi, A., Maiyoh, G. K., Rubio, B. K., Li, R. W., Adeli, K., und Theriault, A. G.:
„The chalcone xanthohumol [XN] inhibits triglyceride and apolipoprotein B [apoB] secretion in HepG2 cells".
Journal Nutrition 134: 1340 bis 1346, 2004
(„In conclusion, the present study indicated that XN is a potent inhibitor of apoB secretion … These findings should provide the groundwork for a more comprehensive understanding of the complex effects of chalcones in the prevention of atherosclerosis" … 39 references.)

Cassidy, A., und Milligan, S.:
„How significant are environmental oestrogens to women?"
Climacteric 1: 229 bis 242, 1998
(„Epidemiological evidence suggests that diets rich in phytooestrogens are associated with reduced incidences of cardiovascular disease, breast cancer, prostate cancer and osteoporosis … While the evidence suggests that phytoestrogens may be of positive relevance to postmenopausal women, there is a lack of data in relation to the industrially derived xenobiotic estrogens" … 108 references.)

Castillo, M. H., Perkins, E., Campbell, J. H., Doerr, R., Hassett, J. M., Kandaswami, C., und Middleton, E.:
„The effects of the bioflavonoid quercetin on squamous cell carcinoma of head and neck origin".
American Journal Surgery 158: 351 bis 355, 1989
(„Quercetin appears to possess a cytotoxic effect on squamous cell carcinoma of head and neck origin both in vivo and in vitro. The inhibitory effect on malignant cells appears to be selective and dose-dependent" … 35 references.)

Chadwick, L. R., Nikolic, D., Burdette, J. E., Overk, C. R., Bolton, J. L., Van Breemen, R. B., Fröhlich, R., Fong, H. H. S., Farnswoth, N. R., und Pauli, G. F.:
„Estrogens and congeners from spent hops (Humulus lupulus)".
Journal Natural Products 67: 2024 bis 2032, 2004

(„This is the first report on the chemical constituents of spent hops. The bitter acids and volatile oils present in hops, well-known for the organoleptic properties that they impart to beer, are effectively separated from the chalcones and flavanones with CO_2 extraction … 22 compounds were isolated and identified … After having tested all the isolated compounds individually for estrogenic activity, it can now be stated that the known estrogen 8-prenylnaringenin is by far the most potent estrogen present in hops … Isoxanthohumol is a much weaker estrogen but may be of significance due to its greater abundance“ … 44 references.)

Chappel, C. I., Smith, S. Y., und Chagnon, M.:
„Subchronic toxicity study of tetrahydroisohumulone and hexahydroxyisohumulone in the beagle dog“.
Food Chemical Toxicology 36: 915 bis 922, 1998
(„The no-observed-adversed-effect level (NOAEL) of the compounds were 50 and 100 mg/kg bodyweight, respectively. Consumption of these ingredients by adult humans drinking 1 litre of beer daily is less than 0.25 mg/kg bodyweight; their use is thus associated with wide safety margins“ … 26 references.)

Chen, W.- J., und Lin, J.-K.:
„Mechanisms of cancer chemoprevention by hop bitter acids (beer aroma) through induction of apoptosis mediated by Fas and Caspase cascades“.
Journal Agricultural Food Chemistry 52: 55 bis 64, 2004
(„These findings suggest that a certain intimate link might exist between receptor- and mitochondria-mediated death signalings that committed to cell death induced by hop bitter acids … The induction of apoptosis by hop bitter acids (alpha-acids, beta-acids and their oxidation products) may offer a pivotal mechanism for their chemopreventive action“ … 58 references.)

Chun, Y. J., Kim, M .Y., und Guengerich, F. P.:
„Resveratrol is a selective human cytochrome P450 1A1 inhibitor“.
Biochemical Biophysical Research Communications 262: 20 bis 24, 1999
(„Our results suggest that resveratrol is a selective human P450 1A1 inhibitor, and may be considered for use as a strong cancer chemopreventive agent in humans … This enzyme is involved in the activation of procarcinogens of the polycyclic aromatic hydrocarbons (PAHs). Thus, potent inhibitors of P450 1A1 are good candidate chemopreventive agents for cancer, especially lung cancer“ … 34 references.)

Colgate, E. C., Miranda, C. L., Stevens, J. F., Bray, T. M., und Ho, E.:
„Xanthohumol, a prenylflavonoid derived from hops induces apoptosis and inhibits NF-kappaB activation in prostate epithelial cells“.
Cancer Letters 246: 201 bis 209, 2007

(„This work suggest that xanthohumol and its oxidation product, xanthoaurenol, may be potentially useful as a chemopreventive agent during prostate hyperplasia and prostate carcinogenesis" ... 34 references.)

Curin, Y., und Andriantsitohaina, R.:
„Polyphenols as potential therapeutical agents against cardiovascular diseases".
Pharmacological Reports 57, Supplement: 97 bis 107, 2005
(„Role of vascular endothelium: Regulation of vascular tone, regulation of vascular permeability, regulation of thrombosis and adhesion. Beneficial effects of the polyphenols on cardiovascular diseases: Polyphenols as antioxidants, polyphenols and lipidemia, polyphenols and vascular tone, atherosclerosis, inflammation, apoptosis, ischemia. Conclusion: Due to the pleiotropic properties of polyphenols and the potential synergy of action on vascular endothelium when they are combined to each other, they may be good candidates in prevention and treatment of cardiovascular diseases" ... 107 references.)

Czerwonatis, N., Eggers, R., und Biendl, M.:
„Xanthohumol [XN] aus Hopfenextrakt. Produktschonende Hochdruck-Sprühextraktion".
Lebensmitteltechnik 32 (Nr. 11):74 bis 77, 2000
(„XN kann durch rein physikalische Verfahren ohne chemische Hilfsstoffe aufkonzentriert werden. Das vorgestellte Hochdruck-Sprühverfahren ermöglicht die Auftrennung hochviskoser Flüssigkeiten. Die Produkte liegen absolut lösungsmittelfrei vor, was besonders im Lebensmittel- und Pharmabereich bedeutsam ist".)

Davis, S. R., Dalais, F. S., Simpson, E. R., und Murkies, A. L.:
„Phytoestrogens in health and disease".
Recent Progress in Hormone Research 54: 185 bis 210, 1999
(„1. Phytoestrogen classification and metabolism: isoflavones, coumestans, lignans, resorcyclic acid and lactones. 2. Measurement of phytoestrogens. 3. Food sources of phytoestrogens. 4. Biological potencies and effects: estrogenic and anti-estrogenic activity, other reported biological properties, preliminary findings in the aromatase knockout mouse. 5. Clinical effects of phytoestrogen in humans: premenopausal women, postmenopausal women, disease relationships (cardiovascular disease, bone, cancer, breast cancer, prostate cancer). 6. Conclusion" ... 115 references.)

Darby, P., Atkinson, R., Buggey, L. A., und Meacham, A. E.:
„The potential for selective breeding to increase the xanthohumol [XN] content of hops".
Proceedings of the Scientific Commission of the International Hop Growers' Convention, Dobrna-Žalec/Slovenia, 2003, Seite 97 bis 100

(„The potential, within the variety collection and breeding lines at Hop Research, Imperial College, Wye/UK, to increase XN content by conventional, selective breeding is investigated. XN content is confirmed as a stable, varietal characteristic. Although strongly correlated with resin content, there was sufficient variability amongst breeding lines for an exploratory crossing programme. Such crosses have indicated that the trait is heritable and marked improvements in content can be achieved without also increasing alpha-acid-content".)

De Keukeleire, D.:
„Beer, hops, and health benefits".
Scandinavian Brewers' Review 60 (Nr. 2): 10 bis 14, 16 bis 17, April 2003
(„Hops as an essential raw material for beer brewing. Hops as an intriguing medicinal plant. Bioactive secondary metabolites in hops. Health benefits of hop acids and essential oils. Prenylated hop flavonoids, hopein and xanthohumol. Prenylated flavonoids in beer" … 32 references.)

De Keukeleire, D., De Cooman, L., Rong, H., Heyerick, A., Kalita, J., und Milligan, S. R.:
„Functional properties of hop polyphenols".
Basic Life Sciences 66 (Plant Polyphenols 2: Chemistry, Biology, Pharmacology, Ecology): Seite 739 bis 760, 1999
(„Secondary metabolites in hops; functions of hop polyphenol derivatives; functions of hop polyphenols" … 63 references.)

De Keukeleire, D., und Heyerick, A.:
„Prenylflavonoids account for intriguing biological activities of hops".
Acta Horticulturae (ISHS) No. 668: 175 bis 189, 2005
(„A review paper with 47 references: Secondary hop metabolites; biological activities of hop essential oil and hop acids; biological activities of hop prenylflavonoids [estrogenic activity of 8-prenylnaringenin; cancer-chemopreventive activity and other bioactivities of xanthohumol]; prenylated hop flavonoids in beer".)

De Keukeleire, J., Janssens, I., Heyerick, A., Ghekiere, G., Cambie, J., Roldán-Ruiz, I., Van Bockstaele, E., und De Keukeleire, D.:
„Relevance of organic farming and effect of climatological conditions on the formation of alpha-acids, beta-acids, desmethylxanthohumol, and xanthohumol in hop (Humulus lupulus L.)".
Journal Agricultural Food Chemistry 55: 61 bis 66, 2007
(25 references.)

De Keukeleire, D., Milligan, S. R., De Cooman, L., und Heyerick, A.:
„Hop-derived phytoestrogens in beer?"
European Brewery Convention, Proceedings 1997, Seite 239 bis 246
(„Estrogenic activity of 18 hop varieties: variation between 187 (Cluster), 425 (Hersbruck Spät), 807 (Nugget) and 2,765 nanogram 17beta-estradiol equivalents per g dry weight. Since hop-derived phytoestrogens may occur in beer, this could have significant health-related effects on consumers, e. g. protection against hormone-dependent cancers" … 22 references.)

De Keukeleire, D., Milligan, S. R., De Cooman, L., und Heyerick, A.:
„The oestrogenic activity of hops (Humulus lupulus L.) revisited".
Pharmaceutical Pharmacological Letters 7: 83 bis 86, 1997
(„All hop varieties examined to date exhibit oestrogenic activity and hops are indeed a rich source of phyto-oestrogens. In contrast to common belief, the ‚hop hormone' xanthohumol, nor the ‚pro-oestrogen' desmethylxanthohumol can be held responsible fort he oestrogenic activity of hops" … 15 references.)

De Keukeleire, D., Milligan, S. R., Kalita, J. C., Pocock, V., De Cooman, L., Heyerick, A., Rong, H., und Roelens, F.:
„Prenylated hop flavonoids are key agents in relation to health-beneficial properties of beer".
European Brewery Convention, Proceedings 2001, paper 7, 10 pages
(„Identification of 8-prenylnaringenin [= hopein] from hops as the most potent phytooestrogen in beer. Its content is varying between 0 and 21 ppb in beer" … 37 references.)

De Keukeleire, J., Ooms, G., Heyerick, A., Roldán-Ruiz, I., Van Bockstaele, E., und De Keukeleire, D.:
„Formation and accumulation of alpha-acids, beta-acids, desmethylxanthohumol, and xanthohumol during flowering of hops (Humulus lupulus L.)".
Journal Agricultural Food Chemistry 51: 4436 bis 4441, 2003
(„Five hop varieties … All target compounds were present from the onset of flowering, not only in female hop cones but also in male inflorescences, albeit in low concentrations … The key compounds for flavour and potential health effects associated with beer not only reside in the glandular lupulin structures but also are distributed over various parts of the hop plant" … 20 references.)

Delmulle, L., Bellahcène, A., Dhooge, W., Comhaire, F., Roelens, F., Huvaere, K., Heyerick, A., Castronovo, V., und De Keukeleire, D.:

„Anti-proliferative properties of prenylated flavonoids from hops (Humuls lupulus L.) in human prostate cancer cell lines“.
Phytomedicine 13: 732 bis 734, 2006
(„Chalcones xanthohumol [XN] and desmethylxanthohumol [DMXN], present in hops, and the corresponding flavanones isoxanthohumol [IXN], 8-prenylnaringenin [8-PN] and 6-prenylnaringenin [6-PN] have been examined in vitro for their anti-proliferative activity on human prostate cancer cells ... XN proved to be the most active compound in inhibiting the growth of the cell lines. 6-PN was the second most active growth inhibitor, 8-PN, a highly potent phytoestrogen, exhibited pronounced anti-proliferative effects, and IXN gave comparable activities. DMXN was the least active compound. It was evidenced for the first time that this family of prenylated flavonoids from hops effectively inhibits proliferation of prostate cancer cells in vitro“ ... 10 references.)

De Whalley, C. V., Rankin, S. M., Hoult, J. R. S., Jessup, W., und Leake, D. S.:
“Flavonoids inhibit the oxidative modification of low densitiy lipoproteins [LDL] by macrophages”.
Biochemical Pharmacology 39: 1743 bis 1750, 1990
(“LDL can be oxidatively modified in vitro by macrophages and certain other cell types so that macrophages will take them up much faster. This process may be important in the formation of cholesterol-laden foam cells derived from macrophages in atherosclerotic lesions ... Our findings raise the possibility that flavonoids may protect LDL against oxidation in atherosclerotic lesions and may therefore be natural anti-atherosclerotic components of the diet” ... 53 references.)

Diel, P., Thomae, R. B., Caldarelli, A., Zierau, O., Kolba, S., Schmidt, S., Schwab, P., Metz, P., und Vollmer, G.:
„Regulation of gene expression by 8-prenylnaringenin [8-PN] in uterus and liver of Wistar rats“.
Planta Medica 70: 39 bis 44, 2004
(„In summary, the multiparametric assessment of the estrogenic activity of 8-PN has largely to be regarded as a pure estrogen agonist and is therefore a questionable candidate molecule for hormone replacement therapy“ ... 21 references.)

Dietz, B. M., Kang, Y.-H., Liu, G., Eggler, A. L., Yao, P., Chadwick, L. R., Pauli, G. F., Farnsworth, N. R., Mesecar, A. D., Van Breemen, R. B., und Bolton, J. L.:
„Xanthohumol [XN] isolated from Humulus lupulus inhibits menadione-induced DNA damage through induction of quinone reductase [QR]“.
Chemical Research in Toxicology 18: 1296 bis 1305, 2005
(„In conclusion, these data show that the chloroform subfraction of spent hops with its high prenylpolyphenol content and rich in XN exhibits good chemopreventive activity through induction of QR. Therefore, it is reasonable to conclude that XN might be useful as a biologically active marker

compound for the standardization of hops preparation for use as cancer preventive dietary supplements" ... 61 references.)

Diller, R. A.:
„Antikanzerogene und neuroprotektive Effekte von Hopfeninhaltsstoffen".
Dissertation, Technische Universität München, München, 2005, 195 Seiten
(„Ziel dieser Dissertation war die Evaluierung des antikanzerogenen und neuroprotektiven Potentials von Polyphenolen des Hopfens (Humulus lupulus L.). Diese wurden mittels RP-HPLC aus der Pflanze extrahiert oder synthetisiert. Ihre Wirkung wurde an leukämischen und neuralen Krebszellen, sowie an adulten neuralen Stammzellen getestet ... Besonders effektiv hemmte Xanthohumol (und 8-Cinnamylnaringenin) das Wachstum von BJAB-Zellen (= tumoröse B-Zellen des Immunsystems). Beide Substanzen wirkten antiproliferativ, da sie bei den BJAB-Zellen Apoptose auslösten ... Xanthohumol und 8-Prenylnaringenin wirkten ebenfalls auf die Zelllinie NTERA (= Teratokarzinome aus dem Gehirn) antiproliferativ. Die Wirkungen konnten schon bei viel geringeren Konzentrationen, ab 10 Nanogramm/Milliliter, festgestellt werden. Auch hier wurden die Krebszellen durch Apoptose abgetötet ... Xanthohumol zeigt bereits in einer minimalen Konzentration von 5 Nanogramm/Milliliter wachstumssteigernde Wirkungen an adulten neuralen Stammzellen des Hippocampus (= Teil des Großhirns bei Säugetieren und beim Menschen). Diese Ergebnisse lassen den Schluß zu, dass sich verschiedene Hopfenpolyphenole, wie z. B. das Xanthohumol, gut als Wirkstoffe für die Neuroprotektion im Gehirn eignen ... Da Xanthohumol bereits in einer Dosis von 5 und 10 Nanogramm/Milliliter das Wachstum der Stammzellen beeinflusst und im Bier in einer Größenordnung von 80 Nanogramm/Liter enthalten ist, ist Bier in der Tat ein Lebensmittel, das wahrscheinlich neuroprotektiv wirken kann. Weitere in vivo-Tests sind aber erforderlich ... 221 Literaturstellen.)

Diller, R. A., Riepl, H. M., Rose, O., Frias, C., Henze, G., und Prokop, A.:
„Synthesis of demethylxanthohumol, a new potent apoptosis-inducing agent from hops".
Chemistry Biodiversity 2: 1331 bis 1337, 2005
(24 references.)

Duthi, G., und Crozier, A.:
„Plant-derived phenolic antioxidants".
Current Opinion Lipidology 11: 43 bis 47, 2000
(„Phenolic components in food. Antioxidant action. Bioavailability ... Recent studies with improved methodology indicate that some plant phenolics appear in plasma and body tissues and, thus, may be important nutritional antioxidants. However, this cannot be established with certainty until their effects on biomarkers of oxidative stress are established" ... 48 references.)

Effenberger, K. E., Johnsen, S. A., Monroe, D. G., Spelsberg, T. C., und Westendorf, J. J.:
„Regulation of osteoblastic phenotype and gene expression by hop-derived phytoestrogens".
Journal Steroid Biochemistry Molecular Biology 96: 387 bis 399, 2005
(„In summary, we demonstrated for the first time that specific phytoestrogen compounds found in hop extracts exert estrogen-like activities on bone metabolism. Regarding a potential for use in osteoporosis-prevention therapy, the dosage of a phytoestrogen, which is taken, will play an important role concerning a desired in vivo profil" … 63 references.)

Ehrnsperger, F.:
„Öko-Bierbrauen als neue Unternehmenskultur".
Brauwelt 140: 304, 2000

Ehrnsperger, F., Winkler, B., und Eisler, Th.:
„'Bio-Lebensmittel muß man verstehen'. Neumarkter Lammsbräu setzt auf Nachhaltigkeit".
Getränkefachgroßhandel Nr. 2: 12 bis 15, 2007

Ermann, U.:
„Regionale Wirtschaftsverflechtungen fränkischer Brauereien. Perspektiven für eine eigenständige und nachhaltige Regionalentwicklung".
Selbstverlag der Fränkischen Geographischen Gesellschaft in Kommission bei Palm und Enke, Erlangen, 1998, 108 Seiten
(138 Literaturstellen.)

Fantozzi, P., Montanari, L., Mancini, F., Gasbarrini, A., Addolorato, G., Simoncini, M., Nardini, M., Ghiselli, A., und Scaccini, C.:
„In vitro antioxidant capacity from wort to beer".
Lebensmittel-Wissenschaft und –Technologie 31: 221 bis 227, 1998
(„During beer brewing the phenolic concentration decreased by 28% corresponding to a parallel decrease of the antioxidant activity (-29%) …Our in vitro study on the inhibition of oxidative modification of human LDL by wort and beer demonstrate that they possess a strong antioxidant activity against oxidation. This activity decreased from wort to beer in parallel with the decline of total phenols. Beer in the diet can supply molecules with antioxidant activity which could play a role in antioxidant activity in vivo" … 42 references.)

Fontecave, M., Lepoivre, M., Elleingand, E., Gerez, C., und Guittet, O.:

„Resveratrol, a remarkable inhibitor of ribonucleotide reductase".

FEBS Letters 421: 277 bis 279, 1998

(„Resveratrol is well known for its presumed role in the prevention of heart disease, associated with red wine consumption. We show here that it is a remarkable inhibitor of ribonucleotide reductase and DNA synthesis in mammalian cells, which might have further applications as an antiproliferative or a cancer chemopreventive agent in humans"... 21 references.)

Forster, A.:

„Hopfen – mehr als nur ein Alpha-Säureträger".

Mitteilungen Österreichisches Getränkeinstitut 54 (Nr. 11/12): 116 bis 120, 2000

(Hopfenbitterstoffe; Hopfenaromstoffe; Hopfenpolyphenole; Xanthohumol und Isoxanthohumol während der Bierbereitung" ... 12 Literaturstellen.)

Forster, A., Beck, B., Massinger, S., und Schmidt, R.:

„The formation of low-molecular polyphenols during the growth of hops".

Proceedings of the Scientific Commission of the International Hop Growers' Convention, Dobrna-Žalec/Slovenia, 2003, Seite 50 bis 57

(„The aroma hops HHT (Hallertau Hallertauer Tradition) and especially HSE (Hallertau Spalter Select) are richer in low-molecular polyphenols than the bitter varieties HTU (Hallertau Hallertauer Taurus) and HHM (Hallertau Hallertauer Magnum). Apart from that one phenomenon is worth mentioning: The leaves of the HTU contain by far the highest amounts of quercetin flavonoids compared with the other varieties, on the other hand the cones contain the least ... The polyphenols quercetin and 8-prenylnaringenin were not found in the leaves and only in small traces in the cones ... Xanthohumol in the cones develops in a similar way like the alpha- and beta-acids. The cones of HTU have the highest and the cones of HHT the lowest xanthohumol values" ... 4 references.)

Forster, A., Beck, B., und Schmidt, R.:

„Hopfenpolyphenole – mehr als nur Trübungsbildner in Bier".

Hopfenrundschau International 1999, Seite 68 bis 74

Forster, A., Beck, B., und Schmidt, R.:

„Niedermolekulare Polyphenole in verschiedenen Hopfensorten und Anbaugebieten".

Hopfenrundschau International 2002/2003, Seite 60 bis 66

(„Perle und Nugget zeigen deutliche Unterschiede in der Zusammensetzung der Polyphenole und Prenylflavonoide [Xanthohumol]. Generell weisen die Hallertauer Hopfen höhere Gehalte auf als die amerikanischen ... Ja nach der Polyphenol-Philosophie einer Brauerei kann die Wahl einer Hopfensorte ‚bewußter' erfolgen".)

Forster, A., Gahr, A., Ketterer, M., Beck, B., und Massinger, S.:
„Xanthohumol in Bier – Möglichkeiten und Grenzen einer Anreicherung“.
Monatsschrift Brauwissenschaft 55: 184 bis 194, 2002
(16 Literaturstellen.)

Forster, A., Ketterer, M., und Gahr, A.:
„Ein neuartiger xanthohumolangereicherter Hopfenextrakt und sein Einsatz für unfiltrierte Biere“.
Hopfenrundschau International 2003/2004, Seite 65 bis 71
(„Xanthohumol-Hopfenextrakt kann über eine als untergärige Speise erzeugte Würze gut in unfiltriertes Bier gegeben werden. Diese Methode, auch als ‚Flaschengärung mit Tankzwischenlagerung' bezeichnet, vermeidet die sonst üblichen hohen Verluste an Xanthohumol durch die Ausscheidungen beim Brauprozeß. Die obergärigen Weizenbiere oder untergärigen Kellerbiere können in einer weiten Bandbreite an Stammwürze, Alkohol, Bittere, Farbe und Hefezellzahl usw. hergestellt werden. Die Zugabe des mit Xanthohumol angereicherten Extraktes führt zu keinerlei negativen sensorischen Ergebnissen. Das Verfahren der Extrakt- und Bierherstellung entspricht sowohl dem Lebensmittelrecht als auch dem Reinheitsgebot für Bier“.)

Forster, A., und Köberlein, A.:
„Der Verbleib von Xanthohumol aus Hopfen während der Bierbereitung“.
Brauwelt 138: 1677 bis 1679, 1998

Frach, P. C.:
„Antioxidative properties of beer“.
Brauwelt International 19: 449, 2001
(„Phenol carbon acids, flavonoids, and tannoids react as antioxidants in beer“.)

Frank, N.:
„Xanthohumol shows a very broad anti-carcinogenic activity“.
Brauwelt International 19: 449 bis 450, 2001
(„In vitro xanthohumol has a preventive effect during all stages of cancer development, from the state of emergence to the proliferative increase … Compared to resveratrol, well known from red wine, with xanthohumol this effect could be multiplied about 200 times“.)

Frank, N.:
„Xanthohumol und weitere Bestandteile des Hopfens – Stand der Forschung“.
Brauerei-Forum 21 (Nr. 6): 19, Juni 2006

(„Im Tiermodell hemmt Xanthohumol die Tumorbildung; zugleich wirkt es antioxidativ, antiinflammatorisch und angiogenesehemmend".)

Frankel, E. N.:
„Nutritional benefits of flavonoids", in „Food Factors for Cancer Prevention" (Ohigashi, H., Osawa, T., Terao, J., Watanabe, S., und Yoshikawa, T.: Editors).
Springer, Tokyo, 1997, Seite 613 bis 616

Frankel, E. N., Kanner, J., German, J. B., Parks, E., und Kinsella, J. E.:
„Inhibition of oxidation of human low-density lipoprotein by phenolic substances in red wine".
Lancet 341: 454 bis 457, 1993
(„In in-vivo studies with phenolic substances in red wine and normal human low-density lipoprotein (LDL) we found that red wine inhibits the copper-catalysed oxidation of LDL. Wine diluted 1000-fold containing 10 µmol total phenolics per litre inhibited LDL oxidation significantly more than alpha-tocopherol. Our findings show that the non-alcoholic components of red wine have potent antioxidant properties toward oxidation of human LDL" … 30 references.)

Frankel, E. N., Waterhouse, A. L., und Kinsella, J. E.:
„Inhibition of human LDL oxidation by resveratrol".
Lancet 341: 1103 bis 1104, 1993
("Synthetic transresveratrol protects human LDL against copper-catalysed oxidation ... The two flavonoid compounds, epicatechin and quercetin, also found in wine, had about twice the inhibiting potency of resveratrol. In contrast, ... alpha-tocopherol had a much lower antioxidant potency than resveratrol ... Our studies suggest that the combination of phenolic compounds in wine may protect against atherogenesis by their antioxidant effects over a prolonged period of consumption" ... 7 references.)

Frémont, L.:
„Minireview: Biological effects of resveratrol".
Life Sciences 66: 663 bis 673, 2000
(„In red wine the concentration of resveratrol ranges between 0.1 and 15 mg/l. As phenolic compound, resveratrol contributes to the antioxidant potential and thereby may play a role in the prevention of human cardiovascular diseases. Resveratrol has been shown to modulate the metabolism of lipids, and to inhibit the oxidation of low-density lipoproteins and the aggregation of platelets. Moreover, as phytoestrogen, resveratrol may provide cardiovascular protection. This compound also possesses anti-inflammatory and anticancer properties" … 68 references.)

Fritsch, H., Biendl, M., Stephan, A., Stettner, G., und Methner, F.-J.:

„Sensory characterisation of xanthohumol [XN] and isoxanthohumol [IXN]“.
European Brewery Convention, Proceedings 2005, paper 106, 7 pages
(„The taste contribution of XN was realised to be rather secondarily, whereas IXN developed a well balanced bitterness, less lingering in aftertaste“.)

Frohn, H. (wissenschaftliche Leitung):
„Kompendium für Lebensmittel-Marketing. EG-Umfeld, Rahmenbedingungen, Verbrauchereinstellungen und Verbraucherverhalten, Trends“.
Behr's … Verlag, Hamburg, 1992, 223 Seiten

Frölich, S., Schubert, C., Bienzle, U., und Jenett-Siems, K.:
„In vitro antiplasmodial activity of prenylated chalcone derivatives of hops (Humulus lupulus) and their interaction with haemin“.
Journal Antimicrobial Chemotherapy 55: 883 bis 887, 2005
(„Of the eight compounds tested, four possessed activity … against at least one of the two strains of the malarial parasite Plasmodium falciparum. The main hop chalcone, xanthohumol, was most active … Three of these compounds were additional active in the haemin-degradation assay“ … 22 references.)

Fuhrman, B., und Aviram, M.:
"Flavonoids protect LDL from oxidation and attenuate atherosclerosis".
Current Opinion Lipidology 12: 41 bis 48, 2001
("Flavonoids and LDL oxidation; flavonoid localization and antioxidant activity; protection of LDL-associated antioxidants by flavonoids; flavonoid structure and antioxidant activity; effect of flavonoids on macrophage-mediated oxidation of LDL; effect of flavonoid consumption on the development of atherosclerosis ... Plant flavonoids, as potent natural antioxidants that protect against lipid peroxidation in arterial cells and lipoproteins, significantly attenuate the development of atherosclerosis" ... 66 references.)

Fukao, T., Sawada, H., und Ohta, Y.:
„Combined effect of hop resins and sodium hexametaphosphate against certain strains of Escherichia coli“.
Journal Food Protection 63: 735 bis 740, 2000
(„The combined antimicrobial effects of hop resins with sodium hexametaphosphate, glycerolmonocaprate, and lysozyme were investigated aiming to make an effective agent against Escherichia coli … The combination of hop resins with sodium hexametaphosphate exhibited strong antimicrobial activity against E. coli, but no effect was found in combinations of hop resins with the other agents … The combined effect was also detected in model food systems such as mashed

potatoes. The use of hop resins and sodium hexametaphosphate in combination may thus be useful for controlling E. coli" … 35 references.)

Füssel, A., Wolf, A., und Brattström, A.:
„Effect of a fixed valerian-hop extract combination (Ze 91019) on sleep polygraphy in patients with non-organic insomnia: A pilot study".
European Journal Medical Research 5: 385 bis 390, 2000
(„A pilot study with a fixed extract combination Ze 91019 of valerian and hop was conducted in 30 patients suffering from mild-moderate, non-organic insomnia … The patients were treated with 2 tablets in the evening. Each tablet contains 250 mg valerian extract and 60 mg hop extract … Sleep stage was reduced and the slow wave sleep increased. In addition, the patients judged their being refreshed in the morning … No adverse events were observed. Based on these findings a pivotal study can be designed" … 42 references.)

Gamal-Eldeen, A., Alt, A., Gerhäuser, C., Neumann, I., Frank, N., Chmiel, H., Bartsch, H., und Becker, H.:
„Antioxidant and radical-scavenging potential of phenolic constituents of beer".
European Brewery Convention, Proceedings 2001, paper 5, 2 pages
(„The antioxidant potential of beer is investigated. About 40 polyphenolic constituents of beer are evaluated. Catechins and flavonoids are more potent than acetophenons and derivatives of benzoic and cinnanic acid … These findings might indicate a possible application of beer in cancer prevention. The development of a less stabilized beer with a higher polyphenol content is wanted".)

Gardea-Torresdey, J., Hejazi, M., Tiemann, K., Parsons, J. G., Duarte-Gardea, M., und Henning, J.:
„Use of hop (Humulus lupulus) agricultural by-products for the reduction of aqueous lead(II) environmental health hazards".
Journal Hazardous Materials B91: 95 bis 112, 2002
(„Our findings show that the use of hop agricultural waste products leaves and stems may be a viable alternative, for the removal and recovery of aqueous lead(II) ions from contaminated waters" … 41 references.)

Gasbarrini, A., Addolorato, G., Simoncini, M., Gasbarrini, G.,Fantozzi, P., Mancini, F., Montanari, L., Nardini, M., Ghiselli, A., und Scaccini, C.:
„Beer affects oxidative stress due to ethanol in rats".
Digestive Diseases Sciences 43: 1332 bis 1338, 1998
(„Our data show that a moderate consumption of beer in a well-balanced diet did not affect any of the parameters measured to investigate the oxidative stress status in rats. On the contrary, it seems that its minor components could protect against the oxidative action of ethanol" … 32 references.)

Gautam, S. C., Xu, Y. X., Dumaguin, M., Janakiraman, N., und Chapman, R. A.: „Resveratrol selectively inhibits leukemia cells: a prospective agent for ex vivo bone marrow purging“.
Bone Marrow Transplantation 25: 639 bis 645, 2000
(„Taken together, these results indicate the potential use of resveratrol for ex vivo pharmacological purging of leukemia cells from bone marrow autografts without significant loss in the hematopoietic activity of progenitor cells“ ... 24 references.)

Gerhäuser, C.:
„Beer constituents as potential cancer chemopreventive agents“.
European Journal Cancer 41: 1941 bis 1954, 2005
(„Summary of known phenolic constituents of beer; summary of potential chemopreventive activities of isolated beer constituents; hop-derived prenylflavonoids: xanthohumol [XN], isoxanthohumol [IXN] and 8-prenylnaringenin [8-PN]; modulation of carcinogen metabolism; antioxidant potential; anti-inflammatory activities; antiestrogenic potential of XN; estrogenic properties of 8-PN; antiproliferative and differentiation-inducing mechanisms; antiangiogenic activity of prenylflavonoids; antiviral effects; metabolism and bioavailability of prenylflavonoids; hop bitter acids: alpha-acids and iso-alpha-acids“ ... „Chemopreventive activities observed with these compounds relevant to inhibition of carcinogenesis at the initiation, promotion and progression phases, as well as results from in vivo studies on metabolism, bioavailability and efficacy are summarised in this review“ ... 116 references.)

Gerhäuser, C.:
„Broad spectrum antiinfective potential of xanthohumol from hop (Humulus lupulus L.) in comparison with activities of other hop constituents and xanthohumol metabolites“.
Molecular Nutrition Food Research 49: 827 bis 831, 2005
(„Xanthohumol [XN] was shown to inhibit the gram-positive bacteria Staphylococcus aureus and Streptococcus mutans. Antiviral activity was demonstrated against bovine viral diarrhea virus, cytomegalovirus, herpes simplex virus type 1 and 2 and human immunodeficiency virus 1. Inhibition of two Trichophyton spp. was indicative of antifungal activity. Finally, XN potently inhibited the replication of Plasmodium falciparum, the causative agent of malaria ... Overall, these activities further contribute to the broad spectrum of biological effects observed with XN“ ... 26 references.)

Gerhäuser, C., Alt, A., Heiss, E., Gamal-Eldeen, A., Klimo, K., Knauft, J., Neumann, I., Nookandeh, A., Scherf, H., Frank, N., Bartsch, H., und Becker, H.:

„Identification and cancer chemopreventive potential of xanthohumol [XN], a prenylated chalcone from hop (Humulus lupulus L.)".
Hopfenrundschau International 2002/2003, Seite 50 bis 55
(„Beer and hop for cancer prevention? Isolation of prenylated hop constituents; chemopreventive potential at the initiation stage; inhibition of tumor-promotion; chemopreventive mechanisms at the tumor progression stage; inhibition of carcinogen-induced preneoplastic lesions in mouse mammary organ culture" ..."Our findings support the potential use of XN as a novel broad-spectrum chemopreventive agent. Due to its multiple mechanisms, which could eventually result in additive or synergistic amplification of activities, XN might offer advantages over compounds acting by very distinct mechanisms" ... 38 references.)

Gerhäuser C., Alt, A., Heiss, E., Gamal-Eldeen, A., Klimo, K., Knauft, J., Neumann, I., Scherf, H.-R., Frank, N., Bartsch, H., und Becker, H.:
„Cancer chemopreventive activity of xanthohumol, a natural product derived from hop".
Molecular Cancer Therapeutics 1: 959 bis 969, 2002
(„We report anticarcinogenic properties of xanthohumol [XN], a prenylated chalcone from hop with an exceptional broad spectrum of inhibitory mechanisms at the initiation, promotion, and progression stage of carcinogenesis... As potential antitumor-promoting mechanisms, it demonstrates antiinflammatory properties ... and is antiestrogenic without possessing intrinsic estrogenic potential... Importantly, XN at nanomolar concentrations prevent carcinogenic-induced preneoplastic lesions in mouse mammary gland organ culture" ... „Our data provide evidence for the potential application of XN as a novel, readily available chemopreventive agent" ... 64 references.)

Gerhäuser C., Alt, A., Klimo, K., Knauft, J., Frank, N., und Becker, H.:
„Isolation and potential cancer chemopreventive activities of phenolic compounds of beer".
Phytochemistry Reviews 1: 369 bis 377, 2002
(„During the brewing process, some of the phenolic compounds are removed by polyvinylpolypyrrolidon [PVPP] to prevent haze formation. We have analyzed the phytochemical composition of a PVPP residue (28 compounds) and of unstabilized beer (as well 28 compounds) and isolated a total of 51 different compounds. Tetrahydroxyanthraquinone (of the PVPP residue) and xanthohumol (of the unstabilized beer) were identified as the most potent compounds for potentilal cancer chemopreventive activities in in vitro test systems. They were additionally tested for inhibition of chemically-induced preneoplastic lesions in an ex vivo mouse mammary gland organ culture model (MMOC). Importantly, both agents inhibited lesion formation" ... 14 references.)

Gerhäuser C., Alt, A., Klimo, K., Heiss, E., Neumann, I., Gamal-Eldeen, A., Knauft, J., Scherf, R., Frank, N.,, Bartsch, H., und Becker, H.:

"Xanthohumol [XN] from hop (Humulus lupulus) as a novel potential cancer chemopreventive agent".

Proceedings American Association Cancer Research 42: 18, 2001

("XN, a prenylated chalcone from hop (Humulus lupulus) and a series of natural and semi-synthetic analogs and related hop contitutents were tested in a broad-spectrum in vitro bioassay setup. Of all hop constituents and analogs tested, XN was identified as the most promising agent with multiple hitherto unknown activities indicative of cancer preventive potential...The first direct proof of chemopreventive potential of XN".)

Gerhäuser, C., und Frank, N.:

„New promising chemopreventive agents and mechanisms", in „Handbook of Experimental Pharmacology". Volume 156: „Mechanisms in Carcinogenesis and Cancer Prevention" (Vainio, H., und Hirtanen, E.: Editors).

Springer, Berlin, 2003, Seite 289 bis 305

(„Chemopreventive agent development: Xanthohumol, lunularic acid-derived bibenzyls, acylphloroglucinol derivatives; comparison of bioassay results of xanthohumol and resveratrol. Novel mechanisms of chemopreventive agents: NF-kappaB as a molecular target of sulforaphane, novel antioxidant mechanisms of ellagic acid ... Importantly, in the mouse mammary organe culture (MMOC model), xanthohumol prevented preneoplastic mammary lesion formation 200-fold more efficiently than resveratrol ... The identification and evaluation of novel potential chemopreventive agents through a bioassay test panel is feasible" ... 80 references.)

Gerhäuser, C., und Frank, N.:

"Xanthohumol, a new all-rounder?"

Molecular Nutrition Food Research 49: 821, 823, 2005

Ghiselli, A., Natella, F., Guidi, A., Montanari, L., Fantozzi, P., und Scaccini, C.:

"Beer increases plasma antioxidant capacity in humans".

Journal Nutritional Biochemistry 11: 76 bis 80, 2000

("The phenolic acids caffeic, sinapic, syringic, and vanillic acids of beer induced a significant increase in human plasma antioxidant capacity ... Ethanol alone did not affect the plasma antioxidant capacity" ... 21 references.)

Goetz, P.:

"Traitement des bouffées de chaleurs par insuffisance ovarienne par l'extrait de houblon (Humulus lupulus)".

Revue Phytothérapie Pratique 4: 13 bis 15, 1990

("This work is a step to prove, that an anciently used herbal remedy can be active in serious disorders related to hormonal insuffisance. In spite of the unknown way of activity of the Humulus lupulus strobuli on hot flashes, we could assess against placebo, that an aquoeus dry extract of hop can have a very good clinical result" ... 5 references.)

Gorinstein, S., Caspi, A., Zemser, M., und Trakhtenberg, S.:
"Comparative contents of some phenolics in beer, red and white wines".
Nutrition Research 20: 131 bis 139, 2000
("Beer tends to have a higher antioxidative activity than white wine ... The higher contents of procyanidins, epicatechin and ferulic acid in beer is a possible explanation of the marked antioxidant activity of diets supplemented with this beverage rather than with white wine" ... 32 references.)

Goto, K., Asai, T., Hara, S., Namatame, I., Tomoda, H., Ikemoto, M., und Oku, N.:
"Enhanced antitumor activity of xanthohumol, a diacylglycerol acyltransferase inhibitor, under hypoxia".
Cancer Letters 219: 215 bis 222, 2005
("Cancer chemotherapy for hypoxic tumor cells is thought to be an important issue, since hypoxia is related to tumor growth, apoptosis, angiogenesis and metastasis. Here, the bioactivities of xanthohumol [XN] against hypoxic cells were investigated ... Since most cells in solid tumor were thought to be in hypoxic condition and acquired malignancy in response to hypoxia, these data suggest that XN may have potent and specific activities against cancerous cells ... XN might be useful not only as selective anti-proliferative agent but also as anti-metastatic agent, since the motility of tumor cells is deeply related to metastasis" ... 33 references.)

Grundmann, O., Brattström, A., Koetter, U., und Butterweck, V.:
"Hypothermic effects of hops could be antagonized with the competitive melatonin receptor antagonist luzindole".
Planta Medica 72: 1065, 2006
("Flowers of Humulus lupulus L., commonly known as hops, are traditionally used to relief insomnia, anxiety, excitability and restlessness associated with tension headache and gastrointestinal spasms. However, little information is available about the underlaying sleep inducing mechanism of hops ... In a dosage of 250 mg/kg hop extract [HE] significantly decreased body temperature in male ... mice 2 hours after oral administration. The effects of the plant extract were comparable to melatonin. Melatonin is known to have both hypnotic and hypothermic effects at phyiological levels ... Our data suggest that the hypothermic effects of HE are mediated through activation of melatonin receptors" ... 2 references.)

Guerreiro, S., Monteiro, R., Martins, M. J., Calhau, C., Azevedo, I., und Soares, R.:

"Distinct modulation of alkaline phosphatase isoenzymes by 17beta-estradiol and xanthohumol in breast cancer MCF-7 cells".

Clinical Biochemistry 40: 268 bis 273, 2007

("Modulation of the alkaline phosphatase by 17beta-estradiol and xanthohumol might provide therapeutic strategies against hormone-dependent breast cancer" ... 32 references.)

Gusman, J., Malonne, H., und Atassi, G.:

„A reappraisal of the potential chemopreventive and chemotherapeutic properties of resveratrol".

Carcinogenesis 22: 1111 bis 1117, 2001

(„Resveratrol, a phytoalexin found in grapes and wines, has been reported to exhibit a wide range of pharmacological properties and is believed to play a role in the prevention of human cardiovascular disease (the so-called ‚French paradox'). This molecule may also play a major role in both cancer prevention and therapy. In this review article we summarize the recent advances that have provided new insights into the molecular mechanisms underlying the promising properties of resveratrol. These include cyclooxygenase, nitric oxide synthase and cytochrome P450 inhibition, as well as cell cycle effects, apoptosis modulation and hormonal activity.

Therapeutic activities of resveratrol:

- Antibacterial and antifungal activities;
- antioxidant activity;
- free radical scavenging;
- inhibition of lipid peroxidation;
- inhibition of eicosanoid synthesis;
- inhibition of platelet aggregation;
- chelation of copper;
- anti-inflammatory activity;
- vasorelaxing activity;
- modulation of lipid and lipoprotein metabolism;
- oestrogenic/anti-oestrogenic activity;
- inhibition of antigen-induced contraction of sensitized isolated guinea-pig trachea;
- inhibition of rat brain monoamine oxidase;
- inhibition of gastric rat H+, K+-ATPase;
- inhibition of protein-tyrosine kinase and protein kinase C; and
- antitumoural activity" ... 102 references.)

Haas, G. J., und Barsoumian, R.:

"Antimicrobial activity of hop resins".

Journal Food Protection 57: 59 bis 61, 1994

("Streptococcus salivarius, Staphylococcus aureus, and Bacillus megaterium were all inhibited by the iso-alpha-hop resin in the 0.01 to 0.03% range. The beta-hop resin inhibited these organisms at the 0.003 to 0.01% concentrations" ... 9 references.)

Halliwell, B., und Gutteridge, J. M. C.:
"Free Radicals in Biology and Medicine".
Oxford University Press, Oxford (UK), 1999, 936 Seiten

Hanske, L., Hussong, R., Frank, N., Gerhäuser, C., Blaut, M., und Braune, A.:
„Xanthohumol [XN] does not affect the composition of rat intestinal microbiota".
Molecular Nutrition and Food Research 49: 868 bis 873, 2005
(„In conclusion, although XN was present in the large intestine, no impact on the composition of the rat fecal microbiota by XN could be observed …It may be concluded that the oral intake of XN-containing herbal preparations is likely to have no major impacts on the microbial community composition in the intestine. Based on this finding, the reported antibacterial properties of XN appear to be selectively effective against opportunistic pathogens"… 36 references.)

Havsteen, B.:
"Flavonoids, a class of natural products of high pharmacological potency".
Biochemical Pharmacology 32: 1141 bis 1148, 1983
("Diseases treated with flavonoids" ... 133 references.)

Hayatsu, H.:
"Good news for beer drinkers".
Science 274: 1309, 1996
("Small amounts of beer countered the mutagenic effects of Tryptophan Pyrolysate producte number 2 [Trp-P-2] on bacteria in a test-tube culture. Trp-P-2 is one of a class of potent carcinogens known as heterocyclic amines that are produced by burning meat, fish, and tobacco leaves, among other things. When as little as 0.1 ml, about two drops, of beer was combined with the Trp-P-2 and administered to salmonella bacteria, the mutation rate in the bacteria fell to half that seen when Trp-P-2 alone was added to the test-tube ... Beer proved to be a far better inhibitior than the polyphenolic compounds alone. There must be another compound causing this effect.")

Henderson, M. C., Miranda, C. L., Stevens, J. F., Deinzer, M. L., und Buhler, D. R.:
"In vitro inhibition of human P450 enzymes by prenylated flavonoids from hops, Humulus lupulus".
Xenobiotica 30: 235 bis 251, 2000
("Many chemicals in the environment act as carcinogens following activation by cytochrome P450 enzymes ... The hop flavonoids xanthohumol, iso-xanthohumol, and 8-prenylnaringenin are potent

and selective inhibitors of human cytochrome P450 ... and warrant further in vivo investigations" ... 44 references.)

Herath, W., Ferreira, D., Khan, S. I., und Khan, I. A.:
„Identification and biological activity of microbial metabolites of xanthohumol [XN]".
Chemical Pharmaceutical Bulletin (Tokyo) 51: 1237 bis 1240, 2003
(„We report on the microbial transformation of XN with Cunninghamella echinulata NRRL 3655 and the screening, of these products for cytotoxicity towards mammalian cell lines and for their potential antimicrobial and antimalarial properties" ... 20 references.)

Hertel, M.:
"Bitterpils Einhundert".
Brauindustrie 92 (Nr. 4): 25, April 2007

Hertog, M. G. L., Feskens, E. J. M., Hollman, P. C. H., Katan, M. B., und Kromhout, D.:
"Dietary antioxidant flavonoids and risk of coronary heart disease: the Zutphen Elderly Study".
Lancet 342: 1007 bis 1011, 1993
("Flavonoid intake was significantly inversely associated with mortality from coronary heart disease and showed an inverse relation with incidence of myocardial infarction in elderly men" ... 29 references.)

Heyerick, A., Vervarcke, S., Depypere, H., Bracke, M., und De Keukeleire, D.:
"A first prospective, randomized, double-blind, placebo-controlled study on the use of a standardized hop extract to alleviate menopausal discomforts".
Maturitas 54: 164 bis 175, 2006
("Conclusions: Daily intake of a hop exrtact, standardized on 8-prenylnaringenin as a potent phytoestrogen, exerted favorable effects on vasomotor symptoms and other menopausal discomforts. Hop-derived prenylated flavonoids may provide an attractive addition to the alternative treatments available for relief of hot flushes and other menopausal discomforts" ... 42 references.)

Hildebrandt, H.: (Redaktion)
"Freie Radikale", in "Pschyrembel Klinisches Wörterbuch".
de Gruyter, Berlin, 1998, Seite 525
("Freie Radikale: Moleküle bzw. ihre Bruchstücke und Atome, die durch ein einzelnes (ungepaartes) Elektron charakterisiert im allgemeinen äußerst reaktionsfähig und daher nicht in größeren Mengen

zu isolieren sind; Reaktionen unter Einbeziehung freier Radikale laufen im allgemeinen augenblicklich, vollständig und irreversibel ab".)

Hildebrandt, H.: (Redaktion)
"Mutagene", in "Pschyrembel Klinisches Wörterbuch".
de Gruyter, Berlin, 1998, Seite 1060
("Mutagene sind Mutationen auslösende Agenzien, zum Beispiel ionisierende Strahlung, Ultraviolettstrahlung mit einem Maximum um 260 nm, bestimmte chemische Substanzen, Viren und verschiedene Arzneimittel. Entsprechende mutagene Effekte sind experimentell an Mikroorganismen, Zellkulturen und in Tierversuchen nachgewiesen worden. Somatische (körperliche) Mutationen werden als eine mögliche Ursache der Karzinogenese angesehen".)

Ho, C.-T., Lee, C. Y., und Huang, M.-T.: (Editors)
"Phenolic Compounds in Food and their Effect on Health. I: Analysis, Occurrence, and Chemistry".
American Chemical Society, Washington/DC, 1992, 338 Seiten

Honma,Y., Tobe, H., Makishima, M., Yokoyama, A., und Okabe-Kade, J.:
"Induction of differentiation of myelogenous leukemia cells by humulone, a bitter in the hop".
Leukemia Research 22: 605 bis 610, 1998
("Humulone, a bitter in the hop extract for beer brewing, effectively inhibits bone resorption. In this study we examined the effect of humulone on the differentiation of human myelogenous leukemia cells. Humulone alone inhibited the growth of monoblastic leukemia U937 cells ... Humulone effectively enhanced the differentiation-inducing action of VD_3, the active form of vitamin D ... Since humulone is a less-toxic inhibitor of bone resorption, the combination of humulone and VD_3 may be useful in differentiation therapy of myelomonocytic leukemia" ... 21 references.)

Hosokawa, N., Hosokawa, Y., Sakai, T., Yoshida, M., Marui, N., Nishino, H., Kawai, K., und Aoike, A.:
"Inhibitory effect of quercetin on the synthesis of a possible cell-cycle-related 17-kDa protein in the human colon cancer cells".
International Journal Cancer 45: 1119 bis 1124, 1990
("Quercetin inhibits growth of COLO320 DM cells, derived from a human colon cancer. The inhibitory effect is partially reversible when quercetin is removed from the culture medium" ... 24 references.)

Hougee, S., Faber, J., Sanders, A., Van den Berg, W. B., Garssen, J., Smit, H. F., und Hoijer, M. A.:

"Selective inhibition of COX-2 by a standardized CO_2 extract of Humulus lupulus in vitro and its activity in a mouse model of zymosan-induced arthritis".

Planta Medica 72: 228 bis 233, 2006

("The hop extract used in this study was a powdered CO_2 extract from the strobiles of H. lupulus ... It consists of 18.1% alpha acids, containing 71.8% humulone and 2.3 % beta acids and is commercially available ... In conclusion, this standardized CO_2 extract of Humulus lupulus could be a useful agent for intervention strategies targeting inflammatory disorders and/or inflammatory pain" ... 31 references.)

Hsieh, T.-C., Burfeind, P., Laud, K., Backer, J. M., Traganos, F., Darzynkiewicz, Z., und Wu, J. M.:

„Cell cycle effects and control of gene expression by resveratrol in human breast carcinoma cell lines with different metastatic potentials".

International Journal Oncology 15: 245 bis 252, 1999

(„Trans-resveratrol, a polyphenol present in red wines and various human foods, is an antioxidant also with reported chemopreventive properties ... Our results suggest that the intrinsic metastatic potential of cancer cells may affect their responses to chemopreventive agents such as resveratrol" ... 63 references.)

Hsieh, T.-C., und Wu., J. M.:

„Differential effects on growth, cell cycle arrest, and induction of apoptosis by resveratrol in human prostate cancer cell lines".

Experimental Cell Research 249: 109 bis 115, 1999

(„In this study, we investigated the effects of resveratrol on growth, induction of apoptosis, and modulation of protstate-specific gene expression using cultured prostate cancer cells that mimic the initial (hormone-sensitive) and advanced (hormone-refractory) stages of prostate carcinoma ... Our results suggest that resveratrol negatively modulates prostate cancer cell growth, by affecting mitogenesis as well as inducing apoptosis, in a prostate cell-type-specific manner. Resveratrol also regulates prostate-specific antigen gene expression by an androgen receptor-independent mechanism" ... 35 references.)

Huang, C., Ma, W.-Y., Goranson, A., und Dong, Z.:

„Resveratrol suppresses cell transformation and induces apoptosis through a p53-dependent pathway".

Carcinogenesis 20: 237 bis 242, 1999

(„Resveratrol ... is one of the most promising agents for the prevention of cancer ... Our results demonstrate for the first time that resveratrol induces apoptosis through activation of p53 activity, suggesting that its anti-tumor activity may occur through the induction of apoptosis" ... 47 references.)

Huang, M.-T., Ho, C.-T., und Lee, C. Y.: (Editors)
"Phenolic Compounds in Food and their Effects on Health. II: Antioxidants and Cancer Prevention".
American Chemical Society, Washington/DC, 1992, 402 Seiten

Humfrey, C. D. N.:
"Phytoestrogens and human health effects: Weighing up the current evidence".
Natural Toxins 6: 51 bis 59, 1998
("Biological activities of phytoestrogens and intake in the human diet. The evidence for adverse effects: Fertility and early development. The evidence for beneficial effects: Breast cancer, osteoporosis and cardiovascular disease" ...76 references.)

Hümmer, E. Th.:
"Gesundheitliche Wirkungen der Bierhefe".
Brauwelt 140: 375, 2000

Hummer, K. E., und Henning, J. A.: (Editors)
"Proceedings of the First International Humulus Symposium".
Acta Horticulturae (ISHS) No. 668: 2005, 262 Seiten

Hümpel, M., Isaksson, P., Schaefer, O., Kaufmann, U., Ciana, P., Maggi, A., und Schleuning, W.-D.:
"Tissue specificity of 8-prenylnaringenin: Protection from ovariectomy induced bone loss with minimal trophic effects on the uterus".
Journal Steroid Biochemistry Molecular Biology 97: 299 bis 305, 2005
("Plant secondary metabolites with estrogenic activity (phyto-estrogens) have been studied in the past as a potential alternative to classical hormone-replacement therapy [HRT] in menopausal women ... We studied the novel and most potent phyto-estrogen 8-prenylnaringenin [8-PN] in adult ovariectomized rats, an established animal model to mimic hormone dependent osteoporosis in menopausal women. Our results demonstrate that 8-PN can completely protect from ovariectomy induced bone-loss, while exhibiting minimal, (dose independent) trophic effects on uterus and endometrium ... 8-PN is an intesting alternative new candidate for treatment of peri- and postmenopausal symptoms" ... 23 references.)

Hussong, R., Frank, N., Knauft, J., Ittrich, C., Owen, R., Becker, H., und Gerhäuser, C.:
"A safety study of oral xanthohumol [XN] administration and its influence on fertility in Sprague Dawley [SD] rats".
Molecular Nutrition Food Research 49: 861 bis 867, 2005
("In conclusion, the data suggest that 4-week oral application of XN at doses up to 1,000 mg/kg body weight causes weak hepatotoxicity in female SD rats, but does not influence reproduction and the development of two generations of offspring when given at a daily dose of 100 mg/kg body weight" ... 25 references.)

Igura, K., Ohta, T., Kuroda, Y., und Kaji, K.:
"Resveratrol and quercetin inhibit angiogenesis in vitro".
Cancer Letters 171: 11 bis 16, 2001
("From our results, we suggest that resveratrol and quercetin may prove useful in the development of therapeutic agents or preventive food factors for tumor angiogenesis" ... 29 references.)

Jang, M., Cai, L., Udeani, G. O., Slowing, K. V., Thomas, C. F., Beecher, C. W. W., Fong, H. H. S., Farnsworth, N. R., Kinghorn, A. D., Mehta, R. G., Moon, R. C., und Pezzuto, J. M.:
„Cancer chemopreventive activity of resveratrol, a natural product derived from grapes".
Science 275: 218 bis 220, 1997
(„Resveratrol, a phytoalexin found in grapes and other food products, was purified and shown to have cancer chemopreventive activity in assays representing three major stages of carcinogenesis. Resveratrol was found to act as an antioxidant and antimutagen and to induce phase II drug-metabolizing enzymes (anti-initiation activity); it mediated anti-inflammatory effects and inhibited cyclooxygenase and hydroperoxidase functions (antipromotion activity); and it induced human promyelocytic leukemia cell differentiation (antiprogression activity). In addition, it inhibited the development of preneoplastic lesions in carcinogen-treated mouse mammary glands in culture and inhibited tumorigenesis in a mouse skin cancer model. These data suggest that resveratrol, a common constituent of the human diet, merits investigation as a potential cancer chemopreventive agent in humans" ... 24 references.)

Jang, M., und Pezzuto, J. M.:
„Cancer chemopreventive activity of resveratrol".
Drugs under Experimental Clinical Research 25: 65 bis 77, 1999
(„Effect of resveratrol on COX-hydroperoxidase catalyzed xenobiotic oxidation ... Effect of resveratrol on mutagenesis induced by COX-peroxidase-activated 2-aminofluorene ... Effect of resveratrol on LPS-induced COX-2 and iNOS expression ... The activities mediated by resveratrol

are manifold, making this agent useful for studying the process of carcinogensis, as well as potentially valuable as a cancer chemopreventive agent" ... 93 references.)

Jerkovic, V., Callemien, D., und Collin, S.:
"Determination of stilbenes in hop pellets from different cultivars".
Journal Agricultural Food Chemistry 53: 4202 bis 4206, 2005
("The recent discovery of trans-resveratrol and piceid isomers in hop opens new doors to understanding beer health benefits. In the present work, resveratrol was quantified in hop pellets from 9 different cultivars. Concentrations ranging from 4 to 9 mg trans-piceid/kg, from 2 to 6 mg cis-piceid/kg and up to 1 mg trans-resveratrol/kg hop pellet were detected.
Total stilbene concentrations range from 5 to 16 mg/kg, with trans-piceid being in all cases the major constituent. As previously shown for total polyphenols and flavonoids, the lower the alpha-acid content, the higher the total stilbene content" ... 26 references.)

Jerkovic, V., Callemien, D,. Dubois, D., und Collin, S.:
"Determination of stilbenes contents in various hop cultivars and conditionings".
European Brewery Convention, Proceedings 2005, paper 111, 5 pages
("The discovery of resveratrol (trans-3, 4, 5-trihydroxystilbene) in hop pellets highlights the key role of hops in improving health on moderate beer consumption" ... 7 references.)

Joe, A. K., Liu, H., Suzui, M., Vural, M. E., Xiao, D., und Weinstein, I. B.:
„Resveratrol induces growth inhibition, S-phase arrest, apoptosis, and changes in biomarker expression in several human cancer cell lines".
Clinical Cancer Research 8: 893 bis 903, 2002
("Conclusion: These studies provide support for the use of resveratrol in chemoprevention and cancer therapy trials" ... 45 references.)

Johnson, E. A., und Haas, G. J.:
"Use of hop exrtract against botulism".
British Patent Application GB 2330076 A; via Brewing Research International Monthly Industry Review, July 1999, Seite 32
("Hopfenextrakte (Beta-Säuren) können das Wachstum von Clostridium botulinum und Clostridium difficile hemmen und damit Lebensmittelvergiftungen verringern".)

Kač, M., Hrastar, R., und Košir, I. J.:
"Presenting, evaluating and comparing chemical composition of hop secondary metabolites at a glance. Chemometrics of bitter substances and xanthohumol [XN]".

Proceedings of the Scientific Commission of the International Hop Growers' Convention, Tettnang/Germany, 2007, Seite 49 bis 52

(„Results confirm the cultivar influence on the XN content, while influence of the growing area is hardly noticeable. Among Slovene cultivars Aurora (0.38% in dry matter (DM)) is the one standing out for its high, and cultivar Celeia (0.16% DM) for its low XN content ... With the use of simple regression, possible relationship between alpha-acid content and XN content was observed. The equation of the fitted model is: XN (% DM) = 0.159 + 0.0237 x alpha-acids (% DM))" ... 11 references.)

Kalinowski, A. B.:
"Bio-Bier / Öko-Bier – mehr als nur eine fixe Idee? Dieses Nischenprodukt könnte manchem Mittelständler das Überleben sichern".
Brauindustrie 85 (Nr. 6): 304, 306 bis 307, 2000

Kalinowski, A. B.:
"Öko-Bier: Mehr als nur Nische?"
Getränkefachgroßhandel Nr. 4: 40 bis 41, 2002

Kammhuber, K.:
"Differenzierung des Welthopfensortiments nach Bitterstoffen und Polyphenolen".
Hopfenrundschau International 2005/2006, Seite 42 bis 46

("... Hopfensorten mit hohen und niedrigen Polyphenolgehalten ... Korrelation zwischen Gesamtflavonoid- und Gesamtpolyphenolgehalt" ... 4 Literaturstellen.)

Kammhuber, K.:
"Quercetin und Kaempferol. Zwei im Hopfen vorkommende Flavonoide mit positiven Eigenschaften für die Gesundheit".
Hopfenrundschau International 2006/2007, Seite 52 bis 55

("...Hopfensorten mit hohen und niedrigen Quercetin- und Kaempferolgehalten" ... 4 Literaturstellen.)

Kammhuber, K., Zeidler, C., Seigner, E., und Engelhard, B.:
"Stand der Erkenntnisse zum Hopfeninhaltsstoff Xanthohumol".
Brauwelt 138: 1633 bis 1636, 1998

("Übersichtsarbeit über Forschungsergebnisse der Oregon State University in Corvallis/OR ... Xanthohumol [XN] hemmt fast vollständig zwei Enzyme des Cytochrom P450-Typs, die nicht-krebserregende Substanzen in kanzerogene Verbindungen umwandeln ... Vorkommen von XN, Isoxanthohumol und 8-Prenylnaringenin im Bier: 17 bzw. 446 bzw. 26 Mikrogramm/Liter ... XN im

Hopfen: 0,2 bis 1,0 Gewichtsprozent. Die Zuchtsorte Hallertauer Taurus weist den höchsten XN-Gehalt auf ... Im Hopfen-Ethanolextrakt ist XN in vollem Umfang, im Hopfen-CO_2-Extrakt nur noch in Spuren vorhanden".)

Kim, H. J., und Lee, I.-S.:
„Microbial metabolism of the prenylated chalcone xanthohumol".
Journal Natural Products 69: 1522 bis 1524, 2006
(„Microbial transformation studies are useful to achieve selective conversions of compounds to derivates that are difficult to produce synthetically, as well as to mimic mammalian metabolism ... Microbial metabolism of xanthohumol, a prenylated chalcone isolated from hops, gave three novel glucosylated derivatives and a known compound, isoxanthohumol. The structures of the new compounds were identified" ... 19 references.)

Kjer, I.:
"Die Qualität von Hopfen und Gerste aus ökologischem Anbau und deren Einfluß auf die Zwischen- und Endprodukte der Bierherstellung".
Dissertation, Gesamthochschule Kassel, Kassel, 1993, 195 Seiten

Knight, D. C., und Eden, J. A.:
"A review of the clinical effects of phytoestrogens".
Obstetrics Gynecology 87: 897 bis 904, 1996
("Objective: To review the sources, metabolism, potencies, and clinical effects of phytoestrogens on humans ... All studies concurred that phytoestrogens are biologically active in humans or animals. These compounds inhibit the growth of different cancer cell lines in cell culture and animal models. Human epidemiologic evidence supports the hypothesis that phytoestrogens inhibit cancer formation and growth in humans. Foods containing phytoestrogens reduce cholesterol levels in humans. Cell line, animal, and human data show benefits in treating osteoporosis" ... 90 references.)

Koetter, U., Butterweck, V., und Brattström, A.:
"Hops contribute to the clinical efficacy of a fixed valerian hops extract combination in patients with primary insomnia. A placebo controlled, double-blind, randomized and prospective clinical trial".
Zeitschrift Phytotherapie 27, 2006. Kongressband Phytopharmaka und Phytotherapie 2006, S11.
("A fixed valerian hops extract combination [500 mg valerian extract siccum plus 120 mg hops extract siccum] was significantly superior to placebo in reducing the originally prolonged sleep onset latency whilst the pure valerian extract failed to be superior. With this study the additional effect of hops was demonstrated" ... 2 references.)

Kondo, K.:
"Beer and health: Preventive effects of beer components on lifestyle-related diseases".
BioFactors 22: 303 bis 310, 2004
("Beer and carcinogenesis; beer and atherosclerosis; beer and osteoporosis; beer and other diseases; bitter substances and lifestyle-related diseases" ... "A series of studies using animal models have shown that beer may prevent carcinogenesis and osteoporosis; beer provides plasma with significant protection from oxidative stress; and isohumulones, the bitter substances derived from hops, may prevent and improve obesity and type-2 diabetes, improve lipid metabolism, and suppress atherosclerosis" ... 42 references.)

Kondo, K.:
"Preventive effects of dietary beer on lifestyle-related diseases".
European Brewery Convention, Proceedings 2003, paper 133, 12 pages
("Beer significantly inhibited femoral bone loss in ovariectomized rats, suggesting that dietary beer may exert preventive effects on the postmenopausal osteoporosis. Administration of isohumulones to a mouse model of type 2 diabetes lowered the leves of blood glucose, triglyceride, and free fatty acid in a dose dependent manner, indicating that isohumulones improve insulin resistance, a causal factor for hyperlipidemia and diabetes" ... 28 references.)

Kopp, S.:
"Neumarkter Lammsbräu: 'Werte statt Werbung' und 'Vom Acker bis ins Glas'".
Brauwelt 145: 180 bis 182, 183, 2005

Kovacic, P., und Jacintho, J. D.:
"Mechanisms of carcinogenesis: Focus on oxidative stress and electron transfer".
Current Medicinal Chemistry 8: 737 bis 796, 2001
("Numerous proposals have been advanced for the mode of action of carcinogens. This review pesents a wide array of evidence that implicates oxidative stress [OS], cancer stages, oncogene activation, aging, genetic and infectious illnesses, nutrition, and the role of antioxidants (AOs) ... Of the numerous theories that have been advanced, OS is the most comprehensive, and has stood the test of time. It can rationalize and correlate most aspects associated with carcinogenesis" ... 369 references.)

Kretschmer, K. Fr.:
"Verlorene Schätze. Wissenswerte Analysendaten von naturgeklärten Bieren".
Brauindustrie 83 (Nr. 11): 732, 734, 1998

Krofta, K., Mikyška, A., und Hašková, D.:
"Changes in antioxidant properties of hops in the course of drying, pelletizing and storage".
Proceedings of the Scientific Commission of the International Hop Growers' Convention, Tettnang/Germany, 2007, Seite 45 bis 48
(„A) A part of antioxidative activity of hops is irreversibly lost in the course of drying. Drying in belt and chamber kilns are comparable from the point of view of hops antioxidative conservation. B) Pelletizing process has no significant effect on antioxidative status of hops. C) Reducing acivity of hops declines in the course of ageing with different dynamics depending on storage temperature and form of hops. Storage temperature has no effect to antioxidant activity of hop pellets, packed in multilayer aluminium foil without oxygen access" ... 4 references.)

Krofta, K., Poustka, J., Nováková, K., und Hajšlová, J.:
"Contents of prenylflavonoids in Czech hops and beers".
Acta Horticulturae (ISHS) 668: 201 bis 206, 2005
("The concentration of xanthohumol [XN] and desmethylxanthohumol [DMXN] in Czech hop cultivars were in the ranges of 0.2 to 1.1% (w/w), and 0.05 to 0.20% (w/w). Agnus is the richest in XN, Sládek in DMXN" ... "Total contents of prenylflavonoids in Czech beers may be as high as 2 mg/l. Czech lager beers contain more prenylflavonoids than draught or diet beers. The most important losses of isoxanthohumol in the course of brewing occur during wort cooling and trub removal" ... 6 references.)

Kubisch, U., Ullrich, N., und Müller, A.:
"Therapie von Schlafstörungen mit einem Baldrian-Hopfen-Extrakt. Wirksame Alternative zu Benzodiazepinen".
Zeitschrift Phytotherapie 24: 63 bis 69, 2003
("Schlafstörungen zählen mit einer weltweiten Prävalenz von 20 bis 30% zu den häufigsten Gesundheitsstörungen ... Der hochdosierte, standardisierte Spezialextrakt Ze 91019 aus Baldrian und Hopfen erfüllt die Anforderungen an ein rationales Phytopharmakon. Eine Anwendungsbeobachtung mit annähernd 3.500 Patienten bestätigt die positiven Ergebnisse zahlreicher pharmakologischer und klinischer Studien" ... 22 Literaturstellen.)

Kumpf, U., und Eisler, Th.:
"Dem Handwerk verschrieben. Die 'Brauer mit Leib und Seele' stellen sich vor".
Getränkefachgroßhandel Nr. 8, August 2007, Supplement Baden-Württembergische Bierspezialitäten, Seite 10 bis 12

Kumpulainen, J. T., und Salonen, J. T.: (Editors)
"Natural Antioxidants and Anticarcinogens in Nutrition, Health and Disease".

The Royal Society of Chemistry, Cambridge, 1999, 465 Seiten

Kurasawa, T., Chikaraishi, Y., Naito, A., Toyoda, Y., und Notsu, Y.:
"Effect of Humulus lupulus on gastric secretion in a rat pylorus-ligated model".
Biological Pharmacological Bulletin 28: 353 bis 357, 2005
("In Japan, hops is used as an over-the –counter drug for depression of the central nervous system or activation of gastric function ... In this study, we investigated the pharmacological effect of Humulus lupulus on gastric juice volume and acidity using a rat pylorus-ligated model. In an intraorally administered experiment, hops clearly increased gastric juice volume without affecting acidity. On the other hand, hops had no influence on gastric juice volume when it was intragastrically administered ... The increase in gastric juice could be mediated by the cholinergic nervous system" ... 19 references.)

Kurzer, M. S., und Xu, X.:
„Dietary phytoestrogens".
Annual Review Nutrition 17: 353 bis 381, 1997
(„1. Background: Defintion of phytoestrogens; dietary sources and chemical forms. 2. Metabolism and disposition. 3. Physiological levels in humans. 4. Physiological effects: Hormonal effects; tumor cell differentiation and mitogenesis; angiogenesis; antioxidant effects. 5. Effects on human health: Symptoms of menopause; osteoporosis; cancer; heart disease. 6. Conclusions" ... 151 references.)

Langezaal, C. R., Chandra, A., und Scheffer, J. J. C.:
"Antimicrobial screening of essential oils and extracts of some Humulus lupulus L. cultivars".
Pharmaceutisch Weekblad Scientific Edition 14: 353 bis 356, 1992
("The essential oils as well as solvent extracts of 11 hop cultivars, 1 hop variety and a wild type of hop were screened for their antimicrobial activities ... The oils and the extracts showed activity against the gram-positive bacteria (Bacillus subtilis and Staphylococcus aureus) and the fungus (Trichophyton mentagrophytes var. interdigitale), but almost no activity against the gram-negative bacterium (Escherichia coli) and the yeast (Candida albicans)" ... 16 references.)

Lapcík, O., Hill, M., Hampl, R., Wähälä, K., und Adlercreutz, H.:
"Identification of isoflavonoids in beer".
Steroids 63: 14 bis 20, 1998
("26 samples of bottled beer were analyzed for their isoflavonoid content ... Formononetin was the major isoflavonoid (0.19 – 14.99 nmol/l), whereas the concentration of daidzein was several times lower (0.08 - 2.5 nmol/l). Genistein and biochanin A concentrations were comparable, ranging from 0.169 – 6.74 nmol/l and from 0.820 - 4.84 nmol/l respectively. The sum of the four isoflavonoids

ranged from 1.26 – 29 nmol/l ... It is concluded that beer contains significant amounts of biologically active isoflavonoid phytoestrogens" ... 44 references.)

Larson, A. E., Yu, R. R. Y., Lee, O. A., Price, S., Haas, G. J., und Johnson, E. A.:
"Antimicrobial activity of hop extracts against Listeria monocytogenes in media and in food".
International Journal Food Microbiology 33: 195 bis 207, 1996
("Growth of Listeria monocytogenes was inihibited in culture media and in certain foods by four hop extracts containing varying concentrations of alpha- and beta-acids ... The activity we observed in low-fat and moderately acidic foods at low temperature suggests that hop beta-acids could be used as barriers in low-fat or refrigerated foods to prevent growth of L. monocytogenes when processing or intrinsic protection is inadequate" ... 37 references.)

Lee, K. M., Jung, J. S., Song, D. K., Kräuter, M., und Kim, Y. H.:
"Effects of Humulus lupulus extract on the central nervous system in mice".
Planta Medica 59 (Supplement issue): A 691, 1993
("Our result indicate that hop has hypothermic, antinociceptive, and anticonvulsant activities in addition to the sedative and hypnotic properties" ... 4 references.)

Lemay, M., Murray, M. A., Davies, A., Roh-Schmidt, H., und Randolph, R. K.:
"In vitro and ex vivo cyclooxygenase inhibition by a hops extract".
Asia Pacific Journal Clinical Nutrition 13: Supplement S 100, 2004
("Hops as hop powder or hops resin extract exhibited Cox-2 inhibition over 9 hours equivalent to ibuprofen 400 mg but had significant Cox-1 sparing activity relative to ibuprofen. Hops extracts may represent a safe alternative to ibuprofen for non-prescription anti-inflammation".)

Li, B., und Yu, S.:
„Genistein prevents bone resorption diseases by inhibiting bone resorption and stimulating bone formation".
Biological Pharmaceutical Bulletin 26: 780 bis 786, 2003
(„1. Genistein can improve the bone metabolism through the promotion of bone formation and the prevention of bone resorption. 2. Genistein has slight side effects on uterus and estradiol level compared with the hormone replacement therapy. 3. Genistein provides an additional viable way to therapies for bone resorption diseases, for example osteoporosis" … 27 references.)

Lin, J.-K., und Weng, M.-S.:
"Flavonoids as nutraceuticals", in "The Science of Flavonoids" (Grotewold, E.:Editor).

Springer Science + Business Media, Inc., New York/NY, 2006, Seite 213 bis 238

Linseisen, J., Radtke, J., und Wolfram, G.:
„Flavonoidzufuhr Erwachsener in einem bayerischen Teilkollektiv der Nationalen Verzehrsstudie".
Zeitschrift Ernährungswissenschaft 36: 403 bis 412, 1997
(„Anhand von Literaturangaben wurde eine Datenbank zum Flavonoidgehalt von Lebensmitteln erstellt und mit deren Hilfe Sieben-Tage-Ernährungsprotokolle ... aus einem bayerischen Teilkollektiv der Nationalen Verzehrsstudie ausgewertet ... Im Mittel werden täglich 54 Milligramm Flavonoide aufgenommen ... Den größten Anteil stellen Flavonole, Catechine und Flavanone ... Verglichen mit der täglichen Zufuhrmenge anderer Antioxidantien (z. B. Vitamin C und E) ist die pro Tag aufgenommene Menge an Flavonoiden beträchtlich hoch und sollte somit in Untersuchungen zur Bedeutung der Ernährung bei bestimmten Krankheiten berücksichtigt werden" ... 24 bzw. über 50 Literaturstellen.)

Liu, J., Burdette, J. E., Xu, H., Gu, C., Van Breemen, R. B., Bhat, K. P. L., Booth, N., Constantinou, A. I., Pezzuto, J. M., Fong, H. H. S., Farnsworth, N. R., und Bolton, J. L.:
„Evaluation of estrogenic activity of plant extracts for the potential treatment of menopausal symptoms".
Journal Agricultural Food Chemistry 49: 2472 bis 2479, 2001
(„During the period of menopause and postmenopause, many women experience one or more symptoms such as hot flashes, depression, mood swings, sleeping disorders, vaginal dryness, and joint pain, largely due to a lack of estrogens. Hormone replacement therapy has helped to relieve menopausal symptoms; in addition, the risk of osteoporosis, cardiovascular disease, dementia from Alzheimer's disease, and certain types of cancer are reduced. Epidemiological data show that a diet rich in phytoestrogens, such as those found in soy, reduce the number of hot flashes and the incidence of cancer in Oriental women. Since side-effects of traditional estrogen replacement therapy include a slight but significant increase in the risk of developing breast and endometrial cancer, women are increasingly using herbal remedies as alternative therapy ... Eight botanical preparations that are commonly used for the treatment of menopausal symptoms were tested for estrogenic activity ... Methanol extracts of hops (Humulus lupulus L.) showed significant competitive binding to estrogen receptors alpha (ERalpha) and beta (ERbeta). With cultured Ishikawa (endometrial) cells, hops ...exhibited estrogenic activity as indicated by induction of alkaline phosphatase activity and up-regulation of progesterone receptor mRNA ... In S30 breast cancer cells, presenelin-2, another estrogen-inducible gene, was up-regulated in the presence of ... hops" ... 53 references.)

Lust, S., Vanhoecke, B., Janssens, A., Philippe, J., Bracke, M., und Offner, F.:

"Xanthohumol [XN] kills B-chronic lymphocytic leukemia cells by an apoptotic mechanism".
Molecular Nutrition Food Research 49: 844 bis 850, 2005
("Lymphocytes from patients with B-chronic lymphocytic leukemia (B-CLL) were cultured in the presence of XN in vitro. XN induced a dose-dependent killing of B-CLL cells ... In conclusion, XN has an antitumor activity of B-CLL cells in vitro. The molecular mechanisms behind this pro-apoptotic effect deserve further investigation" ... 30 references.)

Madigan, D., McMurrough, I., und Smyth, M. R.:
"Determination of proanthocyanidins and catechins in beer and barley by high-performance liquid chromatography with dual-electrode electrochemical detection".
Analyst 119: 863 bis 868, 1994
("Analysis of beers and barleys:

	Prodelphinidin B3	Procyanidin B3	(+)-Catechin	(-)-Epicatechin
• Unstabilized beer (mg/l)	3.3	3.1	4.2	1.1
• Stabilized beer (PVPP) (mg/l)	0.5	0.3	2.7	0.6
• Alexis barley (mg/kg)	229	97	13	ND
• Blenheim barley (mg/kg)	234	88	10	ND
• Grit barley (mg/kg)	229	142	14	ND

ND = Not detected" ... 21 references.)

Manach, C., Morand, C., Crespy, V., Demigné, C., Texier, O., Régérat, F., und Rémésy, C.:
"Quercetin is recovered in human plasma as conjugated derivatives which retain antioxidant properties".
FEBS Letters 426: 331 bis 336, 1998
("Quercetin is one of the most abundant flavonoids in the human diet ... and one of the most potent antioxidant polyphenols ... The present work shows a marked increase in the plasma concentration of conjugated derivatives of quercetin after consumption of a meal rich in plant products. After 20 hours without new quercetin ingestion, plasma concentrations return to quite low basal levels. This implies that beneficial effects of flavonols should depend on a regular consumption of plant foods rich in these polyphenols" ... 26 references.)

Mannering, G. J., Deloria, L. B., Shoeman, J. A., und Nutter, L. M.:

“Effects of the hop component, colupulone, on the induction of cytochrome P4503A and the replication of human tumour cells”, in “Food, Nutrition and Chemical Toxicity” (Parke, D. V., Ioannides, C., und Walker, R.: Editors)
Smith-Gordon and Company, London, 1993, Seite 311 bis 323
(22 references.)

Matoušek, J., Vrba, L., Novák, P., Patzak, J., De Keukeleire, J., Škopek, J., Heyerick, A., Roldán-Ruiz, I., und De Keukeleire, D.:
“Cloning and molecular analysis of the regulatory factor HlMyb1 in hop (Humulus lupulus L.) and the potential of hop to produce bioactive prenylated flavonoids”.
Journal Agricultural Food Chemistry 53: 4793 bis 4798, 2005
(“The concentrations of prenylated chalcones and bitter acids were analyzed in Czech hop varieties. The highest levels of xanthohumol + desmethylxanthohumol (0.97%) and of total bitter acids (17.19%) were observed for the variety Agnus ...Sensitive analytical approaches were applied to analyse the tissue- and genotype-specific potential of several important Czech hop varieties to produce, in cones and leaves, prenylated flavonoids, primarily chalcones, and bitter acids having potent bioactivities” ... 24 references.)

Meißner, S.:
“Regionale Ressourcenvernetzung. Eine Studie am Beispiel einer bayerischen Mittelstandsbrauerei (Brauerei Aying)”.
Ökom Verlag, München, 2002, 146 Seiten
(48 Literaturstellen.)

Messing, N.:
„Heilen mit Bierhefe. Die Wiederentdeckung einer alten Volksarznei“.
Verlag Ganzheitliche Medizin, Bad Schönborn, 1997, 91 Seiten
(„Die Inhaltsstoffe der Bierhefe ... Bierhefe in der modernen Medizin. Schicksalsorgan Leber. Herzinfarkt. Krebs und Ernährung. Diabetes – längst noch nicht beherrscht. Exkurs: Auf der Suche nach der optimalen Bierhefe-Präparation. Verdauungsprobleme? Hefe hilft! Bierhefe und Pilzinfektionen. Hautprobleme natürlich beseitigen. Bierhefe schützt vor Umweltgiften. Geistig fit bis ins hohe Alter. Hefe in der Gesundheits-Praxis. Schlussbemerkung: Ernährungsbehandlung als ganzheitliche Therapie des Leibes“ ... 25 Literaturstellen.)

Mgbonyebi, O. P., Russo, J., und Russo, I. H.:
“Antiproliferative effect of synthetic resveratrol on human breast epithelial cells”.
International Journal Oncology 12: 865 bis 869, 1998

("Our results show that synthetic resveratrol inhibited the proliferation of human breast epithelial cells in a dose- and time-dependent manner. Treatment of cells with this phytoalexin reduced the number of viable cells and prevented the exponential growth of the three cell lines examined. These observations indicate that resveratrol has a direct antiproliferative effect on human breast epithelial cells that is independent of the estrogen receptor status of the cells. Thus, this dietary compound is a potential chemopreventive agent for both hormone responsive and non-responsive breast cancers" ... 34 references.)

Michels. P.:
"Verbrauchertrend Bio. Wachstumsmarkt mit Perspektiven", in "Genuss-Standort Deutschland. Zukunftsstrategien für Lebensmittel" (Oppenhäuser, G., Hübner, R., und Burger, H.-G.: Redaktion).
DLG-Verlags-GmbH, Frankfurt am Main, 2006, Seite 105 bis 114
("Gesellschaftliche Rahmenbedingungen günstig für Bio ... Die Globalisierung bietet dem Bio-Trend (weitere) Entfaltungsmöglichkeiten: im Zeitalter der industriellen Lebensmittelproduktion eröffnet das Bedürfnis anch Individualisierung, Natürlichkeit und Überwindung von Anonymität Bio-Produkten neue Positionierungschancen ... Gesundheit und Geschmack treiben Bio ... Früher: 'Öko' Weltanschauung, heute: 'Bio' = gesunde Alternative mit Geschmack".)

Milligan, S. R., Kalita, J. C., Heyerick, A., Rong, H., De Cooman, L., und De Keukeleire, D.:
"Identification of a potent phytoestrogen in hops (Humulus lupulus L.) and beer".
Journal Clinical Endocrinology and Metabolism 83: 2249 bis 2252, 1999
("We identified a potent phytoestrogen in hops, 8-prenylnaringenin [8-PN], which has an activity greater than other established plant estrogens ... We detected 8-PN at levels up to 100 microgram/litre in beers using whole hops. This is consistent with the amount of 8-PN in dry hops being in the order of 100 mg/kg. Only a few grams of hops are used per litre of beer in brewing" ... 17 references.)

Milligan, S., Kalita, J., Pocock, V., Heyerick, A., De Cooman, L., Rong, H., und De Keukeleire, D.:
"Oestrogenic activity of the hop phyto-oestrogen, 8-prenylnaringenin [8-PN]".
Reproduction 123: 235 bis 242, 2002
("A novel phyto-oestrogen, 8-PN, was recently identified in hops and this study was undertaken to characterize the oestrogenic activity of this compound ... The oestrogenic activity of 8-PN in vitro was greater than that of established phyto-oestrogens such as coumestrol, genistein and daidzein. The high oestrogenic activity was confirmed in an acute in vivo test using uterine vascular permeability as an end point" ... 29 references.)

Milligan, S. R., Kalita, J. C., Pocock, V., Van de Kauter, V., Stevens, J. F., Deinzer, M. L., Rong, H., und De Keukeleire, D.:

"The endocrine acitivities of 8-prenylnaringenin [8-PN] and related hop (Humulus lupulus L.) flavonoids".

Journal Clinical Endocrinology Metabolism 85: 4912 bis 4915, 2000

("Our results indicate that the endocrine properties of hops and hop products are due to the very high estrogenic activity of 8-PN. Concern must be expressed about the unrestricted use of hops in herbal preparation ('breast enhancement') for women" ... 19 references.)

Miranda, C. L., Aponso, G. L. M., Stevens, J. F., Deinzer, M. L., und Buhler, D. R.:

"Prenylated chalcones and flavanons as inducers of quinone reductase in mouse Hepa 1c1c7 cells".

Cancer Letters 149: 21 bis 29, 2000

("As inducers of quinone reductase, the prenylated flavonoids from hops and beer could be potentially useful in the prevention of cancers produced by carcinogenic quinones. In addition, the prenylated flavonoids also reduced the expression of CYP1A1, an other mechanism that may be important in the prevention of cancer caused by chemical carcinogens activated by this enzyme" ... 36 references.)

Miranda, C. L., Stevens, J. F., Helmrich, A., Henderson, M. C., Rodriguez, R. J., Yang, Y.-H., Deinzer, M. L., Barnes, D. W., und Buhler, D. R.:

"Antiproliferative and cytotoxic effects of prenylated flavonoids from hops (Humulus lupulus) in human cancer cell lines".

Food Chemical Toxicology 37: 271 bis 285, 1999

("Xanthohumol [XN], dehydrocycloxanthohumol [DXN] and isoxanthohumol [IXN] from hops were tested for their antiproliferative activity in human breast cancer colon cancer and ovarian cancer cells in vitro. XN, DXN and IXN caused a dose-dependent decrease in growth of all cancer cells ... As antiproliferative agents, XN and IXN may have potential chemopreventive activity against breast and ovarian cancer in humans" ... 32 references.)

Miranda, C. L., Stevens, J. F., Ivanov, V., McCall, M., Frei, B., Deinzer, M .L., und Buhler, D. R.:

"Antioxidant and prooxidant actions of prenylated and non-prenylated chalcones and flavanones in vitro".

Journal Agricultural Food Chemistry 48: 3876 bis 3884, 2000

("Xanthohumol [XN], the major prenylchalcone in hops and beer, showed high antioxidant activity in inhibiting low density lipoprotein [LDL] oxidation, higher than alpha-tocopherol and the isoflavone genistein but lower than the flavonol quercetin. When combined, XN and alpha-tocopherol completely inhibited copper-mediated LDL oxidation ... These findings suggest that prenylchalcones and prenylflavanones found in hops and beer protect human LDL from oxidation and that prenylation antagonizes the prooxidant effects of the chalcone, CN [chalconaringenin], and the flavanone, NG [naringenin] … 43 references.)

Miranda, C. L., Yang, Y.-H., Henderson, M. C., Stevens, J. F., Santana-Rios, G., Deinzer, M. L., und Buhler, D. R.:
“Prenylflavonoids from hops inhibit the metabolic activation of the carcinogenic heterocyclic amine 2-amino-3-methylimidazo(4,5-F)quinoline [IQ], mediated by CDNA-expressed human CYP1A2”.
Drug Metabolism Disposition 28: 1297 bis 1302, 2000
(“Xanthohumol, isoxanthohumol, and prenylflavanones 8-prenylnaringenin are potent inhibitors of the metabolic activation of IQ and may have the potential to act as chemopreventive agents against cancer induced by heterocyclic amines activated by CYP1A2” ... 39 references.)

Mitter, W., Kaltner, D., und Schwarz, H.:
“Hopfen in seiner Vielfalt”.
Hopfenrundschau International 2006/2007, Seite 56 bis 66
(“Hopfendosage ... Hopfenanbau ... Hopfenprodukte ... Vorteile von Hopfenprodukten ... Hopfung des Bieres ... Biere mit betontem Hopfenaroma ... Stark gebitterte Biere mit wenig Hopfenaroma ... Herstellung flavonoidreicher Biere ... Einsatzmöglichkeiten für Hopfen außerhalb der Brauerei ... Medizinische Verwendung ... Industrielle Anwendungen” ... 14 Literaturstellen.)

Mitzutani, K., Ikeda, K., Kawai, Y., und Yamosi, Y.:
„Resveratrol stimulates the proliferation and differentiation of osteoblastic MC3T3-E1 cells“.
Biochemical Biophysical Research Communications 253: 859 bis 863, 1998
(„In conclusion, resveratrol has a direct stimulatory effect on bone formation in cultured osteoblastic cells in vitro. Presumably, resveratrol is a useful tool in the prevention of and therapy for osteoporosis“ … 37 references.)

Miyamoto, M., Matsushita, Y., Kiyokawa, A., Fukuda, C., Iijima, Y., Sugano, M., und Akiyama, T.:
“Prenylflavonoids: A new class of non-steroidal phytoestrogen (Part 2). Estrogenic effects of 8-isopentenylnaringenin [8-IPN] on bone metabolism”.
Planta Medica 64: 516 bis 519, 1998

("Our results demonstrate that 8-IPN acts as an estrogen agonist in the uterus as well as in bone in vivo (of rats?)" ... 20 references.)

Mizobuchi, S., und Sato, Y.:
"A new flavanone with antifungal activity isolated from hops".
Report Research Laboratories Kirin Brewery Nr. 28: 33 bis 38, 1985
("6-Isopentenylnaringenin [6-IPN] was isolated together with xanthohumol [XN] and isoxanthohumol [IXN] from hard resins of hops (Humulus lupulus L.). 6-IPN, XN and IXN were found to have antifungal activities" ... 11 references.)

Mizobuchi, S., und Sato, Y.:
"Antifungal activity of hop bitter resins and related compounds".
Report Research Laboratories Kirin Brewery No. 28: 39 bis 44, 1985
("3-Isopentenylphlorisovalerophenone showed the highest antifungal activity, being almost the same as griseofulvin" ... 22 references.)

Monteiro, R., Becker, H., Azevedo, I., und Calhau, C.:
„Effect of hop (Humulus lupulus L.) flavonoids on aromatase (estrogen synthase) activity".
Journal Agrictultural Food Chemistry 54: 2938 bis 2943, 2006
(„In conclusion, the prenylflavonoids xanthohumol, isoxanthohumol and 8-prenylnaringenin are able to modulate aromatase activity, decreasing estrogen synthesis, with relevance for the prevention and treatment of estrogen-dependent disorders such as breast cancer ... Lager beer, alcohol-free beer, stout beer, and xanthohumol-rich stout beer significantly decreaed aromatase activity" ... 34 references.)

Morabito, N., Crisafulli, A., Vergara, C., Gaudio, A., Lasco, A., Frisina, N., D'Anna, R., Corrado, F., Pizzoleo, M. A., Cincotta, M., Altavilla, D., Ientile, R., und Squadrito, F.:
„Effects of genistein and hormone-replacement therapy on bone loss in early postmenopausal women: A randomized double-blind placebo-controlled study".
Journal Bone Mineral Research 17: 1904 bis 1912, 2002
(„Our study confirms the genistein-positive effects on bone loss already observed in the experimental models of osteoporosis and indicates that the phytoestrogen reduces bone resorption and increases bone formation in postmenopausal women" ... 41 references.)

Morales, F., und Jiménez-Pérez, S.:
„Peroxyl radical scavenging activities of melanoidins in aqueous systems".

European Food Research Technology 218: 515 bis 520, 2004

(„Until recently, melanoidins were considered to be an inert, brown-coloured polymeric component. However, recent research into their nutritional, physiological, and functional properties has suggested that they have antioxidant properties ... For the first time, a linear relationship between the peroxyl radical scavenging activity and the chromophore residues in the melanoidin skeleton responsible for the browning has been established“ ... 26 references.)

Morello, M. J., Shahidi, F., und Ho, C.-T.: (Editors)

„Free Radicals in Food. Chemistry, Nutrition, and Health Effects“.

American Chemical Society, Washington/DC, 2000, 356 Seiten

Müller, C. E., Schumacher, B., Brattström, A., Abourashed, E. A., und Koetter, U.:

„Interactions of valerian extracts and a fixed valerian-hop extract combination with adenosine receptors“.

Life Sciences 71: 1939 bis 1949, 2002

(„...The current results for valerian extract and a combination of valerian and hop extracts support their use as herbal sleep aids“ ... 25 references.)

Nagler, M.:

„'Regional – Meine Wahl!' Heimische Produkte sind gefragt“.

Getränkefachgroßhandel Nr. 6: 74 bis 76, 2006

Negrão, M. R., Keating, E., Faria, A., Azevedo, I., und Martins, M. J.:

„Acute effect of tea, wine, beer, and polyphenols on ecto-alkaline phosphatase activity in human vascular smooth muscle cells“.

Journal Agricultural Food Chemistry 54: 4982 bis 4988, 2006

(„Alkaline phosphatase modulates a series of transmembrane transport systems, has an important role in bone mineralization, and can also be involved in vascular calcification ... Teas, wines, and beers inhibited the alkaline activity, largely according to their polyphenol content ... This inhibition by polyphenolic-containing beverages may contribute to their cardiovascular protective effects“ ... 59 references.)

Newall, C. A., Anderson, L. A., und Phillipson, J. D.:

„Hops“, in „Herbal Medicines. A Guide for Health-care Professionals“.

The Pharmaceutical Press, London, 1996, Seite 162 bis 163 (und Seite 17)

(„Constituents; food use; herbal use; dose; pharamcological actions; side-effects and toxicity; contra-indications and warnings; pharmaceutical comment“ ... 16 references.)

Nikolic, D., Li, Y., Chadwick, L. R., Grubjesic, S., Schwab, P., Metz, P., und Van Breemen, R. B.:
„Metabolism of 8-prenylnaringenin [8-PN], a potent phytoestrogen from hops (Humulus lupulus), by human liver microsomes“.
Drug Metabolism Disposition 32: 272 bis 279, 2004
(„We investigated the in vitro metabolism of 8-PN by human liver microsomes. A total of 12 metabolites were identified ... Some of these products might have different pharmacological activity than their precursors“ ... 22 references.)

Nicolic, D., Li, Y., Chadwick, L. R., Pauli, G. F., und Van Breemen, R. B.:
„Metabolism of xanthohumol [XN] and isoxanthohumol [IXN], prenylated flavonoids from hops (Humulus lupulus L.), by human liver microsomes“.
Journal Mass Spectrometry 40: 289 bis 299, 2005
(„IXN is moderately estrogenic in vitro and XN has pharmacological properties that might make it useful as a cancer chemopreventive agent ... The metabolism of these dietary flavonoids was investigated in vitro using human liver microsomes ... Since XN can be converted to IXN through acid-catalyzed cyclization in the stomach, XN might contribute to the in vivo levels of estrogenic 8-prenylnaringenin following consumption of hops extracts“ ... 25 references.)

Nitta, K., und Kobayashi F.:
„Beer yeasts as health food material“ [in Japanese].
New Food Industry 41 (No. 4): 17 bis 23, 1999; via Brewing Research Institute, Monthly Industry Review, December 1999, Seite 24
(„The use of surplus brewers' yeast as an ingredient in so called ‚health foods' is discussed on the basis of a review of the literature on its nutritional properties and claimed beneficial effects on various human bodily systems“.)

N. N.:
„Außergewöhnliche Produktinnovationen mit hohen Gehalten an Xanthohumol: XAN Hefeweißbier und XAN Wellness“.
Brauwelt 144: 553 bis 554, 2004

N. N.:
„Free radicals and antioxidants“, in „Encyclopedia of Foods. A Guide to Healthy Nutrition“.
Academic Press, San Diego/CA, Seite 33

N. N.:

„Kölner Wieß: Kölsche Alternative zu den bayerischen Weißbieren".
Brauerei-Forum 13 (Nr. 8): 240, 1998

N. N.:
„Neumarkter Lammsbräu: Regionale Produkte sichern Arbeitskräfte".
Brauwelt 146: 500, 2006

N. N.:
„Regionalität als Marktchance. Genuß-Standort Deutschland: ‚Mehr als Exoten in der Nische'".
Brauindustrie 91 (Nr. 11): 116 bis 118, 2006

N. N.:
„Zukunftsinstitut Matthias Horx: Die Konsumenten von Morgen".
Brauwelt 146: 7, 2006

Nookandeh, A., Frank, N., Steiner, F., Ellinger, R., Schneider, B., Gerhäuser, C., und Becker, H.:
„Xanthohumol [XN] metabolites in faeces of rats".
Phytochemistry 65: 561 bis 570, 2004
(„XN, isolated from hop, was fed to rats in a dose of 1000 mg/kg body weight ... Approximately 89% of the recovered flavonoid compounds consisted of unchanged XN. Sixteen metabolites and six previously known metabolites were isolated ... Their structures were elucidated ... Twenty metabolites had a modified chalcone structure and two metabolites were flavanone derivatives" ...15 references.)

Nookandeh, A.:
„Xanthohumol [XN]. Isolierung, Untersuchungen zur Stabilität, Metabolite, Bioverfügbarkeit und Pharmakokinetik".
Dissertation, Universität des Saarlandes, Saarbrücken, 2003, 382 Seiten
(„... XN läßt selbst bei einer Dosis von 1.000 mg/kg Tiergewicht an Ratten keinerlei toxische Wirkungen erkennen ... Nach oraler Applikation von XN wurde in allen ausgewählten Organen freies XN nachgewiesen. Die Resorption war bereits nach einer Stunde nachweisbar ... Neben dem freien XN wurden in den ausgewählten Organen bis zu 28 Metabolite gefunden ... Trotz seiner nur geringen Wasserlöslichkeit erreicht XN eine Vielzahl von Körpergeweben. Dies ist ein wichtiger Befund auf dem Weg des XN zu einem möglichen pharmazeutischen Wirkstoff" ... 63 Literaturstellen.)

Notter, D., Brattström, A., Mosandell, D., und Polasek, W.:
„Wirksamkeit und Sicherheit eines Baldrian-Hopfen-Kombinationspräparates bei verschiedenen Schlafstörungen. Eine Therapiebeobachtung".
Phytotherapie 3: 9 bis 12, 2003
(„In einer offenen Therapiebeobachtung wurden bei niedergelassenen Schweizer Ärzten die Wirksamkeit und Verträglichkeit eines pflanzlichen Kombinationspräparates bei Schlafstörungen untersucht. 144 Patienten mit anamnestisch festgestellten Schlafstörungen nahmen vier Wochen lang ein Baldrian-Hopfen-Kombinationspräparat (Ze 91019) ein. Nach Therapieende hatte sich bei den Patienten die Befindlichkeit, insbesondere das Ein- und Durchschlafvermögen, die Erholung während des Schlafes und die Energiegeladenheit sowie das Wohlbefinden am Tag signifikant verbessert" ... 12 Literaturstellen.)

Nozawa, H.:
„Xanthohumol [XN], the chalcone from brewing hops (Humulus lupulus L.), is the ligand for farnesoid X receptor [FXR] and ameliorates lipid and glucose metabolism in KK-A(y)mice".
Biochemical Biophysical Research Communication 336: 754 bis 761, 2005
(„We examined the modulating action of XN on the FXR in vitro and in vivo ... In the present study, we found that XN activates FXR in transient transfection assay and ameliorates lipid and glucose metabolism in KK-A(y)mice, a model for obesity and type 2 diabetes mellitus" ... 41 references.)

Nozawa, H., Nakao, W., Zhao, F., und Kondo, K.:
„Dietary supplement of isohumulones inhibitis the formation of aberrant crypt foci [ACF] with a concomitant decrease in prostaglandin E2 [PGE] level in rat colon".
Molecular Nutrition Food Research 49: 772 bis 778, 2005
(„ACF are the early hyperproliferative lesions and are putative preneoplastic lesions for colon cancer ... Our observations suggest that isohumulones show chemopreventive effects on ACF formation in rat colon by inhibiting the production of PGE" ... 41 references.)

Nozawa, H., Tazumi, K., Sato, K., Yoshida, A., Takata, J., Arimoto-Kobayashi, S., und Kondo, K.:
„Inhibitory effects of beer on heterocyclic amine-induced mutagenesis and PHIP-induced aberrant crypt foci in rat colon".
Mutation Research 559: 177 bis 187, 2004
(„Anti-mutagenic and anti-carcinogenic effects of beer on heterocyclic amine [HCA]-induced carcinogenesis were studied in vitro and in vivo. Four commercial beers (two pilsner-type, black, and stout) showed inhibitory effects against five HCAs ... The inhibitory effects of dark-colored beers (stout and black beer) were greater than those of pilsner-type beers ... Components produced during the kilning process at higher temperatures may be responsible for the higher anti-

mutagenic activity of dark-colored beer ... The anti-mutagenic effect of hops beer was greater than that of non-hops beer, indicating that constituents derived from hops contribute to this inhibitory effect ... The anti-mutagenicity of beer is a cumulative effect of the constituents from malt and hops ... Daily moderate consumption of beer might reduce the risk of carcinogenesis caused by HCAs" ... 43 references.)

Ohsugi, M., Basnet, P., Kadota, S., Ishii, E., Tamura, T., Okumura, Y., und Namba T.:

„Antibacterial activity of traditional medicines and an active constituent lupulone from Humulus lupulus against Helicobacter pylori".

Journal Traditional Medicine 14: 186 bis 191, 1997

(„Twenty-seven natural medicines, which have been traditionally used in China, Indonesia, Vietnam or Japan, were examined for in vitro antibacterial activity against Helicobacter pylori. Among these, hop ... significantly inhibited the growth of Helicobacter pylori ... Lupulone showed significant antibacterial activity against three clinical isolated strains including a macrolide resistant strain and two standard strains of Helicobacter pylori" ... 13 references.)

Ososki, A. L., und Kennelly, E. L.:

„Phytoestrogens: a review of the present state of research".

Phytotherapy Research 17: 845 bis 869, 2003

(„Introduction; phyoestrogens; mechanisms of action; identification of phytoestrogens; classification of phytoestrogens: isoflavones, coumestans, lignans, other estrogenic compounds; human health and phytoestrogens (breast cancer, cardiovascular disease, prostate cancer, menopausal symptoms, osteoporosis/bone health, cognition); botanical sources studied for phytoestrogens (soy, black cohosh, red clover, flax, licorice, hops, dong quai, other botanical sources); adverse effects of phytoestrogens; conclusions" ... 290 references.)

Overk, C. R., Yao, P., Chadwick, L. R., Nikolic, D., Sun, Y., Cuendet, M. A., Deng, Y., Hedayat, A. S., Pauli, G. F., Farnsworth, N. R., Van Breemen, R., und Bolton J. L.:

„Comparison of the in vitro estrogenic activities of compounds from hops (Humulus lupulus) and red clover (Trifolium pratense)".

Journal Agricultural Food Chemistry 53: 6246 bis 6253, 2005

(„Because the prevailing form of hormone replacement therapy is associated with the development of cancer in breast and endometrial tissues, alternatives are needed for the management of menopausal symptoms ... The strobiles of Humulus lupulus L. (hops) have been reported they contain the prenylflavanone, 8-prenylnaringenin [8-PN], as the most estrogenic constituent, and this was confirmed using an estrogen receptor ligand screening assay ... Extracts of hops and red clover and their individual constituents, including 8-PN, 6-prenylnaringenin, isoxanthohumol, and xanthohumol from hops and daidzein, formononetin, biochanin A, and genistein from red clover were compared … 8-PN was 10times more active than genistein … On the basis of our data, hops and red clover could be attractive for the development as herbal dietary supplements to alleviate menopause-associated symptoms" … 47 references.)

Pan, L., Becker, H., und Gerhäuser, C.:
„Xanthohumol [XN] induces apoptosis in cultured 40-16 human colon cancer cells by activation of the death receptor- and mitochondrial pathway".
Molecular Nutrition Food Research 49: 837 bis 843, 2005
(„We investigated the cell growth inhibitory potential of XN on cultured human colon cancer cells … XN significantly reduced proliferation of the (HCT 116-derived) cancer cell line 40-16 … We conclude that induction of apoptosis … may contribute to the chemopreventive or therapeutic potential of XN" … 26 references.)

Papas, A. M.: (Editor)
„Antioxidant Status, Diet, Nutrition, and Health".
CRC Press, Boca Raton/FL, 1999, 650 Seiten

Pepper, M. S., Hazel, S. J., Hümpel, M., und Schleuning, W.-D.:
„8-Prenylnaringenin [8-PN], a novel phytoestrogen, inhibits angiogenesis in vitro and in vivo".
Journal Cellular Physiology 199: 98 bis 107, 2004
(„8-PN is a recently discovered phytoestrogen … The inhibitory effects of 8-PN were found to be roughly equipotent to those of genistein … Our findings suggest that 8-PN has potential therapeutic applications for diseases in which angiogenesis is an important factor" … 30 references.)

Peterson, G., und Barnes, S.:
„Genistein inhibition of the growth of human breast cancer cells: Independence from estrogen receptors and the multi-drug resistance gene".
Biochemical Biophysical Research Communications 179: 661 bis 667, 1991
(„Genistein is a potent inhibitor of the growth of human breast carcinoma cell lines, whereas biochanin A and daidzein are weaker growth inhibitors. The isoflavone beta-glucosides, genistin and daidzin, have little effect on growth" … 22 references.)

Pfannhauser, W., Fenwick, G. R., und Khokhar, S.: (Editors)
„Biologically-active Phytochemicals in Food. Analysis, Metabolism, Bioavailability and Function".
Royal Society of Chemistry, Cambridge (UK), 2001, 616 Seiten

Piendl, A.:
„Die physiologische Wirkung des Hopfens".
Hopfenrundschau International 2001/2002, Seite 82 bis 83

Piendl, A.:
„Phenolische Substanzen" und „Hopfenbitterstoffe und Hopfenöle", in „Physiologische Bedeutung der Eigenschaften des Bieres".
Carl, Nürnberg, 2000, Seite 89 bis 100 und Seite 101 bis 117
(Übersichtsarbeiten mit 55 bzw. 97 Literaturstellen.)

Piendl, A.:
„'Tempora mutantur' oder von der – physiologischen – Wertschätzung der Polyphenole".
Doemensianer 38 (Nr. 4): 202, 1998

Piendl, A., und Biendl, M.:
„Über die physiologische Bedeutung der Polyphenole und Hopfenbitterstoffe des Bieres".
Brauwelt 140: 526, 539 bis 544, 2000
(„Übersichtsarbeit mit 33 Literaturstellen und der Analytik von 25 Bieren auf Isoxanthohumol".)

Piendl, A., und Schneider, G.:
„Über die physiologischen Eigenschaften des Hopfens".
Brauwelt 121: 600, 602, 604, 606 bis 607, 724, 726 bis 728, 730 bis 732 und 734, 1981
(Eine Übersichtsarbeit mit 147 Literaturstellen.)

Piendl, A., und Rummel-Pitlik, F.:
„Hefe – ein vielseitiges Lebens- und Heilmittel".
Apotheker Journal 7 (Heft 6): 66, 68 bis 71, 1985

Pietta, P.-G.:
„Flavonoids as antioxidants".
Journal Natural Products 63: 1035 bis 1042, 2000

(„This review presents the current knowledge on structural aspects and in vitro antioxidant capacity of most common flavonoids as well as in vivo antioxidant activity and effects on endogenous antioxidants“ … 91 references.)

Pollach, G., Hein, W., und Hollaus, F.:
„Einsatz von Hopfenprodukten als Bacteriostaticum in der Zuckerindustrie“.
Zuckerindustrie 121: 919 bis 926, 1996
(„Es wurde untersucht, ob der in der Zuckerindustrie gebräuchliche Hilfsstoff Formalin prinzipiell durch Hopfenprodukte ersetzt werden kann … Mit ‚Hopfen-Baseextrakt' (Hopfen-Beta-Säuren) konnte der Milschsäuregehalt von Rohsäften eingedämmt … und eine nitrit-bildende Infektion bei der Saftreinigung erfolgreich bekämpft werden“ … 32 Literaturstellen.)

Possemiers, S., Heyerick, A., Robbens, V., De Keukeleire, D., und Verstraete, W.:
„Activation of proestrogens from hops (Humulus lupulus L.) by intestinal microbiota. Conversion of isoxanthohumol [IXN] into 8-prenylnaringenin [8-PN]“.
Journal Agricultural Food Chemistry 53: 6281 bis 6288, 2005
(„Hop contains a number of prenylflavonoids, among which 8-PN would be the most potent phytoestrogen currently known … Up to now, the concentration of 8-PN in beer was considered too low to affect human health. However, our results show that the activity of the intestinal microbial community could more than 10-fold increase the exposure concentration. Because prenylflavonoids are present in many beers with IXN being the major constituent, the results raise the question whether moderate beer consumption might contribute to increased in vivo levels of 8-PN and even influence human health“ … 50 references.)

Rad, M., Hümpel, M., Schaefer, O., Schoemaker, R. C., Schleuning, W.-D., Cohen, A. F., und Burggraaf, J.:
„Pharmacokinetics and systemic endocrine effects of the phyto-oestrogen 8-prenylnaringenin [8-PN] after single oral doses to postmenopausal women“.
British Journal Clinical Pharmacology 62: 288 bis 296, 2006
(„Single oral doses of up to 750 mg 8-PN were well tolerated by postmenopausal women. The pharmacokinetic profile of 8-PN ws characterized by rapid and probably complete enteral absorption, high metabolic stability, pronounced enterohepatic recirculation and tight dose linearity. The decrease in luteinizing hormone serum concentrations found after the highest dose demonstrated the ability of 8-PN to exert systemic endocrine effects in postmenopausal women“ … 27 references.)

Radovic, B., Schmutzler, C., und Köhrle, J.:
„Xanthohumol [XN] stimulates iodide uptake in rat thyroid-derived FRTL-5 cells“.
Molecular Nutrition Food Research 49: 832 bis 836, 2005

(„In contrast to many other plant-derived phenolic secondary metabolites such as (iso-) flavonoids, which inhibit iodide uptake, XN might be an interesting candidate for more efficient radioiodide therapy of thyroid and perhaps other cancer expressing sodium-iodide-symporter such as breast cancer“ ... 25 references.)

Radtke, J., Linseisen, J., und Wolfram, G.:
„Phenolsäurezufuhr Erwachsener in einem bayerischen Teilkollektiv der Nationalen Verzehrsstudie“.
Zeitschrift Ernährungswissenschaft 37: 190 bis 197, 1998
(„Mit Hilfe einer neu erstellten Datenbank zum Phenolsäuregehalt von Lebensmitteln wurden 7-Tage Ernährungsprotokolle von 63 Frauen und 56 Männern eines bayerischen Teilkollektivs (Alter 19-79 Jahre) der Nationalen Verzehrsstudie ausgewertet. Die mittlere Phenolsäure-Zufuhr des Gesamtkollektivs beträgt 222 mg/Tag bei einer relativ großen Schwankungsbreite ... Mit der Nahrung werden somit beträchtliche Mengen an Phenolsäuren zugeführt. Es bleibt epidemiologischen Studien überlassen, ob sich ein Zusammenhang zwischen phenolsäurereicher Ernährung und vermindertem Risiko für koronare Herzerkrankungen und Krebs beim Menschen bestätigen lässt“ ... 22 Literaturstellen.)

Ranaivo, H. R., Diebolt, M., und Andriantsitohaina, R.:
„Wine polyphenols induce hypotension, and decrease cardiac reactivity and infarct size in rats: involvement of nitric oxide“.
British Journal Pharmacology 142: 671 bis 678, 2004
(“Our data show that short-term treatment with red wine polyphenolic compounds [RWPC] decreases blood pressure and cardiac responsiveness, and protects against post-ischaemic infarction via decreased oxidative stress. All the above effects of RWPC are sensitive to nitric oxide [NO] synthase inhibition that implies an involvement of NO-dependent pathway. This study suggests a basis for the beneficial effects of plant-derived polyphenols against cardiovascular disease” ... 31 references.)

Reinli, K., und Block, G.:
“Phytoestrogen content of foods – A compemdium of literature values”.
Nutrition Cancer 26: 123 bis 148, 1996
(“Plant compounds with estrogenic activity may play a role in cancer prevention, moderation of menopausal symptoms, and other health effects. To facilitate research on these possible actions, the literature was reviewed for quantitative data on the levels of known phytoestrogens (daidzein, genistein, coumestrol, formononetin, and biochanin A) in food plants. For comparative purposes, all phytoestrogen levels were recalculated on a wet weight basis. Details on analytic procedures are given as well” ... 36 references.)

Rice-Evans, C., und Bourne, L.:

„Antioxidant activities of beers and wines".
Proceedings Aviemore Conference Malt, Brewing, Distilling 5: 153 bis 162, 1998
(„We studied the antioxidant activities of a range of beers, lagers, stouts, ales and also barley wines of varying alcohol concentrations. On the basis of their total antioxidant activities, the beers can be divided into three groups: those with an antioxidant of 1 mM, those with values of 1.45 mM and those with values in the region of 2 mM ... In comparison with other beverages beer has a higher antioxidant activity than apple juice, is of the same order as white wine/champagne, but lower as the red grape juice ... There is a clear relationship between the antioxidant activity and polyphenol content of beers but there is no relationship with the alcohol content" ... 43 references.)

Rodenbeck, A., Simen, S., Cohrs, S., Jordan, W., Kinkelbur, J., Staedt, J., und Hajak, G.:
„Veränderte Schlafstadienstruktur als Hinweis auf die GABAerge Wirkung eines Baldrian-Hopfen-Präparates bei Patienten mit psychophysiologischer Insomnie".
Somnologie 2: 26 bis 31, 1998
(„... Untersuchung der Wirkung eines Baldrian-Hopfen-Präparates (500 mg Baldrian- und 120 mg Hopfen-Trockenextrakt) auf die Schlafarchitektur bei 15 Patienten ... Unser Befund spricht für einen Einsatz solcher Präparate bei leichteren, nicht chronifizierten Insomnien" ... 24 Literaturstellen.)

Rodriguez, R. J., Miranda, C. L., Kingkeohoi, S., Stevens, J. F., Deinzer, M. L., und Buhler, D. R.:
„Antioxidant and antihepatotoxic activities of prenylated flavonoids from hops".
Toxicologist 48: 197, 1999
(„Eleven flavonoids (chalcones and flavanones) from hops were examined for their antioxidant and antihepatotoxic effects in vitro ... Our results indicate that prenylated chalcones (like xanthohumol) are more effective antioxidants than the prenylated flavanones (like isoxanthohumol); however, the antioxidant activity of the chalcones may not be predictive of their ability to protect the liver from injury caused by toxicants that induce lipid peroxidation".)

Rodriguez, R. J., Miranda, C. L., Stevens, J. F., Deinzer, M. L., und Buhler, D. R.:
„Influence of prenylated and non-prenylated flavonoids on liver microsomal lipid peroxidation and oxidative injury in rat hepatocytes".
Food Chemical Toxicology 39: 437 bis 445, 2001
(„It can be concluded that ... prenylchalcones such as xanthohumol, desmethylxanthohumol and 5'-prenylxanthohumol ... may have antioxidant activities. This is comparable to the flavonol quercetin, and better than those of the flavanone naringenin, and the isoflavone genistein" ... 26 references.)

Rong, H., Boterberg, T., Maubach, J., Stove, C., Depypere, H., Van Slambrouck, S., Serreyn, R., De Keukeleire, D., Mareel, M., und Bracke, M.:

„8-Prenylnaringenin [8-PN], the phytoestrogen in hops and beer, upregulates the function of the E-cadherin/catenin complex in human mammary carcinoma cells".
European Journal Cell Biology 80: 580 bis 585, 2001
(„The E-cadherin/catenin complex is a powerful invasion suppressor in epithelial cells. It is expressed in the human MCF-7 breast cancer cell line family, but functionally defective in the invasive MCF-7/6 variant ... 8-PN was found to stimulate E-cadherin-dependent aggregation and growth of MCF-7/6 cells in suspension, but 8-PN did not affect invasion of MCF-7/6 cells in the chick heart assay in vitro. In all these aspects 8-PN mimics the effects of 17beta-estradiol on MCF-7/6 cells ... We can only speculate on the clinical relevance of our data with 8-PN" ... 26 references.)

Rong, H., Zhao, Y., Lazou, K., De Keukeleire, D., Milligan, S. R. und Sandra, P.:
„Quantitation of 8-prenylnaringenin, a novel phytoestrogen in hops (Humulus lupulus L.), hop products, and beers, by benchtop HPLC-MS using electrospray ionization".
Chromatographia 51: 545 bis 552, 2000
(„8-prenylnaringenin [8-PN], a potent phytoestrogen, present in hops (Humulus lupulus L.), hop products, and most beers, exhibits an estrogenic activity greater than that of any of the known phytoestrogens. A sensitive, selective, and robust analytical method ... has been developed ...The lupulin glands are the main source of 8-PN. The accumulation of 8-PN concurs with the development of the hops cones. Most liquid or supercritical carbon doixide hop extracts contain much lower amounts of 8-PN (1-13 mg/l) in comparison to whole hop cones (25-60 mg/l). Spent hops could be a rich source of phytoestrogens with levels of 8-PN exceeding 100 mg/l ... Variation of 8-PN in ale beers between 9.0 and 21.2 ppb and in lager beers between „non detectable" and 8.9 ppb" ... 19 references.)

Rosenblum, E. R., Campbell, I. M., Van Thiel, D. H., und Gavaler, J. S.:
„Isolation and identification of phytoestrogens from beer"
Alcoholism: Clinical Experimental Research 16: 843 bis 845, 1992
(„Two estrogenic substances of plant origin, daidzein and genistein, have been identified in beer" ... 13 references.)

Rückle, L., und Senn, T.:
„Hop acids can efficiently replace antibiotics in ethanol production".
International Sugar Journal 108: 139 bis 147, 2006
(„The aim of the study was to evaluate the potential of hop acids as natural antibacterials in distillery mashes for alcoholic fermentation. LactoStab and IsoStab were investigated for their effect on growth and lactic acid production by two selected strains of lactobacilli. Both substances prevented growth of lactobacilli and production of lactic acid at ppm levels ... LactoStab and IsoStab consist of

hop components contained in beer and spent hops. They bear no risk for human or animal health. They provide an excellent, safe alternative to control bacteria in ethanol fermentations" ... 53 references.)

Ruiz-Larrea, M. B., Mohan, A. R., Paganga, G., Miller, N. J., Bolwell, G. P., und Rice-Evans, C. A.:
„Antioxidant activity of phytoestrogenic isoflavones".
Free Radical Research 26: 63 bis 70, 1997
(„The aim of this work was to determine the antioxidant activities of a range of phytoestrogenic isoflavones ... Our results show that the order of reactivity in scavenging the radical in the aqueous phase is genistein > daidzein = genistin ≈ biochanin A = daidzin > formononetin ≈ ononin, the latter displaying no antioxidant activity ... Examination of their activities to enhance the resistance of low density lipoproteins to oxidation supports the observation that genistein is the most potent antioxidant among this family of compounds studied" ... 36 references.)

Schaefer, O.:
„Untersuchungen zum Phytoestrogen 8-Prenylnaringenin [8-PN] aus Hopfen für den Einsatz in der Hormon-Ersatz-Therapie [HRT]".
Dissertation, Universität Hannover, Hannover, 2004, 155 Seiten
(„Die hier durchgeführten biochemischen und molekularbiologischen Studien charakterisieren 8-PN als einen reinen Estrogen [ER]-Agonisten sowie als potentestes Phytoestrogen mit erkennbarer ERalpha-Spezifität. Im Tiermodell mit weiblichen Ratten wurde eine ausgeprägte Gewebespezifität der estrogenen Wirkung für Knochen gefunden, bei gleichzeitig nur geringer Stimulation der Uterus. Die knochenselektive Wirkung wurde in transgenen, männlichen Mäusen bestätigt. Hier wurden zudem vergleichsweise hohe estrogene Effekte in Hirn und Prostata gefunden ... Das pharmakologische Profil von 8-PN lässt einen Einsatz im Rahmen der HRT ohne zusätzliche Gabe eines Gestagens möglich erscheinen ... 8-PN ist die aus der Pfanzenwelt grundsätzlich geeignetste Substanz für eine vertiefte vorklinische Untersuchung zu Wirkungen und Nebenwirkungen" ... 168 Literaturstellen.)

Schaefer, O., Bohlmann, R., Schleuning, W.-D., Schulze-Forster, K., und Hümpel, M.:
„Development of a radioimmunoassay for the quantitative determination of 8-prenylnaringenin [8-PN] in biological matrices".
Journal Agricultural Food Chemistry 53: 2881 bis 2889, 2005
(„A radioimmunoassay ... was established and used for the quantitative determination of 8-PN in various beer brands. Most beers tested contained less than 40 microgram/litre, but in some stouts, 8-PN concentrations were close to or even above 100 microgram/litre ... CO_2 hop extracts are lacking both 8-PN and isoxanthohumol, whereas ethanolic hop extracts contain both compounds,

just as pellets of dried hop ... Possibly a part of isoxanthohumol is converted to 8-PN" ... 25 references.)

Schaefer, O., Hümpel, M., Fritzemeier, K.-H., Bohlmann, R., und Schleuning, W.-D.:
„8-Prenylnaringenin [8-PN] is a potent ERalpha selective phytoestrogen present in hops and beer".
Journal Steroid Biochemistry Molecular Biology 84: 359 bis 360, 2003
(„Our data suggest that 8-PN is a natural occurring selective estrogen receptor modulator with remarkable potential for treatment of a variety of conditions associated with estrogen deficiency" ... 4 references.)

Schiller, K. H.:
„Wirkungen von Zubereitungen aus Humulus lupulus L. in pharmakologischen Modellen".
Dissertation, Westfälische Wilhelms-Universtiät Münster, Münster, 2002, 155 Seiten
(„Im Gegensatz zu Lehrbuchmeinungen, dass Hopfenzubereitungen keine nachweisbare sedative Wirkung zukommt, ergaben die eigenen Untersuchungen eine reproduzierbare sedierende Wirkung für einen ethanolischen Hopfenextrakt sowie für mehrere, mit überkritischem CO_2 hergestellte Extrakte. Dabei scheinen Humulon, Lupulon und Hopfenöl zum Gesamteffekt beizutragen. Als unwirksam erwies sich ein sogenannter Heißwasserextrakt" ... 119 Literaturstellen.)

Schiller, H., Forster, A., Vonhoff, C., Hegger, M., Biller, A., und Winterhoff, H.:
„Sedating effects of Humulus lupulus L. extracts".
Phytomedicine 13: 535 bis 541, 2006
(„Preparations of ethanolic and CO_2 extracts from Humulus lupulus reduced the spontaneous locomotor activity, increased the ketamine-induced sleeping time and reduced body temperature, confirming a central sedating effect. No indications of anxiolytic activity were found ... This sedating activity could be attributed to three categories of consituents of lipophilic hops extracts. Though the alpha-bitter acids proved to be the most active constituents, the beta-bitter acids and the hop oil clearly contributed to the sedating activity of lipophilic Humulus extracts ... The traditional use of hop preparations in nervousness, anxiety and sleep disorders was clearly confirmed" ... 10 references.)

Schmandke, H.:
„Prenylflavonoide in Hopfen und Bier – ihre biochemischen und biologischen Effekte".
Ernährungs-Umschau 53: 225 bis 229, 2006

(„Xanthohumol bewirkt in diabetischen Mäusen eine Senkung des Gehaltes an Glucose und Triglyceriden im Blutserum sowie an Triglyceriden und Cholesterin in der Leber ... Das antikanzerogene Potential der Prenylflavonoide ist neben der Hemmung der metabolischen Aktivierung von Procarcinogenen durch Xanthohumol, 8-Prenylnaringenin und Isoxanthohumol, der Induktion detoxifizierender Enzyme durch Xanthohumol und Isoxanthohumol und der Verringerung des Wachstums von Blutgefäßen mittels 8-Prenylnaringenin sowie für Xanthohumol durch Inhibierung des Wachstums von Dickdarm-, Brust- und Eierstockkrebszellen sowie Leukämiezellen des Menschen in vitro gekennzeichnet“ ... 41 Literaturstellen.)

Schmidt, R., Schulmeyr, J., und Gehrig, M.:
“Production of xanthohumol [XN]-enriched hop extract using carbon dioxide as solvent at pressures up to 1,000 bars”.
Proceedings of the Scientific Commission of the International Hop Growers' Convention, George/South Africa, 2005, Seite 57
(“Spent hops of the conventional extraction with carbon dioxide are extracted a second time by means of carbon dioxide but now at pressures up to 1,000 bars. The product is a dry dark green extract containing between 10 and about 30 % XN ... Besides XN hard resin compounds such as humulinic acids and lupulones make up the essential parts of the extract. The XN enriched extract is totally soluble in ethanol. In this form it can be dosed to wort ar beer whereas national regulations have to been followed ... Producing cloudy beers with 2.5 mg XN/l according to the German purity law is possible” ... 3 references.)

Schmitz, M., und Jäckel, M.:
„Vergleichsstudie zur Untersuchung der Lebensqualität von Patienten mit exogenen Schlafstörungen (vorübergehenden Ein- und Durchschlafstörungen) unter Therapie mit einem Hopfen-Baldrian-Präparat und einem Benzodiazepin-Präparat“.
Wiener Medizinische Wochenschrift 148: 291 bis 298, 1998
(„Diese Studie zeigt, daß ein ausreichend hoch dosiertes Hopfen-Baldrian-Präparat eine sinnvolle Alternative zu Benzodiazepinen zur Behandlung von nicht-chronischen und nicht-psychiatrisch bedingten Schlafstörungen darstellt“ ... 18 Literaturstellen.)

Schneider, Y., Vincent, F., Duranton, B., Badolo, L., Gossé, F., Bergmann, C., Seiler, N., und Raul, F.:
„Anti-proliferative effect of resveratrol, a natural component of grapes and wine, on human colonic cancer cells“.
Cancer Letters 158: 85 bis 91, 2000
(„In conclusion, our results are the first to describe a potent anti-proliferative effect of resveratrol on the growth of human colon cancer cells. Resveratrol has no cytotoxic effect, is mainly cytostatic,

and leads to the accumulation of CaCo-2 cells at the S/G2 phase transition. Inhibition of ornithine decarboxylase expression may be one of several targets involved in the anti-proliferative effects of resveratrol. The low toxicity of resveratrol makes it attractive for in vivo studies in colon cancer prevention and treatment" … 36 references.)

Schramm, M.:
„Heilen mit Hopfen. Gesundheit aus einer alten Kulturpflanze".
Ratgeber Ehrenwirth, München, 1997, 94 Seiten
(„Der Hopfen als Arzneimittel: Inhaltsstoffe, Hopfentee, Badezusätze, Hopfenkissen, Hopfenkur und Hopfen in der Homöopathie. Hopfen und Kosmetik. Der Hopfen in der Küche: Hopfenspargel, Hopfensuppe – Hopfenbrot – Hopfenwurst und Hopfenbutter" … 27 Literaturstellen.)

Schreiber, R. L.:
„Eine Welt der Regionen".
Getränke-Markt Nr. 3: 50 bis 51, 2006

Schumacher, B.:
„Bio-Bier. Da sind Hopfen und Malz nicht verloren".
ÖKO-TEST Nr. 6: 28 bis 31, 2007

Schürholz, P.:
„Regionalität und Qualität – Regionalbilanzierung einer Mittelstandsbrauerei (Distelhäuser Brauerei)".
Diplomarbeit am Lehrstuhl für Sozial- und Wirtschaftsgeographie der Universität Augsburg, Augsburg, 2004, 160 Seiten
(54 Literaturstellen, 23 Abbildungen, 7 Tabellen und 7 Karten.)

Segawa, S., Yasui, K., Takata, Y., Kurihara, T., Kaneda, H., und Watari, J.:
„Flavonoid glycosides extracted from hop (Humulus lupulus L.) as inhibitors of chemical mediator release from human basophilic KU812 cells".
Bioscience, Biotechnology, Biochemistry 70: 2990 bis 2997, 2006
(„The antiallergic properties of hop water extract [HWE] were studied by evaluating histamine release from human basophilic KU812 cells … HWE significantly inhibited histamine release, but boiling water extract and chloroform-methanol extract did not show any inhibitory effect on it … Quercetin glycosides and kaempherol glycosides were identified as major flavonoids in HWE … Our results indicate that intake of HWE is an effective way to prevent and improve allergic symptoms related to type I allergy" … 33 references.)

Seidl, C.:
„Hinter vorgehaltener Hand: Sticke".
Getränkefachgroßhandel Nr. 10: 66, 2002

Serafini, M., Laranjinha, J. A. N., Almeida, L. M., und Maiani, G.:
„Inhibition of human LDL lipid peroxidation by phenol-rich beverages and their impact on plasma total antioxidant capacity in humans".
Journal Nutrition Biochemistry 11: 585 bis 590, 2000
(„We studied the impact of the ingestion of ... black and green tea, alcohol-free red wine, alcohol-free white wine, or water on plasma total antioxidant capacity in five healthy volunteers ... Red wine and green tea were the most efficient in protecting low density lipoprotein from oxidation driven by peroxyl and ferril radicals, respectively. No changes were observed in the control and white wine groups ... Phenol-rich beverages are a natural source of antioxidants; however, the phenolic content alone cannot be considered as an index of their in vivo antioxidant activity" ... 39 references.)

Shimamura, M., Hazato, T., Ashino, H., Yamamoto, Y., Iwasaki, E., Tobe, H., Yamamoto, K., und Yamamoto, S.:
„Inhibition of angiogenesis by humulone, a bitter acid from brewing hops".
Biochmical Biophysical Research Communications 289: 220 bis 224, 2001
(„Humulone is in vivo a potent angiogenic inhibitor, and may be a novel powerful tool for the therapy of various angiogenic diseases involving solid tumor growth and metastasis" ... 25 references.)

Shindo, S., Tomatsu, M., Nakda, T., Shibamoto, N., Tachibana, T., und Mori, K.:
„Inhibition of aldose reductase activity by extracts from hops".
Journal Institute Brewing 108: 344 bis 347, 2002
(„Aldose reductase is considered to play an important role in the development of diabetic cataracts, neuropathy, retinopathy and possibly nephropathy ... This is the first study which shows that the iso-alpha-acids from hops significantly inhibit the aldose reductase" ... 26 references.)

Siems, W. G., Sommerburg, O., Mayer, H., und Grune, T.:
„Die wichtigsten Radikalquellen im menschlichen Organismus".
Pharmazeutische Zeitung 143: 1515 bis 1520, 1522 bis 1527, 1998
(„In physiologischen Systemen einschließlich des menschlichen Organismus herrscht ein Gleichgewicht zwischen prooxidativen und antioxidativen Systemen. Eine Imbalance zugunsten der prooxidativen Seite resultiert in einem Zustand, der als oxidativer Stress bezeichnet wird (ROS = Reaktive Sauerstoffspezies = Sauerstoffradikale). Es gilt als erwiesen, dass oxidativer Stress bei einer Reihe von Erkrankungen und Symptomen als ursächlicher – oder häufiger noch – als

begleitender pathogenetischer Faktor eine Rolle spielt“ ...Die quantitativ bedeutsamsten Quellen für die Bildung freier Radikale werden vorgestellt ... 94 Literaturstellen.)

Slaiding, I. R., Walker, C. J., und Junquera, M.:
„Investigations on the unusually high levels of phytoestrogens in dark beers“.
European Brewery Convention, Proceedings 2005, paper 107, 8 pages
(„The levels of 8-prenylnaringenin in commercial lagers and ales ranged from 0 to 20 microgram/litre. Levels in dark beers were 10 times higher, on average 87 microgram/litre with a range between 0 and 221 microgram/litre“ ... 13 references.)

Smolin, L. A., und Grosvenor, M. B.:
„Focus in phytochemicals“, in „Nutrition: Science and Applications“.
John Wiley & Sons, Inc., Hoboken/NJ, 2008, Seite 393 bis 401
(„Phytochemicals in the modern diet“ and „Choosing a phytochemical-rich diet“ ...“Benefits of functional foods, phytochemicals in foods and tips to increase phytochemicals“ ... 23 references.)

Soleas, G. J., Diamandis, E. P., und Goldberg, D. M.:
„Resveratrol: A molecule whose time has come? And gone?”
Clinical Biochemistry 30: 91 bis 113, 1997
(“Introduction. Occurrence in plant species. Function in grapevine ecology. Resveratrol synthesis and gene expression. Gene transfer. Measurement of resveratrol. Resveratrol and related stilbenes in wine. Resveratrol glucosides in wine. Factors affecting wine resveratrol concentrations (varietal, fungal pressure, skin contact, other enological practices). Biological effects of resveratrol (history, other in vitro effects of stilbenes, resveratrol and biological oxidation, resveratrol and lipid metabolism, resveratrol and platelet aggregation, resveratrol and eicosanoid metabolism, platelets, neutrophil leukotriene production, clinical studies). Conclusion” ... 183 references.)

Stavric, B.:
„Quercetin in our diet: From potent mutagen to probable anticarcinogen“.
Clinical Biochemistry 27: 245 bis 248, 1994
(A review with 49 references.)

Stettner, G., Methner , F.-J., und Biendl, M.:
„Use of a new xanthohumol-rich hop product in the brewhouse – fate of xanthohumol during beer production and influence of non specific hop compounds on the bitterness of beer“.
European Brewery Convention, Proceedings 2003, paper 138, 7 pages

(„Trial brews were carried out using a xanthohumol-rich hop product ... The resulting beers were high in isoxanthohumol concentration (up to 8.6 mg/l) with a better quality of the bitterness (finer and more harmonious)" ... 3 references.)

Stevens, J. F., Ivancic, M., Hsu, V. L., und Deinzer, M .L.:
„Prenylflavonoids from Humulus lupulus".
Phytochemistry 44: 1575 bis 1585, 1997
(„Nine hop varieties were qualitatively and quantitatively characterized by HPLC-mass spectrometry. The flavonoid profiles of the samples examined were uniform and proved to be of little value in hop variety identification. Xanthohumol was the principal flavonoid in all samples (80-90% of the total of flavonoids) and was accompanied by minor amounts of the other eight flavonoids in virtually all samples" ... 23 references.)

Stevens, J. F., Miranda, C. L., Buhler, D. R., und Deinzer, M. L.:
„Chemistry and biology of hop flavonoids".
Journal American Society Brewing Chemists 56: 136 bis 145, 1998
(„Chemistry of hop flavonoids: Flavonoid types and biosynthesis; flavonol glycosides; prenylflavonoids; distribution and structure; isolation of prenylflavonoids; structural analysis of prenylflavonoids and quantitative analysis of prenylflavonoids ... Biological activity of prenylated flavonoids from hops: Antiproliferative effects; anticarcinogenic effects; estrogenic effects; effect on lipid metabolism and antimicrobial effects" ... 44 references.)

Stevens, J. F., Miranda, C. L., Wolthers, K. R., Schimerlik, M., Deinzer, M. L., und Buhler, D. R.:
„Identification and in vitro biological activities of hop proanthocyanidins: Inhibition of nNOS activity and scavenging of reactive nitrogen species".
Journal Agricultural Food Chemistry 50: 3435 bis 3443, 2002
(„Proanthocyanidins were isolated from hops and their in vitro capacity as inhibitors of rat neuronal NOS activity [nNOS = neuronal nitric oxide synthase] was evaluated. In addition their ability to scavenge reactive nitrogen/oxygen species was investigated by observing the decrease of artificial LDL oxidation in the presence of hop proanthocyanidins. This study shows that some representatives of proanthocyanidins from hops inhibit nNOS activity in the low micromolar range while others inhibit LDL oxidation even stronger than well-known antioxidants such as alpha-tocopherol or ascorbic acid. The observed in vitro effects suggest a health-promoting impact of dietary proanthocyanidins on NO-related disorders, such as Alzheimer's disease, Parkinson's disease, stroke, and atherosclerosis ... but at first the bioavailability in the intact animal or in humans has to be demonstrated" ... 52 references.)

Stevens, J. F., und Page, J. E.:

„Xanthohumol and related prenylflavonoids from hops and beer: To your good health!“

Phytochemistry 65: 1317 bis 1330, 2004

(„Distribution and chemotaxonomic significance ... Isolation and chemical synthesis ... Dietary exposure: Occurrence in lager, ale and stout ... Bioavailability and metabolism ... Cancer-related bioactivities ... Antioxidant activities ... Estrogenic activity ... Biosynthesis of prenylflavonoids ...Chemical ecology of prenylflavonoids ... Opportunities for metabolic engineering of prenylflavonoids“ ..."Human exposure to xanthohumol [XN] and related prenylflavonoids, such as 8-prenylnaringenin [8-PN] and isoxanthohumol, is primarily through beer consumption. XN has been characterized as a ‚broad-spectrum' cancer chemopreventive agent in in vitro studies, while 8-PN enjoys fame as the most potent phytoestrogen known to date. These biological activities suggest that prenylflavonoids from hops have potential for application in cancer prevention programs and in prevention or treatment of (post-)menopausal ‚hot flashes' and osteoporosis ... The prenylflavonoid pathway is a possible target for breeding or biotechnological modification of hops with the aim of increasing XN levels for beer brewing“ ... „Cancer-related therapeutic application of XN and 8-PN: Will a dream come true? The answer to this question is: ‚maybe, but it is far to early to tell for sure'“ ... 72 references.)

Stevens, J. F., Taylor, A. W., Clawson, J. E., und Deinzer, M. L.:

„Fate of xanthohumol and related prenylflavonoids from hops to beer“.

Journal Agricultural Food Chemistry 47: 2421 bis 2428, 1999

(„Losses of the prenylflavonoids isoxanthohumol, prenylnaringenins, and geranylnaringenins during brewing were due to incomplete extraction from the hops into the wort (13-25%), adsorption to insoluble malt proteins (18-26%) and adsorption to yeast cells (11-32%) during fermentation ... Solubility experiments indicated that (a) malt carbohydrates form soluble complexes with xanthohumol and isoxanthohumol and (b) solubility does not dictate the isoxanthohumol levels of finished beers“ ... 22 references.)

Stevens, J. F., Taylor, A. W., und Deinzer, M. L.:

„Quantitative analysis of xanthohumol and related prenylflavonoids in hops and beer by liquid chromatography-tandem mass spectrometry“.

Journal Chromatography A 832: 97 bis 107, 1999

(„A method for quantitation of six prenylflavonoids in hops and beer has been developed. Thirteen commercial beers were analysed. Isoxanthohumol was the most abundant flavonoid in hopped beers, ranging from 0.04 to 3.44 mg/l, xanthohumol from 0.002 to 0.69 mg/l, 8-prenylnaringenin from 0.00 to 0.24 mg/l, and 6-prenylnaringenin from 0.00 to 0.56 mg/l“ ... 15 references.)

Stevens, J. F., Taylor, A. W., Nickerson, G. B., Ivancic, M., Henning, J., Haunold, A., und Deinzer, M. L.:

„Prenylflavonoid variation in Humulus lupulus: Distribution and taxonomic significance of xanthogalenol and 4'-0-methylxanthohumol".

Phytochemistry 53: 759 bis 775, 2000

(„Over 120 plants of Humulus lupulus and 1 plant of Humulus japonicus were analyzed for the presence of prenylated flavonoids ... Xanthohumol was the principal prenylflavonoid in all Humulus lupulus plants and was accompanied by 11 structurally similar chalcones. Ten flavonoids were identified as the flavanone isomers of these chalcones. Three other prenylchalcones were isolated" ... 23 references.)

Szende, B., Tyihák, E., und Király-Véghely, Z.:

„Dose-dependent effect of resveratrol on proliferation and apoptosis in endothelial and tumor cell cultures".

Experimental Molecular Medicine 32: 88 bis 92, 2000

(„Human tumor (...) and endothelial (...) cells were treated with various doses of 0.1 to 100.0 microgram resveratrol/ml in vitro ... Low doses (0.1 - 1.0 µg/ml) of resveratrol enhance cell proliferation, higher doses (10.0 – 100.0 µg/ml) induce apoptosis and decrease mitotic activity ... Resveratrol influences dose dependently the proliferative and apoptotic activity of human tumor and endothelial cells ... 27 references.)

Tabata, N., Ito, M., Tomoda, H., und Omura, S.:

„Xanthohumols, diacylglycerol acyltransferase inhibitors, from Humulus lupulus".

Phytochemistry 46: 683 bis 687, 1997

(„A methanol extract of hops of Humulus lupulus L. (xanthohumol and xanthohumol B) showed inhibitory activity against rat liver diacylglycerol acyltransferase [DGAT]. This enzyme catalyses the reaction of acyl residue transfer from acyl-CoA to diacylglycerol to form triacylglycerol. Too much accumulation of triacylglycerol in certain organs and tissues of the body causes high risk conditions of fatty liver, obesity, and hypertriglyceridemia, leading to serious diseases of atherosclerosis, diabetes, metabolic disorders and functional depression of some organs" ... 16 references.)

Tagashira, M., Uchiyama, K., Yoshimura, T., Shirota, M., und Uemitsu, N.:

„Inhibition by hop bract polyphenols of cellular adherence and water – insoluble glucan synthesis of Mutans Streptococci".

Bioscience, Biotechnology, Biochemistry 61: 332 bis 335, 1997

(„The results suggest that hop bract polyphenols [HBP] would by a candidate to act against dental caries caused by Mutans Streptococci ... The high molecular weigth polyphenols of hop bract inhibited the cellular adherence of Streptococcus mutans and Streptococcus sobrinus at much smaller concentrations than the polyphenols extracted from oolong tea or green tea leaves. Furthermore, HBP also inhibited the action of glucosyltransferase, which was involved in the water-insoluble glucan synthesis, but did not suppress the growth and the acid production of the bacteria

… Although hop bract parts had been thought to be useless, they might yield a new candidate for drugs or food materials against dental caries" … 36 references.)

Tagashira, M., Watanabe, M., und Uemitsu, N.:
„Antioxidative activity of hop bitter acids and their analogues".
Bioscience, Biotechnology, Biochemistry 59: 740 bis 742, 1995
(„Hop bitter acids, humulones and lupulones, were shown to have potent radical scavenging activity (RSA) and lipid peroxidation inhibitory activity (LIA). Furthermore, 5-acetyl lupulones and 4-methyl lupulones had more potent LIA than native lupulones but not RSA" … „The RSA of humulone and lupulone are nearly equivalent to those of two natural antioxidants, alpha-tocopherol and ascorbic acid. As for LIA, humulone and lupulone are superior to natural antioxidants by about 10-100 times" … 13 references.)

Tan, W.-F., Lin, L.-P., Li, M.-H., Zhang, Y.-X., Tong, Y.-G., Xiao, D., und Ding, J.:
„Quercetin, a dietary-derived flavonoid, possesses antiangiogenic potential".
European Journal Pharmacology 459: 255 bis 262, 2003
(„We found that quercetin inhibited several important steps of angiogenesis including proliferation, migration, and tube formation of endothelial cells in vitro and exerted antiangiogenic activity in vivo. All these effects were concentration-dependent. Moreover, the growth inhibitory effect of quercetin was verified on two human endothelial cell lines and the activity of quercetin was stronger on endothelial cell proliferation than on the proliferation of the tumor or fibroblast cells … We suggest that constant consumption of foods rich in quercetin can be beneficial for preventing and controlling some types of cancers" … 36 references.)

Taschan, H., Lenz, B., und Muskat, E.:
„'Alternativ-Biere' im Vergleich zu ‚herkömmlichen' Bieren. Untersuchungsergebnisse unter Berücksichtigung der ÖKO-Verordnung".
Brauwelt 133: 2208 bis 2209, 2219 bis 2220, 1993

Tekel, J., De Keukeleire, D., Rong, H., Daeseleire, E., und Van Peteghem, C.:
„Determination of the hop-derived phytoestrogen 8-prenylnaringenin [8-PN] in beer by gas chromatography/ mass spectrometry".
Journal Agricultural Food Chemistry 47: 5059 bis 5063, 1999
(„We examined 17 Belgian beers, 12 beers from other countries, and 3 experimental brews. Although most beers do not contain 8-PN in detectable quantities, the highest concentration found was 19.8 µg/l. The concentration of 8-PN in beers and, possibly, its absence depend on the selection of particular hop varieties, the hopping rate, or the type of hop product used in brewing. The efficiency of transfer of 8-PN from hops to beer is between 10 and 20% … There is no

correlation between the concentrations of the isohumulones and of 8-PN ... Furthermore, there is no correlation with beer types" ... 17 references.)

Tham, D. M., Gardner, C. D., und Haskell, W. L.:
„Clinical review 97. Potential health benefits of dietary phytoestrogens: A review of the clinical, epidemiological, and mechanistic evidence".
Journal Clinical Endocrinology Metabolism 83: 2223 bis 2235, 1998
(„Food sources of isoflavones; food sources of lignans; sources and typical intake levels of phytoestrogens; potential health benefits of phytoestrogens; cardiovascular disease; cancer; osteoporosis; endogenous hormones, menstrual cycles, and menopausal symptoms ... Rates of heart disease, various cancers, osteoporotic fractures, and menopausal symptoms are more favorable among populations that consume plant-based diets, particularly among cultures with diets that are traditionally high in soy products" ... 120 references.)

Tobe, H., Kubota, M., Yamaguchi, M., Kocha, T., und Aoyagi, T.:
„Apoptosis to HL-60 by humulone".
Bioscience, Biotechnology, Biochemistry 61: 1027 bis 1029, 1997
(„Humulone, a bone resorption inhibitor isolated from hop extract, induced apoptosis in leukemia cell line HL-60 ... Our data suggest that there is a correlation between the apoptosis-inducing activity of humulone and its antioxidative activity" ... 11 references.)

Tobe, H., Muraki, Y., Kitamura, K., Komiyama, O., Sato, Y., Sugioka, T., Maruyama, H. B., Matsuda, E., und Nagai, M.:
„Bone resorption inhibitors from hop extract".
Bioscience, Biotechnology, Biochemistry 61: 158 bis 159, 1997
(„We analyzed hop extract for active components that inhibited bone resorption in the pit formation assay, and isolated xanthohumol and humulone as active ingredients. Especially humulone had extraordinarily strong inhibitory activity ... We think that xanthohumol and humulone may be candidates for the therapeutic drugs for osteoporosis" ... 19 references.)

Tombola, F., Campello, S., De Luca, L., Ruggiero, P., Del Giudice, G., Papini, E., und Zoratti, M.:
„Plant polyphenols inhibit VacA, a toxin secreted by the gastric pathogen Helicobacter pylori".
FEBS Letters 543: 184 bis 189, 2003
(„VacA is a major virulence factor of the widespread stomach-dwelling bacterium Helicobacter pylori. It causes cell vacuolation and tissue damage by forming anion-selective, urea-permeable channels in plasma and endosomal membranes ... Several flavone derivatives and other polyphenols present in vegetables and plants inhibit ion and urea conduction and cell vacuolation

by VacA. These observations suggest that polyphenols or polyphenol derivatives may be useful in the prevention or cure of H. pylori-associated gastric diseases" ... 30 references.)

Tripp, M., Darland, G., Lerman, R., Lukaczer, D., Bland, J., und Babish, J.:
„Hop and modified hop extracts have potent in vitro anti-inflammatory properties".
Acta Horticulturae (ISHS) No. 668: 217 bis 227, 2005
(„We conclude that hop derived compounds, particularly reduced iso-alpha acids and iso-alpha acids, have great potential as safe anti-inflammatory therapeutics" ... 27 references.)

Uddin, S., und Choudhry, M. A.:
„Quercetin, a bioflavonoid, inhibits the DNA synthesis of human leukemia cells".
Biochemistry Molecular Biology International 36: 545 bis 550, 1995
(„Quercetin induced a dose-dependent inhibition of DNA synthesis in the test range of 1 µM to 1 mM" ... 20 references.)

Underwood, A., Adler, J., und Toma, K.:
„Diet and genes. Health for life".
Newsweek, February 7, 2005, Seite 38 bis 43

Vanhoecke, B., Derycke, L, Van Marck, V., Depypere, H., De Keukeleire, D., und Bracke, M.:
„Antiinvasive effect of xanthohumol [XN], a prenylated chalcone present in hops (Humulus lupulus L.) and beer".
International Journal Cancer 117: 889 bis 895, 2005
(„XN was investigated for its antiinvasive activity on human breast cancer cell lines (MCF-7 and T47-D) in vitro ...Results: XN inhibits invasion of MCF-7/6 cells into the precultured chick heart fragments in vitro. XN inhibits growth of human breast cancer cells in vitro. XN stimulates apoptosis of human breast cancer cells in vitro. XN stimulates E-cadherin-mediated cell-cell adhesion of human breast cancer cells in vitro ... In conclusion, XN has multiple effects on human breast cancer cells in vitro ... Although XN is present in beer, these effects cannot be achieved by drinking beer as during the brewing process, XN is mainly converted to its flavanone isomer, isoxanthohumol, resulting in low XN concentrations in beer [5-800 microgram/litre])" ... 36 references.)

Vermerris, W., und Nicholson, R.:
„Phenolic Compound Biochemistry".
Springer, NL-3300 AA Dordrecht, 2006, 276 Seiten
(„... 7. Phenolic compounds and their effects on human health"; Seite 235 bis 255, 39 references.)

Vinson, J. A., Jang, J., Yang, J., Dabbagh, Y., Liang, X., Serry, M., Proch, J., und Cai, S.:

„Vitamins and especially flavonoids in common beverages are powerful in vitro antioxidants which enrich lower density lipoproteins and increase their oxidative resistance after ex vivo spiking in human plasma".

Journal Agircultural Food Chemistry 47: 2502 bis 2504, 1999

(„In this work, we investigated the quality of the antioxidant vitamins C and E and the provitamin beta-carotene and polyphenolic antioxidants in beverages and their ability to enrich lipoproteins ... Polyphenols generally were better antioxidants than the vitamins. The order of antioxidant quality for the beverages was black tea > coffee > prune juice = beer > green tea > orange juice > red wine > tangerine juice > red grape juice > white grape juice > grapefruit juice. The best beverages in respect to the lipoprotein-bound antioxidant effectiveness were by far the red wine and red grape juice, followed by green and black tea with beer being the poorest antioxidant in this model. The beverages, however, were quite good compared with the individual polyphenols present in the beverages" ... 23 references.)

Vinson, J. A., Mandarano, M., Hirst, M., Trevithick, J. R., und Bose, P.:

„Phenol antioxidant quantity and quality in foods: Beers and the effect of two types of beer on an animal model of atherosclerosis".

Journal Agricultural Food Chemistry 51: 5528 bis 5533, 2003

(„The free phenols have been measured in 15 lagers, 6 porters and ales, and 11 light and nonalcoholic beers ... The order of phenol concentration was ales > lagers > low calorie > nonalcoholic ... The beers' lipoproteins antioxidant quality was clearly superior to that of vitamin antioxidants and to that of the phenol ingredients, suggesting synergism among the antioxidants in the mixture ... Beer provides more antioxidants per day than wine in the U.S. diet" ... „A dark beer and a lager beer were given at two concentrations to cholesterol-fed hamsters ... At the high dose (½-diluted beer with 2% ethanol) both lager and dark beer significantly inhibited atherosclerosis compared to a control of 2% alcohol. At the high dose, lager significantly decreased cholesterol and tryglycerides, and both beers acted as in vivo antioxidants by decreasing the oxidizability of lower density liporpoteins. At the low dose (1/10 –diluted with 0.4% alcohol) only the lager beer significantly decreased atherosclerosis compared to the 0.4% alcohol control ... The polyphenols in the beers (such as syringic acid, coumaric acid, ferulic acid, protocatechuic acid, vanillic acid, caffeic acid, p-hydroxybenoic acid, tannic acid, epicatechin and quercetin) appear to be responsible for the benefits of beer in this model" ... 43 references.)

Vonderheid-Guth, B., Todorova, A., Brattström, A., und Dimpfel, W.:

„Pharmacodynamic effects of valerian and hops extract combination (Ze 91019) on the quantitative-topographical EEG in healthy volunteers".

European Journal Medical Research 5: 139 bis 144, 2000

(„In summary, the quanitative topographical EEG was able to show slight, but clear visible effects on the CNS especially after intake of the high dosage of valerian-hops mixture Ze 91019 indicating reproducible pharmacodynamic responses of the target organ“ … 14 references.)

Voß, H.:
„Bio-Biere liegen im Trend“.
Getränkefachgroßhandel Nr. 2: 16 bis 20, 2007

Walker, C. J.:
„Phytoestrogens in beer – good news or bad news“.
Brauwelt International 18: 38 bis 39, 102, 2000
(„There is strong circumstantial evidence that phytoestrogens in the diet are beneficial to health … The current concern is actually that in the typical Western diet we are not getting enough phytoestrogens, and in the future we may be encouraged to increase our intake … Because of the amount and activity of phytoestrogens in hops, beer could potentially be a significant source of these compounds in the diet. For the industry, this may present an opportunity to increase consumer appreciation of the many health-promoting ingredients in beer. With increased evidence and awareness of the beneficial effects of phytoestrogens, this news should be met with enthusiasm and the discovery of 8-prenylnaringenin [8-PN] in hops as good news for beer drinkers … Concentrations of phytoestrogens in beer: 8-PN: 1-300 nmol/l, daidzein: 0.08-2.5 nmol/l and genistein: 0.169-6.74 nmol/l“ … 7 references.)

Walker, C. J., Bolshan, L., und Chandra, S.:
„Healthy drinks? – Beer and cider antioxidants“.
European Brewery Convention, Proceedings 2001, paper 8, 10 pages
(„Total antioxidant activities (TAA) of beer variies between 910 and 1,340 micromole Trolox equivalent. To date, the bioavailability of antioxidants in beer seems to be quite good which is probable due to the presence of alcohol and the fact that the antioxidants are already present in solution“ … 4 references.)

Walker, C. J., Lence, C. F., und Biendl,M.:
„Investigation into the high levels of xanthohumol [XN] found in Stout and Porter-style beers“.
Brauwelt International 22: 100 bis 103, 2004
(„XN in Stout and Porter beers: From 0.1 to 1.2 milligram/litre … Components present in dark malts inhibit the isomerisation of XN. These components seem to be soluble, and have a molecular weight below 3,000“ … 3 references.)

Wang, Q., Ding, Z.-H., Liu, J.-K., und Zheng, Y.-T.:

„Xanthohumol [XN], a novel anti-HIV-1 agent purified from hops Humulus lupulus".
Antiviral Research 64: 189 bis 194, 2004
(„The results suggest than XN is effective against HIV-1 … It may represent a novel chemotherapeutic agent for HIV-1 infection" … 21 references.)

Watzl, B.:
„Gesundheitliche Bedeutung sekundärer Pflanzenstoffe", in „Ernährungsbericht 1996".
Deutsche Gesellschaft für Ernährung, Frankfurt am Main, 1996, Seite 217 bis 232

Watzl, B., und Leitzmann, C.:
„Bioaktive Substanzen in Lebensmitteln".
Hippokrates, Stuttgart, 1995, 171 Seiten und 1999, 254 Seiten

Weber, G., Höhnle, M., Pitsch, N., Häntzschel, K. R., Stahringer, S., Spring, O., Pickel, B., Heyerick, A., und de Keukeleire, D.:
"Constitutive expression of a grapevine stilbene synthase [STS] gene in transgenic hop (Humulus lupulus L.) yields resveratrol and its derivatives in substantial quantities".
Proceedings of the Scientific Commission of the International Hop Growers' Convention, Tettnang/Germany, 2007, Seite 74 bis 77
(„We transformed hop plants of the Tettnang variety with a gene encoding for STS from grapevine … Expression of the transgene resulted in accumulation of resveratrol and high levels of the glycosylated derivatives in leaves and inflorescences … STS did neither interfere with plant development nor with the biosynthesis of secondary metabolites relevant for the brewing industry. Flavonoids like resveratrol could act as phytoalexin thus increasing enhanced pathogen resistance. Their function as antioxidant could provide beneficial properties for health, and open new venues for metabolic engineering of other flavonoids" … 15 references.)

Wessels, H.-P., Hieber, P., und Brauchbar, M.:
„Wertewandel und der Begriff der Naturbelassenheit".
Schweizer Wissenschaftsrat, Bern, 1996, 103 Seiten

Wilson, R. J. H., Roberts, T. R., Smith, R. J., Bradley, L. L., und Moir, M.:
„The inherent foam stabilising and lacing properties of some minor, hop-derived constituents of beer".

European Brewery Convention, Monograph 27: Symposium „Beer Foam Quality“, Amsterdam, 1998, Seite 188 bis 207

(„Relative to the effects of isohumulone, especially the isomerised derivatives of adprehumulone and dihydrohumulone were found to substantially improve foam stability and seemed to encourage good lacing. Xanthohumol, and to a lesser extent isoxanthohumol, also appear to have positive effects on foam stability“ … 18 references.)

Wiseman, H.:

“The therapeutic potential of phytoestrogens”.

Expert Opinion Investigating Drugs 9: 1829 bis 1840, 2000

(“1. Introduction. 2. Dietary sources, metabolism and bioavailability of isoflavone and lignan phytoestrogens. 3. Anticancer action of phytoestrogens. 4. Protection by phytoestrogens against cardiovascular disease. 5. Protection against osteoporosis and alleviation of menopausal symptoms by phytoestrogens. 6. Phytoestrogens: potential risks. 7. Potential use of phytoestrogens as therapeutic agents: expert opinion” ... 98 references.)

Wunderlich, S., Zürcher, A., und Back, W.:

„Enrichment of xanthohumol [XN] in the brewing process“.

Molecular Nutrition Food Research 49: 874 bis 881, 2005

(„The use of XN-enriched hop products combined with a late hop dosage during wort boiling proved to be effective in increasing the XN content in beer. The yield was further raised by a low-pitching rate and the abnegation of beer stabilisation. The use of dark malts had a positive effect an the XN recovery. Investigations of roasted malt extracts revealed several high-molecular substances that are able to form complexes with XN. These complexes proved to be stable in the brewing process. Depending on the addition of roasted malt or special XN-enriched roasted malt extracts, dark beers with more than 10 mg XN/l were achieved. Results obtained led to a brewing technology that produced on an industrial scale pale wheat beer with more than 1 mg XN/l“ … 18 references.)

Wuttke, W., Jarry, H, Westphalen, S., Christoffel, V., und Seidlová-Wuttke, D.:

„Phytoestrogens for hormone replacement therapy?“

Journal Steroid Biochemistry Molecular Biology 83: 133 bis 147, 2003

(„Phytoestrogens: how do they act? To what phytoestrogens are we exposed? Are we at danger? Phytoestrogens for HRT? (Climacteric complaints; the skeletal system; the urogenital tract; the cardiovascular system). Conclusions (Two words of caution)“ … 104 references.)

Yahiro, K., Shirasaka, D., Tagashira, M., Wada, A., Morinaga, N., Kuroda, F., Choi, O., Inoue, M., Aoyama, N., Ikeda, M.,Hirayama, T., Moss, J., und Noda, M.:

„Inhibitory effects of polyphenols on gastric injury by Helicobacter pylori VacA toxin“.

Helicobacter 10: 231 bis 239, 2005

(„Helicobacter pylori induces gastric damage and may be involved in the pathogenesis of gastric cancer. H. pylori-vacuolating cytotoxin, VacA, is one of the important virulence factors, and is responsible for H. pylori-induced gastritis and ulceration ... Effects of hop bract extract [HBT] containing high molecular weight polymerized catechin on VacA in vivo were investigated by quantifying gastric damage after oral administration of toxins to mice ... HBT had the strongest inhibitory activity among the polyphenols investigated and may suppress the development of inflammation and ulceration ... HBT has several advantages from the economic and environmental viewpoints. Because it is extracted from the waste material of hops produced during manufacture of beer, it can be produced and used cheaply on a large scale ... HBT has the potential to be a therapeutic agent in the treatment of H. pylori and other bacteria-induced diseases, in particular, those mediated by toxin“ ... 38 references.)

Yajima, H., Ikeshima, E., Shiraki, M., Kanaya, T., Fujiwara, D., Odai, H., Tsuboyama-Kasaoka, N., Ezaki, O., Oikawa, S., und Kondo, K.:
„Isohumulones, bitter acids derived from hops, activate both peroxisome proliferator-activated receptor alpha and gamma [PPARalpha and –gamma] and reduce insulin resistance“.
Journal Biological Chemistry 279: 33456 bis 33462, 2004

(„The PPARs are dietary lipid sensors that regulate fatty acid and carbohydrate metabolism ... Our results suggest that isohumulones can improve insulin sensitivity in high fat diet-fed mice with insulin resistance and in patients with type 2 diabetes“ ... 39 references.)

Yamamoto, K., Wang, J., Yamamoto, S., und Tobe, H.:
„Suppression of cyclooxygenase-2 gene transcription by humulon of beer hop extract studied with reference to glucocorticoid“.
FEBS Letters 465: 103 bis 106, 2000

(„Our results show that humulon suppressed cyclooxygenase-2 induction at the transcription stage. ‚These findings may be of value in relation to the possible use of humulon and/or other hop constituents to treat or prevent osteoporosis, the brittle bone disease, caused by the resorption of old bone material at a rate faster than that at which new bone material is formed' [BRI MIR, August 2000, Seite 66 bis 67]“ ... 21 references.)

Yanagihara, K., Ito, A., Toge, T., und Numoto, M.:
„Antiproliferative effects of isoflavones on human cancer cell lines established from the gastrointestinal tract“.
Cancer Research 53: 5815 bis 5821, 1993

(„Seven isoflavones, biochanin A., daidzein, genistein, genistin, prunectin, puerarin, and pseudobaptigenin were tested for cytostatic and cytotoxic effects on 10 newly established cancer cell lines of the human gastrointestinal origin ... Our results suggest that two of isoflavone derivatives, biochanin A and genistein, inhibit the cell growth of stomach cancer cell lines in vitro through activation of a signal transduction pathway for apoptosis. Moreover, in vitro experiments demonstrate that biochanin A can be used as an anticancer agent“ ... 29 references.)

Yasukawa, K., Takeuchi, M. und Takido, M.:
„Humulon, a bitter in the hop, inhibits tumor promotion by 12-0-tetradecanoylphorbol-13-acetate [TPA] in two-stage carcinogenesis in mouse skin“.
Oncology 52: 156 bis 158, 1995
(„Humulone, one of the bitters in the hop, was isolated from the female flowers of Humulus lupulus. This component has inhibitory activity against TPA-induced inflammation. At 1 mg/mouse humulon inhibited markedly the tumor-promoting effect of TPA (1 µg/mouse) on skin tumor formation“ ... 13 references.)

Yasukawa, K., Yamaguchi, A., Arita, J., Sakurai, S., Ikeda, A., und Takido, M.:
„Inhibitory effect of edible plant extracts on 12-0-tetradecanoylphorbol-13-acetate [TPA]-induced ear oedema in mice“.
Phytotherapy Research 7: 185 bis 189, 1993
(„In this study, the inhibitory effect of 100 edible plant extracts on TPA-induced inflammation in mice („ear oedema“) was investigated. Two active compounds, humulone and lupeol 3-palmitate were separated from hop and stevia, respectively ... In general, the spice extracts were more effective inhibitors than vegetable and fruit extracts“ ... 27 references.)

Yilmazer, M., Stevens, J. F., und Buhler, D. R.:
„In vitro glucuronidation of xanthohumol [XN], a flavonoid in hop and beer, by rat and human liver microsomes“.
FEBS Letters 491: 252 bis 256, 2001
(„The aim of this study was to investigate in vitro glucuronidation of XN ... Using high-performance liquid chromatography, two major glucuronides of XN were found with either rat or human liver microsomes: C-4' and C-4 monoglucuronides“ ... 19 references.)

Yilmazer, M., Stevens, J. F., Deinzer, M. L., und Buhler, D. R.:
„In vitro biotransformation of xanthohumol [XN], a flavonoid from hops (Humulus lupulus), by rat liver microsomes“.
Drug Metabolism Disposition 29: 223 bis 231, 2001
(„The present findings may shed a different light on the biological activities of XN and its oxygenated derivatives (notably cancer-chemopreventive effects) because some of the oxygenated derivatives that accompany XN in hops and beer as minor flavonoids now appear to be formed from XN by liver microsome enzymes as well“ ... 22 references.)

Yoshida ,M., Sakai, T., Hosokawa, N., Marui, N., Matsumoto, K., Fujioka, A., Nishino, H., und Aoike, A.:
„The effect of quercetin on cell cycle progression and growth of human gastric cancer cells“.
FEBS Letters 260: 10 bis 13, 1990
(„Quercetin markedly inhibited the growth of human gastric cancer cells“ … 25 references.)

Zava, D. T., Dollbaum, C. M., und Blen, M.:
“Estrogen and progestin bioactivity of foods, herbs, and spices”.
Proceedings Society Experimental Biology Medicine 217: 369 bis 378, 1998
(“Over 150 herbs traditionally used by herbalists for treating a variety of health problems were extracted and tested for their relative capacity to complete with estradiol and progesterone binding to intracellular receptors for progesterone and estradiol in intact human breast cancer cells ... The seven highest estradiol-binding herbs that are commonly consumed were soy, licorice, red clover, thyme, tumeric, hop, and verbena” ... 34 references.)

Zava, D. T., und Duwe, G.:
“Estrogenic and antiproliferative properties of genistein and other flavonoids in human breast cancer cells in vitro”.
Nutrition Cancer 27: 31 bis 40, 1997
(“In summary, our results reveal that genistein is unique among the flavonoids tested, in that it has potent estrogen against and cell growth-inhibitory actions over a physiologically relevant concentration range” ... 61 references.)

Zanoli, P., Rivasi, M., Zavatti, M., Brusiani, F., und Baraldi, M.:
„New insight in the neuropharmacological activity of Humulus lupulus L.“.
Journal Ethnopharmacology 102: 102 bis 106, 2005
(„This report shows that Humulus lupulus CO_2 extract exerts: (a) a pentobarbital sleep-enhancing property without influencing the motor behavior of rats; and (b) an antidepressant activity. The same effects were elicited by the administration of the Humulus lupulus fraction containing alpha-acids, which can be considered as the major responsible for the enhanced pentobarbital effect and for the antidepressant property … The development of a new class of natural antidepressant agents seems to be possible“ … 31 references.)

Zanoli, P., Zavatti, M., Rivasi, M., Brusiani, F., Losi, G., Puia, G., Avallone, R., und Baraldi, M.:

„Evidence that the beta-acids fraction of hops reduces central GABAergic neurotransmission“.
Journal Ethnopharmacology 109: 87 bis 92, 2007
(„Humulus lupulus (hops) is traditionally used as a tranquilizing herbal remedy. Here, we investigated the in vivo and in vitro effect of hop beta acids on central nervous system function of rats … In conclusion, the behavioral effects of beta-acids fraction could be explained by a reduction in the GABAergic activity although we cannot rule out the involvement of other neurotransmitter systems“ … 20 references. GABA ist die Abkürzung für Gammaaminobuttersäure. Sie ist der wichtigste inhibitorische Neurotransmitter im Zentralnervensystem.)

Zhao, F., Nozawa, H., Daikonnya, A., Kondo, K., und Kitanaka, S.:
„Inhibitors of nitric oxide [NO] production from hops (Humulus lupulus L.)“.
Biological Pharmaceutical Bulletin 26: 61 bis 65, 2003
(„NO plays an important role in many inflammatory responses and is also involved in carcinogenesis. In the present study, we investigated the inhibitory effect of extracts from Humulus lupulus L. on both the production of NO and the expression of inducible NO synthase [iNOS] in mouse macrophage RAW 264.7 cells … Xanthohumol and several other chalcones significantly inhibited the production of NO by suppressing the expression of iNOS … Our results may open new avenues for research into the therapeutic usage of this plant and the bioactivities of its active agents“ … 19 references.)

Zhao, F., Watanabe, Y., Nozawa, H., Daikonnya, A., Kondo, K, und Kitanaka, S.:
„Prenylflavonoids and phloroglucinol derivatives from hops (Humulus lupulus)“.
Journal Natural Products 68: 43 bis 49, 2005
(„We describe the isolation and structural determination of 13 compounds from the ethyl acetate soluble fraction of hops. Of these compounds, one prenylchalcone and six phloroglucinol derivatives are reported as new natural products. We also report on the inhibition of nitric oxide production by these compounds“ … 21 references.)

Zierau, O., Gester, S., Schwab, P., Metz, P., Kolba, S., Wulf, M., und Vollmer, G.:
„Estrogenic activity of the phytoestrogens naringenin, 6-(1,1-dimethylallyl)naringenin [6-DMAN] and 8-prenylnaringenin [8-PN]“.
Planta Medica 68: 449 bis 451, 2002
(„In summary, this study provides the further confirmation that 8-PN demonstrates high estrogenic activity, and demonstrated for the first time for 6-DMAN a reasonable high estrogenic activity, while naringenin exhibit low or no estrogenic activity“ … 14 references.)

Zierau, O., Hauswald, S., Schwab, P., Metz, P., und Vollmer, G.:
„Two major metabolites of 8-prenylnaringenin [8-PN] are estrogenic in vitro“.

Journal Steroid Biochemistry Molecular Biology 92: 107 bis 110, 2004

(„8-PN and preparations containing 8-PN have been suggested for use in medicinal and cosmetic applications like hormone replacement or bust enhancement ... Recently it has been shown that human liver microsomes are converting 8-PN to 12 metabolites, with 8-PN-OH and 8-PN=O being among the most abundant ... We demonstrate that these two metabolites of 8-PN are estrogenic in vitro. These results represent an important piece of information towards the discussion of safety of use of preparations containing 8-PN" ... 12 references.)

Zierau, O., Morrissey, C., Watson, R. W. G., Schwab, P., Kolba, S., Metz, P., und Vollmer, G.:

„Antiandrogenic activity of the phytoestrogens naringenin, 6-(1,1-dimethylallyl)naringenin [6-DMAN] and 8-prenylnaringenin [8-PN]".

Planta Medica 69: 856 bis 858, 2003

(„In summary, for the first time we provide evidence of the antiandrogenic activity of 6-DMAN in two independent model systems. In conclusion, we demonstrated the ability of prenylated naringenins not only to act via the estrogen receptor but also through the androgen receptor" ... 13 references.)

Zimmermann, M., Schurgast, H., und Burgerstein, U. P.:

„Antioxidanzien und freie Radikale", in „Burgersteins Handbuch Nährstoffe".

Haug, Stuttgart, 2002, Seite 170 bis 174

- A: „Krankheiten, die mit Schäden durch freie Radikale in Verbindung gebracht werden:
  - Allergien und Überempfindlichkeiten;
  - arthritische Gewebeschäden;
  - entzündliche Darmerkrankungen (z. B. Dickdarmgeschwüre, Colitis ulcerosa, Morbus Crohn);
  - Entzündungen im Zusammenhang mit Operationen, Verletzungen oder chronischen Infektionen;
  - Herz-Kreislauf-Erkrankungen;
  - grauer Star und Makuladegeneration;
  - Komplikationen bei Diabetes mellitus;
  - Krebserkrankungen;
  - Leberschäden durch Alkoholüberkonsum;
  - Nebenwirkungen von Medikamenten;
  - neurologische Degenerationen (z. B. multiple Sklerose, Parkinsonsche Krankheit, Altersdemenz);
  - oxidative Schäden durch intensives Körpertraining;
  - Schäden durch Strahlen, toxische Chemikalien und Schwermetalle;
  - Schädigungen durch Ischämie (Blutleere) / Reperfusionen nach Herzinfarkt und Schlaganfall;
  - allgemeiner Alterungsprozeß und

- Abnormalität der Spermien“.

- B: „Quellen natürlicher Antioxidanzien in Lebensmitteln:

- Oliven	Polyphenole;
- Rosmarin, Salbei und andere Gewürze	Karnosinsäure, Rosmarinsäure;
- Rotwein, Trauben (blau)	Phenole, Anthocyane;
- Sojabohnen	Isoflavone, Folsäure
- Tee	Polyphenole, Katechine
- Zitrus- und andere Früchte	Bioflavonoide, Chalcone und
- Zwiebeln	Bioflavonoide, Kämpherol“.

- C: „Quellen für freie Radikale in der Umwelt:
  - industrielle Chemikalien und Lösungsmittel;
  - gewisse Lebensmittelzusätze: Konservierungsmittel und Farbstoffe;
  - Luftverschmutzung;
  - gewisse Medikamente und Drogen;
  - Pflanzenschutzmittel (Herbizide und Pestizide) in Lebensmitteln;
  - Strahlen;
  - übertriebenes Sonnenbaden und
  - Zigarettenrauch“.

Literatur-Nachtrag

Biendl, M.:

„Development of new plant extracts rich in hop polyphenols".

European Brewery Convention, Proceedings 2007, paper 110, 9 pages

("Nutritional physiological significance of polyphenols. Food supplements and functional food rich in polyphenols. Hop polyphenols and their activities ... Production of a hop extract rich in glycosidically bound polyphenols ("Glyco-Extract"). Production of hop extracts rich in xanthohumol and other prenylflavonoids ("Xantho-Extract", "Xantho-Flav" and "Xantho-Pure"). Applications of extracts rich in hop polyphenols in and outside of the brewing industry" ... 11 references.)

Biendl, M.:

"Hopfen: Arzneipflanze des Jahres 2007".

Brauwelt 147: 1493 bis 1495, 2007

(„Medizinische Hopfenanwendungen. Wertvolle Inhaltsstoffe: Ätherische Öle, Polyphenole und Bitterstoffe. Einteilung der Hopfenpolyphenole: Phenolcarbonsäuren; Catechin-Gerbstoffe; Flavonole wie z. B. Quercetin und Rutin und Prenylflavonoide wie z. B. Xanthohumol" ... 6 Literaturstellen.)

Blumberg, J. B., und Milbury, P. E.:

„Dietary flavonoids", in „Present Knowledge in Nutrition" (Bowman, B. A., und Russell, R. M.: Editors).

International Life Sciences Institute, ILSI Press, Washington, DC, 2006, Seite 361 bis 370

("Introduction. Nomenclature and structure. Food sources. Dietary intake. Bioavailability. Metabolism. Antioxidant activity. Influence on enzyme activity and cell signaling. Anti-inflammatory actions. Flavonoids and chronic disease (Cardiovascular disease, cancer, other chronic diseases). Conclusions: Flavonoids can make a substantial contribution to nutrient intake, but nutrient databases remain incomplete in their characterization of these phytochemicals ... Our knowledge of the biological actions of flavonoids is still in its infancy ... Table 1: Structure of individual flavonoids. Table 2: Putative anti-atherosclerosis and anti-cancer mechanisms of flavonoids ...80 references.)

Jerkovic, V., und Collin, S.:

"Resveratrol analogues in hop, malt and adjuncts".

European Brewery Convention, Proceedings 2007, paper 134, 9 pages.

("Resveratrol, already identified in wine and other food matrices, seems to be linked to anticarcinogenic, anti-viral, anti-oxidant, anti-inflammatory, and estrogenic activities. The aim of the present work was to investigate stilbenes in hop, malt and adjuncts. Hop emerged as by far the most interesting raw material in terms of polyphenol concentration and profile. Up to 10 ppm trans-resveratrol, trans-piceid, and cis-piceid were found in some varieties. Furthermore, an analogue of pterostilbene was detected at concentrations up to 1 ppm. This compound is interesting in the perspective of increasing beer health potential. As stilbene synthase appears absent from hop, closely related chalcone synthases are most probably involved in stilbene synthesis. For the first time, traces of trans-resveratrol and trans-piceid were also detected in red sorghum. On the other hand, no stilbene was found in malt, barley, corn, or white sorghum" … 9 references.)

Lindshield, B. L., und Erdmann, J. W.:
„Carotenoids", in „Present Knowledge in Nutrition" (Bowman, B. A., und Russell, R. M.: Editors).
International Life Sciences Institute, ILSI Press, Washington, DC, 2006, Seite 184 bis 197
("Introduction. Bioavailability and bioconversion. Carotenoid retinal equivalents and retinol activity equivalents. Carotenoid-modifying enzymes. Transport and accumulation. Factors affecting circulating levels. Toxicity and deficiency. Health and disease states related to carotenoids (Beta-carotene and lung cancer; lycopene and prostate cancer; cardiovascular disease; macular degeneration and cataract formation; skin protection, coloration, and photosensitivity). Summary: Of the more than 600 carotenoids found in nature, the six main carotenoids found in the diet, serum, and tissues are beta-carotene, alpha-carotene, beta-cryptoxanthin, lutein, zeaxanthin, and lycopene … The study of the beneficial health aspects of these compounds is in its infancy" … 57 references.)

Manach, C., Williamson, G., Morand, C., Scalbert, A., und Rémésy, C.:
„Bioavailability and bioefficacy of polyphenols in humans. I. Review of 97 bioavailability studies".
American Journal Clinical Nutrition 81 (supplement): 230 S bis 242 S, 2005
("…Mean values for the maximal plasma concentration, the time to reach the maximal plasma concentration, the area under the plasma concentration-time curve, the elimination half-life, and the relative urinary excretion were calculated for 18 major polyphenols. We used data from 97 studies that investigated the kinetics and extent of polyphenol absorption among adults, after ingestion of a single dose of polyphenol provided as pure compound, plant extract, or whole food/beverage … Gallic acid and isoflavones are the most well-absorbed polyphenols, followed by catechins, flavanones, and quercetin glucosides, but with different kinetics. The least well-absorbed polyphenols are the proanthocyanidins, the galloylated tea catechins, and the anthocyanins. Data are still to limited for assessment of hydroxycinnamic acids and other polyphenols … 154 references.)

Meissner, O., und Häberlein, H.:
"Influence of xanthohumol [XN] on the binding behavior of GABAA receptors and their lateral mobility at hippocampal neurons".
Planta Medica 72: 656 bis 658, 2006

("For XN, antiproliferative and antioxidative effects are described ... Our experiments clearly demonstrate the influence of XN on the GABAA receptor. Thus, XN may play an important role for the sedative effect of hop preparations" ... 10 references.)

Mikyška, A., Hašková, D., Mikulíková, R., und Anton, M.:
"Influence of brewing raw materials and brewing technology on phytoestrogens content in beer".
European Brewery Convention, Proceedings 2007, paper 135, 8 pages.

("Phytoestrogens in different malting barley and hop varieties were investigated. An effect of brewing technology on phytoestrogens content in beer was examined. Significant differences among barley as well as hop varieties were detected. Mashing procedure, hopping technology, fermentation and beer colloidal stabilization have significant impact on phytoestrogens content in beer. There were developed manufacturing technology of low-alcohol pale table beer rich in phytoestrogens based on brewing raw materials selection and optimization of beer brewing process. Results of clinical-laboratory prospective medicinal study proved that this beer evidently reduced acute climacteric symptoms of women" ... Phytoestrogens: daidzein + genistein + formononethin + biochanin A ... Phytoestrogens content of pilot beer for medical study: 21.1 nmo/l.)

Orallo, F., Álvarez, E., Camiña, M., Leiro, J. M., Gómez, E., und Fernández, P.:
"The possible implication of trans-Resveratrol (t-resv) in the cardioprotective effects of long-term moderate wine consumption".
Molecular Pharmacology 61: 294 bis 302, 2002

("Effects on resting tension in rat aorta. Vasorelaxant activity of t-resv in precontracted rat aortic rings. Potential effects of t-resv on endothelial constitutive nitric-oxide synthase activity in rat aortic homogenates. Potential effects of t-resv as scavenger of O2. Potential effects of t-resv on xanthine oxidase activity. Effects of t-resv on NADH/NADHP oxidase activity in rat aortic homogenates ... The results obtained in this work suggest that t-resv could play an important role in the cardioprotective effects induced by the long-term moderate wine consumption" ... 39 references.)

Segawa, S., Noguchi, A., Kaneda, H., Watari, J., und Yasui, H.:
„The inhibitory effect of hop water extract on influenza virus infection".
European Brewery Convention, Proceedings 2007, paper 136, 9 pages

("The inhibitory effect of hop water extract [HWE] on influenza virus infection was examined using the hemagglutination inhibition [HI] test, the inhibition of the virus growth in MDCK cells (in vitro) and the morbidity and mortality of mice after nasal infection of the virus (in vivo). As a result, hop water extract significantly inhibited the hemagglutination of Flu at a total polyphenol concentration of 0.6 mg/ml. Furthermore, 50 mg/ml of HWE and SHE treatment for Flu significantly inhibited the mortality of mice against nasal infection with Flu. These results indicate that hop extract exerts an inhibitory effect against viral infection by inhibiting the binding of hemagglutinins of Flu and the sialic acid-containing glycoproteins of epithelial cells" ... 22 references. MDCK = Madin-Darby Canine Kidney; Flu = influenza virus; SHE = Spent Hops Water Extract.)

Seidl, C.:
"Bitter ist besser".
Getränkefachgroßhandel Nr. 2: 74, Februar 2008

Voß, H.:
„Bio-Biere bereichern den Markt" .
Getränkefachgroßhandel Nr. 2: 46 bis 52, Februar 2008

Williamson, G., und Manach, C.:
"Bioavailability and bioefficacy of polyphenols in humans. II. Review of 93 intervention studies".
American Journal Clinical Nutrition 81 (supplement): 243 S bis 255 S, 2005
("For some classes of dietary polyphenols, there are now sufficient intervention studies to indicate the type and magnitude of effects among humans in vivo, on the basis of short-term changes in biomarkers. Isoflavones (genistein and daidzein) have significant effects on bone health among postmenopausal women, together with some weak hormonal effect. Monomeric catechins have effects on plasma antioxidant biomarkers and energy metabolism. Procyanidins (oligomeric catechins) have pronounced effects on the vascular system, including but not limited to plasma antioxidant activity. Quercetin influences some carcinogenesis markers and has small effects on plasma antioxidant biomarkers in vivo, although some studies failed to find this effect. Compared with the effects of polyphenols in vitro, the effects in vivo, although significant, are more limited" ... 120 references.)

Wunderlich, S., und Back, W.:
"Brewing technological limits of xanthohumol [XN] enrichment in beer".
European Brewery Convention, Proceedings 2007, paper 111, 7 pages
("For a successful XN enrichment in beer brewers a) need an XN-containing hop product, for example an ethanolic extract or special enriched products, b) may use roasted malt or roasted malt extract, and c) have to use the proper brewing technology. We conclude that XN enrichment is possible in almost every variety of beer. Very pale, filtered and stabilized brews may be excluded. Conventional unfiltered pale brew may have an XN content of up to 3 mg/l, dark filtered brews may have an XN content above 10 mg/l. You are able to calculate an additional colouring of 5 EBC for 1 mg/l if you use selected malts. XN dosage is also possible by using XN-enriched roasted malt extract. From the brewing technological point of view we could not define a limit of XN enrichment in beer. XN is a substance with a broad spectrum of effects; therefore further medical research has to be done prior to its use in beverages and food" ... 9 references.)

Dr. med. K.-H. Ricken

Der „Bierdoktor“ rät:

„2x täglich“ Bier in Maßen

Poster, 2002

(Layout: Digital Images; Print: Sprotte Digital; 66740 Saarlouis)

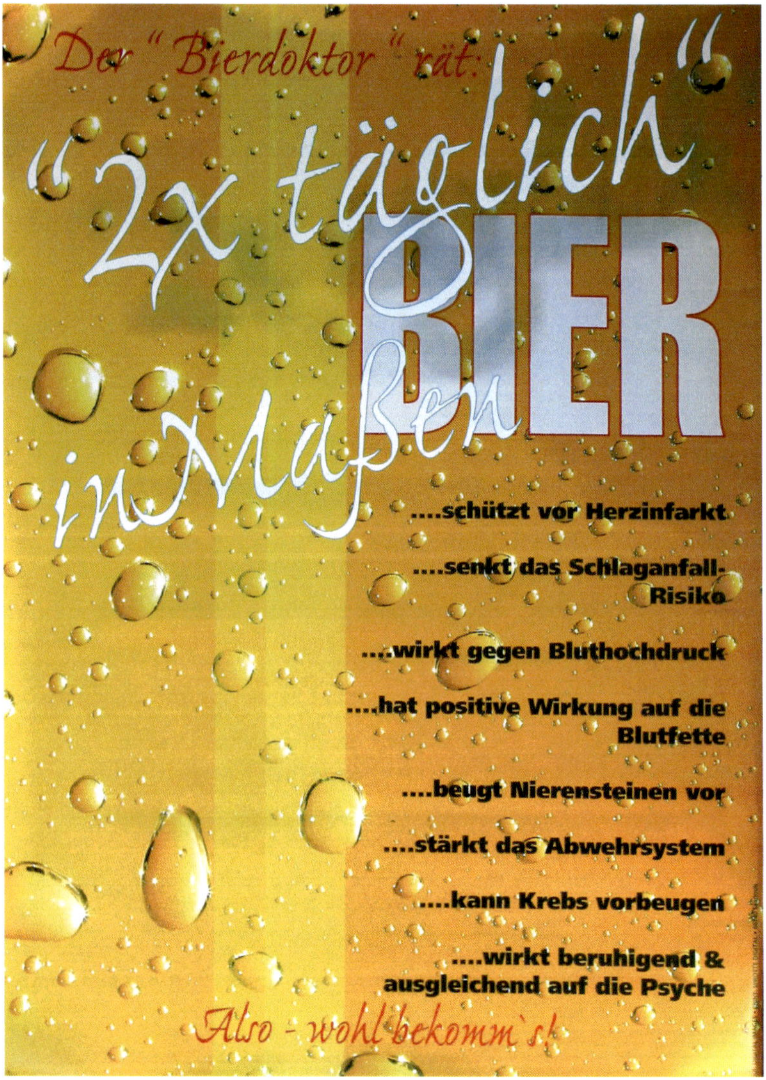